Current Concepts of Sleep Apnea Surgery

呼吸相关睡眠外科新概念

原著 [德] Thomas Verse

[比] Nico de Vries

主译 陈 雄

中国科学技术出版社

·北京·

图书在版编目（CIP）数据

呼吸相关睡眠外科新概念 / (德) 托马斯·维斯 (Thomas Verse), (比) 尼科·德弗里斯 (Nico de Vries) 原著 ; 陈雄主译 . -- 北京 : 中国科学技术出版社 , 2025. 6. -- ISBN 978-7-5236-1304-7

Ⅰ . R563.8

中国国家版本馆 CIP 数据核字第 202522RG74 号

著作权合同登记号：01-2024-2479

策划编辑	丁亚红　孙　超	
责任编辑	方金林	
装帧设计	佳木水轩	
责任印制	徐　飞	

出　　版	中国科学技术出版社
发　　行	中国科学技术出版社有限公司
地　　址	北京市海淀区中关村南大街 16 号
邮　　编	100081
发行电话	010-62173865
传　　真	010-62179148
网　　址	http://www.cspbooks.com.cn

开　　本	889mm×1194mm　1/16
字　　数	516 千字
印　　张	20.5
版　　次	2025 年 6 月第 1 版
印　　次	2025 年 6 月第 1 次印刷
印　　刷	北京盛通印刷股份有限公司
书　　号	ISBN 978-7-5236-1304-7/R·3465
定　　价	198.00 元

译者名单

主 译　陈　雄

译 者　（以姓氏汉语拼音为序）

蔡伟松　陈　雄　陈　哲　方佳宇　韩宝爱　贺祖宏

黄　晶　黄　铄　黄　婷　李　俊　李　双　李志勇

林　琨　刘芳芳　刘萌芷　明小平　彭　涛　祁　繁

宋　鹏　苏红果　孙开宇　孙梦玲　吴婷婷　肖　伟

谢　枪　徐晓翔　杨敏兰　杨修平　尹述成　张　岑

张　亚　赵西岭　周　鹏　周绪红　邹圣宇

内容提要

本书引进自 Thieme 出版社，由国际耳鼻咽喉科专家 Thomas Verse 教授与 Nico de Vries 教授联袂编写。著者系统介绍了睡眠呼吸暂停的基本理论与治疗方法，特别是阻塞性睡眠呼吸暂停的基本知识和目前常用的睡眠外科手术方法，充分展现了睡眠外科的多种手术技巧。本书内容丰富，图文并茂，便于读者理解并掌握知识要点，有助于睡眠医学领域的临床医生掌握阻塞性睡眠呼吸暂停患者的治疗策略，以及选择合适的外科手术治疗方法。

原著者名单

原 著

Thomas Verse, MD
Professor of Otorhinolaryngology
Director of Department of
　Otorhinolaryngology–Head and Neck
　Surgery
Asklepios Clinic Harburg
Asklepios Campus Hamburg of

Semmelweis University Hamburg,
Germany

Nico de Vries, MD, PhD
Professor of Otolaryngology
Department of Otorhinolaryngology–Head
　and Neck Surgery OLVG Hospital

Department of Oral Kinesiology
ACTA Amsterdam
Amsterdam, The Netherlands
Department of Otorhinolaryngology–Head
　and Neck Surgery
University of Antwerp
Antwerp, Belgium

参编者

José Enrique Barrera, MD, FACS
Associate Professor
Uniformed Services University
Bethesda, Maryland, USA
Clinical Associate Professor
University of Texas Health Sciences Center
Medical Director
Texas Facial Plastic Surgery and ENT
San Antonio, Texas, USA

Annemieke Beelen, MD
Department of Otorhinolaryngology–Head and
　Neck Surgery
OLVG Hospital
Amsterdam, The Netherlands

Chiara Bellini, MD
Department of Otolaryngology–Head and Neck
　Surgery
Head-Neck and Oral Surgery Unit
G.B. Morgagni-L. Pierantoni Hospital
Forli, Italy

Linda B. L. Benoist, MD
Department of Otorhinolaryngology and Head
　and Neck Surgery
Erasmus University Medical Center
Rotterdam, The Netherlands

Jolien Beyers, MD
Faculty of Medicine and Health Sciences
University of Antwerp
Antwerp, Belgium
Department of ENT, Head and Neck Surgery

Antwerp University Hospital UZA
Edegem, Belgium

Marc Blumen, MD
Head, Department of Otolaryngology/Sleep and
　Breathing
Centre Medical Veille-Sommeil
Paris, France

Marina Carrasco-Llatas, Md, PhD
ENT Consultant
Hospital Universitario Dr. Peset
Valencia, Spain

Alessandra Castrogiovanni, MD
Clinic for Pneumology and Allergology
Center of Sleep Medicine and Respiratory
　Care
Bethanien Hospital
Solingen, Germany

Khai Beng Chong, MD
Department of Otorhinolaryngology
Tan Tock Seng Hospital
Tan Tock Seng, Singapore

Marijke Dieltjens, MBS, PhD
Department of ENT, Head and Neck Surgery
Antwerp University Hospital UZA
Edegem, Belgium

Mohamed Salah El-Rashwan, MD
Department of Otolaryngology
Suez Canal University Teaching Hospitals

Ismailia, Egypt

Michael Friedman, MD, FACS
Department of Otolaryngology–Head and
　Neck Surgery
Division of Sleep Surgery
Rush University Medical Center
Department of Otolaryngology
Advanced Center for Specialty Care
Advocate Illinois Masonic Medical Center
Chicago, Illinois, USA

Christian Guilleminault, DM, MD, DBIOL
Professor
Department of Psychiatry and Behavioral
　Sciences
Stanford University School of Medicine
Stanford, California, USA

Evert Hamans, MD, PhD
ENT surgeon
Department of Otorhinolaryngology
Hospital Network Antwerp
Antwerp, Belgium

Clemens Heiser, MD, Prof.
Provisional Medical Director
Head of Sleep Laboratory
Department of Otorhinolaryngology, Head
　and Neck Surgery
Klinikum Rechts der Isar
Technical University of Munich

Munich, Germany

Simon Herkenrath, MD
Clinic for Pneumology and Allergology
Center of Sleep Medicine and Respiratory
  Care
Bethanien Hospital
Solingen, Germany

PD Dr. med. habil. Michael Herzog
Chief Doctor
Clinic for ENT diseases, Head and Neck
  Surgery
Carl-Thiem-Klinikum Cottbus GmbH
Cottbus, Germany

Aarnoud Hoekema, MD, DMD, PhD
Oral and Maxillofacial Surgeon
Department of Oral and Maxillofacial Surgery
Tjongerschans Hospital
Heerenveen, The Netherlands
Department of Oral Kinesiology
Academic Centre for Dentistry Amsterdam
  (ACTA)
MOVE Research Institute Amsterdam
University of Amsterdam and VU University
  Amsterdam
Amsterdam, The Netherlands
Department of Oral and Maxillofacial Surgery
Academic Medical Center (AMC)
Amsterdam, The Netherlands
Department of Oral and Maxillofacial Surgery
University Medical Center Groningen
Groningen, The Netherlands

Jan de Lange, MD
Maxillofacial Surgeon
Chairman, Department of Maxillofacial
  Surgery
University of Amsterdam
Amsterdam, The Netherlands

Hsin-Ching Lin, MD, FACS, FICS
Professor and Chairman
Department of Otolaryngology
Sleep Center and Robotic Surgery Center
College of Medicine, Chang Gung University
Kaohsiung Chang Gung Memorial Hospital
Kaohsiung City, Taiwan

Stanley Yung-Chuan Liu, MD, DDS
Assistant Professor of Otolaryngology
Co-Director, Sleep Surgery Fellowship
  Stanford University School of Medicine
Stanford, California, USA

Peter van Maanen, MD, PhD
Department of Otorhinolaryngology–Head

and Neck Surgery
OLVG Hospital
Amsterdam, The Netherlands

Andrea Marzetti, MD
Department of Otolaryngology
San Carlo di Nancy Hospital
Rome, Italy

OA Dr. med. Joachim T. Maurer
Deputy Hospital Director
University ENT Clinic Mannheim
Head of Sleep Medical Center
Mannheim, Germany

Giuseppe Meccariello, MD
Department of Otolaryngology–Head and
  Neck Surgery
Head-Neck and Oral Surgery Unit
G.B. Morgagni-L. Pierantoni Hospital
Forli, Italy

Carla Miltz, MD
Clinic for Pneumology and Allergology
Center of Sleep Medicine and Respiratory
  Care
Bethanien Hospital
Solingen, Germany

Filippo Montevecchi, MD
Department of Otolaryngology–Head and
  Neck Surgery
Head-Neck and Oral Surgery Unit
G.B. Morgagni-L. Pierantoni Hospital
Forli, Italy

Edward B. Pang
Student, Otolaryngology
Asia Sleep Centre
Paragon, Singapore

Kathleen A. Pang
Student, Otolaryngology
Asia Sleep Centre
Paragon, Singapore

Kenny P. Pang, FRCSEd, FRCSI(OTO)
Consultant, Otolaryngology
Asia Sleep Centre
Paragon, Singapore

Dirk Pevernagie, MD, PhD
Director
Center for Sleep Medicine
Kempenhaeghe Foundation
Heeze, The Netherlands
Department of Internal Medicine
Faculty of Medicine and Health Sciences
Ghent University

Ghent, Belgium

Prof. Dr. med. Wolfgang Pirsig
Professor Emeritus for Otorhinolaryngology
University of Ulm
Ulm, Germany

Anne-Lise Poirrier, MD
Rhinology and Facial Plastic Surgery
University Hospital of Liege
Liège, Belgium

Robert Poirrier, MD
Sleep Center, Department of Neurology
University Hospital of Liege
Liège, Belgium

Christel de Raaff, MD
Department of Surgery
Albert Schweitzer Hospital
Dordrecht, The Netherlands

Winfried J. Randerath, MD
Clinic for Pneumology and Allergology
Center of Sleep Medicine and Respiratory
  Care
Bethanien Hospital
Solingen, Germany

Madeline Ravesloot, MD, PhD, MSc
Department of Otorhinolaryngology–Head
  and Neck Surgery
OLVG Hospital
Amsterdam, The Netherlands

Martin Roesslein, MD
Department of Anesthesiology and Critical
  Care Medicine
University Medical Center
Freiburg, Germany

Kerstin Rohde†, MD
Private Practice
Hamburg, Germany

Jim Smithuis, MD, PhD
Department of Otorhinolaryngology–Head
  and Neck Surgery
OLVG Hospital
Amsterdam, The Netherlands

Ullrich Sommer, MD
Clinic for ENT Diseases
Helios University Clinic Wuppertal
Wuppertal, Germany

PD Dr. med. Armin Steffen
Managing Senior Physician
Department of Otolaryngology
University Hospital Schleswig-Holstein

Lübeck, Germany

Boris A. Stuck, MD
Clinic for ENT Diseases
Philipps-Universität Marburg
Marburg, Germany

Olivier M. Vanderveken, MD, PhD
Faculty of Medicine and Health Sciences
University of Antwerp
Antwerp, Belgium
Department of ENT, Head and Neck Surgery
Antwerp University Hospital UZA
Edegem, Belgium

Johan Verbraecken, MD, PhD
Pulmonologist and Medical Coordinator
Department of Pulmonary Medicine
Multidisciplinary Sleep Disorders Centre
Antwerp University Hospital UZA
Edegem, Belgium

Thomas Verse, MD
Professor of Otorhinolaryngology
Director of Department of
  Otorhinolaryngology–Head and Neck
  Surgery
Asklepios Clinic Harburg

Asklepios Campus Hamburg of Semmelweis
  University
Hamburg, Germany

Claudio Vicini, MD
Department of Otolaryngology–Head and
  Neck Surgery
Head-Neck and Oral Surgery Unit
G.B. Morgagni-L. Pierantoni Hospital
Forli, Italy

Nico de Vries, MD, PhD
Professor of Otolaryngology
Department of Otorhinolaryngology–Head
  and Neck Surgery
OLVG Hospital
Department of Oral Kinesiology
ACTA Amsterdam
Amsterdam, The Netherlands
Department of Otorhinolaryngology–Head
  and Neck Surgery
University of Antwerp
Antwerp, Belgium

Anneclaire Vroegop, MD
Faculty of Medicine and Health Sciences
University of Antwerp

Antwerp, Belgium
Department of ENT, Head and Neck Surgery
Antwerp University Hospital UZA
Edegem, Belgium

Bart van Wagensveld, MD
Department of Bariatric Surgery
Quro Obesity Center
Dubai, United Arab Emirates

David White, MD
Professor of Medicine, Part Time
Harvard Medical School
Boston, Massachusetts

Audrey Jung-Sun Yoon, MD
Orthodontist
Stanford, California, USA
Clinical Faculty, Lecturer
Section of Pediatric Dentistry
University of California Los Angeles
Los Angeles, California, USA
Honorary Assistant Professor
Orthodontics, Faculty of Dentistry
The University of Hong Kong
Sai Wan, Hong Kong

译者前言

睡眠呼吸障碍是最常见的睡眠疾病之一，由上气道结构解剖异常和睡眠期间肌张力降低引发上气道塌陷导致。外科手术是除持续气道正压通气（continuous positive airway pressure，CPAP）治疗之外最常见的睡眠呼吸障碍治疗方法。自最初的悬雍垂腭咽成形术（uvulopalatopharyngoplasty，UPPP）开始，几十年来，睡眠外科的手术方式和手术技巧得到了飞速发展，各种术式及改良术式不断涌现。我国睡眠医学的相关著作已有很多，但是书中对睡眠外科各种手术方式的介绍较为匮乏，不能满足现实临床对睡眠呼吸障碍疾病治疗方式选择的需求。

本书内容涵盖了睡眠呼吸障碍的多种治疗方法，从基础知识到临床应用，从常见治疗方法到新兴疗法，其中重点介绍了来自世界各地领先专家的各种手术方式。因此，我们决定将其翻译成中文，为临床睡眠外科医生提供有关睡眠呼吸障碍的基本知识及外科手术治疗的最佳实践。

我们在此感谢所有为本书做出贡献的作者和专家们，他们的杰出工作为本书提供了坚实的基础。我们期待与您一起踏上这段有关睡眠呼吸障碍的知识之旅。

祝您阅读愉快，希望本书对您能有所启发和帮助。

陈　雄

原书前言

阻塞性睡眠呼吸暂停 (obstructive sleep apnea，OSA) 是全球最常见的疾病之一。1981 年，CPAP 和 UPPP 被引入 OSA 的治疗中，这一事件标志着现代睡眠医学的诞生。从此以后，我们对 OSA 的病理生理学有了很多了解。如今，针对 OSA、打鼾和相关睡眠呼吸障碍的治疗方式多种多样，包括保守治疗（即饮食治疗、行为治疗、体位治疗）、医疗器械治疗（即口腔矫治器、CPAP）和手术治疗等。经过一段以寻找最佳单一治疗为特征的时期之后，现在我们知道，不同治疗方式的组合通常可以提供最佳结果。

睡眠呼吸暂停手术学是一门相对年轻但发展迅速的学科。在选择旨在治疗睡眠呼吸暂停的外科手术时，需要了解个体的潜在病理学、病理生理学和解剖学及疾病的严重程度，还必须考虑是否存在合并症。

本书一方面希望为读者提供有关 OSA 的病理生理学和诊断基础知识，并就如何为每个病例选择最佳治疗方案给出实用建议，另一方面重点介绍了治疗 OSA 的手术方法。作为本书主编的我们深耕睡眠呼吸暂停外科领域数十年，多年来见证并在一定程度上推动了睡眠呼吸暂停手术的发展。如今，我们将相关的大多数手术和改进方案收录于书中。因此，本书讨论了那些在我们手术中效果最好的技术。来自世界各地外科领域的引领者作为合著者为特定主题和外科技术的撰写做出了贡献。当然，还有其他睡眠手术可能效果更好或在不久的将来出现。

我们相信本书提供了多种有效的外科治疗方法，有助于成功治疗大部分临床病例。书中用通俗易懂的文字配以优质的图片和视频，为读者提供了各种睡眠手术案例的解决方案。我们衷心希望本书能够成为治疗睡眠呼吸暂停的有用指南。

Thomas Verse, MD
Nico de Vries, MD, PhD

视频列表

补 充 说 明

　　本书配有视频，为方便读者查阅，已将视频更新至网络，读者可扫描右侧二维码，关注出版社医学官方微信"焦点医学"，后台回复"9787523613047"，即可获取视频网址，请使用 PC 端浏览器在线观看。

目 录

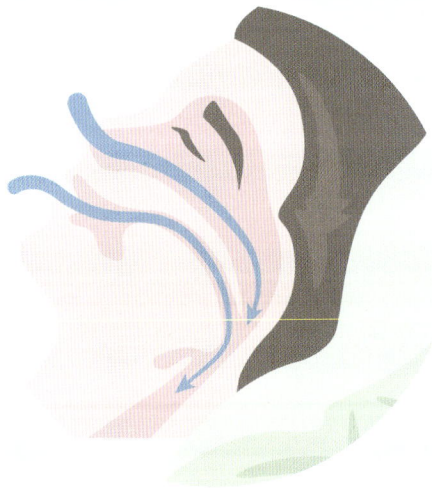

第1章 睡眠呼吸暂停手术总论和历史
Introduction and History of Sleep Apnea Surgery

摘 要

鼾症和阻塞性睡眠呼吸暂停（obstructive sleep apnea，OSA）的症状和外科手术自古就为人所知，尤其是在希腊，古希腊人绞碎悬雍垂、摘除鼻息肉，并将细针刺入 Dionysius 的腹部试图缓解因 OSA 引发的嗜睡。文艺复兴时期，中世纪阿拉伯医生所采用的腐蚀法被引入，同时开始使用圈套器来去除阻塞上呼吸道的软组织。此外，用于悬雍垂切除术和扁桃体切开术的类似于断头台的装置被开发并一直沿用到 20 世纪。1878 年，丹麦的 Meyer 医生创造的腺样体切除术能有效地治疗儿童睡眠呼吸障碍；1969 年，Kuhl 等证明气管切开术是治疗严重 OSA 的有效疗法。20 世纪 70 年代，现代睡眠医学飞速发展，腭部手术、舌根技术、颌面手术和多平面手术能够对患者进行个性化精准设计和治疗，近年来，舌下神经刺激技术能有效治疗 OSA 也得到了临床上的广泛验证。

关键词

睡眠外科手术；手术历史；阻塞性睡眠呼吸暂停；打鼾

一、背景

David White 著

本书旨在探讨有上气道外科手术适应证的 OSA 患者的外科治疗，并详细介绍相关的不同术式及 OSA 患者个性化治疗的术式选择。OSA 患者上气道外科手术目的主要是解除狭窄、扩张气道，针对性的外科手术完全可以满足需求继而实现睡眠中上气道的通气正常化。众所周知，腭咽平面解剖性狭窄是 OSA 发病机制中的主要因素之一，本章将就此重点讨论。然而，上呼吸道手术能否成功减少或消除呼吸障碍可能取决于许多变量，其中只有一些与解剖学有关，包括：严重的上气道解剖性狭窄；气道塌陷的位置、严重程度以及定位方法；非解剖性因素在部分 OSA 患者发病机制中的作用和重要性。

多年来，上气道解剖异常在 OSA 发病机制中的作用已受到认可。1982 年，Haponik 等[1] 使用上气道 CT 发现，与对照组相比，OSA 患者的咽腔平面更狭窄。此后，针对上气道解剖结构的测量技术层出不穷，其中包括 X 线头影测量、声反射、CT 和 MRI 等。在过去的 10～15 年，Richard Schwab 等[2, 3] 使用 MRI 技术进行了大量的研究，令人信服的结果证实，与对照组相比，OSA 患者的上气道管腔更狭小，某些结构组织更肥大。这些解剖部位包括舌、咽侧壁、咽旁脂肪垫和软腭 / 悬雍垂等。然而，几乎所有此类成像技术都是在患者清醒时进行的，因为清醒时上气道扩张肌存在肌张力，所以难以准确反映其睡眠状态下上气道结构的形态学特征。Isono 等[4] 研究了神经肌肉阻滞期间的患者，发现 OSA 患者的压力面积图与对照组有很大不同，表明呼吸暂停患者存在明显的上气道解剖异常。

除直接评估咽部解剖结构的研究外，近30年来，人们开始研究睡眠中实时获取的咽部塌陷度指标来量化解剖异常的严重程度。约翰斯·霍普金斯大学的 Alan Schwartz 及其同事们[5, 6]开发了测量上气道呼气末临界闭合压（critical closing pressure，Pcrit）的方法，可以在有或无气道肌肉活动（主动与被动 Pcrit）的情况下进行测量。作为解剖异常严重程度的生理测量指标，该指标已被证明非常有价值，并已被广泛使用。然而，无论是清醒时还是睡眠时测量、有或无肌肉活动，或者使用影像学或生理学技术，所有的量化数据与 OSA 严重程度之间似乎相关性不高[7]。事实上，一些没有 OSA 的人群与许多 OSA 患者相比，有相似或更容易塌陷的气道结构[8]。被动 Pcrit（高于 $2 \sim 3 cmH_2O$）较高的患者通常比 Pcrit（$-2 \sim 0 cmH_2O$）较低的患者具有更严重的 OSA。另外，在任何所测的咽腔可塌陷程度水平下，呼吸暂停低通气指数（apnea-hypopnea index，AHI）也可能存在较大差异[7, 8]。因此，难以预测 OSA 严重程度的原因也可以得到解释：首先，单一指标 AHI 并不能准确体现 OSA 的严重程度；其次，Pcrit 对上气道解剖结构异常的定量评估可能比早期研究设想的要少；最后，也是最有可能的原因，在 OSA 的发病机制中，解剖性因素并非是唯一的表型特征，其他的表型特征可能也很重要，这些将在稍后讨论。虽说如此，解剖性因素仍是大多数 OSA 患者最重要的表型特征，如果外科手术可以完全解决气道狭窄解剖异常，最大限度地降低上气道塌陷度（Pcrit$<-6cmH_2O$ 或 Pcrit$<-7cmH_2O$），OSA 很可能会得到彻底解决[8]。不过，这通常很难做到。

上气道解剖性因素并非是导致 OSA 发生的唯一影响，因此，哪种上气道解剖学 / 塌陷度的测量技术预测 OSA 患者上气道重建手术更有效就不那么重要了。同样，这可能反映了我们还无法充分量化气道解剖性塌陷或反映了非解剖性表型特征

的重要性。然而，我们为此付出了相当大的努力来实现 OSA 患者上气道阻塞部位的定位诊断，并针对性地进行外科手术。事实证明，通常使用药物诱导睡眠内镜（drug-induced sleep endoscopy，DISE）评估睡眠期间塌陷的部位是最富有成效的[9]。不过，DISE 和 Pcrit 测量联合使用预测手术疗效的研究还非常有限，在作者看来，相关研究非常有必要，因为塌陷的部位和塌陷的严重程度似乎都可能决定手术的成功。

近10~15年来，非解剖性因素在 OSA 发病机制中的重要性已越来越受到重视[10-12]。大量证据表明，有4种表型特征决定了哪类人会发展成 OSA，如前所述，解剖学因素就是其中的表型特征之一。其他包括以下三点。

① 上气道肌肉反应性：这是咽扩张肌在睡眠期间对标准刺激（气道负压和 PCO_2 升高）做出反应的能力。从概念上讲，几乎所有 OSA 患者在清醒时都能正常呼吸，保持上气道通畅几乎没有障碍。因此，即使气道存在严重的解剖学缺陷，咽扩张肌在清醒时也能够代偿解剖学上相对狭窄的气道[13]。正是睡眠期间这种代偿性肌肉激活功能的失效导致了大多数患者的气道塌陷。然而，这些肌肉在睡眠期间的反应能力存在相当大的差异。在一些患者中，这些肌肉可以在睡眠期间快速激活，尽管有较大程度的气道塌陷，但能产生稳定的呼吸。在其他轻微气道异常的患者中，肌肉在睡眠期间无法代偿，气道迅速塌陷。因此，上气道肌肉反应性的差异决定了谁会发生睡眠呼吸暂停，谁不会发生睡眠呼吸暂停。

② 呼吸刺激的觉醒阈值：根据前面所述内容，当咽部解剖结构存在缺陷时，如果要防止呼吸暂停或通气不足，上气道肌肉必须在睡眠期间做出反应以打开气道。然而，对上气道肌肉的刺激（气道负压增加和 PCO_2 升高）在气道阻塞开始后发展缓慢[14]。个体必须保持足够长的睡眠时间，以使这些刺激达到足够的水平以激活扩张肌并恢复气道通畅。如果个体在达到所需的肌肉激活水平之前从睡眠中醒来，那么在持续的睡眠期间维持稳

定的呼吸将变得困难。因此，较高的觉醒阈值可以通过让咽扩张肌有足够的时间激活来帮助防止呼吸紊乱；另外，觉醒阈值低的个体在每次气道阻塞发生后不久就会很容易醒来，在睡眠和觉醒之间不停循环。

③环路增益（通气控制不稳定性）：环路增益是一个工程术语，用于描述由反馈回路控制的任何系统的增益。呼吸控制在很大程度上也是一个反馈控制系统，主要控制动脉 PCO_2。环路增益可最简单地理解为呼吸系统对扰动的反应与该扰动的比值，即反应 / 扰动。高环路增益的特点是对小干扰产生大的呼吸反应。在这种情况下，PCO_2 的小幅增加会导致通气量的大幅增加来纠正它。发生这种情况时，通气会变得不稳定，在呼吸过度和呼吸不足 / 呼吸暂停之间起伏不定。因此，具有高环路增益的个体有呼吸控制不稳定的趋势[15]。如果同一个体的上气道发生塌陷，那么程度较轻的气道阻塞会导致较大的通气过反应，从而导致下一次阻塞事件的发生。

综上，尽管上气道解剖结构在 OSA 的发病机制中非常重要，但它远非该疾病的全部原因。

睡眠呼吸暂停有多种原因的事实不应阻止主要集中在改善咽部解剖结构（如上气道手术）上的努力。如前所述，如果解剖结构能够得到充分解决，其他特征通常变得不重要。当手术不成功或仅部分成功时，需要考虑导致 OSA 的其他因素。目前，如果手术不能充分降低 AHI，临床医生又会回到呼吸暂停管理的标准方法，即持续气道正压通气（continuous positive airway pressure，CPAP）、下颌前移装置或进一步手术，所有方法都再次侧重于纠正解剖结构。另一种方法是认识到改善解剖结构会增加前面描述的非解剖特征的潜在作用，并使专注于这些其他特征的治疗更有可能成功。例如，已完成但未发表的两项研究（Scott Sands 博士于 2017 年 9 月的口头交流）表明，区分咽部手术失败与治愈的 OSA 患者的一个最重要特征是特别高的环路增益，而不是严重的解剖学异常。这表明，尽管

尚未进行研究，但对于手术失败的患者，乙酰唑胺或夜间氧疗可以显著降低 OSA 患者的环路增益。

如果解剖因素的程度不重，手术部位手术方式选择正确，而且非解剖性因素不很突出，手术应该会取得成功。然而，当手术失败时，继续仅处理解剖结构可能不符合患者的最佳利益，而努力去改善其他相关的表型特征可能会产生意想不到的效果。不过，这种方法需要进一步研究才能被广泛接受。

二、睡眠呼吸障碍手术简史：从悬雍垂粉碎器到舌下神经刺激

Wolfgang Pirsig　著

（一）古代

关于鼾症、OSA 的症状及外科手术的相关观察自古便有流传。让我们从所谓的"马耳他睡美人"谈起，这是一座拥有 5000 多年历史的马耳他地下石器时代的兵马俑雕塑。她看起来像一位患有肥胖症和嗜睡症的打鼾女性。

古希腊神话中，冥界之神家族与睡眠有着奇妙的相互关联：Nyx（夜晚）是双胞胎 Hypnos（睡眠）和 Thanatos（死亡）的母亲，而 Morpheus（梦境）是 Hypnos 的儿子。古希腊人和罗马人对睡眠呼吸紊乱（sleep-disordered breathing，SDB）的多个方面进行了详细的观察，不仅涉及医学方面，还记录在希腊罗马文学中。Albert Esser（1885—1972）让我们对这些关于 SDB 的古老资料有了启发性的见解[16]。打鼾可能是由外源性因素引起的，如过度饮食、仰卧位、下颌后缩或鼻部疾病，Esser 还列举了诱发打鼾的内源性因素或体质因素，如年龄（小孩和老人）、颈部粗短肥硕因素或过度睡眠。古代文献记载了对鼾声特征的一些详细观察，包括极其响亮和间断的鼾声，以及伴随呼吸停止的呼吸暂停性鼾声。打鼾的主要呼吸类型已被识别，与打鼾相关的呼吸努力和身体运动也是如此。

可以认为，Dionysius（公元前360—公元前305年）拥有与"马耳他睡美人"相媲美的身材。他是黑海沿岸赫拉克利亚的暴君，非常喜欢吃东西。Athenaeus［约公元200年的《智宴》（*Deipnosophistae*）］记载了Dionysius对如何死去的愿望："我对自己的唯一愿望——这在我看来是唯一幸福的死法——就是仰卧着，身上堆着层层叠叠的肥肉，几乎说不出话，喘着粗气，边吃边说'我正在快乐中腐烂'。"[17]Athenaeus还记载，医生们为他开出了一个处方：他们拿来一些极细的长针，每当Dionysius陷入深度睡眠时，就把这些针刺入他的肋骨和腹部。在某种程度上，由于脂肪使皮肉完全变硬，针刺不会产生任何感觉；但如果针刺得足够深，触及没有脂肪的区域，他便会完全苏醒。最终，Dionysius由于自己的脂肪窒息而死[18]。

在2300年后的20世纪80年代，一种现代形式的减重手术在美国成功治疗了肥胖相关的OSA[19]。Kleinhans和Verse发表了一项关于通过减重手术成功治疗330例OSA患者的研究[20]。

Hippocrates（公元前460—公元前359年）明确描述了2400年前鼻息肉是如何引起打鼾的："当息肉来自鼻腔时，就像悬雍垂一样悬挂在鼻道中间，随着呼气在鼻外轻轻扩张，随着吸气而缩回，它会在睡眠时引起沙哑的声音和打鼾。"[21]Hippocrates用圈套法或海绵法对息肉进行了手术治疗，Baldewein[22]很好地描述了这种方法（图1-1）。

过去，悬雍垂病变一直被人们认为是睡眠打鼾相关症状的主要原因，因为悬雍垂很容易被观察到，所以它成为数千年来因各种疾病而牺牲的替罪羊，正如3000年前在印度*Sushruta*中首次记载的那样。Hippocrates明确提出何时切除悬雍垂（Prognostic XXII）："当悬雍垂变红变大时，将其切掉或刺破是很危险的……然而，在哪里……形成所谓的'葡萄'，即当悬雍垂前部扩大变红，后部较薄，手术操作是安全的。"

早期用于截断悬雍垂的装置是在罗马坟墓中挖掘出来的。通常它们是用青铜制造的。用于压碎悬雍垂的钳子，被称为悬雍垂钳，如图1-2所示。它被埋葬于公元275年左右，在巴黎的一个医生墓中被发现[23]。

（二）复兴

Ambroise Paré（1510—1590年）在他的*Wund Artzney oder Artzneyspiegell*一书中，提到肿胀的悬雍垂会导致睡眠障碍、咳嗽和窒息[24]。这可以通过使用硝酸烧灼或圈套器套取来治疗。该书第267页的木刻版画描绘了圈套器。1608年，Wilhelm Fabry von Hilden（1560—1634年）使用与Paré相同类型的圈套器和环外结扎线来截短过长的悬雍垂，从而改善打鼾者的呼吸和进食。切除的悬雍垂和圈套器如图1-3[25]所示。

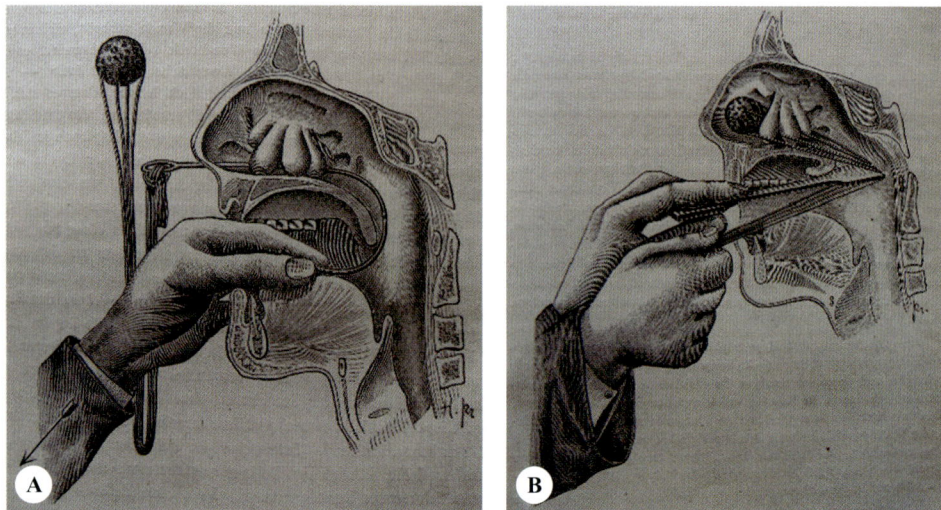

▲ 图 1-1 Baldewein 绘制的 Hippocrates 去除打鼾者鼻息肉的技术[22]

Thomas Bartholin（1616—1680 年）报道了一种断头台式悬雍垂刀，但需要说明的该器具最初是由挪威农民 Canute de Thorbern 设计的。该器具在乌尔姆 Johann Scultetus（1595—1645 年）的 1666 年德文版著作中被描述和描绘（Scultetus 1666 p.19–22 及 Tabula IX Fig I 和 Fig II）[26]。Canute de Thorbern 的悬雍垂刀（图 1-4）后来成为扁桃体挤切刀的前身，后者被用于扁桃体的快速切除。

（三）19 世纪

在 19 世纪，医学领域经历了几次里程碑式的飞跃。César Jean Legallois（1812 年）描述了神经元对呼吸和心脏的影响。John Cheyne（1818 年）和 William Stokes（1854 年）发现心脏疾病和不规则呼吸与中枢性呼吸暂停之间存在联系[27, 28]。Charles Dickens（1812—1870 年）在他的连载小说中对角色 Joe（胖男孩）和肥胖者 Samuel Pickwick 的 OSA 进行了详细的症状描述[29, 30]。1877 年，Henry Broadbent 爵士（1835—1907 年）描述了 OSA："当一个人，尤其是上了年纪的人，仰卧位陷入沉睡并打呼噜的时候，经常会出现吸气时无法克服咽部阻力的情况，常可听到喘鸣或打鼾。随后，会在 2 个、3 个或 4 个呼吸期安静下来，在这些呼吸期中，胸部运动无效；最终空气伴着一声响亮的呼噜声进入，之后出现几次补偿性的深吸气……"[31]。

与腺样体切除术、悬雍垂切除术、扁桃体切开术、气管切开术和鼻部手术相关的睡眠手术的概念和工具于 19 世纪下半叶问世。

Hans Wilhelm Meyer（1824—1895 年）来自哥本哈根，对腺样体及其症状进行了深入研究，特别是它们在睡眠期间对儿童的影响[32]。尤其是其对症状的描述（听力问题、口呼吸、睡眠障碍、打鼾、注意力不集中和嗜睡等方面），至今仍然适用。此外，Meyer 医生开发的腺体切除术治疗打鼾效果明显，术后患儿睡眠质量和日间嗜睡都能得到显著改善。

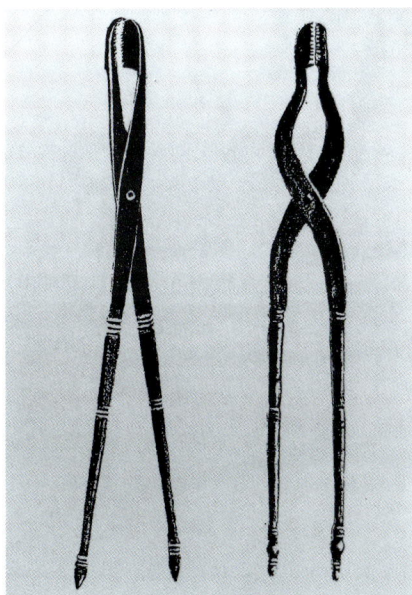

▲ 图 1-2　用于压碎悬雍垂的工具，青铜，罗马时期（引自 Milne, 1907, Table 32.3.）

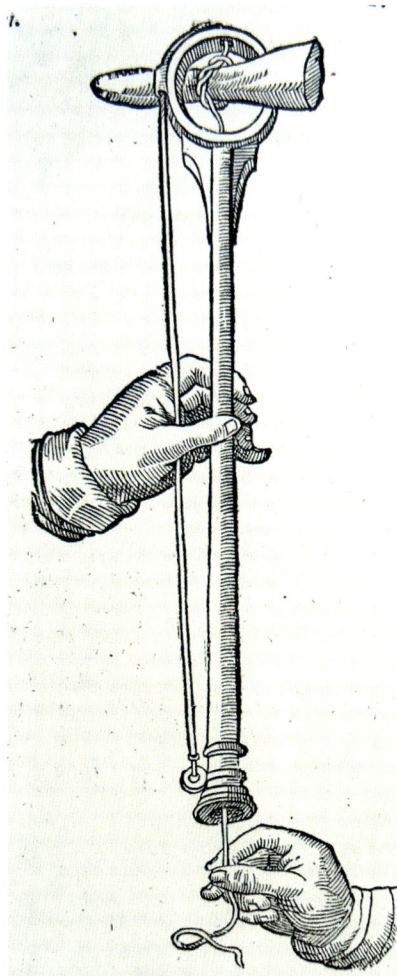

▲ 图 1-3　切除的悬雍垂及切除悬雍垂的圈套器[25]

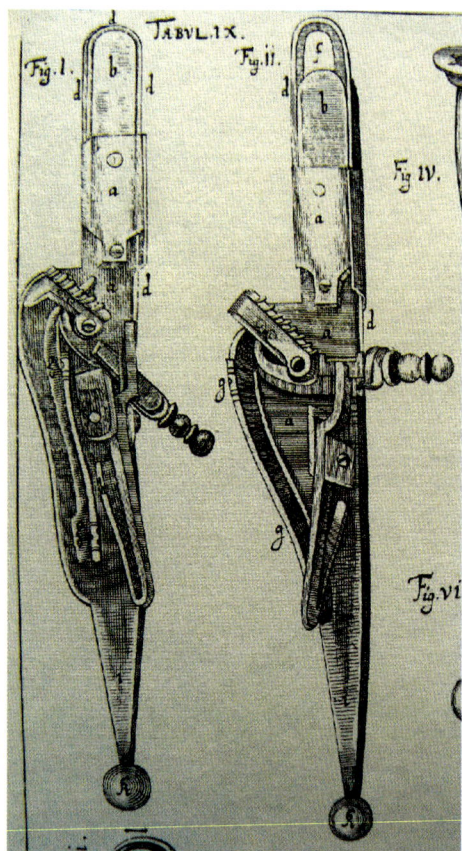

▲ 图 1-4　Canute de Thorbern 设计的悬雍垂刀（引自 Scultetus 1666, Table Ⅸ [26].)

19 世纪，Philip Syng Physick（1828 年）、William B. Fahnestock（1832 年）、Morrel Mackenzie（1880 年）和 Albert Mathieu（1883 年）对 Thorbern 的断头台式悬雍垂刀进行了改进，并用于扁桃体切除手术（图 1-5）。Fahnestock 型断头台式扁桃体切除刀直到 1950 年代仍被用于扁桃体切除术。19 世纪盛行使用扁桃体切除手术治疗儿童打鼾。一个例子是 Friedrich Betz 博士关于一个 3 岁男孩的病例报道："……有时打鼾是由扁桃体肥大引起的……在这种情况下，可以通过切除扁桃体来减少打鼾。"[33] 然而，直到 1965 年，法国、美国和加拿大的几家中心发表了他们的研究结果，才有多导睡眠图证据表明，扁桃体肥大确实会导致儿童 OSA，而这些疾病可以通过腺样体扁桃体切除术治愈[34, 35]。

1848 年，医学期刊 Lancet 刚刚发行，Marshall Hall（1790—1857 年）发表了用于治疗癫痫、严

重醉酒和脑卒中患者打鼾的气管切开术[36]。不过，在弗莱堡的 Wolfgang Kuhlo 及其同事进行多导睡眠图之前，学者们花了 120 多年时间证明由 Pickwickian 综合征引起的 SDB 可以被治愈（图 1-6）[37]。

到 19 世纪末，儿童和成人也开始接受鼻部手术，以改善他们的睡眠质量并减少打鼾。Krieg 成功地对一例患有鼻塞、打鼾和睡眠时窒息发作的女孩进行了黏膜下鼻中隔切除术[38]。Cline 发表了一项关于鼻部手术后缓解日间过度嗜睡的案例研究，Wells 报道称，40 例鼻部手术患者中有 8 例在日间警觉性方面有所提高[39, 40]。

（四）20 世纪

在 19 世纪，人们对失眠、睡眠呼吸暂停和嗜睡症进行了描述，然而，当时缺乏对睡眠疾病研究相关内容的记载。1928 年，来自耶拿的精神病学家 Hans Berger（1873—1941 年）记录了人头部表面的脑电活动，并将该方法命名为脑电图[41]。自此，可以连续监测一些睡眠现象。然而，直到 1950 年代初期，睡眠研究才得到积极开展，当时，Nathaniel Kleitmann（1895—1999 年）和 Eugene Aserinsky（1921—1998 年）在 1953 年首次通过眼电图记录了睡眠期间的快速眼动（rapid eye movement，REM）[42]。睡眠模式分为非快速眼动（non-rapid eye movement，non-REM）阶段和快速眼动阶段，这两个阶段具有规律的周期性。1973 年，Guilleminault 等首次将睡眠呼吸暂停作为一种综合征描述[43]。其研究小组还在斯坦福大学建立了睡眠诊所。直到 20 世纪 70 年代后期，大多数生理学家、神经病学和精神病学专家在各自的睡眠实验室中使用脑电图（electroencephalographic，EEG）记录诊断 SDB 疾病，而呼吸科和相关内科则是通过调查心肺参数来诊断 SDB。在 20 世纪 70 年代末，SDB 的诊断和治疗由跨学科的大学睡眠中心接管，例如美国斯坦福、底特律克利夫兰的睡眠中心，意大利博洛尼亚的睡眠中心及德国弗莱堡、慕尼黑和马尔堡的睡眠中心。20 世纪 80

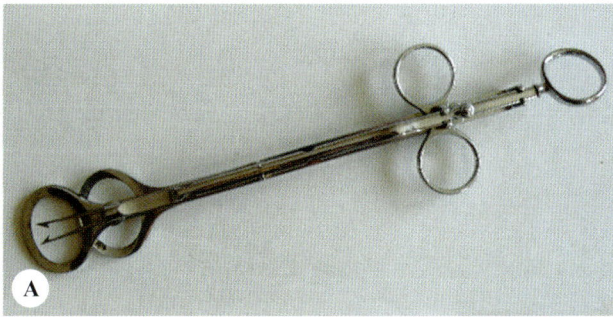

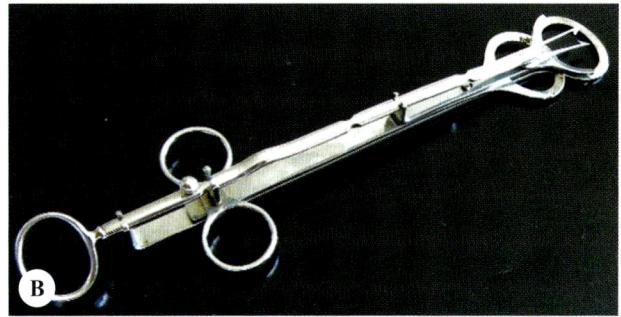

▲ 图 1-5　Mathieu 型扁桃体圈套器，镀钢，1883 年设计，Pirsig 收藏

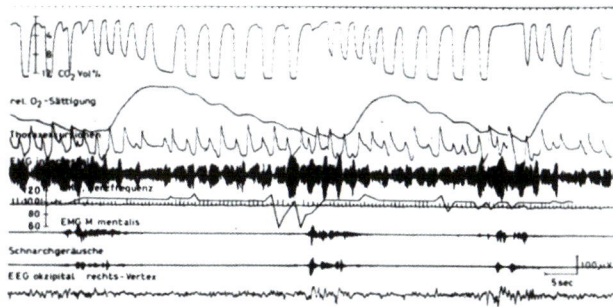

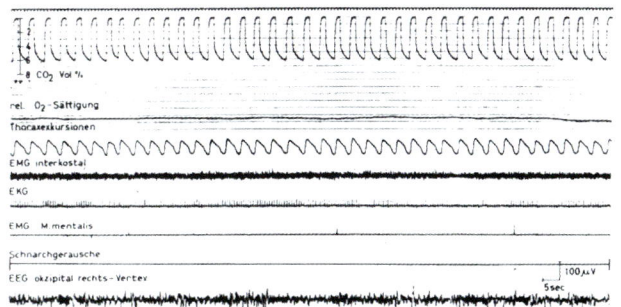

▲ 图 1-6　气管切开前后的多导睡眠图[37]

年代，外科学也被整合进来。

同时期，SDB 的器械干预治疗选择，即 CPAP、口腔矫治器（oral appliances，OA）和电刺激等为 SDB 治疗新方法铺平了道路。来自悉尼的肺病学家 Colin E. Sullivan 无疑是其中一位杰出的先驱者。1981 年，他及其同事们发表了经鼻 CPAP 逆转 OSA 的论文[44]。

1982 年，德国精神病学家 Karlheinz Meier-Ewert 在超过 9 个月的自我试验中证明，根据下颌 Esmarch 运动原理制作的 OA 可以在睡眠期间保持上气道通畅（1984 年慕尼黑海报）[45]。

20 世纪 80 年代，耳鼻咽喉科医生和颌面外科医生还创造性地开发了新的睡眠手术方法，根据阻塞的程度取得了不同程度的成功。

（五）腭部手术

1964 年，Takenosuke Ikematsu 在日本首次进行了用于治疗打鼾的部分悬雍垂切除腭成形术，并在 1964 报道了 152 例患者的研究结果[46]。

1977 年，来自巴塞罗那的 Quesada 等通过多导睡眠图证明，他们可以通过软腭部分切除术、悬雍垂切除术和扁桃体切除术来消除或减少 Pickwickian 综合征患者的 OSA[47]。1981 年，Shiro Fujita 首创了悬雍垂腭咽成形术（uvulopalatopharyngoplasty，UPPP），开创了 SDB 外科治疗的新纪元[48]。随后，临床实践发现 UPPP 创伤大、手术并发症多，从而受到了极大限制，直到 20 世纪末，许多临床医生对其进行了各种改良。在 Sher 等关于 UPPP 的 Meta 分析表明 UPPP 治疗 OSA 的总体有效率约 40% 之后，人们对其的热情才有所下降[49]。此外，Sher 认识到睡眠手术的成功率还取决于睡眠期间咽部阻塞的程度。1978 年，Hill 等已经使用纤维光学和肌电图（electromyographic，EMG）的方法建立了研究 OSA 患者睡眠期间咽壁塌陷的复杂模式[50]。在 20 世纪 80 年代，采集鼾声声学信息的诊断工具，如灵活的鼻咽镜检查、气道压测量和清醒状态下 Müller 动作等，对预测睡眠期间气道阻塞的严重程度并没有达到预期。Croft 和 Pringle（1991 年）引入了 DISE 技术，以提高诊疗工作中对上气道阻塞平面的精准定位[51]。

人们对"标准 UPPP"做出了一些改进试图改善腭部手术的疗效，从 Powell 的悬雍垂腭瓣（1996年）开始，依次出现相关的改良术式包括扩展悬雍垂腭瓣（EUPF，2003年）、侧咽成形术（LP，2003年）、Z- 腭成形术（ZPP，2004年）、Han-UPPP（2005年）、扩张括约肌咽成形术（ESP，2007年）、微型切割器辅助悬雍垂腭成形术（MEUP，2008年）、重定位咽成形术（rPP，2009年）、Z- 腭咽成形术（ZPPP，2010年）和软腭带状皮瓣（SPWF，2015年）。近期，关于这些改良术式的改进信息、不良反应和参考文献，以及为期10个月的随访结果的研究报道获得公开发表[52]。

（六）下咽气道手术

已有大量文献报道舌咽平面微创手术和侵入性手术，原则上，要么减少舌根组织体积，要么使用各种方法将舌体和（或）周围组织前徙。1987年，Djupesland 等[53]就描述了首次的经口舌根切除术[53]；1992年，Djupesland 又发表了腭咽舌成形术技术[54]。1991年，Fujita 等[55]报道了使用激光进行中线舌根切除术[55]。Chabolle 等通过口外入路进行了更广泛的舌根缩小术，并于1999年公布了结果[56]。同年，Powell 等在15例 OSA 患者中首次研究了舌根间质射频（radiofrequency，RFQ）手术作为微创手术治疗的可行性[57]。

1984年，Kaya 等描述了针对舌骨进行手术以扩大上气道从而达到治疗 OSA 的目的[58]。2年后，Riley 等将舌骨肌切开悬吊联合下颌骨矢状截骨术用于治疗 OSA[59]。1994年，斯坦福大学的 Hörmann 等对此项技术进行了改良[60]，并在2001引入了微创理念，使该技术也适用于局部麻醉下实施[61]。

（七）舌悬吊装置

1992年，Faye-Lund 等[62]使用同源阔筋膜将舌根固定在下颌上，实现了舌悬吊治疗 OSA 的尝试，但手术费用昂贵影响了治疗性价比[62]。21世纪，舌悬吊术被广泛应用于治疗 OSA，但更多是以微创形式出现。DeRowe 等设计了首个治疗 OSA 的舌悬吊微创系统（Influ-ENT Repose 系统）[63]。其他现有的舌悬吊医疗器械有舌骨侧向扩张器（Aspire）、舌锚（Aspire）、前移系统（Aspire）、吸引系统（Apneon）、Pavad 和 ReVent 等。

（八）喉部阻塞性睡眠呼吸暂停

与软腭、扁桃体和舌相比，喉部结构相对较少引起 OSA。1981年，Olsen 等报道了一例由喉囊肿导致 OSA 的婴儿病例，切除囊肿后痊愈[64]。1987年，Zalzal 等描述了新生儿，尤其是早产儿，因喉软骨软化症需要行会厌成形术方能解除上气道阻塞[65]。在成人中，会厌软骨松软塌陷是喉部 OSA 的最常见原因，可以通过激光手术进行治疗[66]。

（九）多平面手术

OSA 患者睡眠中上气道塌陷形式是动态的，且非常复杂多变，仅通过两平面阻塞（腭后区和舌后区）来理解未免过于简单，上气道多平面动态塌陷的病理生理学改变成为新的概念，这一概念在治疗对经鼻 CPAP 不耐受的 SDB 患者中尤其成功。1985年，Caldarelli 等在芝加哥首次对 OSA 患者进行了多平面手术[67]，与单独使用这三种方法的成功率相比，他们通过在鼻部手术联合腭咽成形术后再配合舌固位装置治疗，可显著提高 OSA 治疗有效性。1989年，Waite 等介绍了通过鼻、软腭、舌、下颌骨和上颌骨的外科手术治疗 OSA 的步骤[68]。继 Fujita 将咽部分为三个平面之后，1993年，Riley 等将此类型的外科治疗称为多平面手术，该手术现在可以通过单一手术的所有组合来实现[69, 70]。

（十）舌下神经刺激

1988年，Miki 等发现在6例 OSA 患者颏下区域用表面电极进行电刺激时可显著降低 AHI[71]。这一观察结果为拒绝 CPAP 或其他治疗方法的 OSA 患者提供了一种全新的有效治疗方式。这种新神经刺激方法的巨大进展和有效性最近发表

在前瞻性队列研究 –2017 年的 STAR 试验中，报道在 48 个月后的随访中成功刺激了舌下神经[72]（图 1–7）。

（十一）颌面外科

20 世纪 80 年代以来，双颌前徙术（maxillomandibular advancement，MMA）已被证明是气管切开术后治疗 OSA 最成功的手术选择，尤其适用于颅面畸形患者。这种手术可以在下颌骨或上颌骨或双颌骨上进行，也可与上文所述手术联合进行。1972 年，Cosman 和 Crikelair 报道了 2 例与小颌畸形相关的呼吸困难病例，通过下颌前徙和舌骨前徙治疗后得到缓解[73]。

Kuo 等在 1979 年对 3 例 OSA 患者进行了下颌前徙术[74]。1989 年，Waite 等发表了他们对 23 例 OSA 患者进行上颌前徙术的结果。1992 年，McCarth 等针对下颌后缩、颅中面发育不足或面中部畸形的婴儿引入了牵引成骨术[75]。该手术最初良好的效果曾让人满怀热情，但后期随访结果显示部分患者手术后容易复发，一定程度上制约了这项技术的发展。

（十二）结语

20 世纪 80 年代是"睡眠呼吸障碍治疗的黄金十年"，包括睡眠外科技术。与此同时，睡眠呼吸障碍越来越被认为是具有多学科干预特点的高发病率疾病。它在儿童和成人中表现出许多症状，可能是过去 SDB 患者经常得不到充分诊断和治疗

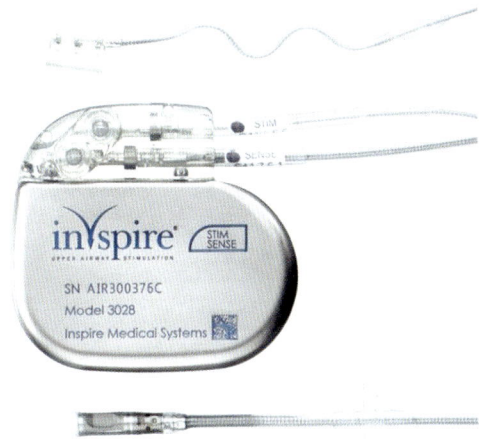

▲ 图 1–7　Inspire 舌下神经刺激工具

的原因。一些外科手术开始时相当激进，后来变成了侵入性较小的术式，而有些手术则逐步被淘汰了。到了 21 世纪，新的设备不断被运用到睡眠外科手术中，30 年来，睡眠医学在研究、诊断和治疗方式方面取得的巨大进步，这不仅是技术进步的结果，也是世界范围内日益加强的跨学科合作、知识交流和不断发展的结果。作为一名耳鼻咽喉科医生，能见证这一发展历程是一次鼓舞人心的经历，笔者在 20 世纪 70 年代曾实施过大量类似于腺样体扁桃体切除术和气管切开术等这样的手术，遗憾的是手术是盲目的，我们并不知道其中一些患者患有 OSA。1985 年，笔者加入了睡眠医学团队，以便进一步了解这个引人入胜的专业。

参考文献

[1] Haponik EF, Smith PL, Bohlman ME, Allen RP, Goldman SM, Bleecker ER. Computerized tomography in obstructive sleep apnea. Correlation of airway size with physiology during sleep and wakefulness. Am Rev Respir Dis. 1983; 127(2):221–226

[2] Schwab RJ, Gupta KB, Gefter WB, Metzger LJ, Hoffman EA, Pack AI. Upper airway and soft tissue anatomy in normal subjects and patients with sleep-disordered breathing. Significance of the lateral pharyngeal walls. Am J Respir Crit Care Med. 1995; 152(5 Pt 1):1673–1689

[3] Schwab RJ, Pasirstein M, Pierson R, et al. Identification of upper airway anatomic risk factors for obstructive sleep apnea with volumetric magnetic resonance imaging. Am J Respir Crit Care Med. 2003; 168(5):522–530

[4] Isono S, Remmers JE, Tanaka A, Sho Y, Sato J, Nishino T. Anatomy of pharynx in patients with obstructive sleep apnea and in normal subjects. J Appl Physiol (1985). 1997; 82(4):1319–1326

[5] Schwartz AR, Smith PL, Wise RA, Gold AR, Permutt S. Induction of upper airway occlusion in sleeping individuals with subatmospheric nasal pressure. J Appl Physiol (1985). 1988; 64(2):535–542

[6] Kirkness JP, Peterson LA, Squier SB, et al. Performance characteristics of upper airway critical collapsing pressure measurements during sleep. Sleep. 2011; 34(4):459–467

[7] Sforza E, Petiau C, Weiss T, Thibault A, Krieger J. Pharyngeal critical pressure in patients with obstructive sleep apnea syndrome. Clinical implications. Am J Respir Crit Care Med. 1999; 159(1):149–157

[8] Eckert DJ, White DP, Jordan AS, Malhotra A, Wellman A. Defining phenotypic causes of obstructive sleep apnea. Identification of novel therapeutic targets. Am J Respir Crit Care Med. 2013; 188(8):996–1004

[9] Kezirian EJ. Nonresponders to pharyngeal surgery for obstructive sleep apnea: insights from drug-induced sleep endoscopy. Laryngoscope. 2011; 121(6):1320–1326

[10] White DP. Pathogenesis of obstructive and central sleep apnea. Am J Respir Crit Care Med. 2005; 172(11):1363–1370

[11] Wellman A, Eckert DJ, Jordan AS, et al. A method for measuring and modeling the physiological traits causing obstructive sleep apnea. J Appl Physiol (1985). 2011; 110(6):1627–1637

[12] Wellman A, Edwards BA, Sands SA, et al. A simplified method for determining phenotypic traits in patients with obstructive sleep apnea. J Appl Physiol (1985). 2013; 114(7):911–922

[13] Mezzanotte WS, Tangel DJ, White DP. Waking genioglossal electromyogram in sleep apnea patients versus normal controls (a neuromuscular compensatory mechanism). J Clin Invest. 1992; 89(5):1571–1579

[14] Wiegand L, Zwillich CW, White DP. Collapsibility of the human upper airway during normal sleep. J Appl Physiol (1985). 1989; 66(4):1800–1808

[15] Wellman A, Jordan AS, Malhotra A, et al. Ventilatory control and airway anatomy in obstructive sleep apnea. Am J Respir Crit Care Med. 2004; 170(11):1225–1232

[16] Esser AM. Snoring in the ancient world. Sleep Breath. 2002; 6(1):29–39

[17] Gulick CP. Athenaeus: The Deipnosophists. (trans). Cambridge, MA: Harvard University Press; 1863:491

[18] Kryger MH. Sleep apnea. From the needles of Dionysius to continuous positive airway pressure. Arch Intern Med. 1983; 143(12):2301–2303

[19] Peiser J, Lavie P, Ovnat A, Charuzi I. Sleep apnea syndrome in the morbidly obese as an indication for weight reduction surgery. Ann Surg. 1984; 199(1):112–115

[20] Kleinhans H, Verse T. Bariatric Surgery. In: Hörmann K, Verse T. Surgery for Sleep Disordered Breathing. 2nd ed. Springer, Heidelberg. 2010:221–230

[21] Littré E. Oevres Complètes d'Hippocrate, Paris: Baillière; 1853

[22] Baldewein R. Die Rhinologie des Hippokrates. Zschr Ohrenheilk. 1896; 28:101–118

[23] Milne JS. Surgical Instruments in Greek and Roman Times. Oxford: Clarendon Press; 1907

[24] Paré A. Wund Artzney oder Artzneyspiegell. Edition J. Guillemeau in the Teutsche Sprach. Franckfurt, Caspar Rötell für Fischers Erben, 1635:266–267

[25] Fabry W. [Guilhelm Fabritius Hildanus] Observationum et curationum chirurgicarum centuriae. 6 vols. Basle, Frankfort, & Lyons, 1606–1641 Centuria I, Observatio XIX p. 93

[26] Scultetus J. Wund-Arneyisches Zeug-Hauß. Johann Gerlin, Franckfurt. 1666, Table IX (Faksimile-Druck Kohlhammer, Stuttgart. 1974)

[27] Cheyne J. A case of apoplexy in which the fleshy part of the heart was converted into fat. Dublin Hosp Rep. 1818; 2:216–223

[28] Stokes W. The diseases of the heart and aorta. Dublin, Ireland: Hodges & Smith; 1854

[29] Dickens C. The Posthumes Papers of the Pickwickian Club. London: Chapman & Hall; 1836

[30] Dickens C. The Posthumous Papers of the Pickwickian Club. Reprint: London: Penguin Books; 1994:5–81

[31] Broadbent WH. On Cheyne-Stokes' respiration in cerebral haemorrhage. Lancet. 1877; 109(2792):307–309

[32] Meyer W. On adenoid vegetations in the nasopharyngeal cavity, their pathology, diagnosis and treatment. Hospitalstidende, Copenhagen. 1868; 11:177–178

[33] Betz F. Ueber das Schnarchen ganz kleiner Kinder (About the snoring of infants). Memorabilien, Heilbronn. 1858; 3:73–77

[34] Menashe VD, Farrehi C, Miller M. Hypoventilation and cor pulmonale due to chronic upper airway obstruction. J Pediatr. 1965; 67:198–203

[35] Noonan JA. Reversible cor pulmonale due to hypertrophied tonsils and adenoids: studies in two cases. Circulation. 1965; 31/32:164

[36] Hall M. The instrument for tracheotomy. Lancet. 1848; 2:530

[37] Kuhl W, Doll E, Franck MC. [Successful management of Pickwickian syndrome using long-term tracheostomy] Dtsch Med Wochenschr. 1969; 94(24):1286–1290. [The correct name of Kuhlo is Kuhl.]

[38] Krieg R. Resection der Cartilago quadangularis septi narium zur Heilung der Scoliosis septi. Medizinisches Correspondenz-Blatt württembergischer ärztlicher Vereinigung, Stuttgart. 1886; 56:209–213

[39] Cline CL. The effects of intra-nasal obstruction on the general health. Med Surgical Rep. 1892; 67:259–260

[40] Wells WA. Some nervous and mental manifestations occurring in connection with nasal disease. Am J Med Sci. 1898; 116:677–692

[41] Berger H. Über das Elektroenkephalogramm des Menschen. Arch Psychiatr Nervenkr. 1929; 87:527–575

[42] Aserinsky E, Kleitman N. Regularly occurring periods of eye motility, and concomitant phenomena, during sleep. Science. 1953; 118(3062):273–274

[43] Guilleminault C, Eldridge FL, Dement WC. Insomnia with sleep apnea: a new syndrome. Science. 1973; 181(4102):856–858

[44] Sullivan CE, Issa FG, Berthon-Jones M, Eves L. Reversal of obstructive sleep apnoea by continuous positive airway pressure applied through the nares. Lancet. 1981; 1(8225):862–865

[45] Meier-Ewert KH, Schäfer H, Kloß W. Treatment of sleep apnea by a mandibular protracting device. 7th Sleep Res Soc Congress, Munich, Sept. 3–7, 1984, Abstract

[46] Ikematsu T. Study of snoring: therapy [in Japanese] J Jpn Otol Rhinol Laryngol Soc. 1964; 64:434–435

[47] Quesada P, Botet J, Fuentes E, Perelló E. Resección parcial del paladar blando como tratamiento del sindrome de hipersomnia y respiración de los obesos. ORL Dips. 1977; 5:81–88

[48] Fujita S, Conway W, Zorick F, Roth T. Surgical correction of anatomic azbnormalities in obstructive sleep apnea syndrome: uvulopalatopharyngoplasty. Otolaryngol Head Neck Surg. 1981; 89(6):923–934

[49] Sher AE, Schechtman KB, Piccirillo JF. The efficacy of surgical modifications of the upper airway in adults with obstructive sleep apnea syndrome. Sleep. 1996; 19(2):156–177

[50] Hill MW, Guilleminault C, Simmons FB. Fiberoptic and EMG Studies in Hypersomnia-Sleep Apnea Syndrome. Sleep Apnea Syndromes. New York, NY: Allen R. Riss; 1978

[51] Croft CB, Pringle M. Sleep nasendoscopy: a technique of assessment in snoring and obstructive sleep apnoea. Clin Otolaryngol Allied Sci. 1991; 16(5):504–509

[52] Verse T, Stuck BA. [Modern modifications of uvulopalatopharyngo-plasty] HNO 2017; 65(2):90–98

[53] Djupesland G, Lyberg T, Krogstad O. Cephalometric analysis and surgical treatment of patients with obstructive sleep apnea syndrome. A preliminary report. Acta Otolaryngol. 1987; 103(5–6):551–557

[54] Djupesland G, Schrader H, Lyberg T, Refsum H, Lilleås F, Godtlibsen OB. Palatopharyngoglossoplasty in the treatment of patients with obstructive sleep apnea syndrome. Acta Otolaryngol Suppl. 1992; 492(Suppl 492):50–54

[55] Fujita S, Woodson BT, Clark JL, Wittig R. Laser midline glossectomy as a treatment for obstructive sleep apnea. Laryngoscope. 1991; 101(8):805–809

[56] Chabolle F, Wagner I, Blumen MB, Séquert C, Fleury B, De

Dieuleveult T. Tongue base reduction with hyoepiglottoplasty: a treatment for severe obstructive sleep apnea. Laryngoscope. 1999; 109(8):1273–1280

[57] Powell NB, Riley RW, Guilleminault C. Radiofrequency tongue base reduction in sleep-disordered breathing: A pilot study. Otolaryngol Head Neck Surg. 1999; 120(5):656–664

[58] Kaya N. Sectioning the hyoid bone as a therapeutic approach for obstructive sleep apnea. Sleep. 1984; 7(1):77–78

[59] Riley RW, Powell NB, Guilleminault C. Inferior sagittal osteotomy of the mandible with hyoid myotomy-suspension: a new procedure for obstructive sleep apnea. Otolaryngol Head Neck Surg. 1986; 94(5):589–593

[60] Riley RW, Powell NB, Guilleminault C. Obstructive sleep apnea and the hyoid: a revised surgical procedure. Otolaryngol Head Neck Surg. 1994; 111(6):717–721

[61] Hörmann K, Hirth K, Erhardt T, Maurer JT, Verse T. [Modified hyoid suspension for therapy of sleep related breathing disorders. operative technique and complications] Laryngorhinootologie. 2001; 80(9):517–521

[62] Faye-Lund H, Djupesland G, Lyberg T. Glossopexia–evaluation of a new surgical method for treating obstructive sleep apnea syndrome. Acta Otolaryngol Suppl. 1992; 492(Suppl 492):46–49

[63] DeRowe A, Günther E, Fibbi A, et al. Tongue-base suspension with a soft tissue-to-bone anchor for obstructive sleep apnea: preliminary clinical results of a new minimally invasive technique. Otolaryngol Head Neck Surg. 2000; 122(1):100–103

[64] Olsen KD, Suh KW, Staats BA. Surgically correctable causes of sleep apnea syndrome. Otolaryngol Head Neck Surg. 1981; 89(5):726–731

[65] Zalzal GH, Anon JB, Cotton RT. Epiglottoplasty for the treatment of laryngomalacia. Ann Otol Rhinol Laryngol. 1987; 96(1 Pt 1):72–76

[66] Andersen APD, Alving J, Lildholdt T, Wulff CH. Obstructive sleep apnea initiated by a lax epiglottis. A contraindication for continuous positive airway pressure. Chest. 1987; 91(4):621–623

[67] Caldarelli DD, Cartwright RD, Lilie JK. Obstructive sleep apnea: variations in surgical management. Laryngoscope. 1985; 95(9 Pt 1):1070–1073

[68] Waite PD, Wooten V, Lachner J, Guyette RF. Maxillomandibular advancement surgery in 23 patients with obstructive sleep apnea syndrome. J Oral Maxillofac Surg. 1989; 47(12):1256–1261, discussion 1262

[69] Fujita S. Obstructive sleep apnea syndrome: pathophysiology, upper airway evaluation and surgical treatment. Ear Nose Throat J. 1993; 72(1):67–72, 75–76

[70] Riley RW, Powell NB, Guilleminault C. Obstructive sleep apnea syndrome: a review of 306 consecutively treated surgical patients. Otolaryngol Head Neck Surg. 1993; 108(2):117–125

[71] Miki H, Hida W, Inoue H, Takishima T. A new treatment for obstructive sleep apnea syndrome by electrical stimulation of submental region. Tohoku J Exp Med. 1988; 154(1):91–92

[72] Gillespie MB, Soose RJ, Woodson BT, et al; STAR Trial Investigators. Upper airway stimulation for obstructive sleep apnea: patientreported outcomes after 48 months of follow-up. Otolaryngol Head Neck Surg. 2017; 156(4):765–771

[73] Cosman B, Crikelair GF. Mandibular hypoplasia and the late development of glossopharyngeal airway obstruction. Plast Reconstr Surg. 1972; 50(6):573–579

[74] Kuo PC, West RA, Bloomquist DS, McNeil RW. The effect of mandibular osteotomy in three patients with hypersomnia sleep apnea. Oral Surg Oral Med Oral Pathol. 1979; 48(5):385–392

[75] McCarthy JG, Schreiber J, Karp N, Thorne CH, Grayson BH. Lengthening the human mandible by gradual distraction. Plast Reconstr Surg. 1992; 89(1):1–8, discussion 9–10

第 2 章　病理生理学
Pathophysiology

摘　要

与过去相比，越来越多的阻塞性睡眠呼吸暂停（obstructive sleep apnea，OSA）患者被诊断出来。OSA 的特点是打鼾、日间过度嗜睡、注意力不集中、记忆力紊乱及人格改变，同时也会出现如心血管、代谢紊乱和认知障碍等疾病。打鼾是 OSA 最主要的症状，但缺乏特异性，可以根据病史采集和体格检查来进行 OSA 的诊断。在高危人群中，OSA 可能促进潜在疾病的发生并影响预后。由于 OSA 的发病率极高，与多器官多系统的关系复杂，OSA 为医疗保健带来巨大经济负担，值得全球关注。

关键词

流行病学；患病率；呼吸暂停；疲劳；嗜睡；夜尿症；预测；后果；合并症；高血压；脑卒中；心律失常；冠状动脉疾病；代谢；认知；肥胖；慢性心力衰竭

一、流行病学

Johan Verbraecken　著

（一）概述

流行病学研究证实，睡眠呼吸障碍（sleep-disordered breathing，SDB）尤其是 OSA，不仅仅在普通人群中广泛流行（表 2-1），在特殊人群中，如肥胖[1, 2]、系统性高血压[3, 4]、心血管疾病[5-8]，糖尿病[9-11]、代谢综合征[12] 和内分泌失调[9, 13] 人群中更容易发生。其他症状包括大部分 SDB 患者会出现日间过度嗜睡，而部分 SDB 患者没有症状。一些患者会出现疲劳、疲倦或精力缺乏而非睡眠本身的症状，这可能与合并症有关，但也可能是OSA 患者的主要症状[14-17]。不过，这些症状是非特异性的，可能由多种不同的睡眠疾病引起，因此必须进行充分的检查。如果 OSA 患者合并其他疾病，这些症状则更为常见，产生的后果也将会更加严重[18]。

本章的目的是描述 OSA 最常见的症状和体征，以便明确诊断。我们将重点放在最常见的 SDB 类型也就是 OSA 相关的病理性嗜睡上。同时，我们也会关注 OSA 所引起的心血管、代谢、认知改变，以及疾病带来的经济影响。

（二）定义

阻塞性睡眠呼吸暂停综合征是一系列与睡眠相关的呼吸障碍，通常被描述为 SDB 或睡眠相关呼吸障碍（sleep-related breathing disorders，SRBD）[17]。国际睡眠障碍分类第 3 版（International Classification of Sleep Disorders，3rd Edition，ICSD-3）将 SDB 分为 4 类，即 OSA、中枢性睡眠呼吸暂停（central sleep apnea，CSA）、睡眠相关低通气、睡眠相关低氧血症[30]。前 2 种类型的根本区别在于造成呼吸障碍的病理生理机制不同[31]，在 OSA 中，上气道阻塞通常是由解剖结构异常和（或）维持上气道通畅的肌肉调节功能异常引起的，而 CSA 与呼吸中枢的通气功能失调导致通气障碍有关。许多

第一作者，参考文献	研究国家/地区	年龄范围（岁）	AHI*≥5	AHI*≥10	AHI*≥15	AHI*≥5+症状	AHI*≥15+症状
Young 等[19]	US	30—60	24/9	15/5	9/4	4/2	
Bixler 等[20]	US	20—100			7.2/2.2	3.9/1.2	
Duran 等[21]	西班牙	30—70	26/28	19/15	14/7		
Young 等[22]	US	39—99	33/26		25/11		
Hrubos-Strøm 等[23]	挪威	30—65	21/13		11/6		
Franklin 等[24]	瑞典	20—70	/50		/20	/17	
Ip 等[25]	中国香港	30—60				4.1/0	
Ip 等[26]	中国香港	30—60				0/2.1	
Kim[27]	韩国	40—69				4.5/3.2	
Reddy 等[28]	印度	30—65				4/1.5	
Heinzer 等[29]	瑞士	40—85					49.7/23.4

表 2-1　基于社区人口研究的 OSA 患病率

*. 单位为次/时；AHI. 呼吸暂停低通气指数；OSA. 阻塞性睡眠呼吸暂停；US. 美国

患者同时患有 OSA 和 CSA，这表明导致不同类型呼吸暂停的机制存在重叠。OSA/低通气被定义为持续至少 10s 的呼吸事件，其特征是睡眠期间引起部分性（低通气）或完全性（呼吸暂停）上气道阻塞[17]。根据 2012 年美国睡眠医学会（American Academy of Sleep Medicine，AASM）的标准，低通气可被定义为鼻导管监测鼻气流流量与峰值相比下降≥30%，持续时间≥10s，血氧饱和度比基线下降≤3%，或者出现觉醒相关事件[32]。

CSA 是指由于神经暂时失去对呼吸肌的控制，呼吸努力减少或消失，气流减少或停止，持续至少 10s 及以上（成人）[17]。其严重程度取决于呼吸暂停的次数和睡眠期间每小时发生的低通气次数〔呼吸暂停低通气指数（apnea-hypopnea index，AHI）〕及日间症状的程度。根据 ICSD-3，临床上阻塞性睡眠呼吸暂停综合征的诊断标准是：满足标准（A 和 B）或 C 即符合诊断标准[30]。OSA 的不同严重程度可定义为：5 次/时≤AHI＜15 次/时为轻度，15 次/时≤AHI≤30 次/时为中度，AHI

＞30 次/时为重度[33]。根据这些标准，在 30—60 岁，4% 的男性和 2% 的女性会出现"睡眠呼吸暂停"[19]。目前 OSA 诊断定义考虑了两个组成部分，即睡眠期间异常的呼吸模式和日间症状。这个定义预示着存在无症状患者，无症状病例可被称为 OSA，而有症状病例可被称为 OSAS，但是这些术语的子分类和使用并未规范化。无嗜睡的 OSA 患者可能有先天性睡眠阈值增加或更高水平的激活[34]。一项研究指出，采用 3 个主观测量方法后，仅 15% 的 OSA 男性和 22% 的 OSA 女性表示有嗜睡[19]。有趣的是，否认嗜睡的 OSA 患者却诉有其他症状，如精力差或记忆力下降，这些症状可能正是未被察觉的嗜睡的主观表现[35-37]。

依据睡眠期间呼吸异常的诊断标准和临床表现不同，可将 OSA 分为成人型和儿童型[32]。阻塞性事件可能包括呼吸暂停、低通气及呼吸努力相关性微觉醒（respiratory effort related arousals，RERA）[38]。RERA 可被定义为一类因呼吸努力增加而导致的睡眠觉醒，但不满足呼吸暂停或低通气诊断标准[32,38]。这类事件的特点是食管压力进行性下降，当压力突然下降至某个负压水平时导致觉醒。虽然食管压力测定仍被认为是金标准[32,39]，但是通过鼻压测定获得的气流曲线变平这一指标，以及感应体积描记术被明确认为是可接受的替代方法。在常规诊疗中，鼻压测定仍是大多数睡眠实验室的首选方法。这些事件至少持续10s。上气道阻力综合征（upper airway resistance syndrome，UARS）的特征是上气道阻力增加，其次是反复觉醒，最终导致日间（过度）嗜睡[40,41]。其多导睡眠监测（polysomnographic，PSG）特征为不存在OSA、AHI低于5次/时，以及缺乏明显的血氧饱和度下降，这与OSAS的实验室结果不一致[32]。由于UARS的病理生理学与OSA（S）没有显著差异，该术语不再作为独立疾病使用，纳入OSA（S）诊断范畴。

CSA的诊断依据ICSD-3推荐的标准[30]，如果患者出现以下症状，则诊断为原发性CSA。

① 嗜睡、入睡困难或维持睡眠困难，频繁觉醒或者睡眠或觉醒质量差无法恢复精力，呼吸短促或打鼾，或目睹呼吸暂停。

② 多导睡眠监测显示每小时中枢性呼吸暂停和（或）低通气次数大于5次。中枢性呼吸暂停和（或）中枢性低迪气占全部呼吸暂停和低通气的50%以上，没有陈-施呼吸（Cheyne-Stokes breathing，CSB）。

③ 没有日间或夜间肺换气不足的证据。

④ 这种疾病不能用其他疾病更好地解释，如睡眠障碍、神经障碍、药物或其他物质使用障碍。

CSA的诊断必须满足所有这些标准。CSA患者通常有轻度低碳酸血症或血碳酸水平正常，但很少存在低通气和高碳酸血症。通气呈周期性增强或减弱、过度通气及中枢性呼吸暂停/低通气交替发作则被定义为CSB。根据ICSD-3，以下情况下可以考虑为CSB。

⑤ 存在以下一项或多项：嗜睡；入睡困难或维持睡眠困难、频繁觉醒或非恢复性睡眠；醒来后呼吸急促；打鼾；呼吸暂停。

⑥ 存在心房颤动/扑动、充血性心力衰竭（congestive heart failure，CHF）或神经系统疾病。

⑦ 多导睡眠监测（在诊断或气道正压滴定期间）显示：每小时睡眠中出现5次或以上中枢性呼吸暂停和（或）中枢性低通气；中枢性呼吸暂停和（或）呼吸暂停占呼吸暂停和低通气总数的50%以上；通气方式符合CSB诊断标准。

⑧ 该疾病不能用其他疾病更好地解释，如睡眠障碍、药物或其他物质使用障碍。

尽管症状并不是诊断的必要条件，但患者通常会出现日间嗜睡、睡眠期间反复觉醒和微觉醒、失眠或因呼吸急促而觉醒[30]。

SDB中最后一组被称为睡眠相关低通气/低氧血症综合征。睡眠引起的低通气的特征是睡眠时动脉二氧化碳分压（arterial carbon dioxide tension，$PaCO_2$）水平升高超过45mmHg[17]。此类疾病包括肥胖低通气综合征（obesity hypoventilation syndrome，OHS）、先天性中央肺泡低通气综合征、迟发性中枢低通气伴下丘脑功能障碍、特发性中枢性肺泡低通气、药物引起的睡眠相关低通气，以及疾病引起的睡眠相关通气不足[30]。OHS在该综合征中最普遍，OHS主要被定义为与肥胖[体重指数（BMI）>30kg/m²]和高碳酸血症（$PaCO_2$>45mmHg）有关，不是由肺实质或气道疾病、肺血管病变、胸壁疾病（肥胖引起的呼吸负荷增大除外）、药物使用、神经系统疾病、肌无力或者已知的先天性或特发性中央肺泡通气不足综合征引起[42-46]。不过，OHS并没有一个被普遍接受的定义。睡眠相关低氧血症的特征是睡眠期间出现明显的低氧血症，它们被认为是继发于药物使用或神经系统疾病，PSG、多导图（polygraphy，PG）或夜间血氧仪显示睡眠期间动脉血氧饱和度（arterial oxygen saturation，SaO_2）低于或等于88%，持续时间≥5min，并排除睡眠低通气。

随着时间的推移，AASM对不同的数据库实体（ICSD-3 vs. 评分手册）提出了不同的定义，这可能会使对问题的理解变得更为复杂[30,32,39]。

（三）睡眠呼吸暂停的症状和体征

OSA 的症状主要可分为患者自身经历的症状和同寝者识别的症状[47, 48]。

有 OSA 症状，特别是日间嗜睡的患者，适合进行正式的夜间睡眠检测，因为有此类病史的患者有睡眠呼吸暂停的可能性超过 70%[33, 44]。OSA 的夜间症状比日间症状更具特异性。由于症状进展缓慢，许多患者直到日间的表现受到严重影响时才完全意识到自己的疾病。相关症状汇总见表 2-2。

表 2-2　OSA 的常见症状

夜间症状	日间症状
• 打鼾很严重 • 睡眠不安、易醒、失眠、噩梦 • 呼吸暂停 • 夜间窒息或喘气 • 呼吸困难 • 夜尿症 • 出汗过多 • 阳痿 / 性功能障碍 / 性欲下降 • 胃食管反流	• 早上不易醒 • 原发性头痛 • 口干舌燥 • 过度嗜睡 • 疲劳 • 情绪障碍 • 易怒 • 记忆力和注意力问题 • 工作效率下降

OSA. 阻塞性睡眠呼吸暂停

1. 打鼾和呼吸暂停

OSA 的临床特征是严重打鼾。打鼾的定义为睡眠时发出振动、响亮的声音[49]，与软咽组织震动发出颤动的声音有关。通常情况下，与患者相比，打鼾对同寝者的影响更大，而且通常会持续很长时间。四五声响亮的鼾声，接着是沉默（呼吸暂停），然后是一系列响亮的鼾声，这是对患有 OSAS 患者通常情况的描述。呼吸的恢复可能与响亮的剧烈呼吸（"喘气"或"喷气"）有关。一般情况下，这些症状在仰卧位或饮酒后最为明显。然而，在罕见的情况下，即使存在严重的 OSA，患者打鼾可能也不是那么显著[50]。有证据表明在没有 OSA 的情况下，也会因为打鼾导致日间嗜睡。这可能与打鼾引起上气道阻力综合征

或上呼吸道炎症引起咽腔震动有关[38, 51]。在一般人群中，25% 的男性和 15% 的女性是习惯性打鼾（几乎每晚都打鼾），但打鼾的发生随着年龄的增长而逐渐增加：在 41—65 岁的人群中，60% 的男性和 40% 的女性存在习惯性打鼾[52]。在一般人群中，男性严重打鼾的发生率为 15%～47%，女性为 6%～33%[53, 54, 55]。打鼾可以通过频率（每周多少个晚上）或强度来量化，也可以直接询问患者打鼾的频率或振动频率，但这些信息对临床诊断的帮助并不大[56]。

在一项对 1040 例疑似 OSA 患者进行的大型 PSG 研究中，37% 排除了睡眠呼吸暂停的患者中社交干扰性打鼾与阻塞性睡眠呼吸暂停相关（AHI≥10 次 / 时）（图 2-1）。56% 的患者伴有严重的打鼾和日间过度嗜睡[57]。在没有打鼾的情况下，也不能排除 OSA（如悬雍垂腭咽成形术后患者）。通常，打鼾者自己会低估或否认打鼾，而他们的同寝者会报告打鼾情况。在否认打鼾的患者中，其中 75% 通过客观检查证实存在鼾症[58]。通常情况下，患者会想出应对严重打鼾的策略。尽管如此，打鼾是导致患者同寝者睡眠质量差的原因，影响同寝者的生活质量[59]。经常摄入酒精和睡眠剥夺会加重打鼾和睡眠呼吸暂停。睡眠期间或晨起口干伴有咽部异物感也可能是严重打鼾的症状。

夜间被旁人目睹的呼吸暂停和窒息都与呼吸暂停事件有关，通常由同寝者或室友反馈。询问伴侣观察到的呼吸暂停频率与打鼾频率的诊断价值相同（低）。同寝者很少能准确地给出重复性低通气频率的信息。比起简单地询问患者是否醒来后体验到这些症状，询问患者同寝者是否存在夜间窒息或喘气更有用。窒息或呼吸困难的发作将患者从睡眠中唤醒，可能会促使患者去进行睡眠检查。患者通常会说自己被鼾声惊醒，且只有在气道打开之后，他们才会意识到发生了什么。伴随着觉醒，患者常常有心动过速的感觉。窒息发作必须与睡眠窒息（通常在入睡时）和睡眠相关的喉痉挛（通常在半夜）区分开来[60]。在这种情

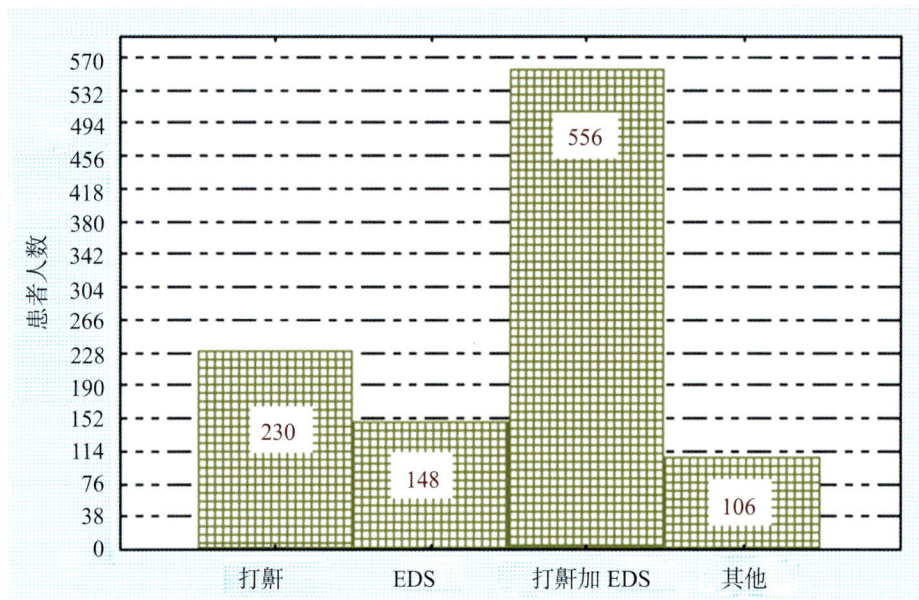

▶ 图 2-1　1040 例疑似阻塞性睡眠呼吸暂停的转诊患者的主要症状分布
EDS. 日间过度嗜睡

况下，患者描述了戏剧性的发作情况：尽管他们用尽全力试图重新打开气道，但由于气道完全关闭，他们半夜醒来喘息。一段时间后，气道会突然打开，患者感觉良好。这类患者通常有濒死感，无法正常呼吸的时间比 OSA 患者长得多（通常是几分钟而不是＜15～30s）。

2. 病理性日间嗜睡

病理性或日间过度嗜睡是睡眠呼吸暂停诊断的第二个关键症状[47, 61, 62]。根据 AASM 的定义，日间过度嗜睡可以被定义为"在人们通常期望保持清醒和警觉的情况下出现的睡意"[63]。这是由呼吸困难和低氧血症引起的，导致"觉醒"，其结果是睡眠碎片化，缺乏快速眼动睡眠和慢波睡眠。日间极度嗜睡是指在活动(如说话、吃饭) 时睡着。明确的嗜睡是在安静的环境下（在无聊的情况下或在身体不活动时间）或在驾车时睡着。生理性昼夜睡眠的延长被认为是轻度嗜睡。

在人群中睡眠不足引起的嗜睡很常见。因此，很难将它与由潜在的睡眠障碍或内科疾病引起的嗜睡区分开来。

一般来说，只要不导致重复的交通事故或职业事故，患者及周围的人不会对这种症状给予太多的关注。定期出现的任务可以在降低警戒级别的情况下完成，但意外任务和（交通）事故则不

是这样。因此，高达 9% 的交通事故是由睡眠障碍造成的，其中 13% 引起人身伤害，17% 造成人员死亡[64]。在车祸中，驾驶者出现睡意是显而易见的原因，死亡率是其他事故原因的 3 倍。

根据法国的一项研究，当驾车时睡着，3% 的事故造成物质损失，20% 的事故造成人身伤害，50% 的事故造成人员死亡[65]。因此，最近的一次交通事故可能会给患者提供就诊的机会。另外，OSA 患者经常低估或否认睡意，因为随着时间的推移，他们逐渐适应了这种情况[66]。

人们开发了不同的睡眠评定量表，如视觉模拟量表[67]、卡罗林斯卡睡眠量表[68]、斯坦福嗜睡量表（Stanford Sleepiness Scale，SSS ）[69]、Epworth 嗜睡量表（Epworth Sleepiness Scale，ESS ）[70]。根据不同的适应证，有助于评估患者对当前嗜睡的感知和与嗜睡相关的感觉和症状[67-69]。这些工具快速、简单、易于理解、使用成本低廉，并且反映了患者对自己嗜睡严重程度的评价。通常，这些量表被用于补充病史和跟踪治疗效果。SSS 是1972 年推出的第一个量化嗜睡程度的自我评定量表[69]。这个量表要求受试者从七种描述中，对某一时刻自身的嗜睡程度进行评估，包括"感觉精力充沛，充满活力，警觉性极高，几乎处于幻想状态，很快入睡和无法抗拒入睡"等七种描述。

SSS 使用起来快捷方便，但没有参考值，也没有被其他生理测量方法验证 [34]。ESS 是一种评估打盹倾向的指标 [70]，可以量化日间过度嗜睡。ESS 是在 1991 年被开发出来的，用来测量在几种特定情况下入睡的倾向。它是一种主观工具，用来测量 8 种情况下睡眠如何干扰个人的日常活动。虽然在日常临床实践中非常流行，但是这种测试仍受到一些情况的限制，例如，某些评估指标患者实际上很少或从来没有经历过（如驾车）。许多昏昏欲睡的受试者的得分也可能在正常范围内。尽管他们昏昏欲睡，但由于缺乏入睡机会或采取措施，他们没有真正睡着 [34]。它的信度和效度也受到质疑，因为它与睡眠的客观测量缺乏相关性，但它仍然是使用最广泛的工具。只有当受试者对自己的症状有深刻的认识，并且有能力将困倦与其他症状（如疲劳）区分开来时，这些量表才能很好地被使用。

为了更客观地测量嗜睡程度，已经开发了一些特定的测试 [36, 71]，如多次睡眠潜伏期试验（multiple sleep latency test，MSLT）、清醒维持试验（maintenance of wakefulness test，MWT）和警觉试验［如牛津睡眠抵抗试验（Oxford sleep resistance test，OSLER）或精神运动性警觉任务（psychomotor vigilance task，PVT）］[63, 72, 73]。MSLT 和 MWT 被认为是客观测量嗜睡的金标准。MSLT 用于在标准条件下和没有刺激因素的情况下对嗜睡倾向的客观测量。MWT 是测量在一定时间内保持清醒能力的客观测量标准 [63, 73]。

根据 AASM 标准，在对 OSA 的初步评估和诊断或治疗后的变化评估中，MSLT 不是常规测量指标；然而，当怀疑 OSA 患者患有嗜睡症时，就必须进行 MSLT。OSA 患者常常低估自身嗜睡的严重程度。将嗜睡症状客观化对于评估 OSA 严重程度及其对个体的影响非常重要 [74]。在临床实践中，尽管有持续气道正压通气（continuous positive airway pressure，CPAP）、手术或口腔矫治器治疗，MSLT、MWT 和警惕性测试的使用仅限于持续性过度嗜睡的患者。另外，出于法医学的原因，建议常规使用这些检查，但通常可行性不高 [65, 73]。在 MWT 中完全正常的值并不一定保证绝对安全。因此，相关结果需结合临床判断。

与 ESS 一样，AHI 与嗜睡量化指标的相关性也很差，这可能表明部分人群对睡眠不足的适应能力更强，以及大脑的敏感性和对低氧血症后果的主观感知也可能与之有关 [75]。使用每小时 18 次呼吸事件的临界值识别日间过度嗜睡时，该指标的灵敏度为 71%，特异度为 60%。如果不考虑细微的气流限制，灵敏度及特异度则更低 [76]。因此，对于临床来说，呼吸紊乱指数显然是一个更可靠的参数，但即使如此，它与日间症状的相关性仍然不理想。在睡眠心脏健康研究（Sleep Heart Health Study，SHHS）中，AHI 与嗜睡之间的相关性很差：只有当 AHI 从 <5 次 / 时上升到 >30 次 / 时时，睡眠心脏健康指数才从 7.2 上升到 9.3 [77]。然而，在临床决策中确定哪些患者应该采用 CPAP 治疗时，日间嗜睡程度的评估非常关键。

在严重的 OSA 病例中，除了睡眠呼吸暂停，很难确定引起日间过度嗜睡的其他原因。与睡眠障碍一样，抑郁、情绪紊乱、糖尿病和心血管疾病是最重要的混淆因素 [78, 79, 80]，而不是 OSA 或药物治疗产生的不良反应 [81, 82, 83]。在一项大规模的流行病学研究中（n=16 583 个受试者），抑郁是日间过度嗜睡最重要的危险因素，其他依次是年龄、体重指数、睡眠时间、糖尿病、吸烟，最后是睡眠呼吸暂停 [81]。即使在无 OSA 的情况下，肥胖本身也可能通过全身炎症（脂肪因子和趋化因子）被激活而产生影响。在 OSA 患者中，应激同时涉及交感神经系统和下丘脑 – 垂体 – 肾上腺皮质（hypothalamic pituitary adrenal，HPA）轴。有些患者在接受适当治疗时仍有持续症状。残余嗜睡（ESS≥11 分）是否与残余呼吸暂停有关尚无明确定论。我们可以做一些推断。Koutsourelaxis 等 [84] 随访时发现，在经一系列治疗的 OSA（基线为 ESS>10 分，CPAP 治疗 6 个月且依从性≥4h/d）患者中，55% 的患者 ESS 评分异常（>10 分）［（16±3）分］，这与基线时较高的 ESS 评分

［（16±3）分 vs.（14±3）分］、较低的 AHI［（44±28）次/时 vs.（59±34）次/时］、抑郁症、糖尿病及心脏病有关。不过，在轻度 OSA 患者（AHI＞5 次/时）中他们的研究分组较模糊。Stradling 等[85] 研究了 572 例接受 CPAP 治疗的患者，并将他们与社区调查中的 525 人对照组进行了比较。CPAP 组 ESS 大于 10 分的比例与对照组相比无差异（16% vs. 14%）。在 Pépin 等[86] 的研究中，12% 接受 CPAP 治疗后的患者仍觉得困倦，当排除了相关的重度抑郁症、不宁腿综合征和嗜睡症后，这一比例为 6%。这也再次证实情绪紊乱往往与困倦有关。然而，不排除在特定患者中，残余嗜睡与残余呼吸暂停之间存在关系。或许当明确 CPAP 或口腔矫治器治疗 OSA 的更多病理生理学特征后，能更加明确其中的关系。Verbruggen 等报道，84 例接受口腔矫治器治疗患者中仍有 27 例（32%）还存在过度嗜睡的症状，尽管轻度至中度 OSA 患者的 AHI 已恢复正常。与无残余嗜睡的患者相比，这些患者的 ESS 基线值明显更高［（15±4）分 vs.（9±4）分；$P<0.001$］且更年轻［（（43±9）岁 vs.（47±9）岁；$P=0.028$ ］[87]。

3. 疲劳

疲劳可以被定义为由身体和（或）认知功能受损产生的一种强烈的疲困感、缺乏活力和精疲力竭的感觉[88]。疲劳可能潜在地反映出情绪的变化，这在慢性疾病中很常见，但也可能是未知或被忽视的 OSA 症状[14]。疲劳是 OSA 患者的主要症状，在高达 50% 的转诊病例中，OSA 患者出现疲劳比日间过度嗜睡更常见，也更令人痛苦[89, 90]。OSA 患者疲劳感增加也与抑郁症状的增加密切相关[91, 92]。疲劳在一般人群中也是一种常见的和令人痛苦的症状，并且是内科学和睡眠医学中一系列疾病的主要问题。先前的研究已证明，即使考虑到人口统计学、共病情况、OSA 严重程度、嗜睡和抑郁症状，自诉的睡眠质量与疲劳独立相关[93]。因此，患者认为对睡眠质量的感知中疲劳是最糟糕的症状。它对临床实践有着重要的意义，患者缺乏活力、疲劳和筋疲力尽时可能会使其进一步探究原因，包括睡眠检查及鉴别诊断，但这些可能并未针对真正的医学问题。疲劳不是疾病特有的，也可能由生理、心理与生活方式相关因素的相互作用引起。然而，OSA 的典型症状在存在共病时表现不明显，或者将相关症状归因于这些内科疾病，而忽略了 OSA。评估疲劳的工具包括疲劳严重程度量表[94]、视觉模拟量表[95]，以及具体问卷如情绪状态量表的疲劳惯性子量表[96] 和 SF-36 生活质量问卷的活力子量表[97]。

4. 疲劳还是嗜睡

日间过度嗜睡是 OSA 的主要特征，常与疲劳交替发生，可能是因为这两种症状常常是患者的主诉。日间嗜睡，反映了生理上对睡眠的需要，可以通过测试来客观地量化，而疲劳则难以定量，几乎完全依赖于患者主诉[98]。OSA 相关症状可能是由 OSA 本身造成的，或者是由睡眠障碍的共病引起。临床医生必须意识到，没有疲劳、疲倦、嗜睡或精力不足的主诉时并不能排除 OSA 的可能性[15]。

5. 其他日间症状

通过回溯患者及其同寝者的睡眠质量差的相关症状，可以明确主要症状与 OSA 之间的关系。这些症状包括身体大量出汗，日间头痛［由于夜间二氧化碳（CO_2）积累，通常是迟钝和全身性的］、晨起后不清醒、鼻塞、行为改变、记忆力和注意力问题、认知能力下降、情绪低落、焦虑、自动行为、社会问题、婚姻问题、性欲下降及原因不明的肌肉疼痛，所有这些都会导致生活质量下降。此外，反流症状已经被更频繁地报道，这些症状在 OSA 治疗后得到改善。

这些症状可以解释为气道阻塞时，患者进行剧烈呼吸尝试，导致胸膜腔内压力显著变化并伴有胃液反流。

基于自我报告和小样本系列，也有证据表明勃起功能障碍[99] 与 OSA 之间存在联系。CPAP 治疗已经证明可以扭转这一问题。

6. 睡眠紊乱、失眠、夜间出汗

大多数患有 OSA 的患者入睡时几乎没有困难，睡眠潜伏期很短[100]。另外，维持睡眠、清晨觉醒、噩梦、异常活动、夜间呼吸困难、夜间窒息和夜尿等问题也经常被提及。OSA 患者也经常睡眠不安。呼吸暂停可能与肢体运动或仅限于轻微肢体运动的运动有关。偶尔会发生四肢的突然运动并不自觉地打到同寝者[101]。由于夜间活动增加，OSA 患者常有夜间出汗。惊奇的是尽管有这些典型的症状，但从症状的出现到最终的确诊通常需要几年时间。然而，OSA 患者通常认为他们睡得很好，并没有意识到呼吸停止。极少患者的主要症状可能是失眠。此外，有相当比例的失眠患者有睡眠呼吸暂停（25%～50%），表现为反复的睡眠碎片化和夜间觉醒增加。这种表现被称为隐匿性睡眠呼吸暂停，是由觉醒次数和睡眠 / 觉醒转换增加引起的，这本身就可能导致呼吸不稳定。女性可能会报告更多的失眠和更少的呼吸暂停。由阻塞性事件引起的唤醒可能导致非快速眼动（nonrapid eye movement，NREM）睡眠异常，如夜间进食综合征，但这种情况很少见。如果夜间出汗增多，则需要排除一些其他原因，如感染、内分泌改变（低血糖、甲状腺功能障碍）、交感神经活动增加的心血管疾病、恶性肿瘤、慢性疼痛、应激障碍和物质滥用或戒断（苯二氮䓬类药物、阿片类药物、乙醇）。

7. 夜尿症

夜尿症被定义为夜间不止一次醒来小便（每次小便前后都是睡眠状态）[102]。夜尿症的发病率很高，并且随着年龄的增长而突然增加。大约 20% 的老年男性和 25% 的老年妇女经常报告夜尿症（NYHANES Ⅲ 研究）[103]。据报道，OSA 患者夜尿症的患病率高达 50%，夜间排尿次数似乎与 OSA 的严重程度相关[104-106]。夜尿症可以归因于心房利尿钠肽（atrial natriuretic peptide，ANP）水平的升高，这与 OSA 患者胸膜腔负压状态有关。Umlauf 等发现这些压力波动引起心内膜容量超负荷的错误信号，导致 ANP 分泌增加和尿量增加。只有当 AHI≥15 次 / 时才会出现夜尿症和尿ANP 升高。Fitzgerald 等证明，CPAP 治疗可以减轻 OSA 患者的夜尿症[107]。虽然没有足够的证据支

持，但夜尿症也可能是由觉醒引起的膀胱充盈意识增强和（或）由反复的上气道阻塞事件引起的腹腔内正压传递到膀胱而导致的[108, 109]。另外，良性前列腺肥大、糖尿病、慢性心力衰竭、肾脏病病史、利尿药使用及液体摄入量增加或摄入时间过晚引起的夜尿症应予排除。

（四）年龄和性别偏倚

大多数研究都是针对中年人（40—60 岁）、超重男性和中度至重度 OSA 患者。因此，OSA 的特征、神经行为和心脏代谢后遗症主要适用于这一特定人群。不过，睡眠呼吸暂停也会对老年人（＞70 岁）的日间警觉性及生活质量造成重大影响。值得注意的是，在老年人中，健忘和日间症状可能不那么明显[110]。如前所述，性别差异也存在于 OSA 人群中。一般来说，男性和女性报告了许多相同的典型症状。然而，女性可能会更多地报告失眠，并且更可能主诉抑郁、晨间头痛和疲劳[111]。

（五）老年人的阻塞性睡眠呼吸暂停症状

老年人的 OSA 症状容易与老年人的某些功能退化混淆。OSA 和衰老都会导致睡眠紊乱、认知功能障碍和心血管代谢改变增加。随着年龄的增长，睡眠变得更加支离破碎，与 OSA 无关，有大量证据表明，随着年龄的增长睡眠质量会下降[112-116]。老年人睡眠的这些特点使人们认为，老年 OSA 患者可能已经习惯了 OSA 所导致的疾病相关睡眠中断，因此与年轻 OSA 患者相比，他们不会出现日间嗜睡的症状。在 SHHS 中，研究表明年龄与女性 ESS 测量的主观睡眠减少有关，而与男性无关[117]。然而，在另一项老年人 OSA 的研究中发现，患有 OSA 的老年患者比没有 OSA 的老年人更容易犯困[118]。临床队列研究[119] 发现，老年 OSA 患者主观的日间嗜睡与体重指数和疾病严重程度相匹配的年轻患者相似，而另一组患者的日间嗜睡程度较低[120]。总之，关于老年 OSA 患者嗜睡症状的信息是有争议的。对 OSA 患病率的估算表明，老年人群中 OSA 的患病率高于一般人群，且临床结果可能有所不同[121]。

（六）重叠综合征的症状

根据既定的患病率数据，OSA 和慢性阻塞性肺疾病（chronic obstructive pulmonary disorder，COPD）应该共存于约 1% 的成年人群中。根据临床诊断该比例可能更高（图 2-2）[122]。慢性阻塞性肺疾病患者的睡眠质量通常较差，REM 和慢波睡眠减少，这可能导致这些患者经常报告日间疲劳[123]。重叠综合征患者的临床表现与每种疾病的临床特征有着或多或少的关系，这取决于 OSA 与 COPD 之间的平衡。然而，可能还有其他临床特征，反映了低氧血症、高碳酸血症和肺动脉高压的患病率较高。具体来说，反映高碳酸血症的晨间头痛、反映低氧血症的发绀和反映肺心病的外周水肿可能在重叠综合征患者中很常见。这样的发现有助于筛选 COPD 患者，以进一步评估 OSA 的可能性。

（七）病史

把患者转诊到睡眠中心是强制性的，但是鉴于睡眠中心的诊断能力有限，等候入院的患者往往会增加，因此对患者进行风险分级和分诊是非常必要的[124]。相关的临床信息（症状、既往史、家族史）应该来自患者及患者的病友、亲属、朋友或照顾者。患者夜间有效睡眠时间和睡眠 - 觉醒时间表的细节及其他症状也需要了解。嗜睡的程度和相关性应始终通过临床来评估，并应特别

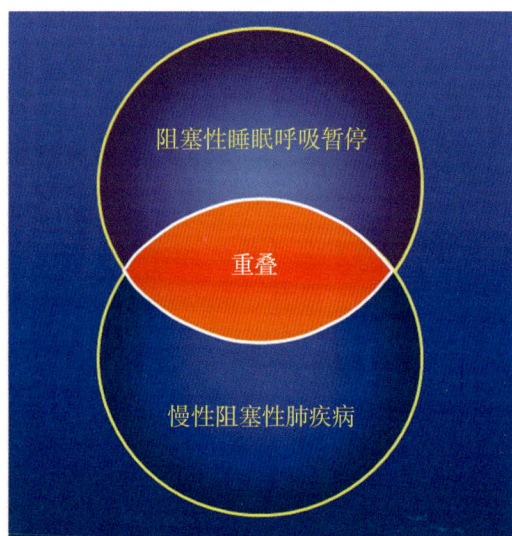

▲ 图 2-2　重叠综合征的两个组成部分

强调驾驶表现。怀疑有阻塞性睡眠呼吸暂停综合征的患者应仔细进行体格检查。总的来说，由于观察者和报告者的偏倚，很难得出客观、可重复的结果，标准化建设需要持续推进。调查问卷的使用既可以确定患 OSA 可能性较高的个体，也可以根据他们的症状进行分类。采用单独症状的问卷效果有限。例如，大声打鼾是 OSA 的一个主要症状，其灵敏度几乎达到 100%，但缺乏特异度。因此，打鼾对 OSA 阳性的预测价值较低[125]。另外，"憋气"的报告对 OSA 的灵敏度低，但特异度高[125]。ESS 评分 10 分以上预测 AHI>5 次 / 时的灵敏度为 54%，特异度为 63%[126]。OSA 的主观临床印象往往灵敏度（60%）和特异度（63%）不足。我们尝试开发具有最佳灵敏度和特异度的新型临床预测模型，但还没有得到有益的结果[127]。

（八）筛查问卷和临床预测模型

一些包含危险因素、临床症状和体格检查参数的筛查问卷已经被开发出来，用于诊断 OSA。其中一些已经在围术期筛查中得到验证[128]：如柏林问卷[129, 130]、美国麻醉医师协会（American Society of Anesthesiologists，ASA）检查表[131]、STOP-Bang 问卷（打鼾、疲劳、观察性呼吸暂停、高血压、体重指数、年龄、颈围和男性）[132]和 Flemons 指数［睡眠呼吸暂停临床评分（sleep apnea clinical score，SACS）][133]。在没有同时进行客观睡眠测试的情况下，基于临床预测模型建立可靠诊断的尝试没有获得成功[134]。这些测试中最古老的是 Flemons 指数，它综合了颈围、是否存在动脉高血压及既往史（习惯性打鼾，同寝者报告的喘息、窒息）。这个测试提供了 SACS，并且已经被证明在评分≥15 分的患者中发现 OSA 的可能性较高［优势比（OR）为 5.17，阳性预测值为 81%][133]。此外，SACS 与麻醉后护理并发症有关[135]。Takegami 等[136] 开发了一种基于性别、BMI、血压和打鼾的四变量筛查工具。这个工具具有高度的分辨力，但是需要数学修正才能计算出最终分数。

　　柏林问卷是德国柏林初级保健睡眠会议（1996年 4 月）的成果[137]。问卷对于识别中重度 OSA 患者具有较高的特异度，而对于识别其他 OSA 患者则具有较低的特异度。它根据三种不同类型的反应将受试者分为低或高 OSA 风险：打鼾史、日间嗜睡史、肥胖史或高血压史。如果受试者在评估的两个类别中结果阳性，可以认为其患有 OSA 的风险很高。呼吸暂停风险评估系统（apnea risk evaluation system，ARES）问卷是一个很有吸引力的工具，它结合了柏林问卷、Flemons 指数和 ESS 的特点，将 AHI＞5 次 / 时的患者分为 "无明显风险""低风险" 或 "高风险"，其灵敏度为 94%，特异度为 79%。2877 例接受 ARES 问卷筛查的患者，在术前的问卷调查中，23.7% 具有患 OSA 风险（661 例），其中 82% 被证实患有 OSA[138]。与柏林问卷相比，发现 AHI≥15 次 / 时患者的灵敏度升高（90.4%），特异度降低（43.2%）[139]。ASA 检查表结合了明显的气道阻塞史、嗜睡和身体特征，其灵敏度较高，为 72%～87%，而特异度较低，为 36%～38%。STOP 问卷和 STOP-Bang 问卷是由 Chung 等开发的自我管理问卷。STOP 是四个方面问题首字母的缩写，分别是打鼾（snoring）、疲劳（tired）（日间疲劳）、观察到的呼吸暂停（observed apneas）和动脉高血压（pressure）。STOP-Bang 问卷是 STOP 问卷的改进版，包含了 BMI（＞35kg/m²）、年龄（＞50 岁）、颈围（＞40cm）和性别（男性）等问题，提高了灵敏度，但是特异度较低。两份问卷对于 OSA 患者的识别灵敏度都很高，但特异度相对较低。STOP-Bang 问卷将至少有 2 个肯定答案的患者标记为 SDB 高风险患者，而 STOP-Bang 问卷使用的临界值超过或等于 3 个肯定答案。由于其简单性，STOP-Bang 问卷通常用于预测潜在的 OSA 的严重程度，并方便患者的分类。在最近的一项比较 STOP 问卷、柏林问卷和 ASA 检查表的研究中，ASA 检查表显示出灵敏度最高，但特异度最低[140, 141]。总的来说，这些工具在确定客观诊断测试优先次序方面的潜在用途有限。截至目前，最好的模型是 OSA-50 问卷，它结合了简单的问卷和血氧测定。为明确起见，OSA-50 指的是肥胖（男性腰围大于 102cm，女性腰围大于 88cm）、打鼾（你的打鼾曾经困扰过其他人吗？）和呼吸暂停（有没有人注意到你在睡觉时呼吸停止？）以及 50 岁（你是否已年满 50 岁？）；如果是，分数分别为 3 分、3 分、2 分和 2 分。如果得分（总分 10 分）≥5 分，且氧饱和度下降指数（oxygen desaturation index，ODI）≥16 次 / 时，则诊断 OSA 的灵敏度为 97%，特异度为 87%，诊断 OSA 的准确率为 83%[142]。在他们的两阶段模型中，笔者更倾向于使用血氧测定而不是鼻压力测定，因为血氧测定信号的失败率（3%）是鼻压力测定信号失败率（9%）的 1/3。近年来出现了围术期睡眠呼吸暂停预测（P-SAP）评分方法。该评分包括 STOP-Bang 问卷 8 个要素中的 6 个要素，以及标准围术期评估中使用的一些其他要素（Mallampati 评分，是否有糖尿病，甲状腺宽度＜6cm）[143]。9 个危险因素中的每一个都被赋予 1 分（未加权量表），然后将分数相加。这导致在分数较低的范围内具有非常高的灵敏度和非常低的特异度，但在分数较高的范围内具有非常低的灵敏度和非常高的特异度。无论如何，结论是该评分还需要进一步改进。

（九）后果

　　这里描述的大多数令人信服的证据（图 2-3 和图 2-4）是基于横断面人群调查，旨在根据不同的 AHI 水平，寻找特定时间内心血管事件后果（如糖尿病）的发生率与 OSA 严重程度之间的联系。其他研究则在一段时间内跟踪一个人群并确定新病例的数量（称为 "发病率"）。这种方法能够确定在各种疾病水平上产生后果的风险。值得注意的是，临床队列的研究结论可能与基于人群的无症状个体的研究结论不同，这些临床队列受转诊偏倚的影响。

1. 心血管疾病

　　OSA 越来越被认为是系统性高血压、脑卒中、心律失常和冠心病（coronary artery disease，CAD）

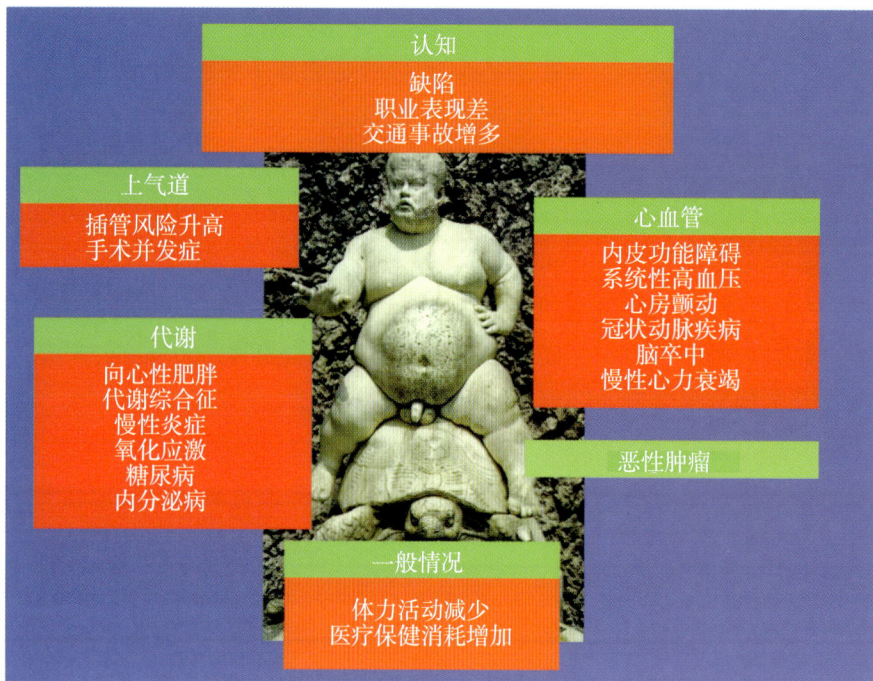

◀ 图 2-3　阻塞性睡眠呼吸暂停未经治疗的主要后果
（意大利佛罗伦萨的波波里花园的巴赫斯雕像）

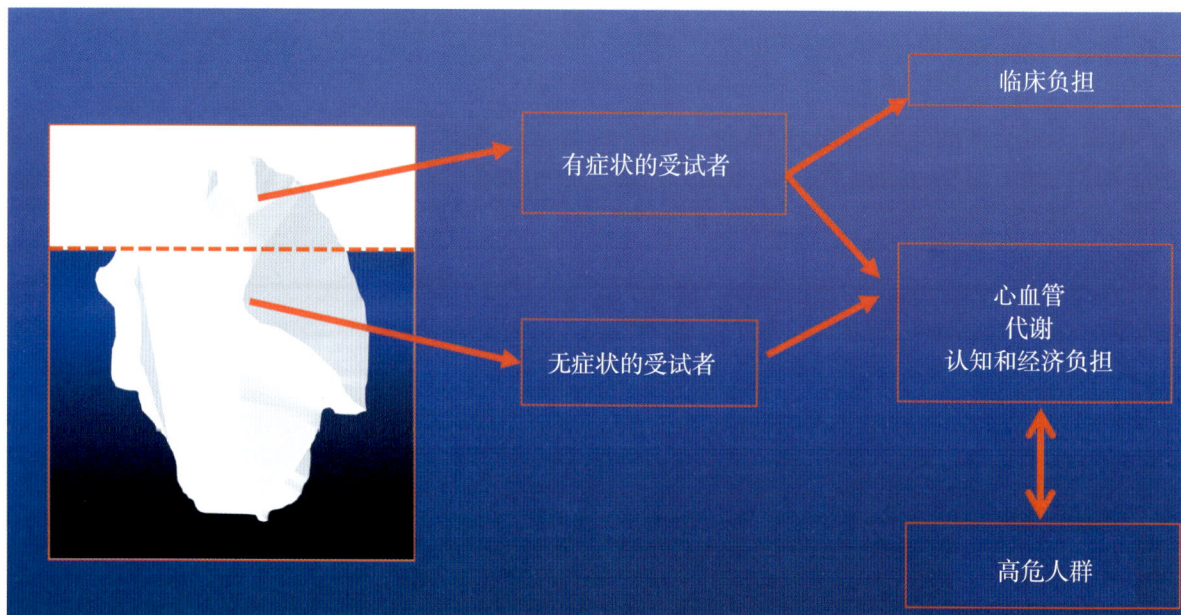

▲ 图 2-4　普通人群中大多数阻塞性睡眠呼吸暂停患者没有症状，但容易出现这种疾病的后果

的一种独立危险因素[144, 145, 146]。

（1）系统性高血压：阻塞性睡眠呼吸暂停会导致患者睡眠时血压升高[147]。此外，清醒状态下的系统性高血压可能与 OSA 有关。至少 45% 的 OSA 患者有系统性高血压。对于 OSA 患者，缺氧通过化学和压力反射激活增加交感神经兴奋性，最终导致血压升高[147, 148]。胸膜腔内负压增加（促进静脉回流）和睡眠觉醒，都与呼吸暂停事件有关，也会导致 OSA 患者血压升高[149, 150, 151]。睡眠时 OSA 患者血压无法正常降低（通常被称为"不下降"）可能是 OSA 引起的高血压早期征兆，也是发展为 CAD 的一个独立危险因素[152, 153]，而心力衰竭，特别是射血分数保留的心力衰竭，是脑卒中的重要危险因素。

威斯康星睡眠队列研究中一个最大的以人群为基础的研究（n=1060），报道了 OSA 与高血压之间密切的剂量 – 反应关系。在对高血压的危险因素进行校正后，这种关系仍然存在[154]。此外，睡眠心脏健康研究（Sleep Heart Health Study，SHHS）（n=6424）确定 OSA 为系统性高血压的独立危险因素[155]。随后 4 年，随着 AHI 的升高，系统性高血压患者的优势比值（odds ratio，OR）呈线性增加[156]。在欧洲睡眠呼吸暂停数据库（European Sleep Apnea Database，ESADA）中，多个回归分析（模型包括 ODI 和 AHI）显示 ODI 与高血压独立相关，而 AHI 不是：ODI 的 OR 为 2.01（95% CI 1.61~2.51），AHI 为 0.92（95% CI 0.74~1.15）（P<0.0001，P=0.3054）[157]。

(2) 脑卒中：来自各种研究的证据表明，OSA 患者脑卒中的风险升高[158-160]，10 年预测脑卒中发生率为 14%[161]。与此同时，脑卒中患者的 OSA 患病率也很高[162-165]。中枢性呼吸暂停和陈 – 施呼吸在脑卒中的急性期相当常见，但随着时间的推移会自发消退，其临床影响尚未得到证实。间歇性低氧血症可能是引起 OSA 患者脑卒中的最重要脑血管异常因素。此外，据报道 OSA 患者因低氧血症引起的脑血管反应受损，与潜在的内皮细胞改变是一致的。总的来说，OSA 患者脑卒中风险升高的机制包括血压波动、脑血流量减少、大脑自我调节改变、内皮功能障碍、动脉粥样硬化形成加速，以及血栓形成和促炎状态[166]。研究发现夜间缺氧、内膜 – 中膜厚度与颈动脉动脉粥样硬化斑块之间存在直接关系，与系统性高血压无关，因此支持 OSA、动脉粥样硬化与随后的脑卒中之间存在直接关系[167, 168]。对 OSA 患者进行 3.4 年的随访，发现 OSA 严重程度与脑卒中和死亡发生率之间也存在相关性[158]。脑卒中后重度阻塞性睡眠呼吸暂停（AHI>30 次 / 时）患者的死亡率增加[163, 169]，来自 SHHS 的横断面数据显示，最高四分位数（AHI>11 次 / 时）（OR=1.58，95% CI 1.02~2.46）患者比最低四分位数（AHI 4.4~11 次 / 时）（OR=1.42，75% CI 0.91~2.21）患者的

脑卒中风险升高[160]。与无 OSA 患者相比，另一组中度至重度 OSA（AHI≥20 次 / 时）患者经其他危险因素矫正后，脑卒中的 OR 为 4.33（95%CI 1.32~14.24）。经过 4 年的随访，校正年龄和性别后，基线 AHI≥20 次 / 时与脑卒中发生率升高相关，但校正 BMI 后两者无关（OR=4.48，95%CI 1.31~5.33）。在校正了年龄、性别和体重指数后，OR 仍然升高，但没有统计学意义（OR=3.08，95%CI 0.74~12.81）[159]。合并 OSA 的脑卒中患者往往导致较差的功能结局和较高的死亡率[170, 171]。

(3) 心律失常：我们观察到几乎所有的心律失常都与 OSA 有关。其中最常见的是非持续性心动过速、窦性停搏、二度房室传导阻滞和室性期前收缩。随着 OSA 严重程度和继发低氧血症，其发病率和复杂性随之增加[172-174]。在 SHHS 中，有人提出 OSA 患者更有可能出现心室颤动（OR=4.02，95%CI 1.03~15.74）、非持续性心动过速（OR=3.40，95%CI 1.03~11.20）和复杂性室性期前收缩（OR=1.75，95%CI 1.11~2.74）[175]，严重 OSA 患者的心室颤动发生率升高了 4 倍[175]。有研究表明，OSA 合并充血性心力衰竭患者在接受 CPAP 治疗 1 个月后，室性期前收缩减少了 58%[176]。OSA 诱发室性心律失常的机制尚不清楚，但呼吸暂停事件引起的低氧血症、缓慢性心律失常和交感神经激活可能起重要作用。最初，在呼吸暂停期间，由于低通气时颈动脉体受缺氧刺激，迷走神经兴奋性增强。一旦呼吸恢复，肺部膨胀会降低迷走神经兴奋性，而低氧对交感神经兴奋性的影响会显现出来，从而导致心动过速。这些心动过速和呼吸暂停后的血压升高增加了心肌氧需求，而同时存在低氧血症，容易发生缺血和心动过速。在健康的受试者中，睡眠阶段通常是快速心律失常和缺血减少的时间段，而 OSA 患者无法在睡眠中获得相应的受益。低氧血症、血压变化、交感神经激活、跨壁升压激增和全身性炎症是心房颤动的易感机制。OSA 与心房颤动之间的关系也可能间接导致 OSA 患者脑卒中风险的升高。

(4) 冠状动脉疾病：一些研究表明中年人中 OSA 与冠心病之间存在独立的联系[177]。一项研究不仅描述了冠状动脉钙化（coronary artery calcification，CAC）与 OSA 之间的联系，而且强调了 CAC 与 OSA 严重程度增加之间的联系。CAC 的 OR 随 OSA 严重程度的升高而升高，结果如下。轻度 OSA，OR=2.1，50%CI 0.8～5.4；中度 OSA，OR=2.4，75%CI 1.0～6.4；重度 OSA，OR=3.3，95%CI 1.2～9.4[178]。夜间血氧饱和度降低的频率与冠状动脉病变程度相关，可解释其 13.4% 的变异，提示 OSA 在冠状动脉粥样硬化过程中具有病理生理作用[179]。OSA 的慢性影响，如全身性炎症、氧化应激、淋巴细胞活化、血管平滑细胞活化、巨噬细胞减少、脂质水平升高、脂质过氧化、高密度脂蛋白功能障碍，最终导致内皮功能障碍，都可能触发动脉粥样硬化斑块的形成。斑块破裂可由 OSA 的急性效应，如间歇性低氧血症、酸中毒、血压飙升和全身血管收缩，同时伴有胸膜腔内压和跨壁压的变化引起。因此，OSA 患者夜间氧需求增加，氧供应减少，可能引发心肌缺血发作，导致夜间心绞痛。据报道，OSA 患者会出现夜间心绞痛和 ST 段压低，但 CPAP 治疗后可能减轻[180, 181]。然而，另一项研究未发现基于测定心肌肌钙蛋白 T 的已确诊冠心病和中度至重度 OSA 患者存在夜间心肌损伤的证据[182]。与一般人群相比，OSA 患者夜间猝死的时间段发生了改变。心肌梗死通常发作的时间可能在上午 6—11 点。相比之下，几乎一半的 OSA 患者在晚上 10 点到早上 6 点的睡眠期间发生心肌梗死[183, 184]。最近出现了一种全新的说法，在某些特定人群中 OSA 可能与心脏保护作用有关。流行病学研究也表明，OSA 患者中的某一特定条件可能会激活保护机制[185]。在急性心肌梗死和轻度至中度 OSA 患者中，激活自适应机制被证明可以改善内皮功能，在急性心肌梗死的情况下提供心肌保护。Shah 等[186]证明，在急性非致命性心肌梗死期间，OSA 患者与无 OSA 同类患者相比更少出现严重心肌损害。这种保护作用通过缺血预处理激活，

取代通常出现在 OSA 患者身上典型的、有害的炎症反应和氧化应激。

(5) 亚临床心脏循环障碍：近年来最重要的临床研究结果之一是，整体健康的 OSA 患者在没有任何心血管疾病和其他心血管危险因素时，发生动脉粥样硬化[167, 187]。这是 OSA 导致的亚临床心脏循环障碍的一部分，此外还有隐匿的系统性高血压[188]、动脉硬度增加[189]、舒张功能障碍[190, 191]，以及左心室和右心室肥厚[192]。这些早期心血管变化与全身炎症及间歇性低氧血症有关[193, 194]。约有 50% 出现临床相关心力衰竭的病例左心室射血分数正常（即所谓的 HFpEF），左心室舒张功能障碍被认为是一种常见的潜在病理[195]。研究表明，OSA 患者的左心室舒张功能受损非常普遍，提示其可能是亚临床心肌疾病（可能是心力衰竭的原因）[196, 197, 198]及肺动脉高压的原因。OSA 似乎与心脏重构和舒张功能改变有关，并且在同时患高血压和 OSA 的患者中，OSA 促进血压升高[190]。SHHS 横断面数据显示，在 SDB 中，慢性心力衰竭与中度和重度 OSA 密切相关（OR=2.38，95%CI 1.22～4.62），而与轻度 OSA 关联较弱（OR=1.95，75%CI 0.99～3.83）[199]。

2. 心血管疾病死亡率

观察性队列研究表明，未经治疗的 OSA 患者发生非致命性和致命性心血管事件、夜间猝死，以及由任何原因引起的脑卒中或死亡的风险升高[144, 145]。在一项较早的研究中，AHI 低于 20 次 / 时的患者 8 年累积生存率为 96%，而 AHI 高于 20 次 / 时的患者为 63%。与 AHI 相关的死亡率差异在 50 岁以下的患者中尤其显著，在这些患者中，其他原因的死亡率不常见。在 Marin 等[25]的研究中，校正潜在混杂因素后的多因素分析显示，与健康受试者相比，未经治疗的重度 OSA 患者发生致命心血管事件的风险显著升高（OR=2.87，95%CI 1.17～7.51）。CPAP 治疗降低了这种风险[144, 200]。

由于接受 CPAP 治疗的患者在确诊后的第一年得到了更加密集的随访（两次额外的随访），这组患者的治疗结果可以独立于 CPAP 治疗本身得到改

善。此外，这些结果只适用于男性。OSA 的发生是冠心病患者和脑卒中风险升高患者过早死亡的重要预测因素[201, 202]。这些研究都有缺乏随机对照设计的内在局限性，限制了证据水平。在一项前瞻性研究中，发现呼吸暂停指数是 40—50 岁人群死亡率过高的预测因子，但在老年人群中并非如此[203]。在一些以人群为基础的队列中，随着 OSA 严重程度的增加，生存期缩短，与正常范围相比，严重 OSA 受试者的 OR 为 3.0（95%CI 1.4～6.3，威斯康星州）和 1.46（1.14～1.86，SHHS）[204, 205]。然而，在 SHHS 中按年龄和性别分层后，只有 70 岁以下的男性的 OR 显著。Lavie 提出了中度 OSA 患者的生存优势，作为一个潜在的机制，他们认为睡眠期间的慢性间歇性低氧血症可能激活老年人的适应性通路[206]。例如，与年轻人相比，老年人从睡眠中觉醒的急性心血管反应减弱[207]。因此，老年人较差的心血管反应性可能会减少睡眠中觉醒的影响，从而预防心血管疾病和死亡。然而，值得注意的是老年人睡眠呼吸暂停引起的心血管后果也可能受到生存偏差的影响，因为中年时患有高血压及 OSA 者可能无法活到老年。研究之间的差异可能可以用纳入老年人群患者的异质性来解释。

3. 新陈代谢的影响

在 OSA 患者中已经发现了一些新陈代谢的影响。一些研究发现胰岛素抵抗和葡萄糖耐受不良增加与体重无关[208, 209, 210]，而随着 AHI 的增加会使胰岛素抵抗加重[211]。然而，对于肥胖的主要影响，其他研究未能证明 AHI 的独立作用[212]。在一般人群中，威斯康星队列研究和 SHHS 在调整了年龄、性别和 BMI 等可能混杂变量后，都确定 OSA 为胰岛素抵抗的独立危险因素[213, 214]。在经过年龄、性别和 BMI 调整后，4 年中，AHI≥15 次 / 时与 AHI<5 次 / 时的个体间的糖尿病风险（OR=1.62，95%CI 0.7～3.6）没有显著差异[133]。ESADA 研究的最新数据表明睡眠呼吸暂停的严重程度可独立预测非糖尿病受试者的血糖健康状况。在调整混杂因素后，AHI 和夜间低氧血症可预测 HbA1c[215]。

同一组研究表明，OSA 严重程度的增加与同时患有 2 型糖尿病（type 2 diabetes mellitus，T_2DM）的可能性增加及 T_2DM 患者的糖尿病控制情况较差有关[216]。间歇性缺氧和睡眠碎片化似乎可通过激活交感神经和促炎通路在代谢紊乱的发展中起着关键作用。研究表明，较低的血氧饱和度与血糖异常有明显的联系[217]。此外，随着时间的推移，OSA 升高了患者罹患糖尿病的风险，但这与动脉血氧饱和度下降无关[218]。由于大脑皮质和自主神经觉醒导致的睡眠碎片化会导致交感神经 / 副交感神经平衡的改变，即使控制体重指数以后，同时存在的代谢症候群和 OSA 会进一步增加交感神经活动，导致血糖难以控制[219]。健康受试者经过两个晚上的试验性睡眠碎片化后，可观察到葡萄糖代谢和交感迷走神经活动发生了变化[220]。OSA 治疗对长期糖尿病和糖尿病并发症的影响仍有待阐明。

4. 认知障碍

OSA 伴随连续的睡眠改变对大脑功能有显著影响。据报道，部分 OSA 患者的记忆力、注意力和学习能力存在异常[221-224]。"低级"过程（警觉性和觉醒）和"高级"认知过程（如执行注意力）都受到了干扰，包括抑制不当行为和想法、调节注意力、计划和组织未来的能力[225-227]。在很大比例的 OSA 患者中存在特殊的认知障碍（如思考、感知、记忆、沟通或学习新信息的能力）[228]。使用正电子发射计算机断层扫描（positron emission tomography，PET）或功能磁共振成像的研究表明，睡眠不足是神经认知缺陷的主要原因，而不是低氧血症，主要是基础信息处理减缓[226]。早期的研究已经证明了低氧血症的作用[229]。由于警觉性下降对高级认知功能的显著影响，与低氧血症造成的脑损伤相似，要评估 OSA 是否只会造成功能性后果，还是会造成解剖学上的后遗症，后者情况就变复杂了。OSA 可促进额叶脑室周围白质的轴突功能障碍或髓鞘磷脂代谢障碍，这些与认知执行功能障碍有关[230]。CPAP 治疗有一个颇具挑战性的情况，即并非所有的认知功能改变都是可逆的，这可能代表神经元损伤。此外，当 OSA 患者的认知功能得以保留时，脑功能成像显示，与执行相同任务的健康受试者相比，这些患者的大脑激活增强了。OSA 患者保持的认知功能与更强的大脑激活之间的联系表明，需要增强大脑神经募集（过度募集）来维持认知能力[231, 232]。目前，有一点已得到证实，即 OSA 患者并未察觉到主观上的嗜睡，仍可能出现认知和注意力缺陷。它质疑了用来评估睡眠状况的工具的灵敏度[233]。此外，注意力缺陷可能发生在没有客观嗜睡的情况下[233]。在没有嗜睡的情况下，反应时间、持续的和分散的注意力任务可能受到影响。我们应该进一步研究这些注意力缺陷是否会损害驾驶能力及其他社交和专业技能。如果得到证实，这就提出了谁应该考虑接受治疗的问题，因为没有察觉到的嗜睡就不需要治疗 OSA。最后，除 OSA 之外，一些其他因素也会导致日间嗜睡，包括行为睡眠剥夺和药物不良反应。由于睡眠碎片化导致嗜睡的易感性也有相当大的差异，AHI 与主观或客观测量之间只有微弱的相关性也就不足为奇了。此外，还应该强调的是，有效治疗 OSA 并不总是能消除日间嗜睡。

5. 恶性肿瘤

西班牙和美国的人口研究和大型临床队列研究表明，OSA 是癌症发病和总体癌症死亡的独立危险因素[234, 235]。作为 OSA 严重程度的替代指标，夜间缺氧增加［SaO_2＜90% 时间（TSat90）］与癌症发病率增加有关，而且这种联系在 65 岁以下的患者中更为突出。夜间超过 12% 的时间 SaO_2 低于 90% 的患者，与那些在夜间 SaO_2＜90% 的时间低于 1.2% 的患者相比，调整后的癌症风险升高了 2 倍以上，甚至那些夜间 SaO_2＜90% 的时间低于 1.2% 的患者，患癌症的风险也升高。TSat90 持续增加与癌症发病率增加有关，调整后的危险比（HR）为 1.07（TSat90 每增加 10 个单位，95%CI 为 1.02～1.13）。

在校正分析中，除了 65 岁以下的患者，AHI 本身与癌症发病率无关（AHI＞43 次 / 时与 AHI＜

18.7 次 / 时相比，校正后 HR 为 1.66（95%CI 1.04～2.64）。根据澳大利亚的一项研究，中度至重度（校正后 HR=3.4）的癌症死亡率估计值与威斯康星队列的估计值一致，该队列报道中度 OSA 的 HR 为 2.0，重度 OSA 的 HR 为 4.8[234, 236]。在一项多中心观察性研究的 82 例皮肤恶性黑色素瘤（cutaneous malignant melanoma，CMM）患者中，AHI（OR=1.08，95%CI 1.02～1.14）、ODI 3%（OR=1.08，95%CI 1.02～1.11）和 ODI 4%（OR=1.1，95%CI 1.02～1.2）与黑色素瘤的生长速度加快独立相关。此外，AHI、ODI 4% 和 ODI 3% 与 CMM 的其他侵袭因素，如 Breslow 指数、溃疡和有丝分裂指数显著相关[237]。睡眠呼吸暂停对癌症风险的影响也可能还存在其他方面的机制，或许与减轻肥胖程度和降低癌症风险有关[238]。关于 OSA 患者癌症发生的可能机制，可以假设缺氧引发的各种通路可能起着关键作用。研究发现，间歇性低氧复氧期间活性氧类的升高可以通过调节一些参与肿瘤发生的转录因子信号通路的活性来改变基因表达[239, 240]。据报道，氧化应激增加是某些实体癌和血液癌发生的危险因素[241, 242, 243]。OSA 已被认为是一种氧化应激障碍，而评估 OSA 严重程度的各种参数[194, 244, 245, 246]，包括血氧饱和度，已被证明与氧化应激有关[244, 247]。此外，慢性缺氧和间歇缺氧及活性氧都能激活转录因子，如缺氧诱导因子 -1，这种转录因子能促进血管生成和促进肿瘤进展。目前仍需要进一步的数据来证实 OSA 与癌症之间的联系。

6. 经济影响

有足够的证据表明，由于日间过度嗜睡导致的交通事故和生产事故增加，OSA 的医疗消费大幅增加。因此，经济模型已经清楚地证明了 OSA 干预的成本效益[248, 249, 250]，这为 OSA 筛查提供了支持。

(1) 医疗消费：由于 OSA 综合征与心脏病之间的联系，OSA 患者不可避免地要消耗大量的医疗保健资源。OSA 综合征患者住院人数、急诊就诊次数、门诊就诊人数及药物消耗量都增加了[251]。

病例对照研究表明，与健康受试者相比，OSA 患者使用更多的医疗服务，住院率也更高[252-258]。Kryger 等估计 OSA 患者的医疗保健使用率是年龄和性别匹配对照组的 2 倍，尤其是严重 OSA 患者的医疗保健使用率更高[255]。另一来源的数据表明 OSA 症状的严重程度与医疗保健使用之间存在剂量 - 效应关系[259]。研究还表明，日间过度嗜睡是 OSA 患者医疗服务使用率增加的一个危险因素。在一项以 2149 名成人为基础的临床队列研究中，调整了人口统计学变量、并发症、OSA 症状的严重程度、睡眠药物使用等因素后，与非嗜睡组相比，嗜睡组门诊就诊率增加[260]。此外，患有严重 OSA 和嗜睡的患者中，医疗保健使用率更高。这一发现得到了 SHHS 的证实，他们发现，与没有嗜睡的人相比，嗜睡症患者的医疗保健使用率增加了 11%[261]。

此外，Ronksley 等在一项大型临床队列研究中发现，从 PSG 或 PG 中得出的夜间低氧血症是医疗保健使用增加的独立预测因素。不管 OSA 的严重程度如何，在 TSat90 占总睡眠时间 12% 以上的情况下，会导致门诊病例增加 33%。其他影响因素也不容忽视，如年龄和社会经济地位。Tarasiuk 等[262] 指出，与患有 OSA 的中年人群相比，老年人的医疗保健使用和成本更高，因为他们心血管疾病发病率和对处方药的需求增加。此外，社会经济地位已被证明是心血管疾病和 OSA 患者接受 CPAP 治疗的独立危险因素[263, 264]。据报道，OSA 患者随后的医疗费用与这种消费的增加相一致，甚至在确诊前的 10 年里也是如此[257]。OSA 患者的医疗费用大约是没有 OSA 患者的 2 倍[258, 265]。记录 OSA 额外费用的一个相关方法是比较治疗前后的费用。在回顾性研究中，对 CPAP 治疗开始前 2 年和开始后 2 年总住院天数分别进行评估[266]。在一项对 88 例患者的研究中，发现住院天数从 CPAP 治疗前 2 年的 413 天减少到治疗开始后 2 年的 54 天，具有实质性的影响。Reuveni 等[256] 报道了一组中青年成人在确诊 OSA 前 5 年也有相似发现。这种成本效益并非仅与对男性患者的疗效有

关。女性患者在开始 CPAP 治疗后，医疗消费也可能会减少[252]。在确诊前 2 年中，女性的医疗消费逐渐增加，而在确诊后 2 年中，女性的医疗消费大幅下降[253]。研究还发现，这种差异仅在遵从 CPAP 治疗的患者中更显著[252]。总的来说，在一个有效的治疗开始后，医疗资源消耗减少了。不过，在未经治疗的 OSA 患者中，这一比例逐渐增加[265]。在适当的诊断评估和治疗开始后，OSA 患者每年的就诊次数减少了 1.95 次，而对照组增加了 0.48 次。使用 CPAP 治疗消耗资源，主要是在治疗的第一年，由设备的成本导致直接医疗费用会暂时增加；然而，这些费用会逐年下降[252, 265, 267-270]。此外，伴有合并症意味着医疗费用不会降低至无 OSA 患者的水平，但是治疗的费用比未治疗的 OSA 相比要低得多。

可以确定一些因素限制了证据水平。大多数病例对照研究无法控制 OSA 病例和对照组之间的 BMI 差异，因此，医疗保健的使用增加可能是由不同组之间与肥胖相关的差异导致的。与医疗保健使用相关的因素也可能是一种偏倚，与疾病较少的受试者相比，经常就医的受试者更有可能被诊断为 OSA。更令人信服的证据来自基于人群的研究：SHHS 显示，在对多种临床因素进行调整后，在 6440 个成人样本中，OSA 患者比没有 OSA 受试者的医疗保健使用率增加了 18%[261]。因为医疗保健使用率是基于间接的衡量标准得出的，可能不能反映 OSA 与医疗保健使用之间的真实关系，所以相关问题依然存在。

(2) 职业表现：尽管很难直接衡量，但是在一个职业环境中有效和正确地执行任务对经济有很大的影响。在早期的一项研究中，对没有打鼾和诉有打鼾的员工进行了日间过度嗜睡评估。打鼾者的嗜睡程度是不打鼾者的 4 倍。此外，打鼾者专注于新任务及学习和执行新任务的能力明显下降[271]。如果将这些间接成本考虑在内，OSA 的社会成本相当于脑卒中或 CHF 的社会经济成本[272, 273, 274]。据估计，2010 年美国 OSA 患者的年成本在 670 亿～1650 亿美元[275]。

(3) 交通事故：OSA 还会导致继发于过度嗜睡的机动车事故（motor vehicle accidents，MVA）。在不同的报道中，过度嗜睡的风险是一般人群风险的 2~7 倍[276, 277]，OSA 患者的驾驶障碍被报道相当于醉酒驾驶[278]。最近对已发表的报道进行的 Meta 分析表明，OSA 患者出现 MVA 的总体风险是普通人群的 2~4 倍[279]，这超过了许多其他临床疾病中已被确定为 MVA 的风险[280, 281]。一些研究还考虑了可能混杂的因素，如驾驶频率（每年的驾驶距离）、肥胖、饮酒或存在视力缺陷。事故记录在不同的报道中也有所不同，一些研究侧重于向急诊科提交的实际事故记录，而另一些研究则使用流行病学样本的前瞻性评估。虽然报道在某些方面有所不同，但大多数证据支持 OSA 患者的驾驶风险与日间嗜睡程度的关系更密切，而不是以 AHI 衡量的 OSA 客观严重程度[282, 283]。Karimi 等[284] 支持嗜睡是 OSA 中 MVA 风险的主要促成因素，他们发现 ESS 评分大于 15 分的嗜睡与 MVA 发生率显著相关，而 AHI 与 MVA 发生率无关。不过，Terán-Santos 等[285] 早期的报道发现 102 例因 MVA 入院的患者与对照组相比，AHI 与事故风险的关系比基于 ESS 的主观嗜睡评分更密切。此外，ESADA 小组[286] 最近的报道还发现，基于 AHI 评估的 OSA 严重程度在预测事故风险方面优于主观嗜睡，这一发现也在早期的加拿大研究中被报道[287]。其他可以进一步增加 OSA 患者嗜睡的因素包括睡眠卫生习惯差、睡眠不足、白天的时段（清晨和下午）、轮班工作、服用镇静药和饮酒等[288]，这些额外的因素对于职业司机来说可能特别重要[289]。

OSA 患者不仅发生意外的概率更高，而且经常会反复发生意外[290]。因此，它可能会对行人的健康造成危害。几年前，美国因 OSA 造成的车祸相关费用估计超过 150 亿美元[291]。许多研究已经证明 CPAP 治疗对降低 OSA 患者造成的相关事故费用有一定的影响。一项对 547 例患者的研究表明，考虑到 CPAP 治疗开始前后的 MVA 发生率，每例患者的有效事故数量从 1.6 例减少到 1.1 例，

险些发生意外事故数量从 4.5 例减少到 1.8 例[292]。与事故（包括职业事故和家庭事故）有关的住院天数从 885 天减少到 84 天。就资源而言，这可以将 150 亿美元的医疗经济成本减少到近 30 亿美元[291]。经济学模型显示，CPAP 治疗在每质量调整生命年（quality-adjusted life years，QALY）的成本方面表现良好：与 MVA 相关的每 QALY 成本仅为 3354 美元[293, 294]。这些数值与其他公共资助的疗法相比非常有优势，并且低于使用降胆固醇治疗（54 000~1400 000 美元）、降压药物（10 000~57 000 美元）、降糖药物（34 000 美元）、慢性阻塞性肺疾病吸入类皮质激素（19 000 美元）或冠状动脉疾病冠状动脉再灌注治疗（18 000 美元）的每 QALY 成本[259, 265, 295, 296]。

(4) 驾驶执照问题：人们越来越多地认识到，没有得到治疗的 OSA 患者发生 MVA 的风险升高，同时有证据表明，有效的治疗大大降低了这种风险，从而促使许多欧洲国家实施法规限制某些类别的 OSA 患者持有驾照[297]。这些规定在限制程度上有所不同，但通常允许遵循有效治疗的 OSA 患者继续驾驶。欧盟通过了一项指令 2014/85/EU，该指令指出中度至重度 OSA（AHI>15 次 / 时）伴有嗜睡的患者在得到有效治疗之前不得驾车[298]。指令并没有明确指出所需的睡眠障碍严重程度，但是驾车时的嗜睡程度是最相关的判定标准。类似的限制也适用于私家车主和职业司机，尽管对职业司机治疗效果的后续跟踪要求更为严格。从 2016 年 1 月 1 日起，所有欧盟成员国强制性执行该指令。然而，临床医生对该指令的解释存在相当大的差异，这影响了 OSA 患者间的统一实施[299]。其中主要的担忧是，这些规定可能阻止大量可能患有 OSA 的患者寻求医疗照护，导致其不能接受有效的治疗，从而可能对道路安全产生负面影响[300]。因此，需要针对患者、医疗保健专业人员和交通运输业开展广泛的教育运动，以促进明智地执行新指令，并尽量减少 OSA 患者转入"地下"的可能性。这种可能性对于那些依靠驾驶来获得收入的职业司机来说是一个特别的担忧，

同时这一群体若未能诊断和治疗 OSA，会给公共安全带来较大的隐患。

7. 高危人群

流行病学调查和临床队列研究表明 OSA 在系统性高血压[3, 4]、肥胖[1, 301, 302]、糖尿病[9, 11, 303]、代谢综合征[12]、心血管疾病[5, 304-306] 和内分泌疾病患者[9, 13] 中普遍升高。上述患者通常会出现典型的 OSA 症状，也有部分 OSA 患者是无症状者。当 OSA 合并其他疾病时，其症状可能与病史及检查结果不相符。一方面，嗜睡因可见于无 OSA 患者，所以并不是有效协助诊断 OSA 的临床症状；另一方面，部分患者往往表现为缺乏精力、疲倦或疲劳，而非嗜睡，这一现象的产生可能与医疗干预有关抑或是 OSA[14-17] 或其他相关睡眠障碍的病前征兆。合并 OSA 患者的疾病发展更加迅速，导致患者的生活质量降低和医疗成本增加。

(1) 肥胖：肥胖与 OSA 密切相关。研究表明肥胖合并 OSA 的发生率为 25%～50%。上气道周围解剖部位的脂肪沉积会引起上气道阻塞导致阻塞性呼吸暂停，特别是舌部和颈部。体型测量指标（如颈围或腰围）对 OSA 的预测是否优于 BMI 仍然存在争议[4, 303]。虽然 OSA 与肥胖具有明显相关性，但并非所有的肥胖或颈部肥胖的受试者都有睡眠呼吸暂停，也有约 1/3 的 OSA 患者并不肥胖[303]。

(2) 系统性高血压：几项基于大样本人群的横断面研究表明，控制多个潜在的混杂变量因素后，系统性高血压与 OSA 独立相关。两种疾病常合并存在，至少 30% 的高血压患者合并 OSA，而约 50% 的 OSA 患者合并系统性高血压[166]。在耐药的高血压患者中，高达 85% 的患者合并 OSA，且系统性高血压的患病率也随着 OSA 严重程度的增加而增加[156, 307-313]。目前，在国际高血压指南中 OSA 被认为是系统性高血压的危险因素之一[4, 314, 315]。

(3) 慢性心力衰竭：研究表明慢性心力衰竭患者中 OSA 和 CSA 的患病率增加，即使在无症状的左心室功能不全患者中也是如此，约有 50% 的慢性心力衰竭患者合并中度至重度的 OSA[5, 316]。

收缩性心力衰竭和舒张性心力衰竭患者的心功能比健康人更容易受到压力改变的影响，如血压升高（后负荷）或交感神经刺激[317, 318]。心室功能障碍的严重程度升高了患者脑卒中的风险。未经治疗的 OSA 和脑卒中是慢性心力衰竭患者预后不良和死亡的独立危险因素[319, 320, 321, 322]，综上所述，在心力衰竭患者中识别睡眠呼吸暂停是非常重要的。中枢性呼吸暂停的预测因素包括男性、日间低碳酸血症、心房颤动或年龄≥60 岁，而 OSA 的预测因素包括男性 BMI＞35kg/m² 和女性年龄≥60 岁[323]。大多数慢性心力衰竭合并 OSA 的患者无明显的日间过度嗜睡症状，这可能归因于交感神经敏感性长期升高[324]。2010 年美国心力衰竭学会综合心力衰竭指南[325] 和 2013 年美国心脏病学会基金会（American College of Cardiology Foundation，ACCF）/ 美国心脏协会（American Heart Association，AHA）指南[326] 指出合并 OSA 的慢性心力衰竭患者应当接受 OSA 的相关治疗。

(4) 心房颤动：OSA 在快速心律失常患者中非常普遍，尤其是心房颤动（简称房颤）患者。Gami 等通过比较 151 例房颤患者和 312 例无房颤病史的心脏病患者，发现房颤患者合并 OSA 的比例为 49%，而无房颤患者为 32%（P=0.0004），调整后的 OR 为 2.19（P=0.006）[305]。在多因素分析中，BMI、颈围、系统性高血压、糖尿病和房颤仍然与 OSA 显著相关，其中房颤的 OR 最大。约有 75% 的合并 OSA 房颤患者需要电转复[317]。据报道，与无 OSA 患者相比，未经治疗的 OSA 患者电转复后房颤的复发率更高[24, 327]，此外，严重 OSA 患者使用抗心律失常药物治疗房颤的有效性也会降低[327]。在一项对 10 000 多例 OSA 患者的研究中，发现重度 OSA 是夜间心源性猝死独立且重要的危险因素，它升高了患者罹患室性期前收缩和非持续性室性心动过速的风险[175]。慢性心力衰竭和 OSA 的共存升高了其发展为恶性室性心律失常的风险[328]。目前，欧洲和北美的电生理学会建议对 OSA 进行适当的治疗[329]。因此，有显著快速性或缓慢性心律失常的患者应立即评估其 OSA 症状。

(5) 冠状动脉疾病：在经血管造影明确诊断为 CAD 的患者中，OSA 的患病率较高，而在 OSA 患者中无症状 CAD 的患病率也在增高[8, 330-335]。在一组接受冠状动脉搭桥术的患者中，高达 87% 的患者患有 OSA[331]。即使校正了吸烟、血脂异常和 BMI 等其他危险因素，OSA 在冠心病中的患病率高于已确定的危险因素，如肥胖、系统性高血压或糖尿病[336]。

CAD 合并 OSA 的患者预后较不合并 OSA 的患者差。有 OSA 的 CAD 患者 5 年随访的心血管事件发生率为 37.5%，而无 OSA 的患者为 9.3%（P=0.018），未经治疗的 OSA 是心血管死亡率的重要独立风险预测因子[202]。Yumino 等在一项随访 7 个月的研究中发现 OSA 是预测急性冠状动脉综合征患者发生心脏事件的独立预测因子（HR=11.62，P=0.004）[337]。

因此，CAD 患者应重点关注睡眠呼吸暂停的症状和体征。如果怀疑患者有睡眠呼吸暂停，应对其进行 PSG[323]。

(6) 脑卒中：根据病例对照研究的数据显示，脑卒中患者中 70% 合并 OSA[159, 338]。有研究表明 OSA 不仅在脑卒中患者的整体风险管理中发挥着重要作用，还是脑卒中复发的独立危险因素[339]。因此，应该将 PSG 或 PG 检查结果纳入脑卒中评估体系。

(7) 内分泌和代谢紊乱：OSA 在内分泌和代谢疾病中普遍存在，如胰岛素抵抗、T_2DM 和代谢综合征[9, 13, 340]。考虑到 OSA 在上述疾病中的高发病率，代谢性疾病专家应考虑患者是否合并 OSA。

① 甲状腺功能减退症：据报道，OSA 常发生在未经治疗的甲状腺功能减退症患者中（50%～100%），特别是当患者伴有黏液性水肿时（如头发和皮肤干燥、躯体和精神活力丧失）[341]。因为目前暂没有结论性研究证实 OSA 与甲状腺功能减退症的关系，所以常将两者的联系归因于肥胖和男性。目前尚缺乏甲状腺功能减退症患者合并 OSA 的患病率的大型前瞻性研究。应该对伴或不伴临床体征的甲状腺功能减退患者进行 OSA 筛查。甲状腺功能减退患者的睡眠呼吸暂停症状与甲状腺功能正常者的症状相比无明显差异[9, 340]。其发病机制似乎与上气道水肿和肌病有关[342]。呼吸暂停的中位和最大持续时间及最大 SaO_2 均与甲状腺素水平显著相关，并随着替代治疗而改善。激素治疗也能显著改善 AHI 和觉醒指数。然而，有研究报道，尽管对患者采取充分的替代治疗，但患者仍有持续的呼吸事件。因此，替代治疗是否有利于改善 OSA 相关呼吸事件的结论仍然存在争议，不过该类患者应该持续使用 CPAP 治疗。

② 肢端肥大症：肢端肥大症是由生长激素分泌过多引起的疾病，其合并 OSA 的患病率为 12%～75%[343]。随着肢端肥大症加重、颈围增大、年龄增长、初始舌体积增大、颅面尺寸改变（主要是下颌骨），以及咽部软组织改变导致的上气道狭窄，更容易发生睡眠呼吸暂停[344]。其他相关因素还包括颌面骨畸形、黏膜水肿、咽部和喉部软骨肥大，以及罕见的鼻息肉。肢端肥大症患者的 BMI 通常是正常的，其 BMI 增加的原因可能是由于肌肉量增加而不是肥胖患者常见的体脂增加[345]。OSA 与疾病进展的生物标志物表达水平似乎没有关系，如生长激素和胰岛素样生长因子 –1（insulin-like growth factor，IGF-1）。虽然肢端肥大患者在治疗期间生长激素水平恢复正常，但 OSA 仍可能持续。中枢性呼吸暂停也常见于肢端肥大症患者，与合并 OSA 的肢端肥大患者相比，合并中枢性呼吸暂停的肢端肥大患者的生长激素和 IGF-1 水平更高。此类患者发生中枢性呼吸暂停的机制可能是由于上气道狭窄引起缺氧或高碳酸血症抑制了呼吸中枢。目前尚缺乏关于肢端肥大症合并 OSA 患者治愈的流行病学调查。然而，部分治愈的肢端肥大症患者仍有睡眠呼吸暂停，该现象的出现可能具有偶然性，也可能是由于肢端肥大症对上气道功能或睡眠相关调节产生了永久性影响[13, 340]。

③ 库欣综合征：库欣综合征（Cushing's syndrome，CS）患者能产生过量的肾上腺皮质类固醇激素。CS 患者（包括垂体性疾病）中睡眠问题频发，其OSA 发病率增加了 18%～32%[346]。在一项研究中发现所有 CS 患者的 AHI≥5 次 / 时。咽旁区脂肪堆积可能在 OSA 的发病机制中起重要作用[347]。CS 患者还可表现出激素诱导的睡眠结构变化，包括睡眠碎片化、睡眠维持较差、快速眼动睡眠潜伏期缩短、δ 睡眠减少、快速眼动睡眠增加，这可能是 CS 患者出现失眠、疲劳和精神症状的原因。合并 OSA 的 CS 患者的上述症状会明显加重[13, 17, 47, 348]。

④ 糖尿病：T_2DM 和 OSA 的患病率占总人口的 3%～5%，并在全球范围内迅速上升[349]。因此，大量患者同时患有 2 种疾病的现象也不足为奇了。最近研究表明，很多 T_2DM 患者都有 OSA，但是 OSA 与代谢紊乱的关系可能是双向的，其中至少部分独立于肥胖[350, 351, 352]。已有多项研究评估了 CPAP 治疗对 OSA 合并 T_2DM 患者血糖控制的影响[353]。观察性研究通过连续监测血糖发现，CPAP 治疗能够有效降低 OSA 合并 T_2MD 患者的血糖[354]。此外，HbA1c 水平的降低与患者对CPAP 治疗的依从性显著相关。在有自主神经病变的糖尿病患者中，OSA 的发病率比无自主神经病变的患者更高（26%），这似乎提示糖尿病神经病变与 OSA 直接相关[355]。因此，对糖尿病患者进行 OSA 筛查可能有助于改善血糖，特别是对于血糖控制不佳的 T_2MD 患者，并且该筛查已逐渐被内分泌学家纳入糖尿病管理路径中[356, 357]。

(8) 代谢综合征：根据临床和流行病学研究，代谢综合征这一危险因素与一般人群中糖尿病、心血管事件甚至死亡的风险升高有关[358]。胰岛素抵抗被认为是主要的代谢异常，通常与腹部脂肪的增加有关[359, 360]。研究表明代谢综合征患者 OSA 的患病率高达 82%[12]；同时，也发现 OSA 患者中代谢综合征患病率为 15%～20%，且高于无 OSA 的肥胖人群或普通人群[361]。因此，这提示代谢综合征与 OSA 之间存在双向关联。腹型肥胖和代谢危险因素群可能导致 OSA，而 OSA 可能通过诱导炎症途径和氧化应激来加速患者代谢异常[12]。与无 OSA 的代谢综合征患者相比，这两种情况并存随着血压和交感神经兴奋性升高显著增加了患者发生心血管事件和死亡的风险。几项研究表明使用 CPAP 治疗合并 OSA 的代谢综合征患者，其胰岛素敏感性有所改善，这进一步说明了对代谢综合征患者进行 OSA 筛查的必要性[362]。

(9) 慢性阻塞性肺疾病：与健康受试者相比，COPD 患者睡眠质量较差[363]。当 COPD 患者睡眠欠佳时，其合并 OSA 的可能性较高。COPD 患者睡眠障碍的发生率与呼吸道症状的发生率有关[363, 364]。然而，与单纯 COPD 患者相比，合并 OSA 患者的 ESS 评分更高，睡眠效率更低，总睡眠时间更短，觉醒指数更高[365]。COPD 和 OSA 的共存促进了日间低氧血症，并可导致相对于 COPD 严重级别的早期高碳酸血症的发展。目前觉醒与低氧血症或高碳酸血症的关系尚未明确[340, 366]。

(10) 慢性肾脏病：在终末期肾病患者中 OSA 的发病率是正常人群的 10 倍，该类患者可通过血液透析得到改善[367]。在这类特殊人群中，OSA 发生的病理生理学主要与体液超载、包括尿毒症的代谢紊乱、透析治疗（伴有血清电解质、渗透压和酸碱平衡的变化），以及在透析过程中产生的促眠物质（如白细胞介素 -1 和肿瘤坏死因子 -α）有关。终末期肾病患者通常并不肥胖且无 OSA 的典型临床表现[368, 369]。终末期肾病患者常伴有多种睡眠障碍，这可能使 OSA 的临床表现复杂化，最终可能低估此类人群中 OSA 的严重程度[9, 368]。

(11) 红细胞增多症：低氧状态通常与血细胞比容水平升高有关[370]。在 OSA 中，低氧应激可能是继发性红细胞增多的原因之一。证据主要基于病例报道，很少有研究系统地证实这一现象[371, 372]。然而，在控制了可能的混杂变量后，与对照组相比，重度 OSA 患者的血细胞比容仅在正常范围内升高 2%～3%。因此，OSA 似乎不会导致临床显著的红细胞增多症。另外，寻找患者原因不明红细胞增多症的病因时常发现有 OSA 的存在。

OSA 患者使用 CPAP 治疗一晚后，其血细胞比容降低，这表明红细胞增多症与 OSA 密切相关[373]。OSA 更常与呼吸系统疾病共存，如肥胖低通气综合征中常见的低通气和慢性夜间低氧血症[43]。

（十）结论

OSA 是一种非常常见的疾病，可导致严重的心血管疾病、代谢疾病和神经认知障碍。未经治疗的 OSA 患者发生心血管事件和任何原因导致的死亡风险都在增加。OSA 是以睡眠打鼾为典型症状的疾病，通常与慢性疾病有关。

OSA 的发病率和疾病严重程度的增加及相关合并症的发生加重了医疗负担。在 OSA 确诊前医疗费用随着时间的推移而增加，该疾病确诊后费用会随着适当的治疗逐渐下降。此外，OSA 患者严重影响道路安全。总之，目前的研究成果为诊断和治疗 OSA 及将 OSA 筛查和治疗纳入慢性 OSA 相关疾病的疾病管理途径提供了良好的理论基础。

早期识别 OSA 是非常必要的，可以减少终末器官损害和医疗经济负担。

二、阻塞性睡眠呼吸暂停的病因

Dirk Pevernagie　Nico de Vries　著

（一）概述

OSA 属于睡眠期间发生的一系列呼吸紊乱性疾病，这些疾病通常被称为睡眠呼吸障碍（sleep disordered breathing, SDB）[374]。SDB 的其他类型包括中枢性睡眠呼吸暂停（central sleep apnea, CSA）及与睡眠相关的肺泡低通气（sleep-related hypoventilation）。这些共同的病理生理学特征主要发生在睡眠期间，清醒时不会出现呼吸障碍。

虽然有多种因素可能导致此类疾病的发生，但 SDB 主要是由睡眠期间呼吸控制的改变所致[375]。睡眠期状态与神经输出转导信号减弱和呼吸肌（包括上气道扩张肌和呼吸泵肌肉组织）张

力相对下降有关。睡眠的另一个特征是呼吸中枢对来自机械感受器和化学感受器的传入刺激反应性降低。这些变化共同导致每分通气量减少和上气道阻力增加。呼吸驱动力下降是 CSA 中呼吸停止的关键原因，而肺泡通气不足与长时间的呼吸紊乱有关。打鼾、阻塞性呼吸不足和呼吸暂停是上呼吸道扩张肌（如颏舌肌、颏舌骨肌和腭帆张肌）活动减少的结果，结果是咽腔变窄，气流阻力增加[376]。OSA 患者中气流被完全阻塞，而阻塞性低通气和打鼾人群中则表现为气流显著减少。睡眠中的觉醒可通过重新激活扩张肌恢复上呼吸道的通畅，从而终止阻塞性呼吸事件[377, 378]。这里其余部分讨论睡眠期间阻塞性呼吸事件的原因。虽然从病理生理学的角度来看，CSA 和睡眠引起的肺泡低通气与 OSA 具有相同的特征，但对这些呼吸障碍的讨论不属于本章的范围。

一直以来，上气道解剖性狭窄是 OSA 公认的主要病因。颅面结构异常、肥胖和咽部组织肥厚臃肿可能是导致睡眠相关咽部组织塌陷的主要原因。因此，人们认为清醒状态下扩张肌的代偿性（过度）活动可维持上气道通畅，而在睡眠状态下，这种代偿机制消失，继而发生上气道被动塌陷阻塞[379]。多数 OSA 患者存在一些潜在的咽部阻塞性解剖学改变，该解剖因素可以通过量化气道的塌陷程度来评估。具体做法是通过降低管腔内压力直到气道关闭来测量气道塌陷性。气道发生塌陷时的压力被称为临界关闭压力（critical closing pressure, Pcrit），这是衡量咽部解剖特征的通用指标[380]。在解剖学中受损的 Pcrit 通常高于大气压。在正常受试者中，为了在睡眠期间关闭咽腔，必须施加负向"抽吸"压力。然而，在某些个体中，呼吸控制系统不稳定和觉醒度增加等非解剖因素，可能在其 OSA 的发病机制中发挥了重要作用。解剖和非解剖特征似乎都与 OSA 的表型有关[381]。这些概念将在后文中进一步讨论。

（二）解剖学病因

任何影响口鼻气道通畅的结构或机制都可能

导致或加重阻塞性 SDB，如鼻息肉、肿瘤、黏膜充血、分泌物、腺样体和扁桃体肥大及骨性畸形等。颅面畸形和上气道组织体积增加通常与 OSA 的病理生理学密切相关。

1. 颅面畸形

上气道由颅骨和颌骨组成的骨框架结构下的软性组织组成，无论在清醒状态下，还是在睡眠状态下，骨框架结构与上气道壁之间的空间关系共同维持气流的稳定和通畅性。在一些患者中，骨框架结构和软性气道组织的形态特征是不成比例的[382]。骨框架结构空间相对太小和（或）气道软组织相对太大，由于睡眠时上气道扩张肌张力下降，气道变窄，从而出现气流受阻。下文描述了有关骨骼异常的常见表现。

X 线头颅侧位测量法是评估头部和颈部骨骼的标准诊断方法，该技术已被大规模用于 OSA 患者上气道及其骨框架结构的形态测量分析。近期的系统评价认为，面下部的高度降低、舌骨尾部位置变化和咽部气道空间狭窄是 OSA 的常见特征。此外，下颌骨较小且后缩的受试者患 OSA 的风险更高，尤其是存在其他骨骼异常（如上颌骨缺损）的情况下。通常，这些解剖特征会导致后气道空间缩小[383]。

2. 上气道软组织体积增加

鼻和口咽软组织的各种异常与上气道塌陷增加有关。这些异常包括软组织增生、脂肪堆积、肿瘤浸润、黏膜充血或水肿，以及向气道内突出的结构（如扁桃体和腺样体）肥大。MRI 技术有助于研究 OSA 患者咽部软组织的特征。在这些患者中，有三个共性特征，即舌体积增加、咽侧壁厚度增加、软组织总体积增加[384]。所有这些形态学特征都容易导致组织内压力升高和临界压力增加。

扁桃体肥大与 OSA 风险升高有关，且校正体重和颈围后依然存在[385]。扁桃体肥大在儿童和非肥胖成人中特别重要，经扁桃体切除术后，可观察到 OSA 短期缓解[386]。

巨舌症也被认为与 OSA 的发病机制有关，当临床检查发现巨舌症时，应仔细检查患者是否存在其他潜在的疾病，如淀粉样变性、肢端肥大症、甲状腺功能减退症、唐氏综合征等[387, 388, 389]。如果存在 CPAP 治疗禁忌或经 CPAP 治疗失败，可考虑舌体成形术[390]。

在常规体格检查中，Mallampati 评分和 Friedman 评分被用于参照软腭下缘来评估舌体的大小，评分与 OSA 的存在和严重程度之间的独立关联已被报道[391, 392]。临床上对扁桃体大小的分级可以使用不同的标准，如 Friedman 评分和 Brodsky 量表[393]。考虑到解剖异常的相关性，口腔及咽喉的临床检查是每一个被疑诊 OSA 患者体格检查的重要组成部分。

肥胖是导致 OSA 的主要原因，流行病学研究表明，大约 60% 的受试者的 OSA 可能归因于肥胖[394]。即使 BMI 的轻度变化似乎也会影响 OSA 的严重程度：体重增加与 AHI 增加有关，而体重减轻则预示着 AHI 降低[301]。向心性肥胖以多种途径影响上气道的通气功能。研究已经证明，在上气道咽侧壁[384]和舌底[395]脂肪组织的体积增加。咽腔侧壁脂肪增加导致上气道变窄，然而，更重要的是，向心性肥胖可能通过间接机制增加上气道的塌陷，即降低气管对上气道的牵引力。释放气管牵引力可降低上气道的僵硬程度。这一机制首先在动物模型中被证明[396, 397]，随后在人体研究中得到证实[398]。研究发现，临界压力与绝对呼气末肺容积呈负相关[399]。在非快速眼动睡眠期间，对 OSA 患者应用胸外负压引起的肺容积增加可使 SDB 显著减轻[400]。特别是当肥胖的受试者以平卧姿势睡觉时，过多的腹部脂肪组织可导致肺容量下降。这种情况与上气道的向下牵引力减弱有关，这会增加上气道的塌陷性，并提高了临界压力。

近年来，睡眠中体液从双下肢流转到头颈部的作用受到重视[401]，组织液的积聚可能会使咽部组织体积增加，从而缩小气道管腔。SDB 的患病率在体液潴留状态（如高血压、心力衰竭和肾功能衰竭）患者中增加。在这些情况下，重力会导致白天时液体在身体下部的血管内和间质中积聚。

在夜间卧位时，液体再次在重力作用下重新分布至头侧。这一病理生理学概念可能为 OSA 的治疗开辟新的视角，如利尿药、体位疗法和弹力袜的应用[402]。

（三）非解剖学病因

虽然上气道的塌陷和临界关闭压力（其生理测量）在很大程度上决定了 OSA 的解剖特征，但通气控制机制在睡眠期间上气道阻塞的发病机制中也起着重要作用。AHI 与 Pcrit 之间的相关性较差[403]，以及在 OSA 患者和正常对照者中观察到 Pcrit 值大量重叠，可以推断出非解剖因素的存在[404]。非解剖学病因至少包括 3 种表型，即环路增益、觉醒阈值和上气道扩张肌的反应性。这些因素共同构成了通气不稳定的病理生理学特征。与 Pcrit 相似，在使用 CPAP 治疗的 OSA 患者中，可以通过控制鼻腔压力来获得非解剖病因[381]。

1. 环路增益

环路增益是一个工程学术语，用来定义控制通气如何响应瞬态呼吸干扰的负反馈回路的增益。环路增益被定义为由鼻腔压力突然下降时通气反应与通气扰动的比值。高环路增益与过度敏感的呼吸控制系统有关，较大的环路增益比值表明系统不稳定，容易发生波动。高环路增益与适度收缩的上气道（即 Pcrit<-2cmH_2O）相结合，足以引起临床相关的 OSA。

2. 觉醒阈值

上气道发生阻塞时，呼吸驱动力增加，并且随着每次连续呼吸，胸膜腔内压力逐渐变成负压，在一定的压力水平下，会出现呼吸诱发的微觉醒并恢复呼吸[378, 405]。觉醒阈值可以使用食管压力探头进行量化，并且可以通过鼻腔压力的突然下降来反映[381]。低觉醒阈值在 OSA 发病机制中具有重要的作用，原因至少有两个。频繁的觉醒可能会阻止慢波睡眠（以更稳定的呼吸为特征）的发生，并且可能伴有暂时性过度呼吸，这往往会降低 $PaCO_2$ 并导致呼吸不稳定持续存在。

3. 上气道扩张肌的反应性

睡眠中上气道阻塞期间，颏舌肌和其他扩张肌随着每次连续呼吸而逐渐激活。在一些 OSA 患者中，这些肌肉激活不足以维持或恢复上气道通畅。这可能是由于神经驱动不足或神经机械耦合不够。上气道扩张肌充分激活和运动的特点是咽部充分（重新）扩张，以避免从睡眠中觉醒。

4. 解剖学和非解剖学特征之间的关系

导致 OSA 的解剖学和非解剖学因素间可能存在相互作用。这些相互作用的结果或突现特性构成了 OSA 的病理生理表型[381, 406]。Eckert 等[381]使用了一种创新方法来评估这些不同的因素，并将表型转化为 PALM 综合评分（P，Pcrit；A，觉醒；L，环路增益；M，肌肉反应性）。该研究的起点是 Pcrit，基于这一解剖学测量方法，OSA 患者和对照组的上气道被分类为：高度塌陷（Pcrit>2cmH_2O）；中度塌陷（-2cmH_2O≤Pcrit≤2cmH_2O），以及轻微塌陷或"易患病的"（Pcrit<-2cmH_2O）。在第一个亚组中，解剖因素占主导地位，其他因素没有或仅起次要作用。第二个亚组分为具有和不具有相关非解剖学特征的患者。在第三个亚组中，所有受试者都具有至少一种非解剖学特征。针对呼吸不稳定为主要原因的患者，可以进行一些靶向治疗方法，如抑制环路增益、抑制觉醒等。

以解剖学异常为主要表型特征的患者应该通过机械干预进行治疗，即经典的 CPAP 治疗、口腔矫治器治疗或进行外科手术。然而，在主要是环路增益异常的受试者中，解剖学干预可能效果不佳。最近，Joosten 等表明，上气道手术能最有效地解决低环路增益患者的 OSA[407]。通过对上气道进行病理生理学评估，可以预测因通气控制不稳定导致的手术治疗失败，这在未来对 OSA 患者的术前评估中可能具有重要意义。

必须指出，前面描述的亚组之间存在很大的重叠。因此，OSA 的治疗本质上仍然是经验性的，这意味着反复试验将始终是治疗管理的一部分。然而，对生理表型的评估可能是有效的，可能有助于预先选出最有可能产生有益效果的治疗干预措施（组合）。

Joosten 等[408, 409] 进行了多项研究，探索在治疗决策背景下导致 OSA 的生理因素。

5. 体位相关的阻塞性睡眠呼吸暂停

PALM 模型忽略了体位在 SDB 病因学中的重要性。这方面因素被长久忽视。体位性阻塞性睡眠呼吸暂停（positional obstructive sleep apnea，POSA）很常见，可以通过新形式的体位疗法有效治疗[410-415]。近年来，重力和体位在 OSA 中的重要作用逐渐明确，尤其是在疾病的早期阶段。考虑到这一因素，笔者发现，超过 50% 的轻度 OSA 患者是 POSA 患者，与其他睡姿相比，仰卧位的 AHI 至少是其他睡姿的 2 倍[416-418]。通常情况下，POSA 与轻度 OSA 类似。在中度 OSA 中，体位性 OSA 患者的占比较低，而在重度 OSA 中则非常低。换句话说，从轻度 OSA 发展到重度 OSA，通常是从轻度 POSA 到重度非体位性 OSA 的转变。据观察，OSA 早期 AHI 仅在仰卧位时偏高；然而，在后期，AHI 在所有位置时都很高。在部分有效的上气道手术后[419]，下颌前移装置（mandibular advancement device，MAD）治疗后[420]，减重手术和体重减轻后[421]，甚至在晚期疾病中进行双颌前徙术（maxillomandibular advancement，MMA）后可以发现上述现象是可逆的。这些接受治疗的患者已从严重的非体位性 OSA 逆转为较轻的 POSA。

对于睡眠外科医生来说，这是非常重要的。睡眠外科医生应该对体位性呼吸事件有透彻的了解。睡眠手术后无法解释的显著改变，例如，比预期更好或更差的结果，通常可以通过重新考虑仰卧位睡眠占比时间的差异来解释。也有研究发现，在腭部手术后，侧卧位对 AHI 的影响往往大于仰卧位，因此手术后的体位效应更大。这为部分有效的上气道手术后的辅助体位治疗指明了方向。

已发表和正在进行的研究表明，新一代体位疗法有效、对患者友好、没有不良反应、不会改变甚至可能改善睡眠质量，是可逆的、具有良好的依从性，而且治疗成本低。体位疗法可以是一种独立的疗法，也可以与口腔装置疗法或外科手术等其他疗法相结合。它可用于习惯性打鼾患者及 OSA 患者。

图 2-5 描绘了一个非常典型的轻度 OSA 患者，

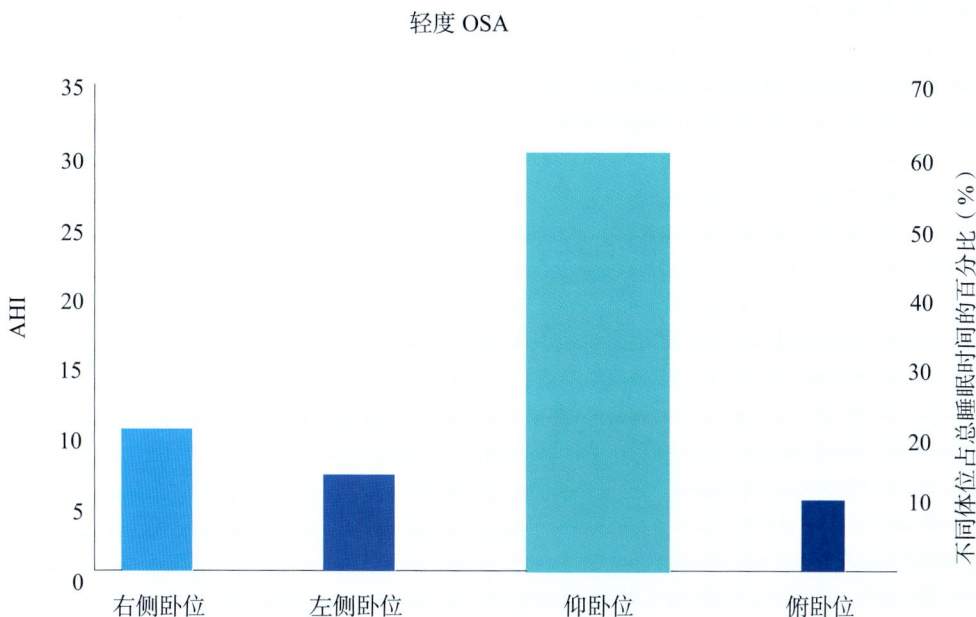

轻度 OSA

◀ 图 2-5 典型轻度阻塞性睡眠呼吸暂停（OSA）患者
AHI. 呼吸暂停低通气指数

仰卧睡眠时间占总睡眠时间的 50%。这种睡姿时 AHI 为 30 次 / 时，而非仰卧位时平均 AHI 小于 10 次 / 时。50% 的睡眠时间处于仰卧位并不罕见。体位疗法无非是避免仰卧位睡眠。如果该患者的

OSA 仍未得到治疗，由于 OSA 是一种渐进性疾病，它会从中度发展为重度。届时，患者将不再是体位性 OSA，并且无论何种睡姿，AHI 都将维持较高水平。

参 考 文 献

[1] Young T, Peppard PE, Taheri S. Excess weight and sleep-disordered breathing. J Appl Physiol (1985). 2005; 99(4):1592–1599

[2] Ling IT, James AL, Hillman DR. Interrelationships between body mass, oxygen desaturation, and apnea-hypopnea indices in a sleep clinic population. Sleep. 2012; 35(1):89–96

[3] Cano-Pumarega I, Barbé F, Esteban A, Martínez-Alonso M, Egea C, Durán-Cantolla J; Spanish Sleep Network(*). Sleep apnea and hypertension: are there sex differences? The Vitoria Sleep Cohort. Chest. 2017; 152(4):742–750

[4] Chobanian AV, Bakris GL, Black HR, et al. Joint National Committee on Prevention, Detection, Evaluation, and Treatment of High Blood Pressure. National Heart, Lung, and Blood Institute. National High Blood Pressure Education Program Coordinating Committee. Seventh report of the Joint National Committee on Prevention, Detection, Evaluation, and Treatment of High Blood Pressure. Hypertension. 2003; 42(6):1206–1252

[5] Sin DD, Fitzgerald F, Parker JD, Newton G, Floras JS, Bradley TD. Risk factors for central and obstructive sleep apnea in 450 men and women with congestive heart failure. Am J Respir Crit Care Med. 1999; 160(4):1101–1106

[6] Shpilsky D, Erqou S, Patel SR, et al. Association of obstructive sleep apnea with microvascular endothelial dysfunction and subclinical coronary artery disease in a community-based population. Vasc Med. 2018:X18755003

[7] Kohno T, Kimura T, Fukunaga K, et al. Prevalence and clinical characteristics of obstructive- and central-dominant sleep apnea in candidates of catheter ablation for atrial fibrillation in Japan. Int J Cardiol. 2018; 260:99–102

[8] Alonderis A, Varoneckas G, Raskauskiene N, Brozaitiene J. Prevalence and predictors of sleep apnea in patients with stable coronary artery disease: a cross-sectional study. Ther Clin Risk Manag. 2017; 13:1031–1042

[9] Tkacova R, Dorkova Z. Clinical presentations of OSA in adults. Eur Respir Mon. 2010; 50:86–103

[10] Lindberg E. Epidemiology of OSA. Eur Respir Mon. 2010; 50:51–68

[11] Lévy P, Bonsignore MR, Eckel J. Sleep, sleep-disordered breathing and metabolic consequences. Eur Respir J. 2009; 34(1): 243–260

[12] Angelico F, del Ben M, Augelletti T, et al. Obstructive sleep apnoea syndrome and the metabolic syndrome in an internal medicine setting. Eur J Intern Med. 2010; 21(3):191–195

[13] Grunstein R. Endocrine disorders. In: Kryger MH, Roth T, Dement W, eds. Principles and Practice of Sleep Medicine. Philadelphia, PA: Elsevier Saunders; 2005;105:1237–1245

[14] Fritschi C, Quinn L. Fatigue in patients with diabetes: a review. J Psychosom Res. 2010; 69(1):33–41

[15] Chotinaiwattarakul W, O'Brien LM, Fan L, Chervin RD. Fatigue, tiredness, and lack of energy improve with treatment for OSA. J Clin Sleep Med. 2009; 5(3):222–227

[16] Lewis G, Wessely S. The epidemiology of fatigue: more questions than answers. J Epidemiol Community Health. 1992; 46(2):92–97

[17] ASDA. Report of a Task Force of the American Academy of Sleep Medicine. Sleep-related breathing disorders in adults: recommendations for syndrome definition and measurement techniques in clinical research. Sleep. 1999; 22:667–689

[18] Trombetta IC, Somers VK, Maki-Nunes C, et al. Consequences of comorbid sleep apnea in the metabolic syndrome–implications for cardiovascular risk. Sleep. 2010; 33(9):1193–1199

[19] Young T, Palta M, Dempsey J, Skatrud J, Weber S, Badr S. The occurrence of sleep-disordered breathing among middle-aged adults. N Engl J Med. 1993; 328(17):1230–1235

[20] Bixler EO, Vgontzas AN, Lin HM, et al. Prevalence of sleepdisordered breathing in women: effects of gender. Am J Respir Crit Care Med. 2001; 163(3 Pt 1):608–613

[21] Durán J, Esnaola S, Rubio R, Iztueta A. Obstructive sleep apneahypopnea and related clinical features in a population-based sample of subjects aged 30 to 70 yr. Am J Respir Crit Care Med. 2001; 163(3 Pt 1):685–689

[22] Young T, Shahar E, Nieto FJ, et al. Sleep Heart Health Study Research Group. Predictors of sleep-disordered breathing in community-dwelling adults: the Sleep Heart Health Study. Arch Intern Med. 2002; 162(8):893–900

[23] Hrubos-Strøm H, Randby A, Namtvedt SK, et al. A Norwegian population-based study on the risk and prevalence of obstructive sleep apnea. The Akershus Sleep Apnea Project (ASAP). J Sleep Res. 2011; 20(1 Pt 2):162–170

[24] Franklin KA, Sahlin C, Stenlund H, Lindberg E. Sleep apnoea is a common occurrence in females. Eur Respir J. 2013; 41(3): 610–615

[25] Ip MS, Lam B, Lauder IJ, et al. A community study of sleepdisordered breathing in middle-aged Chinese men in Hong Kong. Chest. 2001; 119(1):62–69

[26] Ip MS, Lam B, Tang LC, Lauder IJ, Ip TY, Lam WK. A community study of sleep-disordered breathing in middle-aged Chinese women in Hong Kong: prevalence and gender differences. Chest. 2004; 125(1):127–134

[27] Kim J, In K, Kim J, et al. Prevalence of sleep-disordered breathing in middle-aged Korean men and women. Am J Respir Crit Care Med. 2004; 170(10):1108–1113

[28] Reddy EV, Kadhiravan T, Mishra HK, et al. Prevalence and risk factors of obstructive sleep apnea among middle-aged urban Indians: a community-based study. Sleep Med. 2009; 10(8):913–918

[29] Heinzer R, Vat S, Marques-Vidal P, et al. Prevalence of sleepdisordered breathing in the general population: the HypnoLaus study. Lancet Respir Med. 2015; 3(4):310–318

[30] The International Classification of Sleep Disorders. Diagnostic and Coding Manual. 3rd ed. Chicago, IL: American Academy of Sleep Medicine; 2005

[31] Verbraecken JA, De Backer WA. Upper airway mechanics. Respiration. 2009; 78(2):121–133

[32] Berry RB, Budhiraja R, Gottlieb DJ, et al. American Academy of Sleep Medicine. Deliberations of the Sleep Apnea Definitions Task

Force of the American Academy of Sleep Medicine. Rules for scoring respiratory events in sleep: update of the 2007 AASM Manual for the Scoring of Sleep and Associated Events. J Clin Sleep Med. 2012; 8(5):597–619

[33] Epstein LJ, Kristo D, Strollo PJ Jr, et al. Adult Obstructive Sleep Apnea Task Force of the American Academy of Sleep Medicine. Clinical guideline for the evaluation, management and longterm care of obstructive sleep apnea in adults. J Clin Sleep Med. 2009; 5(3):263–276

[34] Iranzo A. Excessive daytime sleepiness in OSA. Eur Respir Mon. 2010; 50:17–30

[35] Silber MH, Krahn LE, Morgenthaler TI. Approach to the sleepy patient. In: Silber MH, Krahn LE, Morgenthaler TI, eds. Sleep Medicine in Clinical Practice. London/New York: Taylore & Francis; 2000;65–77

[36] Silber MH. The investigation of sleepiness. Sleep Med Clin. 2006; 1:1–8

[37] Ramar K, Guilleminault C. Excessive daytime sleepiness and obstructive sleep apnea syndrome. Sleep Med Clin. 2006; 1:63–78

[38] Ayappa I, Norman RG, Krieger AC, Rosen A, O'malley RL, Rapoport DM. Non-Invasive detection of respiratory effortrelated arousals (REras) by a nasal cannula/pressure transducer system. Sleep. 2000; 23(6):763–771

[39] Iber C, Ancoli-Israel S, Chesson AL, Jr. Quan SF. The AASM Manual for the Scoring of Sleep and Associated Events: Rules, Terminology and Technical Specifications. Westchester, IL: American Academy of Sleep Medicine; 2007

[40] Gold AR, Dipalo F, Gold MS, O'Hearn D. The symptoms and signs of upper airway resistance syndrome: a link to the functional somatic syndromes. Chest. 2003; 123(1):87–95

[41] Bao G, Guilleminault C. Upper airway resistance syndrome–one decade later. Curr Opin Pulm Med. 2004; 10(6):461–467

[42] Verbraecken J, McNicholas WT. Respiratory mechanics and ventilatory control in overlap syndrome and obesity hypoventilation. Respir Res. 2013; 14:132

[43] Piper AJ. Nocturnal hypoventilation – identifying and treating syndromes. Indian J Med Res. 2010; 131:350–365

[44] Mokhlesi B. Obesity hypoventilation syndrome: a state-of-theart review. Respir Care. 2010; 55(10):1347–1362, discussion 1363–1365

[45] Berger KI, Goldring RM, Rapoport DM. Obesity hypoventilation syndrome. Semin Respir Crit Care Med. 2009; 30(3):253–261

[46] Berger KI, Ayappa I, Chatr-Amontri B, et al. Obesity hypoventilation syndrome as a spectrum of respiratory disturbances during sleep. Chest. 2001; 120(4):1231–1238

[47] Shepertycky MR, Banno K, Kryger MH. Differences between men and women in the clinical presentation of patients diagnosed with obstructive sleep apnea syndrome. Sleep. 2005; 28(3):309–314

[48] Peter JH, Koehler U, Grote L, Podszus T. Manifestations and consequences of obstructive sleep apnoea. Eur Respir J. 1995; 8(9):1572–1583

[49] Hoffstein V. Snoring. Chest. 1996; 109:201–222

[50] Hong SN, Yoo J, Song IS, et al. Does snoring time always reflect the severity of obstructive sleep apnea? Ann Otol Rhinol Laryngol. 2017; 126(10):693–696

[51] Guilleminault C, Stoohs R, Clerk A, Cetel M, Maistros P. A cause of excessive daytime sleepiness. The upper airway resistance syndrome. Chest. 1993; 104(3):781–787

[52] Lugaresi E, Cirignotta F, Coccagna G, Piana C. Some epidemiological data on snoring and cardiocirculatory disturbances. Sleep. 1980; 3(3–4):221–224

[53] Lindberg E, Taube A, Janson C, Gislason T, Svärdsudd K, Boman G. A 10–year follow-up of snoring in men. Chest. 1998; 114(4):1048–1055

[54] Ohayon MM, Guilleminault C, Priest RG, Caulet M. Snoring and breathing pauses during sleep: telephone interview survey of a United Kingdom population sample. BMJ. 1997; 314(7084):860–863

[55] Larsson LG, Lindberg A, Franklin KA, Lundbäck B. Gender differences in symptoms related to sleep apnea in a general population and in relation to referral to sleep clinic. Chest. 2003; 124(1): 204–211

[56] Olson LG, King MT, Hensley MJ, Saunders NA. A community study of snoring and sleep-disordered breathing. Symptoms. Am J Respir Crit Care Med. 1995; 152(2):707–710

[57] Boudewyns A, Willemen M, De Cock W, et al. Does socially disturbing snoring and/or excessive daytime sleepiness warrant polysomnography? Clin Otolaryngol Allied Sci. 1997; 22(5):403–407

[58] Hoffstein V, Mateika S, Anderson D. Snoring: is it in the ear of the beholder? Sleep. 1994; 17(6):522–526

[59] McArdle N, Kingshott R, Engleman HM, Mackay TW, Douglas NJ. Partners of patients with sleep apnoea/hypopnoea syndrome: effect of CPAP treatment on sleep quality and quality of life. Thorax. 2001; 56(7):513–518

[60] Roland MM, Baran AS, Richert AC. Sleep-related laryngospasm caused by gastroesophageal reflux. Sleep Med. 2008; 9(4):451–453

[61] Ohayon MM. Epidemiology of excessive daytime sleepiness. Sleep Med Clin. 2006; 1:9–16

[62] Hirshkowitz M, Gast H. Sleep-related breathing disorders and sleepiness. Sleep Med Clin. 2006; 1:491–498

[63] Littner MR, Kushida C, Wise M, et al. Standards of Practice Committee of the American Academy of Sleep Medicine. Practice parameters for clinical use of the multiple sleep latency test and the maintenance of wakefulness test. Sleep. 2005; 28(1):113–121

[64] Akerstedt T, Bassetti C, Cirignotta F. Sleepiness at the wheel [white paper] = La somnolence au volant [livre blanc]. Institut National du Sommeil et de la Vigilance (INSV); 2013 Available at: http://library. brrc.be/opac_css/index.php?lvl=notice_display &id=45078. Accessed September 11, 2013.

[65] Krieger J, McNicholas WT, Levy P, et al. ERS Task Force. European Respiratory Society. Public health and medicolegal implications of sleep apnoea. Eur Respir J. 2002; 20(6):1594–1609

[66] Engleman HM, Hirst WS, Douglas NJ. Under reporting of sleepiness and driving impairment in patients with sleep apnoea/hypopnoea syndrome. J Sleep Res. 1997; 6(4):272–275

[67] Monk TH. A Visual Analogue Scale technique to measure global vigor and affect. Psychiatry Res. 1989; 27(1):89–99

[68] Akerstedt T, Gillberg M. Subjective and objective sleepiness in the active individual. Int J Neurosci. 1990; 52(1–2):29–37

[69] Hoddes E, Zarcone V, Smythe H, Phillips R, Dement WC. Quantification of sleepiness: a new approach. Psychophysiology. 1973; 10(4):431–436

[70] Johns MW. A new method for measuring daytime sleepiness: the Epworth Sleepiness Scale. Sleep. 1991; 14(6):540–545

[71] Murray BJ. Subjective and objective assessment of hypersomnolence. Sleep Med Clin. 2017; 12(3):313–322

[72] Sullivan SS, Kushida CA. Multiple sleep latency test and maintenance of wakefulness test. Chest. 2008; 134(4):854–861

[73] Arand D, Bonnet M, Hurwitz T, Mitler M, Rosa R, Sangal RB. The clinical use of the MSLT and MWT. Sleep. 2005; 28(1):123–144

[74] Hein H. Objectifying sleepiness. In: Randerath W, Sanner BM, Somers VK, eds. Sleep Apnea: Current Diagnosis and Treatment. Basel: Karger; Prog Respir Res, 2006;35:43–46

[75] Martin SE, Engleman HM, Kingshott RN, Douglas NJ. Microarousals in patients with sleep apnoea/hypopnoea syndrome. J Sleep Res. 1997; 6(4):276–280

[76] Hosselet J, Ayappa I, Norman RG, Krieger AC, Rapoport DM. Classification of sleep-disordered breathing. Am J Respir Crit Care

Med. 2001; 163(2):398–405

[77] Gottlieb DJ, Whitney CW, Bonekat WH, et al. Relation of sleepiness to respiratory disturbance index: the Sleep Heart Health Study. Am J Respir Crit Care Med. 1999; 159(2):502–507

[78] Koutsourelakis I, Perraki E, Economou NT, et al. Predictors of residual sleepiness in adequately treated obstructive sleep apnoea patients. Eur Respir J. 2009; 34(3):687–693

[79] Dongol EM, Williams AJ. Residual excessive sleepiness in patients with obstructive sleep apnea on treatment with continuous positive airway pressure. Curr Opin Pulm Med. 2016; 22(6):589–594

[80] Chapman JL, Serinel Y, Marshall NS, Grunstein RR. Residual daytime sleepiness in obstructive sleep apnea after continuous positive airway pressure optimization: causes and management. Sleep Med Clin. 2016; 11(3):353–363

[81] Bixler EO, Vgontzas AN, Lin HM, Calhoun SL, Vela-Bueno A, Kales A. Excessive daytime sleepiness in a general population sample: the role of sleep apnea, age, obesity, diabetes, and depression. J Clin Endocrinol Metab. 2005; 90(8):4510–4515

[82] Resnick HE, Carter EA, Aloia M, Phillips B. Cross-sectional relationship of reported fatigue to obesity, diet, and physical activity: results from the third national health and nutrition examination survey. J Clin Sleep Med. 2006; 2(2):163–169

[83] Basta M, Lin HM, Pejovic S, Sarrigiannidis A, Bixler E, Vgontzas AN. Lack of regular exercise, depression, and degree of apnea are predictors of excessive daytime sleepiness in patients with sleep apnea: sex differences. J Clin Sleep Med. 2008; 4(1): 19–25

[84] Koutsourelakis I, Perraki E, Bonakis A, Vagiakis E, Roussos C, Zakynthinos S. Determinants of subjective sleepiness in suspected obstructive sleep apnoea. J Sleep Res. 2008; 17(4):437–443

[85] Stradling JR, Smith D, Crosby J. Post-CPAP sleepiness–a specific syndrome? J Sleep Res. 2007; 16(4):436–438

[86] Pépin JL, Viot-Blanc V, Escourrou P, et al. Prevalence of residual excessive sleepiness in CPAP-treated sleep apnoea patients: the French multicentre study. Eur Respir J. 2009; 33(5):1062–1067

[87] Verbruggen AE, Dieltjens M, Wouters K, et al. Prevalence of residual excessive sleepiness during effective oral appliance therapy for sleep-disordered breathing. Sleep Med. 2014; 15(2):269–272

[88] Shen J, Barbera J, Shapiro CM. Distinguishing sleepiness and fatigue: focus on definition and measurement. Sleep Med Rev. 2006; 10(1):63–76

[89] Mills PJ, Kim JH, Bardwell W, Hong S, Dimsdale JE. Predictors of fatigue in obstructive sleep apnea. Sleep Breath. 2008; 12(4):397–399

[90] Chervin RD. Sleepiness, fatigue, tiredness, and lack of energy in obstructive sleep apnea. Chest. 2000; 118(2):372–379

[91] Jackson ML, Stough C, Howard ME, Spong J, Downey LA, Thompson B. The contribution of fatigue and sleepiness to depression in patients attending the sleep laboratory for evaluation of obstructive sleep apnea. Sleep Breath. 2011; 15(3):439–445

[92] Bardwell WA, Ancoli-Israel S, Dimsdale JE. Comparison of the effects of depressive symptoms and apnea severity on fatigue in patients with obstructive sleep apnea: a replication study. J Affect Disord. 2007; 97(1–3):181–186

[93] Stepnowsky CJ, Palau JJ, Zamora T, Ancoli-Israel S, Loredo JS. Fatigue in sleep apnea: the role of depressive symptoms and self-reported sleep quality. Sleep Med. 2011; 12(9):832–837

[94] Hossain JL, Ahmad P, Reinish LW, Kayumov L, Hossain NK, Shapiro CM. Subjective fatigue and subjective sleepiness: two independent consequences of sleep disorders? J Sleep Res. 2005; 14(3):245–253

[95] Sauter C, Asenbaum S, Popovic R, et al. Excessive daytime sleepiness in patients suffering from different levels of obstructive sleep apnoea syndrome. J Sleep Res. 2000; 9(3):293–301

[96] Bardwell WA, Moore P, Ancoli-Israel S, Dimsdale JE. Fatigue in obstructive sleep apnea: driven by depressive symptoms instead of apnea severity? Am J Psychiatry. 2003; 160(2): 350–355

[97] McHorney CA, Ware JE Jr, Raczek AE. The MOS 36–Item Short-Form Health Survey (SF-36): II. Psychometric and clinical tests of validity in measuring physical and mental health constructs. Med Care. 1993; 31(3):247–263

[98] De Vries J, Pedersen S. The impact of sleep apnoea on fatigue: assessment issues for clinical practice. Int J Sleep Wakefulness. 2007; 1(2):66–69

[99] Jankowski JT, Seftel AD, Strohl KP. Erectile dysfunction and sleep related disorders. J Urol. 2008; 179(3):837–841

[100] Luyster FS, Buysse DJ, Strollo PJ Jr. Comorbid insomnia and obstructive sleep apnea: challenges for clinical practice and research. J Clin Sleep Med. 2010; 6(2):196–204

[101] Walters AS. Clinical identification of the simple sleep-related movement disorders. Chest. 2007; 131(4):1260–1266

[102] van Kerrebroeck P, Abrams P, Chaikin D, et al. Standardisation Sub-committee of the International Continence Society. The standardisation of terminology in nocturia: report from the Standardisation Sub-committee of the International Continence Society. Neurourol Urodyn. 2002; 21(2):179–183

[103] Rohrmann S, Nelson WG, Rifai N, et al. Serum sex steroid hormones and lower urinary tract symptoms in Third National Health and Nutrition Examination Survey (NHANES III). Urology. 2007; 69(4):708–713

[104] Krieger J, Petiau C, Sforza E, Delanoë C, Hecht MT, Chamouard V. Nocturnal pollakiuria is a symptom of obstructive sleep apnea. Urol Int. 1993; 50(2):93–97

[105] Guilleminault C, Lin CM, Gonçalves MA, Ramos E. A prospective study of nocturia and the quality of life of elderly patients with obstructive sleep apnea or sleep onset insomnia. J Psychosom Res. 2004; 56(5):511–515

[106] Umlauf MG, Chasens ER, Greevy RA, Arnold J, Burgio KL, Pillion DJ. Obstructive sleep apnea, nocturia and polyuria in older adults. Sleep. 2004; 27(1):139–144

[107] Fitzgerald MP, Mulligan M, Parthasarathy S. Nocturic frequency is related to severity of obstructive sleep apnea, improves with continuous positive airways treatment. Am J Obstet Gynecol. 2006; 194(5):1399–1403

[108] Oztura I, Kaynak D, Kaynak HC. Nocturia in sleep-disordered breathing. Sleep Med. 2006; 7(4):362–367

[109] Arai H, Furuta H, Kosaka K, et al. Polysomnographic and urodynamic changes in a case of obstructive sleep apnea syndrome with enuresis. Psychiatry Clin Neurosci. 1999; 53(2):319–320

[110] Bonsignore MR, McNicholas WT. Sleep-disordered breathing in the elderly. Eur Respir Mon. 2009; 43:179–204

[111] Quintana-Gallego E, Carmona-Bernal C, Capote F, et al. Gender differences in obstructive sleep apnea syndrome: a clinical study of 1166 patients. Respir Med. 2004; 98(10):984–989

[112] Browne HA, Adams L, Simonds AK, Morrell MJ. Sleep apnea and daytime function in the elderly–what is the impact of arousal frequency? Respir Med. 2003; 97(10):1102–1108

[113] Mathur R, Douglas NJ. Frequency of EEG arousals from nocturnal sleep in normal subjects. Sleep. 1995; 18(5):330–333

[114] Boselli M, Parrino L, Smerieri A, Terzano MG. Effect of age on EEG arousals in normal sleep. Sleep. 1998; 21(4):351–357

[115] Bixler EO, Kales A, Jacoby JA, Soldatos CR, Vela-Bueno A. Nocturnal sleep and wakefulness: effects of age and sex in normal sleepers. Int J Neurosci. 1984; 23(1):33–42

[116] Redline S, Kirchner HL, Quan SF, Gottlieb DJ, Kapur V, Newman A. The effects of age, sex, ethnicity, and sleep-disordered breathing on sleep architecture. Arch Intern Med. 2004; 164(4):4 06–418

[117] Unruh ML, Redline S, An MW, et al. Subjective and objective sleep

quality and aging in the Sleep Heart Health Study. J Am Geriatr Soc. 2008; 56(7):1218–1227

[118] Endeshaw Y. Clinical characteristics of obstructive sleep apnea in community-dwelling older adults. J Am Geriatr Soc. 2006; 54(11):1740–1744

[119] Browne HA, Adams L, Simonds AK, Morrell MJ. Ageing does not influence the sleep-related decrease in the hypercapnic ventilatory response. Eur Respir J. 2003; 21(3):523–529

[120] Chung S, Yoon IY, Lee CH, Kim JW. Effects of age on the clinical features of men with obstructive sleep apnea syndrome. Respiration. 2009; 78(1):23–29

[121] Ancoli-Israel S, Kripke DF, Klauber MR, Mason WJ, Fell R, Kaplan O. Sleep-disordered breathing in community-dwelling elderly. Sleep. 1991; 14(6):486–495

[122] McNicholas WT. COPD-OSA overlap syndrome: evolving evidence regarding epidemiology, clinical consequences, and management. Chest. 2017; 152(6):1318–1326

[123] Spruit MA, Vercoulen JH, Sprangers MAG, Wouters EFM; FAntasTIGUE consortium. Fatigue in COPD: an important yet ignored symptom. Lancet Respir Med. 2017; 5(7):542–544

[124] Flemons WW, Douglas NJ, Kuna ST, Rodenstein DO, Wheatley J. Access to diagnosis and treatment of patients with suspected sleep apnea. Am J Respir Crit Care Med. 2004; 169(6):668–672

[125] Bliwise DL, Nekich JC, Dement WC. Relative validity of selfreported snoring as a symptom of sleep apnea in a sleep clinic population. Chest. 1991; 99(3):600–608

[126] Martinez D, Breitenbach TC, Lumertz MS, et al. Repeating administration of Epworth Sleepiness Scale is clinically useful. Sleep Breath. 2011; 15(4):763–773

[127] Deegan PC, McNicholas WT. Predictive value of clinical features for the obstructive sleep apnoea syndrome. Eur Respir J. 1996; 9(1):117–124

[128] Verbraecken J, Hedner J, Penzel T. Pre-operative screening for obstructive sleep apnoea. Eur Respir Rev. 2017; 26(143):160012

[129] Horvath CM, Jossen J, Kröll D, et al. Prevalence and prediction of obstructive sleep apnea prior to bariatric surgery-genderspecific performance of four sleep questionnaires. Obes Surg. 2018

[130] Chung F, Ward B, Ho J, Yuan H, Kayumov L, Shapiro C. Preoperative identification of sleep apnea risk in elective surgical patients, using the Berlin questionnaire. J Clin Anesth. 2007; 19(2):130–134

[131] Gross JB, Bachenberg KL, Benumof JL, et al. American Society of Anesthesiologists Task Force on Perioperative Management. Practice guidelines for the perioperative management of patients with obstructive sleep apnea: a report by the American Society of Anesthesiologists Task Force on Perioperative Management of patients with obstructive sleep apnea. Anesthesiology. 2006; 104(5):1081–1093, quiz 1117–1118

[132] Chung F, Yegneswaran B, Liao P, et al. STOP questionnaire: a tool to screen patients for obstructive sleep apnea. Anesthesiology. 2008; 108(5):812–821

[133] Flemons WW, Whitelaw WA, Brant R, Remmers JE. Likelihood ratios for a sleep apnea clinical prediction rule. Am J Respir Crit Care Med. 1994; 150(5 Pt 1):1279–1285

[134] Rowley JA, Aboussouan LS, Badr MS. The use of clinical prediction formulas in the evaluation of obstructive sleep apnea. Sleep. 2000; 23(7):929–938

[135] Gali B, Whalen FX, Schroeder DR, Gay PC, Plevak DJ. Identification of patients at risk for postoperative respiratory complications using a preoperative obstructive sleep apnea screening tool and postanesthesia care assessment. Anesthesiology. 2009; 110(4):869–877

[136] Takegami M, Hayashino Y, Chin K, et al. Simple four-variable screening tool for identification of patients with sleepdisordered breathing. Sleep. 2009; 32(7):939–948

[137] Netzer NC, Stoohs RA, Netzer CM, Clark K, Strohl KP. Using the Berlin Questionnaire to identify patients at risk for the sleep apnea syndrome. Ann Intern Med. 1999; 131(7):485–491

[138] Finkel KJ, Searleman AC, Tymkew H, et al. Prevalence of undiagnosed obstructive sleep apnea among adult surgical patients in an academic medical center. Sleep Med. 2009; 10(7):753–758

[139] Enciso R, Clark GT. Comparing the Berlin and the ARES questionnaire to identify patients with obstructive sleep apnea in a dental setting. Sleep Breath. 2011; 15(1):83–89

[140] Chung F, Yegneswaran B, Liao P, et al. Validation of the Berlin questionnaire and American Society of Anesthesiologists checklist as screening tools for obstructive sleep apnea in surgical patients. Anesthesiology. 2008; 108(5):822–830

[141] Ong TH, Raudha S, Fook-Chong S, Lew N, Hsu AAL. Simplifying STOP-BANG: use of a simple questionnaire to screen for OSA in an Asian population. Sleep Breath. 2010; 14(sw4):371–376

[142] Chai-Coetzer CL, Antic NA, Rowland LS, et al. A simplified model of screening questionnaire and home monitoring for obstructive sleep apnoea in primary care. Thorax. 2011; 66(3):213–219

[143] Ramachandran SK, Kheterpal S, Consens F, et al. Derivation and validation of a simple perioperative sleep apnea prediction score. Anesth Analg. 2010; 110(4):1007–1015

[144] Marin JM, Carrizo SJ, Vicente E, Agusti AG. Long-term cardiovascular outcomes in men with obstructive sleep apnoea-hypopnoea with or without treatment with continuous positive airway pressure: an observational study. Lancet. 2005; 365(9464):1046–1053

[145] Gami AS, Howard DE, Olson EJ, Somers VK. Day-night pattern of sudden death in obstructive sleep apnea. N Engl J Med. 2005; 352(12):1206–1214

[146] Schipper MH, Jellema K, Thomassen BJW, Alvarez-Estevez D, Verbraecken J, Rijsman RM. Stroke and other cardiovascular events in patients with obstructive sleep apnea and the effect of continuous positive airway pressure. J Neurol. 2017; 264(6):1247–1253

[147] Durán-Cantolla J, Aizpuru F, Martínez-Null C, Barbé-Illa F. Obstructive sleep apnea/hypopnea and systemic hypertension. Sleep Med Rev. 2009; 13(5):323–331

[148] Veale D, Pépin JL, Lévy PA. Autonomic stress tests in obstructive sleep apnea syndrome and snoring. Sleep. 1992; 15(6): 505–513

[149] Peker Y, Hedner J, Norum J, Kraiczi H, Carlson J. Increased incidence of cardiovascular disease in middle-aged men with obstructive sleep apnea: a 7–year follow-up. Am J Respir Crit Care Med. 2002; 166(2):159–165

[150] Silverberg DS, Oksenberg A. Are sleep-related breathing disorders important contributing factors to the production of essential hypertension? Curr Hypertens Rep. 2001; 3(3): 209–215

[151] Hedner J, Bengtsson-Boström K, Peker Y, Grote L, Råstam L, Lindblad U. Hypertension prevalence in obstructive sleep apnoea and sex: a population-based case-control study. Eur Respir J. 2006; 27(3):564–570

[152] Suzuki M, Guilleminault C, Otsuka K, Shiomi T. Blood pressure "dipping" and "non-dipping" in obstructive sleep apnea syndrome patients. Sleep. 1996; 19(5):382–387

[153] Davies CW, Crosby JH, Mullins RL, Barbour C, Davies RJ, Stradling JR. Case-control study of 24 hour ambulatory blood pressure in patients with obstructive sleep apnoea and normal matched control subjects. Thorax. 2000; 55(9):736–740

[154] Young T, Peppard P, Palta M, et al. Population-based study of sleep-disordered breathing as a risk factor for hypertension. Arch Intern Med. 1997; 157(15):1746–1752

[155] Nieto FJ, Young TB, Lind BK, et al. Association of sleepdisordered breathing, sleep apnea, and hypertension in a large community-based study. Sleep Heart Health Study. JAMA. 2000; 283(14):1829–1836

[156] Peppard PE, Young T, Palta M, Skatrud J. Prospective study of the association between sleep-disordered breathing and hypertension. N Engl J Med. 2000; 342(19):1378–1384

[157] Tkacova R, McNicholas WT, Javorsky M, et al. European Sleep Apnoea Database study collaborators. Nocturnal intermittent hypoxia predicts prevalent hypertension in the European Sleep Apnoea Database cohort study. Eur Respir J. 2014; 44(4): 931–941

[158] Yaggi HK, Concato J, Kernan WN, Lichtman JH, Brass LM, Mohsenin V. Obstructive sleep apnea as a risk factor for stroke and death. N Engl J Med. 2005; 353(19):2034–2041

[159] Arzt M, Young T, Finn L, Skatrud JB, Bradley TD. Association of sleep-disordered breathing and the occurrence of stroke. Am J Respir Crit Care Med. 2005; 172(11):1447–1451

[160] Redline S, Yenokyan G, Gottlieb DJ, et al. Obstructive sleep apnea-hypopnea and incident stroke: the Sleep Heart Health Study. Am J Respir Crit Care Med. 2010; 182(2):269–277

[161] Kiely JL, McNicholas WT. Cardiovascular risk factors in patients with obstructive sleep apnoea syndrome. Eur Respir J. 2000; 16(1):128–133

[162] Good DC, Henkle JQ, Gelber D, Welsh J, Verhulst S. Sleepdisordered breathing and poor functional outcome after stroke. Stroke. 1996; 27(2):252–259

[163] Bassetti CL, Milanova M, Gugger M. Sleep-disordered breathing and acute ischemic stroke: diagnosis, risk factors, treatment, evolution, and long-term clinical outcome. Stroke. 2006; 37(4):967–972

[164] Schipper MH, Jellema K, Rijsman RM. Occurrence of obstructive sleep apnea syndrome in patients with transient ischemic attack. J Stroke Cerebrovasc Dis. 2016; 25(5):1249–1253

[165] Wessendorf TE, Teschler H, Wang YM, Konietzko N, Thilmann AF. Sleep-disordered breathing among patients with first-ever stroke. J Neurol. 2000; 247(1):41–47

[166] Somers VK, White DP, Amin R, et al. American Heart Association Council for High Blood Pressure Research Professional Education Committee, Council on Clinical Cardiology. American Heart Association Stroke Council. American Heart Association Council on Cardiovascular Nursing. American College of Cardiology Foundation. Sleep apnea and cardiovascular disease: an American Heart Association/american College Of Cardiology Foundation Scientific Statement from the American Heart Association Council for High Blood Pressure Research Professional Education Committee, Council on Clinical Cardiology, Stroke Council, and Council on Cardiovascular Nursing. In collaboration with the National Heart, Lung, and Blood Institute National Center on Sleep Disorders Research (National Institutes of Health). Circulation. 2008; 118(10):1080–1111

[167] Baguet JP, Hammer L, Lévy P, et al. The severity of oxygen desaturation is predictive of carotid wall thickening and plaque occurrence. Chest. 2005; 128(5):3407–3412

[168] Suzuki T, Nakano H, Maekawa J, et al. Obstructive sleep apnea and carotid-artery intima-media thickness. Sleep. 2004; 27(1):129–133

[169] Parra O, Arboix A, Montserrat JM, Quintó L, Bechich S, García-Eroles L. Sleep-related breathing disorders: impact on mortality of cerebrovascular disease. Eur Respir J. 2004; 24(2):267–272

[170] Good DC, Henkle JQ, Gelber D, Welsh J, Verhulst S. Sleepdisordered breathing and poor functional outcome after stroke. Stroke. 1996; 27(2):252–259

[171] Johnson KG, Johnson DC. Frequency of sleep apnea in stroke and TIA patients: a meta-analysis. J Clin Sleep Med. 2010; 6(2):131–137

[172] Liston R, Deegan PC, McCreery C, McNicholas WT. Role of

respiratory sleep disorders in the pathogenesis of nocturnal angina and arrhythmias. Postgrad Med J. 1994; 70(822):275–280

[173] Koehler U, Schäfer H. Is obstructive sleep apnea (OSA) a risk factor for myocardial infarction and cardiac arrhythmias in patients with coronary heart disease (CHD)? Sleep. 1996; 19(4):283–286

[174] Shepard JW Jr. Hypertension, cardiac arrhythmias, myocardial infarction, and stroke in relation to obstructive sleep apnea. Clin Chest Med. 1992; 13(3):437–458

[175] Mehra R, Benjamin EJ, Shahar E, et al. Sleep Heart Health Study. Association of nocturnal arrhythmias with sleep-disordered breathing: the Sleep Heart Health Study. Am J Respir Crit Care Med. 2006; 173(8):910–916

[176] Ryan CM, Usui K, Floras JS, Bradley TD. Effect of continuous positive airway pressure on ventricular ectopy in heart failure patients with obstructive sleep apnea. Thorax. 2005; 60(9):781–785

[177] Peker Y, Kraiczi H, Hedner J, Löth S, Johansson A, Bende M. An independent association between obstructive sleep apnoea and coronary artery disease. Eur Respir J. 1999; 14(1):179–184

[178] Sorajja D, Gami AS, Somers VK, Behrenbeck TR, Garcia- Touchard A, Lopez-Jimenez F. Independent association between obstructive sleep apnea and subclinical coronary artery disease. Chest. 2008; 133(4):927–933

[179] Hayashi M, Fujimoto K, Urushibata K, Uchikawa S, Imamura H, Kubo K. Nocturnal oxygen desaturation correlates with the severity of coronary atherosclerosis in coronary artery disease. Chest. 2003; 124(3):936–941

[180] Franklin KA, Nilsson JB, Sahlin C, Näslund U. Sleep apnoea and nocturnal angina. Lancet. 1995; 345(8957):1085–1087

[181] Peled N, Abinader EG, Pillar G, Sharif D, Lavie P. Nocturnal ischemic events in patients with obstructive sleep apnea syndrome and ischemic heart disease: effects of continuous positive air pressure treatment. J Am Coll Cardiol. 1999; 34(6):1744–1749

[182] Gami AS, Svatikova A, Wolk R, et al. Cardiac troponin T in obstructive sleep apnea. Chest. 2004; 125(6):2097–2100

[183] Narkiewicz K, Montano N, Cogliati C, van de Borne PJ, Dyken ME, Somers VK. Altered cardiovascular variability in obstructive sleep apnea. Circulation. 1998; 98(11):1071–1077

[184] Kuniyoshi FH, Garcia-Touchard A, Gami AS, et al. Day-night variation of acute myocardial infarction in obstructive sleep apnea. J Am Coll Cardiol. 2008; 52(5):343–346

[185] Berger S, Aronson D, Lavie P, Lavie L. Endothelial progenitor cells in acute myocardial infarction and sleep-disordered breathing. Am J Respir Crit Care Med. 2013; 187(1):90–98

[186] Shah N, Redline S, Yaggi HK, et al. Obstructive sleep apnea and acute myocardial infarction severity: ischemic preconditioning? Sleep Breath. 2013; 17(2):819–826

[187] Drager LF, Bortolotto LA, Lorenzi MC, Figueiredo AC, Krieger EM, Lorenzi-Filho G. Early signs of atherosclerosis in obstructive sleep apnea. Am J Respir Crit Care Med. 2005; 172(5):613–618

[188] Baguet JP, Hammer L, Lévy P, et al. Night-time and diastolic hypertension are common and underestimated conditions in newly diagnosed apnoeic patients. J Hypertens. 2005; 23(3):521–527

[189] Tsioufis C, Thomopoulos K, Dimitriadis K, et al. The incremental effect of obstructive sleep apnoea syndrome on arterial stiffness in newly diagnosed essential hypertensive subjects. J Hypertens. 2007; 25(1):141–146

[190] Drager LF, Bortolotto LA, Figueiredo AC, Silva BC, Krieger EM, Lorenzi-Filho G. Obstructive sleep apnea, hypertension, and their interaction on arterial stiffness and heart remodeling. Chest. 2007; 131(5):1379–1386

[191] Alchanatis M, Tourkohoriti G, Kosmas EN, et al. Evidence for left ventricular dysfunction in patients with obstructive sleep apnoea

syndrome. Eur Respir J. 2002; 20(5):1239–1245

[192] Shivalkar B, Van de Heyning C, Kerremans M, et al. Obstructive sleep apnea syndrome: more insights on structural and functional cardiac alterations, and the effects of treatment with continuous positive airway pressure. J Am Coll Cardiol. 2006; 47(7):1433–1439

[193] Minoguchi K, Yokoe T, Tazaki T, et al. Increased carotid intimamedia thickness and serum inflammatory markers in obstructive sleep apnea. Am J Respir Crit Care Med. 2005; 172(5):625–630

[194] Lavie L. Obstructive sleep apnoea syndrome–an oxidative stress disorder. Sleep Med Rev. 2003; 7(1):35–51

[195] Aurigemma GP, Gaasch WH. Clinical practice. Diastolic heart failure. N Engl J Med. 2004; 351(11):1097–1105

[196] Chan J, Sanderson J, Chan W, et al. Prevalence of sleepdisordered breathing in diastolic heart failure. Chest. 1997; 111(6):1488–1493

[197] Fung JW, Li TS, Choy DK, et al. Severe obstructive sleep apnea is associated with left ventricular diastolic dysfunction. Chest. 2002; 121(2):422–429

[198] Arias MA, García-Río F, Alonso-Fernández A, Mediano O, Martínez I, Villamor J. Obstructive sleep apnea syndrome affects left ventricular diastolic function: effects of nasal continuous positive airway pressure in men. Circulation. 2005; 112(3):375–383

[199] Shahar E, Whitney CW, Redline S, et al. Sleep-disordered breathing and cardiovascular disease: cross-sectional results of the Sleep Heart Health Study. Am J Respir Crit Care Med. 2001; 163(1):19–25

[200] He J, Kryger MH, Zorick FJ, Conway W, Roth T. Mortality and apnea index in obstructive sleep apnea. Experience in 385 male patients. Chest. 1988; 94(1):9–14

[201] Sahlin C, Sandberg O, Gustafson Y, et al. Obstructive sleep apnea is a risk factor for death in patients with stroke: a 10–year followup. Arch Intern Med. 2008; 168(3):297–301

[202] Peker Y, Hedner J, Kraiczi H, Löth S. Respiratory disturbance index: an independent predictor of mortality in coronary artery disease. Am J Respir Crit Care Med. 2000; 162(1):81–86

[203] Lavie P, Herer P, Peled R, et al. Mortality in sleep apnea patients: a multivariate analysis of risk factors. Sleep. 1995; 18(3):149–157

[204] Young T, Finn L, Peppard PE, et al. Sleep disordered breathing and mortality: eighteen-year follow-up of the Wisconsin Sleep Cohort Study. Sleep. 2008; 31(8):1071–1078

[205] Punjabi NM, Caffo BS, Goodwin JL, et al. Sleep-disordered breathing and mortality: a prospective cohort study. PLoS Med. 2009; 6(8):e1000132

[206] Lavie P, Lavie L. Unexpected survival advantage in elderly people with moderate sleep apnoea. J Sleep Res. 2009; 18(4):397–403

[207] Goff EA, O'Driscoll DM, Simonds AK, Trinder J, Morrell MJ. The cardiovascular response to arousal from sleep decreases with age in healthy adults. Sleep. 2008; 31(7):1009–1017

[208] Strohl KP, Novak RD, Singer W, et al. Insulin levels, blood pressure and sleep apnea. Sleep. 1994; 17(7):614–618

[209] Ip MS, Lam B, Ng MM, Lam WK, Tsang KW, Lam KS. Obstructive sleep apnea is independently associated with insulin resistance. Am J Respir Crit Care Med. 2002; 165(5):670–676

[210] Vgontzas AN, Papanicolaou DA, Bixler EO, et al. Sleep apnea and daytime sleepiness and fatigue: relation to visceral obesity, insulin resistance, and hypercytokinemia. J Clin Endocrinol Metab. 2000; 85(3):1151–1158

[211] Punjabi NM, Sorkin JD, Katzel LI, Goldberg AP, Schwartz AR, Smith PL. Sleep-disordered breathing and insulin resistance in middle-aged and overweight men. Am J Respir Crit Care Med. 2002; 165(5):677–682

[212] Stoohs RA, Facchini F, Guilleminault C. Insulin resistance and sleep-disordered breathing in healthy humans. Am J Respir Crit Care Med. 1996; 154(1):170–174

[213] Punjabi NM, Shahar E, Redline S, Gottlieb DJ, Givelber R, Resnick HE; Sleep Heart Health Study Investigators. Sleep-disordered breathing, glucose intolerance, and insulin resistance: the Sleep Heart Health Study. Am J Epidemiol. 2004; 160(6):521–530

[214] Reichmuth KJ, Austin D, Skatrud JB, Young T. Association of sleep apnea and type II diabetes: a population-based study. Am J Respir Crit Care Med. 2005; 172(12):1590–1595

[215] Kent BD, Grote L, Bonsignore MR, et al. European Sleep Apnoea Database collaborators. Sleep apnoea severity independently predicts glycaemic health in nondiabetic subjects: the ESADA study. Eur Respir J. 2014; 44(1):130–139

[216] Kent BD, Grote L, Ryan S, et al. Diabetes mellitus prevalence and control in sleep-disordered breathing: the European Sleep Apnea Cohort (ESADA) study. Chest. 2014; 146(4):982–990

[217] Stamatakis K, Sanders MH, Caffo B, et al. Fasting glycemia in sleep disordered breathing: lowering the threshold on oxyhemoglobin desaturation. Sleep. 2008; 31(7):1018–1024

[218] Botros N, Concato J, Mohsenin V, Selim B, Doctor K, Yaggi HK. Obstructive sleep apnea as a risk factor for type 2 diabetes. Am J Med. 2009; 122(12):1122–1127

[219] Grassi G, Seravalle G, Quarti-Trevano F, et al. Reinforcement of the adrenergic overdrive in the metabolic syndrome complicated by obstructive sleep apnea. J Hypertens. 2010; 28(6):1313–1320

[220] Stamatakis KA, Punjabi NM. Effects of sleep fragmentation on glucose metabolism in normal subjects. Chest. 2010; 137(1):95–101

[221] Naëgelé B, Thouvard V, Pépin JL, et al. Deficits of cognitive executive functions in patients with sleep apnea syndrome. Sleep. 1995; 18(1):43–52

[222] Twigg GL, Papaioannou I, Jackson M, et al. Obstructive sleep apnea syndrome is associated with deficits in verbal but not visual memory. Am J Respir Crit Care Med. 2010; 182(1):98–103

[223] Naëgelé B, Launois SH, Mazza S, Feuerstein C, Pépin JL, Lévy P. Which memory processes are affected in patients with obstructive sleep apnea? An evaluation of 3 types of memory. Sleep. 2006; 29(4):533–544

[224] Quan SF, Wright R, Baldwin CM, et al. Obstructive sleep apneahypopnea and neurocognitive functioning in the Sleep Heart Health Study. Sleep Med. 2006; 7(6):498–507

[225] Banno K, Kryger MH. Sleep apnea: clinical investigations in humans. Sleep Med. 2007; 8(4):400–426

[226] Arnsten AF, Li BM. Neurobiology of executive functions: catecholamine influences on prefrontal cortical functions. Biol Psychiatry. 2005; 57(11):1377–1384

[227] Verstraeten E, Cluydts R. Executive control of attention in sleep apnea patients: theoretical concepts and methodological considerations. Sleep Med Rev. 2004; 8(4):257–267

[228] Kales A, Caldwell AB, Cadieux RJ, Vela-Bueno A, Ruch LG, Mayes SD. Severe obstructive sleep apnea–II: Associated psychopathology and psychosocial consequences. J Chronic Dis. 1985; 38(5):427–434

[229] Findley LJ, Barth JT, Powers DC, Wilhoit SC, Boyd DG, Suratt PM. Cognitive impairment in patients with obstructive sleep apnea and associated hypoxemia. Chest. 1986; 90(5):686–690

[230] Alchanatis M, Deligiorgis N, Zias N, et al. Frontal brain lobe impairment in obstructive sleep apnoea: a proton MR spectroscopy study. Eur Respir J. 2004; 24(6):980–986

[231] Ayalon L, Ancoli-Israel S, Klemfuss Z, Shalauta MD, Drummond SP. Increased brain activation during verbal learning in obstructive sleep apnea. Neuroimage. 2006; 31(4):1817–1825

[232] Glasser M, Bailey N, McMillan A, Goff E, Morrell MJ. Sleep apnoea in older people. Breathe. 2011; 7(3):249–256

[233] Mazza S, Pépin JL, Naëgelé B, et al. Driving ability in sleep apnoea patients before and after CPAP treatment: evaluation on a road safety

platform. Eur Respir J. 2006; 28(5):1020–1028

[234] Nieto FJ, Peppard PE, Young T, Finn L, Hla KM, Farré R. Sleepdisordered breathing and cancer mortality: results from the Wisconsin Sleep Cohort Study. Am J Respir Crit Care Med. 2012; 186(2):190–194

[235] Campos-Rodriguez F, Martinez-Garcia MA, Martinez M, et al. Spanish Sleep Network. Association between obstructive sleep apnea and cancer incidence in a large multicenter Spanish cohort. Am J Respir Crit Care Med. 2013; 187(1):99–105

[236] Marshall NS, Wong KK, Cullen SR, Knuiman MW, Grunstein RR. Sleep apnea and 20–year follow-up for all-cause mortality, stroke, and cancer incidence and mortality in the Busselton Health Study cohort. J Clin Sleep Med. 2014; 10(4):355–362

[237] Martínez-García MÁ, Martorell-Calatayud A, Nagore E, et al. Association between sleep disordered breathing and aggressiveness markers of malignant cutaneous melanoma. Eur Respir J. 2014; 43(6):1661–1668

[238] Sjöström L, Gummesson A, Sjöström CD, et al. Swedish Obese Subjects Study. Effects of bariatric surgery on cancer incidence in obese patients in Sweden (Swedish Obese Subjects Study): a prospective, controlled intervention trial. Lancet Oncol. 2009; 10(7):653–662

[239] Toffoli S, Michiels C. Intermittent hypoxia is a key regulator of cancer cell and endothelial cell interplay in tumours. FEBS J. 2008; 275(12):2991–3002

[240] Reuter S, Gupta SC, Chaturvedi MM, Aggarwal BB. Oxidative stress, inflammation, and cancer: how are they linked? Free Radic Biol Med. 2010; 49(11):1603–1616

[241] Hole PS, Darley RL, Tonks A. Do reactive oxygen species play a role in myeloid leukemias? Blood. 2011; 117(22):5816–5826

[242] Sato T, Takeda H, Otake S, et al. Increased plasma levels of 8–hydroxydeoxyguanosine are associated with development of colorectal tumors. J Clin Biochem Nutr. 2010; 47(1):59–63

[243] Xue X, Taylor M, Anderson E, et al. Hypoxia-inducible factor-2α activation promotes colorectal cancer progression by dysregulating iron homeostasis Cancer Res. 2012; 72(9):2285–2293

[244] Gozal D, Kheirandish-Gozal L. Cardiovascular morbidity in obstructive sleep apnea: oxidative stress, inflammation, and much more. Am J Respir Crit Care Med. 2008; 177(4):369–375

[245] Alonso-Fernández A, García-Río F, Arias MA, et al. Effects of CPAP on oxidative stress and nitrate efficiency in sleep apnoea: a randomised trial. Thorax. 2009; 64(7):581–586

[246] Barceló A, Barbé F, de la Peña M, et al. Antioxidant status in patients with sleep apnoea and impact of continuous positive airway pressure treatment. Eur Respir J. 2006; 27(4):756–760

[247] Yamauchi M, Nakano H, Maekawa J, et al. Oxidative stress in obstructive sleep apnea. Chest. 2005; 127(5):1674–1679

[248] Ayas NT, FitzGerald JM, Fleetham JA, et al. Cost-effectiveness of continuous positive airway pressure therapy for moderate to severe obstructive sleep apnea/hypopnea. Arch Intern Med. 2006; 166(9):977–984

[249] Ayas NT, Marra C. Continuous positive airway pressure therapy for obstructive sleep apnea syndrome: do the dollars make sense? Sleep. 2005; 28(10):1211–1213

[250] Kapur VK, Alfonso-Cristancho R. Just a good deal or truly a steal? Medical cost savings and the impact on the cost-effectiveness of treating sleep apnea. Sleep. 2009; 32(2):135–136

[251] Tarasiuk A, Greenberg-Dotan S, Brin YS, Simon T, Tal A, Reuveni H. Determinants affecting health-care utilization in obstructive sleep apnea syndrome patients. Chest. 2005; 128(3):1310–1314

[252] Bahammam A, Delaive K, Ronald J, Manfreda J, Roos L, Kryger MH. Health care utilization in males with obstructive sleep apnea

syndrome two years after diagnosis and treatment. Sleep. 1999; 22(6):740–747

[253] Banno K, Manfreda J, Walld R, Delaive K, Kryger MH. Healthcare utilization in women with obstructive sleep apnea syndrome 2 years after diagnosis and treatment. Sleep. 2006; 29(10):1307–1311

[254] Greenberg-Dotan S, Reuveni H, Simon-Tuval T, Oksenberg A, Tarasiuk A. Gender differences in morbidity and health care utilization among adult obstructive sleep apnea patients. Sleep. 2007; 30(9):1173–1180

[255] Kryger MH, Roos L, Delaive K, Walld R, Horrocks J. Utilization of health care services in patients with severe obstructive sleep apnea. Sleep. 1996; 19(9, Suppl):S111–S116

[256] Reuveni H, Greenberg-Dotan S, Simon-Tuval T, Oksenberg A, Tarasiuk A. Elevated healthcare utilisation in young adult males with obstructive sleep apnoea. Eur Respir J. 2008; 31(2): 273–279

[257] Ronald J, Delaive K, Roos L, Manfreda J, Bahammam A, Kryger MH. Health care utilization in the 10 years prior to diagnosis in obstructive sleep apnea syndrome patients. Sleep. 1999; 22(2):225–229

[258] Smith R, Ronald J, Delaive K, Walld R, Manfreda J, Kryger MH. What are obstructive sleep apnea patients being treated for prior to this diagnosis? Chest. 2002; 121(1):164–172

[259] Kapur V, Blough DK, Sandblom RE, et al. The medical cost of undiagnosed sleep apnea. Sleep. 1999; 22(6):749–755

[260] Ronksley PE, Hemmelgarn BR, Heitman SJ, et al. Excessive daytime sleepiness is associated with increased health care utilization among patients referred for assessment of OSA. Sleep. 2011; 34(3):363–370

[261] Kapur VK, Redline S, Nieto FJ, Young TB, Newman AB, Henderson JA; Sleep Heart Health Research Group. The relationship between chronically disrupted sleep and healthcare use. Sleep. 2002; 25(3):289–296

[262] Tarasiuk A, Greenberg-Dotan S, Simon-Tuval T, Oksenberg A, Reuveni H. The effect of obstructive sleep apnea on morbidity and health care utilization of middle-aged and older adults. J Am Geriatr Soc. 2008; 56(2):247–254

[263] Tarasiuk A, Greenberg-Dotan S, Simon T, Tal A, Oksenberg A, Reuveni H. Low socioeconomic status is a risk factor for cardiovascular disease among adult obstructive sleep apnea syndrome patients requiring treatment. Chest. 2006; 130(3):766–773

[264] Simon-Tuval T, Reuveni H, Greenberg-Dotan S, Oksenberg A, Tal A, Tarasiuk A. Low socioeconomic status is a risk factor for CPAP acceptance among adult OSAS patients requiring treatment. Sleep. 2009; 32(4):545–552

[265] Albarrak M, Banno K, Sabbagh AA, et al. Utilization of healthcare resources in obstructive sleep apnea syndrome: a 5–year followup study in men using CPAP. Sleep. 2005; 28(10):1306–1311

[266] Peker Y, Hedner J, Johansson A, Bende M. Reduced hospitalization with cardiovascular and pulmonary disease in obstructive sleep apnea patients on nasal CPAP treatment. Sleep. 1997; 20(8):645–653

[267] Jennum P, Kjellberg J. Health, social and economical consequences of sleep-disordered breathing: a controlled national study. Thorax. 2011; 66(7):560–566

[268] Cai Q, Tan H, Singer J. Impact of positive airway pressure among obstructive sleep apnea patients. Am J Manag Care. 2012; 18(6):e225–e233

[269] Hoffman B, Wingenbach DD, Kagey AN, Schaneman JL, Kasper D. The long-term health plan and disability cost benefit of obstructive sleep apnea treatment in a commercial motor vehicle driver population. J Occup Environ Med. 2010; 52(5):473–477

[270] Potts KJ, Butterfield DT, Sims P, Henderson M, Shames CB. Cost savings associated with an education campaign on the diagnosis and management of sleep-disordered breathing: a retrospective, claims-based US study. Popul Health Manag. 2013; 16(1):7–13

[271] Ulfberg J, Carter N, Talbäck M, Edling C. Excessive daytime sleepiness at work and subjective work performance in the general population and among heavy snorers and patients with obstructive sleep apnea. Chest. 1996; 110(3):659–663

[272] Omachi TA, Claman DM, Blanc PD, Eisner MD. Obstructive sleep apnea: a risk factor for work disability. Sleep. 2009; 32(6):791–798

[273] Sivertsen B, Overland S, Glozier N, Bjorvatn B, Maeland JG, Mykletun A. The effect of OSAS on sick leave and work disability. Eur Respir J. 2008; 32(6):1497–1503

[274] Sjösten N, Vahtera J, Salo P, et al. Increased risk of lost workdays prior to the diagnosis of sleep apnea. Chest. 2009; 136(1):130–136

[275] Harvard Medical School Division of Sleep Medicine. The price of fatigue: the surprising economic costs of unmanaged sleep apnea. Boston, MA: Harvard Medical School; 2010 Available at: http://sleep.med.harvard.edu/what-we-do/public-policy-research. Accessed on 10/04/2018

[276] Rodenstein D; Cost-B26 Action on Sleep Apnoea Syndrome. Driving in Europe: the need of a common policy for drivers with obstructive sleep apnoea syndrome. J Sleep Res. 2008; 17(3):281–284

[277] Strohl KP, Brown DB, Collop N, et al. ATS Ad Hoc Committee on Sleep Apnea, Sleepiness, and Driving Risk in Noncommercial Drivers. An official American Thoracic Society Clinical Practice Guideline: sleep apnea, sleepiness, and driving risk in noncommercial drivers. An update of a 1994 Statement. Am J Respir Crit Care Med. 2013; 187(11):1259–1266

[278] Tippin J. Driving impairment in patients with obstructive sleep apnea syndrome. Am J Electroneurodiagn Technol. 2007; 47(2):114–126

[279] Tregear S, Reston J, Schoelles K, Phillips B. Obstructive sleep apnea and risk of motor vehicle crash: systematic review and meta-analysis. J Clin Sleep Med. 2009; 5(6):573–581

[280] Marshall SC, Man-Son-Hing M. Multiple chronic medical conditions and associated driving risk: a systematic review. Traffic Inj Prev. 2011; 12(2):142–148

[281] Vaa T. Impairments, diseases, age and their relative risks of accident involvement: results from a meta-analysis. Oslo, Norway: Institute of Transport Economics; 2003

[282] Arita A, Sasanabe R, Hasegawa R, et al. Risk factors for automobile accidents caused by falling asleep while driving in obstructive sleep apnea syndrome. Sleep Breath. 2015; 19(4):1229–1234

[283] Ward KL, Hillman DR, James A, et al. Excessive daytime sleepiness increases the risk of motor vehicle crash in obstructive sleep apnea. J Clin Sleep Med. 2013; 9(10):1013–1021

[284] Karimi M, Hedner J, Häbel H, Nerman O, Grote L. Sleep apnearelated risk of motor vehicle accidents is reduced by continuous positive airway pressure: Swedish Traffic Accident Registry data. Sleep. 2015; 38(3):341–349

[285] Terán-Santos J, Jiménez-Gómez A, Cordero-Guevara J; Cooperative Group Burgos-Santander. The association between sleep apnea and the risk of traffic accidents. N Engl J Med. 1999; 340(11):847–851

[286] Karimi M, Hedner J, Lombardi C, et al. Esada Study Group. Driving habits and risk factors for traffic accidents among sleep apnea patients–a European multi-centre cohort study. J Sleep Res. 2014; 23(6):689–699

[287] Mulgrew AT, Nasvadi G, Butt A, et al. Risk and severity of motor vehicle crashes in patients with obstructive sleep apnoea/ hypopnoea. Thorax. 2008; 63(6):536–541

[288] Di Milia L, Smolensky MH, Costa G, Howarth HD, Ohayon MM, Philip P. Demographic factors, fatigue, and driving accidents: An examination of the published literature. Accid Anal Prev. 2011; 43(2):516–532

[289] Stevenson MR, Elkington J, Sharwood L, et al. The role of sleepiness, sleep disorders, and the work environment on heavy-vehicle crashes

in 2 Australian states. Am J Epidemiol. 2014; 179(5):594–601

[290] Young T, Blustein J, Finn L, Palta M. Sleep-disordered breathing and motor vehicle accidents in a population-based sample of employed adults. Sleep. 1997; 20(8):608–613

[291] Sassani A, Findley LJ, Kryger M, Goldlust E, George C, Davidson TM. Reducing motor-vehicle collisions, costs, and fatalities by treating obstructive sleep apnea syndrome. Sleep. 2004; 27(3):453–458

[292] Krieger J, Meslier N, Lebrun T, et al. Accidents in obstructive sleep apnea patients treated with nasal continuous positive airway pressure: a prospective study. The Working Group ANTADIR, Paris and CRESGE, Lille, France. Association Nationale de Traitement à Domicile des Insuffisants Respiratoires. Chest. 1997; 112(6):1561–1566

[293] Tousignant P, Cosio MG, Levy RD, Groome PA. Quality adjusted life years added by treatment of obstructive sleep apnea. Sleep. 1994; 17(1):52–60

[294] AlGhanim N, Comondore VR, Fleetham J, Marra CA, Ayas NT. The economic impact of obstructive sleep apnea. Lung. 2008; 186(1):7–12

[295] Prosser LA, Stinnett AA, Goldman PA, et al. Cost-effectiveness of cholesterol-lowering therapies according to selected patient characteristics. Ann Intern Med. 2000; 132(10):769–779

[296] Kapur VK. Obstructive sleep apnea: diagnosis, epidemiology, and economics. Respir Care. 2010; 55(9):1155–1167

[297] Alonderis A, Barbé F, Bonsignore M, et al. COST Action B-26. Medico-legal implications of sleep apnoea syndrome: driving license regulations in Europe. Sleep Med. 2008; 9(4):362–375

[298] Revision to Annex Iii of Eu Driving Licence Directive Regarding Obstructive Sleep Apnoea Syndrome. Available at: http://eur-lex.europa.eu/legal-content/EN/TXT/?uri=uriserv: OJ.L_.2014.194.01.0010.01.ENG (2014). Accessed 10/04/2018

[299] Dwarakanath A, Twiddy M, Ghosh D, Jamson SL, Baxter PD, Elliott MW; British Thoracic Society. Variability in clinicians' opinions regarding fitness to drive in patients with obstructive sleep apnoea syndrome (OSAS). Thorax. 2015; 70(5):495–497

[300] Bonsignore MR, Randerath W, Riha R, et al. New rules on driver licensing for patients with obstructive sleep apnoea: EU Directive 2014/85/EU. Eur Respir J. 2016; 47(1):39–41

[301] Peppard PE, Young T, Palta M, Dempsey J, Skatrud J. Longitudinal study of moderate weight change and sleep-disordered breathing. JAMA. 2000; 284(23):3015–3021

[302] Kositanurit W, Muntham D, Udomsawaengsup S, Chirakalwasan N. Prevalence and associated factors of obstructive sleep apnea in morbidly obese patients undergoing bariatric surgery. Sleep Breath. 2018; 22(1):251–256

[303] Amin A, Ali A, Altaf QA, et al. Prevalence and associations of obstructive sleep apnea in South Asians and White Europeans with type 2 diabetes: a cross-sectional study. J Clin Sleep Med. 2017; 13(4):583–589

[304] Vanderveken OM, Boudewyns A, Ni Q, et al. Cardiovascular implications in the treatment of obstructive sleep apnea. J Cardiovasc Transl Res. 2011; 4(1):53–60

[305] Gami AS, Pressman G, Caples SM, et al. Association of atrial fibrillation and obstructive sleep apnea. Circulation. 2004; 110(4):364–367

[306] Peker Y, Carlson J, Hedner J. Increased incidence of coronary artery disease in sleep apnoea: a long-term follow-up. Eur Respir J. 2006; 28(3):596–602

[307] Guillot M, Sforza E, Achour-Crawford E, et al. Association between severe obstructive sleep apnea and incident arterial hypertension in the older people population. Sleep Med. 2013; 14(9):838–842

[308] Hla KM, Young T, Finn L, Peppard PE, Szklo-Coxe M, Stubbs M. Longitudinal association of sleep-disordered breathing and nondipping of nocturnal blood pressure in the Wisconsin Sleep

Cohort Study. Sleep. 2008; 31(6):795–800

[309] Hla KM, Young TB, Bidwell T, Palta M, Skatrud JB, Dempsey J. Sleep apnea and hypertension. A population-based study. Ann Intern Med. 1994; 120(5):382–388

[310] Lavie P, Herer P, Hoffstein V. Obstructive sleep apnoea syndrome as a risk factor for hypertension: population study. BMJ. 2000; 320(7233):479–482

[311] Marin JM, Agusti A, Villar I, et al. Association between treated and untreated obstructive sleep apnea and risk of hypertension. JAMA. 2012; 307(20):2169–2176

[312] Crinion SJ, Ryan S, McNicholas WT. Obstructive sleep apnoea as a cause of nocturnal nondipping blood pressure: recent evidence regarding clinical importance and underlying mechanisms. Eur Respir J. 2017; 49(1):1601818

[313] Muxfeldt ES, Margallo VS, Guimarães GM, Salles GF. Prevalence and associated factors of obstructive sleep apnea in patients with resistant hypertension. Am J Hypertens. 2014; 27(8):1069–1078

[314] Parati G, Lombardi C, Hedner J, et al. EU COST Action B26 members. Recommendations for the management of patients with obstructive sleep apnoea and hypertension. Eur Respir J. 2013; 41(3):523–538

[315] Mancia G, De Backer G, Dominiczak A, et al. Management of Arterial Hypertension of the European Society of Hypertension. European Society of Cardiology. 2007 Guidelines for the Management of Arterial Hypertension: The Task Force for the Management of Arterial Hypertension of the European Society of Hypertension (ESH) and of the European Society of Cardiology (ESC). J Hypertens. 2007; 25(6):1105–1187

[316] Randerath W, Verbraecken J, Andreas S, et al. Definition, discrimination, diagnosis and treatment of central breathing disturbances during sleep. Eur Respir J. 2017; 49(1):1600959

[317] Bitter T, Faber L, Hering D, Langer C, Horstkotte D, Oldenburg O. Sleep-disordered breathing in heart failure with normal left ventricular ejection fraction. Eur J Heart Fail. 2009; 11(6): 602–608

[318] Oldenburg O, Lamp B, Faber L, Teschler H, Horstkotte D, Töpfer V. Sleep-disordered breathing in patients with symptomatic heart failure: a contemporary study of prevalence in and characteristics of 700 patients. Eur J Heart Fail. 2007; 9(3):251–257

[319] Javaheri S, Shukla R, Zeigler H, Wexler L. Central sleep apnea, right ventricular dysfunction, and low diastolic blood pressure are predictors of mortality in systolic heart failure. J Am Coll Cardiol. 2007; 49(20):2028–2034

[320] Jilek C, Krenn M, Sebah D, et al. Prognostic impact of sleep disordered breathing and its treatment in heart failure: an observational study. Eur J Heart Fail. 2011; 13(1):68–75

[321] Khayat R, Abraham W, Patt B, et al. Central sleep apnea is a predictor of cardiac readmission in hospitalized patients with systolic heart failure. J Card Fail. 2012; 18(7):534–540

[322] Wang H, Parker JD, Newton GE, et al. Influence of obstructive sleep apnea on mortality in patients with heart failure. J Am Coll Cardiol. 2007; 49(15):1625–1631

[323] Kushida CA, Littner MR, Morgenthaler T, et al. Practice parameters for the indications for polysomnography and related procedures: an update for 2005. Sleep. 2005; 28(4):499–521

[324] Kanagala R, Murali NS, Friedman PA, et al. Obstructive sleep apnea and the recurrence of atrial fibrillation. Circulation. 2003; 107(20):2589–2594

[325] Lindenfeld J, Albert NM, Boehmer JP, et al. Heart Failure Society of America. HFSA 2010 Comprehensive Heart Failure Practice Guideline. J Card Fail. 2010; 16(6):e1–e194

[326] Yancy CW, Jessup M, Bozkurt B, et al. WRITING COMMITTEE MEMBERS. American College of Cardiology Foundation/ American Heart Association Task Force on Practice Guidelines. 2013 ACCF/ AHA guideline for the management of heart failure: a report of the American College of Cardiology Foundation/ American Heart Association Task Force on practice guidelines. Circulation. 2013; 128(16):e240–e327

[327] Monahan K, Brewster J, Wang L, et al. Relation of the severity of obstructive sleep apnea in response to anti-arrhythmic drugs in patients with atrial fibrillation or atrial flutter. Am J Cardiol. 2012; 110(3):369–372

[328] Bitter T, Westerheide N, Prinz C, et al. Cheyne-Stokes respiration and obstructive sleep apnoea are independent risk factors for malignant ventricular arrhythmias requiring appropriate cardioverter-defibrillator therapies in patients with congestive heart failure. Eur Heart J. 2011; 32(1):61–74

[329] Calkins H, Kuck KH, Cappato R, et al. Heart Rhythm Society Task Force on Catheter and Surgical Ablation of Atrial Fibrillation. 2012 HRS/EHRA/ECAS expert consensus statement on catheter and surgical ablation of atrial fibrillation: recommendations for patient selection, procedural techniques, patient management and follow-up, definitions, endpoints, and research trial design: a report of the Heart Rhythm Society (HRS) Task Force on Catheter and Surgical Ablation of Atrial Fibrillation. Developed in partnership with the European Heart Rhythm Association (EHRA), a registered branch of the European Society of Cardiology (ESC) and the European Cardiac Arrhythmia Society (ECAS); and in collaboration with the American College of Cardiology (ACC), American Heart Association (AHA), the Asia Pacific Heart Rhythm Society (APHRS), and the Society of Thoracic Surgeons (STS). Endorsed by the governing bodies of the American College of Cardiology Foundation, the American Heart Association, the European Cardiac Arrhythmia Society, the European Heart Rhythm Association, the Society of Thoracic Surgeons, the Asia Pacific Heart Rhythm Society, and the Heart Rhythm Society. Heart Rhythm. 2012; 9(4):632–696.e21

[330] Andreas S, Schulz R, Werner GS, Kreuzer H. Prevalence of obstructive sleep apnoea in patients with coronary artery disease. Coron Artery Dis. 1996; 7(7):541–545

[331] Danzi-Soares NJ, Genta PR, Nerbass FB, et al. Obstructive sleep apnea is common among patients referred for coronary artery bypass grafting and can be diagnosed by portable monitoring. Coron Artery Dis. 2012; 23(1):31–38

[332] Lee CH, Khoo SM, Tai BC, et al. Obstructive sleep apnea in patients admitted for acute myocardial infarction. Prevalence, predictors, and effect on microvascular perfusion. Chest. 2009; 135(6):1488–1495

[333] Mooe T, Rabben T, Wiklund U, Franklin KA, Eriksson P. Sleepdisordered breathing in men with coronary artery disease. Chest. 1996; 109(3):659–663

[334] Mooe T, Rabben T, Wiklund U, Franklin KA, Eriksson P. Sleepdisordered breathing in women: occurrence and association with coronary artery disease. Am J Med. 1996; 101(3):251–256

[335] Nakashima H, Katayama T, Takagi C, et al. Obstructive sleep apnoea inhibits the recovery of left ventricular function in patients with acute myocardial infarction. Eur Heart J. 2006; 27(19):2317–2322

[336] Glantz H, Thunström E, Herlitz J, et al. Occurrence and predictors of obstructive sleep apnea in a revascularized coronary artery disease cohort. Ann Am Thorac Soc. 2013; 10(4):350–356

[337] Yumino D, Tsurumi Y, Takagi A, Suzuki K, Kasanuki H. Impact of obstructive sleep apnea on clinical and angiographic outcomes following percutaneous coronary intervention in patients with acute coronary syndrome. Am J Cardiol. 2007; 99(1):26–30

[338] Im KB, Strader S, Dyken ME. Management of sleep disorders in stroke. Curr Treat Options Neurol. 2010; 12(5):379–395

[339] Dziewas R, Humpert M, Hopmann B, et al. Increased prevalence of

sleep apnea in patients with recurring ischemic stroke compared with first stroke victims. J Neurol. 2005; 252(11):1394–1398

[340] Bansal A, Lee-chiong T. Sleep and medical disorders. In: Butkov N, Lee-Chiong T, eds. Fundamentals of Sleep Technology. Philadelphia, PA: Lippincott Williams & Wilkins; 2007;22:186–197

[341] Khawaja IT, Sayyed RT, Jaouni H. Obstructive sleep apnea: an unrecognized but prevalent condition. Compr Ther. 2000; 26(4):294–297

[342] Bottini P, Tantucci C. Sleep apnea syndrome in endocrine diseases. Respiration. 2003; 70(3):320–327

[343] Weiss V, Sonka K, Pretl M, et al. Prevalence of the sleep apnea syndrome in acromegaly population. J Endocrinol Invest. 2000; 23(8):515–519

[344] Bengtsson BA, Brummer RJ, Edén S, Bosaeus I. Body composition in acromegaly. Clin Endocrinol (Oxf). 1989; 30(2):121–130

[345] Isono S, Saeki N, Tanaka A, Nishino T. Collapsibility of passive pharynx in patients with acromegaly. Am J Respir Crit Care Med. 1999; 160(1):64–68

[346] Shipley JE, Schteingart DE, Tandon R, Starkman MN. Sleep architecture and sleep apnea in patients with Cushing's disease. Sleep. 1992; 15(6):514–518

[347] Yanovski JA, Cutler GB Jr. Glucocorticoid action and the clinical features of Cushing's syndrome. Endocrinol Metab Clin North Am. 1994; 23(3):487–509

[348] Rosenow F, McCarthy V, Caruso AC. Sleep apnoea in endocrine diseases. J Sleep Res. 1998; 7(1):3–11

[349] Harris MI, Flegal KM, Cowie CC, et al. Prevalence of diabetes, impaired fasting glucose, and impaired glucose tolerance in U.S. adults. The Third National Health and Nutrition Examination Survey, 1988–1994. Diabetes Care. 1998; 21(4):518–524

[350] West SD, Nicoll DJ, Stradling JR. Prevalence of obstructive sleep apnoea in men with type 2 diabetes. Thorax. 2006; 61(11):945–950

[351] Foster GD, Sanders MH, Millman R, et al. Sleep AHEAD Research Group. Obstructive sleep apnea among obese patients with type 2 diabetes. Diabetes Care. 2009; 32(6):1017–1019

[352] Resnick HE, Jones K, Ruotolo G, et al. Strong Heart Study. Insulin resistance, the metabolic syndrome, and risk of incident cardiovascular disease in nondiabetic american indians: the Strong Heart Study. Diabetes Care. 2003; 26(3):861–867

[353] Babu AR, Herdegen J, Fogelfeld L, Shott S, Mazzone T. Type 2 diabetes, glycemic control, and continuous positive airway pressure in obstructive sleep apnea. Arch Intern Med. 2005; 165(4):447–452

[354] Pallayova M, Donic V, Tomori Z. Beneficial effects of severe sleep apnea therapy on nocturnal glucose control in persons with type 2 diabetes mellitus. Diabetes Res Clin Pract. 2008; 81(1):e8–e11

[355] Ficker JH, Dertinger SH, Siegfried W, et al. Obstructive sleep apnoea and diabetes mellitus: the role of cardiovascular autonomic neuropathy. Eur Respir J. 1998; 11(1):14–19

[356] American Association of clinical endocrinologists medical guidelines for clinical practice for developing a diabetes mellitus comprehensive care plan. Available at: https://www.aace.com/ file/dm-guidelines-ccp.pdf. Accessed 10/04/2018

[357] Shaw JE, Punjabi NM, Wilding JP, Alberti KG, Zimmet PZ; International Diabetes Federation Taskforce on Epidemiology and Prevention. Sleep-disordered breathing and type 2 diabetes: a report from the International Diabetes Federation Taskforce on Epidemiology and Prevention. Diabetes Res Clin Pract. 2008; 81(1):2–12

[358] Park YW, Zhu S, Palaniappan L, Heshka S, Carnethon MR, Heymsfield SB. The metabolic syndrome: prevalence and associated risk factor findings in the US population from the Third National Health and Nutrition Examination Survey, 1988– 1994. Arch Intern

Med. 2003; 163(4):427–436

[359] Reaven G. Role of insulin resistance in human disease. Banting lecture. Diabetes. 1997; 37(12):1595–1607

[360] DeFronzo RA, Ferrannini E. Insulin resistance. A multifaceted syndrome responsible for NIDDM, obesity, hypertension, dyslipidemia, and atherosclerotic cardiovascular disease. Diabetes Care. 1991; 14(3):173–194

[361] Kahn R, Buse J, Ferrannini E, Stern M; American Diabetes Association. European Association for the Study of Diabetes. The metabolic syndrome: time for a critical appraisal: joint statement from the American Diabetes Association and the European Association for the Study of Diabetes. Diabetes Care. 2005; 28(9):2289–2304

[362] Dorkova Z, Petrasova D, Molcanyiova A, et al. Effects of CPAP on cardiovascular risk profile in patients with severe obstructive sleep apnea and metabolic syndrome. Chest. 2008; 134:686–692

[363] Klink ME, Dodge R, Quan SF. The relation of sleep complaints to respiratory symptoms in a general population. Chest. 1994; 105(1):151–154

[364] Agusti A, Hedner J, Marin JM, Barbé F, Cazzola M, Rennard S. Night-time symptoms: a forgotten dimension of COPD. Eur Respir Rev. 2011; 20(121):183–194

[365] Lee R, McNicholas WT. Obstructive sleep apnea in chronic obstructive pulmonary disease patients. Curr Opin Pulm Med. 2011; 17(2):79–83

[366] McNicholas WT, Verbraecken J, Marin JM. Sleep disorders in chronic obstructive pulmonary disease: the forgotten dimension. Eur Respir Rev. 2013; 22(129):365–375

[367] de Oliveira Rodrigues CJ, Marson O, Tufic S, et al. Relationship among end-stage renal disease, hypertension, and sleep apnea in nondiabetic dialysis patients. Am J Hypertens. 2005; 18(2 Pt 1):152–157

[368] Jean G, Piperno D, François B, Charra B. Sleep apnea incidence in maintenance hemodialysis patients: influence of dialysate buffer. Nephron. 1995; 71(2):138–142

[369] Beecroft JM, Pierratos A, Hanly PJ. Clinical presentation of obstructive sleep apnea in patients with end-stage renal disease. J Clin Sleep Med. 2009; 5(2):115–121

[370] Choi JB, Loredo JS, Norman D, et al. Does obstructive sleep apnea increase hematocrit? Sleep Breath. 2006; 10(3):155–160

[371] Moore-Gillon JC, Treacher DF, Gaminara EJ, Pearson TC, Cameron IR. Intermittent hypoxia in patients with unexplained polycythaemia. Br Med J (Clin Res Ed) 1986; 293(6547):588–590

[372] Carlson JT, Hedner J, Fagerberg B, Ejnell H, Magnusson B, Fyhrquist F. Secondary polycythaemia associated with nocturnal apnoea–a relationship not mediated by erythropoietin? J Intern Med. 1992; 231(4):381–387

[373] Krieger J, Sforza E, Delanoe C, Petiau C. Decrease in haematocrit with continuous positive airway pressure treatment in obstructive sleep apnoea patients. Eur Respir J. 1992; 5(2):228–233

[374] American Academy of Sleep Medicine. Obstructive sleep apnea, adult. In: Sateia M, editor. ICSD-3. Chicago, IL: AASM; 2014

[375] Dempsey JA, Xie A, Patz DS, Wang D. Physiology in medicine: obstructive sleep apnea pathogenesis and treatment–considerations beyond airway anatomy. J Appl Physiol (1985). 2014; 116(1):3–12

[376] Hudgel DW, Hendricks C. Palate and hypopharynx–sites of inspiratory narrowing of the upper airway during sleep. Am Rev Respir Dis. 1988; 138(6):1542–1547

[377] Remmers JE, deGroot WJ, Sauerland EK, Anch AM. Pathogenesis of upper airway occlusion during sleep. J Appl Physiol. 1978; 44(6):931–938

[378] Vincken W, Guilleminault C, Silvestri L, Cosio M, Grassino A. Inspiratory muscle activity as a trigger causing the airways to open in

obstructive sleep apnea. Am Rev Respir Dis. 1987; 135(2):372–377

[379] Mezzanotte WS, Tangel DJ, White DP. Waking genioglossal electromyogram in sleep apnea patients versus normal controls (a neuromuscular compensatory mechanism). J Clin Invest. 1992; 89(5):1571–1579

[380] Smith PL, Wise RA, Gold AR, Schwartz AR, Permutt S. Upper airway pressure-flow relationships in obstructive sleep apnea. J Appl Physiol (1985). 1988; 64(2):789–795

[381] Eckert DJ, White DP, Jordan AS, Malhotra A, Wellman A. Defining phenotypic causes of obstructive sleep apnea. Identification of novel therapeutic targets. Am J Respir Crit Care Med. 2013; 188(8): 996–1004

[382] Watanabe T, Isono S, Tanaka A, Tanzawa H, Nishino T. Contribution of body habitus and craniofacial characteristics to segmental closing pressures of the passive pharynx in patients with sleep-disordered breathing. Am J Respir Crit Care Med. 2002; 165(2):260–265

[383] Neelapu BC, Kharbanda OP, Sardana HK, et al. Craniofacial and upper airway morphology in adult obstructive sleep apnea patients: A systematic review and meta-analysis of cephalometric studies. Sleep Med Rev. 2017; 31:79–90

[384] Schwab RJ, Pasirstein M, Pierson R, et al. Identification of upper airway anatomic risk factors for obstructive sleep apnea with volumetric magnetic resonance imaging. Am J Respir Crit Care Med. 2003; 168(5):522–530

[385] Schellenberg JB, Maislin G, Schwab RJ. Physical findings and the risk for obstructive sleep apnea. The importance of oropharyngeal structures. Am J Respir Crit Care Med. 2000; 162(2 Pt 1):740–748

[386] Marcus CL. Tonsillectomy for short-term benefit in obstructive sleep-disordered breathing. J Pediatr. 2017; 186:209–212

[387] Xavier SD, Bussoloti IF, Müller H. Macroglossia secondary to systemic amyloidosis: case report and literature review. Ear Nose Throat J. 2005; 84(6):358–361

[388] Wittmann AL. Macroglossia in acromegaly and hypothyroidism. Virchows Arch A Pathol Anat Histol. 1977; 373(4):353–360

[389] Guimaraes CV, Donnelly LF, Shott SR, Amin RS, Kalra M. Relative rather than absolute macroglossia in patients with Down syndrome: implications for treatment of obstructive sleep apnea. Pediatr Radiol. 2008; 38(10):1062–1067

[390] Gunawardena I, Robinson S, MacKay S, et al. Submucosal lingualplasty for adult obstructive sleep apnea. Otolaryngol Head Neck Surg. 2013; 148(1):157–165

[391] Nuckton TJ, Glidden DV, Browner WS, Claman DM. Physical examination: Mallampati score as an independent predictor of obstructive sleep apnea. Sleep. 2006; 29(7):903–908

[392] Friedman M, Hamilton C, Samuelson CG, Lundgren ME, Pott T. Diagnostic value of the Friedman tongue position and Mallampati classification for obstructive sleep apnea: a metaanalysis. Otolaryngol Head Neck Surg. 2013; 148(4):540–547

[393] Kumar DS, Valenzuela D, Kozak FK, et al. The reliability of clinical tonsil size grading in children. JAMA Otolaryngol Head Neck Surg. 2014; 140(11):1034–1037

[394] Newman AB, Foster G, Givelber R, Nieto FJ, Redline S, Young T. Progression and regression of sleep-disordered breathing with changes in weight: the Sleep Heart Health Study. Arch Intern Med. 2005; 165(20):2408–2413

[395] Nashi N, Kang S, Barkdull GC, Lucas J, Davidson TM. Lingual fat at autopsy. Laryngoscope. 2007; 117(8):1467–1473

[396] Van de Graaff WB. Thoracic influence on upper airway patency. J Appl Physiol (1985). 1988; 65(5):2124–2131

[397] Van de Graaff WB. Thoracic traction on the trachea: mechanisms and magnitude. J Appl Physiol (1985). 1991; 70(3):1328–1336

[398] Schwartz AR, Smith PL, Schneider H, Patil SP, Kirkness JP. Invited editorial on "lung volume and upper airway collapsibility: what does it tell us about pathogenic mechanisms?". J Appl Physiol (1985). 2012; 113(5):689–690

[399] Squier SB, Patil SP, Schneider H, Kirkness JP, Smith PL, Schwartz AR. Effect of end-expiratory lung volume on upper airway collapsibility in sleeping men and women. J Appl Physiol (1985). 2010; 109(4):977–985

[400] Heinzer RC, Stanchina ML, Malhotra A, et al. Effect of increased lung volume on sleep disordered breathing in patients with sleep apnoea. Thorax. 2006; 61(5):435–439

[401] Redolfi S, Yumino D, Ruttanaumpawan P, et al. Relationship between overnight rostral fluid shift and obstructive sleep apnea in nonobese men. Am J Respir Crit Care Med. 2009; 179(3):241–246

[402] White LH, Bradley TD. Role of nocturnal rostral fluid shift in the pathogenesis of obstructive and central sleep apnoea. J Physiol. 2013; 591(5):1179–1193

[403] Younes M. Contributions of upper airway mechanics and control mechanisms to severity of obstructive apnea. Am J Respir Crit Care Med. 2003; 168(6):645–658

[404] Isono S, Remmers JE, Tanaka A, Sho Y, Sato J, Nishino T. Anatomy of pharynx in patients with obstructive sleep apnea and in normal subjects. J Appl Physiol (1985). 1997; 82(4): 1319–1326

[405] Gleeson K, Zwillich CW, White DP. The influence of increasing ventilatory effort on arousal from sleep. Am Rev Respir Dis. 1990; 142(2):295–300

[406] Parthasarathy S. Emergence of obstructive sleep apnea phenotyping. From weak to strong! Am J Respir Crit Care Med. 2013; 188(8):898–900

[407] Joosten SA, Leong P, Landry SA, et al. Loop gain predicts the response to upper airway surgery in patients with obstructive sleep apnoea: Ventilatory control abnormalities predict surgical responsiveness. Sleep. 2017

[408] Joosten SA, O'Driscoll DM, Berger PJ, Hamilton GS. Supine position related obstructive sleep apnea in adults: pathogenesis and treatment. Sleep Med Rev. 2014; 18(1):7–17

[409] Joosten SA, Edwards BA, Wellman A, et al. The effect of body position on physiological factors that contribute to obstructive sleep apnea. Sleep. 2015; 38(9):1469–1478

[410] Bignold JJ, Mercer JD, Antic NA, McEvoy RD, Catcheside PG. Accurate position monitoring and improved supine-dependent obstructive sleep apnea with a new position recording and supine avoidance device. J Clin Sleep Med. 2011; 7(4):376–383

[411] Eijsvogel MM, Ubbink R, Dekker J, et al. Sleep position trainer versus tennis ball technique in positional obstructive sleep apnea syndrome. J Clin Sleep Med. 2015; 11(2):139–147

[412] van Maanen JP, Meester KA, Dun LN, et al. The sleep position trainer: a new treatment for positional obstructive sleep apnoea. Sleep Breath. 2013; 17(2):771–779

[413] van Maanen JP, de Vries N. Long-term effectiveness and compliance of positional therapy with the sleep position trainer in the treatment of positional obstructive sleep apnea syndrome. Sleep. 2014; 37(7):1209–1215

[414] Benoist L, de Ruiter M, de Lange J, de Vries N. A randomized, controlled trial of positional therapy versus oral appliance therapy for position-dependent sleep apnea. Sleep Med. 2017; 34:109–117

[415] Ravesloot MJ, van Maanen JP, Dun L, de Vries N. The undervalued potential of positional therapy in position-dependent snoring and obstructive sleep apnea-a review of the literature. Sleep Breath. 2013; 17(1):39–49

[416] Oksenberg A, Silverberg DS, Arons E, Radwan H. Positional vs nonpositional obstructive sleep apnea patients: anthropomorphic, nocturnal polysomnographic, and multiple sleep latency test data.

Chest. 1997; 112(3):629–639

[417] Richard W, Kox D, den Herder C, Laman M, van Tinteren H, de Vries N. The role of sleep position in obstructive sleep apnea syndrome. Eur Arch Otorhinolaryngol. 2006; 263(10):946–950

[418] Mador MJ, Kufel TJ, Magalang UJ, Rajesh SK, Watwe V, Grant BJ. Prevalence of positional sleep apnea in patients undergoing polysomnography. Chest. 2005; 128(4):2130–2137

[419] Benoist LB, Verhagen M, Torensma B, van Maanen JP, de Vries N. Positional therapy in patients with residual positional obstructive sleep apnea after upper airway surgery. Sleep Breath. 2016

[420] Dieltjens M, Vroegop AV, Verbruggen AE, et al. A promising concept of combination therapy for positional obstructive sleep apnea. Sleep Breath. 2015; 19(2):637–644

[421] Morong S, Benoist LB, Ravesloot MJ, Laman DM, de Vries N. The effect of weight loss on OSA severity and position dependence in the bariatric population. Sleep Breath. 2014; 18(4):851–856

第3章 睡眠呼吸障碍的诊断
Diagnosis of Sleep-Disordered Breathing

摘　要

本章重点是睡眠呼吸障碍患者的诊断，诊断首先从病史采集开始。临床评估包括一般性评估和阻塞性睡眠呼吸暂停的特异性评估、口腔及上气道评估。接着需要进行睡眠检查。目前的各种睡眠检查各有优缺点，有的可以在家进行检查，有的可以在睡眠研究中心进行。鉴别诊断依赖于睡眠监测。如果患者考虑持续气道正压通气（continuos positive airway pressure，CPAP）以外的治疗，单凭睡眠检查报告不足以制订准确的治疗方案。临床评估还包括睡眠问卷。对于睡眠外科医生来说，清醒时内镜检查、Müller 试验和药物诱导睡眠内镜（drug induced sleep endoscopy，DISE）检查是至关重要的。目前存在多个关于 DISE 检查的评分体系，其中 VOTE 体系应用最为普遍，下文将围绕组织架构、后勤保障、工作人员配置、适应证、患者选择、镇静方案，以及如何将各种检查结果转化为治疗计划等方面展开详细讨论。

关键词

OSA；病史；评估；睡眠监测；问卷调查；DISE；VOTE；SDB 临床评估；上气道评估；清醒时内镜检查；Müller 试验

一、病史采集

Nico de Vries　　Thomas Verse 　著

通过病史采集，一定程度上可以初步确定阻塞性睡眠呼吸暂停（obstructive sleep apnea，OSA）的诊断。虽然难以忍受的打鼾和呼吸暂停常是患者主诉和下级医院转诊的常见症状之一，通常能从全科医生的转诊说明中得知，但是一套标准化的综合评估体系仍然十分重要。

建议患者与同寝者一同复查病情，同寝者和患者对疾病的困扰往往存在差异，同寝者被疾病的困扰程度往往是 OSA 患者的 2 倍。例如，最能引起同寝者注意的症状是性格易怒、睡眠打鼾持续时间和响度、呼吸暂停及其持续时间。睡姿也会影响睡眠：打鼾和呼吸暂停是出现在所有体

位中，还是只有仰卧位时出现或更明显？一般来说，男性患者更容易被低估他们的打鼾程度和被疾病困扰的程度。出于外科手术目的，强烈建议让同寝者对被打鼾困扰程度进行评分，临床中常采用 10 项视觉模拟评分量表（10-point visual analogue，VAS）进行评估。VAS 可以提供手术前后的对比，前提是该量表评价者为同一同寝者。众所周知，打鼾扰人程度因人而异。事实上许多鼾症患者是被同寝者强烈要求进行手术治疗的，否则他们将面临被驱逐出室的威胁。经历一次痛苦的腭部手术之后，我们再当着患者的面向同寝者询问手术是否成功时，这通常会影响同寝者的判断，从而导致术后 VAS 评分较低。也许这就是为何许多文献报道在手术

前后打鼾强度方面的 VAS 评分有显著差异。因此，VAS 提供了快速和简易方法来衡量手术的效果。

睡眠诊所通常使用特定问卷来调查患者嗜睡程度和不同生活质量（quality of life，QoL），如 Epworth 嗜睡量表（Epworth Sleepiness Scale，ESS）[1] 和睡眠功能性结果问卷（Functional Outcomes of Sleep Questionnaire，FOSQ）[2]。表 3-1 总结了近年来睡眠手术时常使用的一些生活质量评估量表。患者应在第一次就诊前以电子形式填写这些问卷，这样他们的问卷调查就可以被记录在电子文件中。这种在实际就诊前收集电子数据的形式只有在患者能够上网和没有语言障碍的情况下才有效。作为替代方案，患者和同寝者可以在医生接诊前的候诊室填写这些问卷。根据 OSA 的怀疑程度来确定进一步的检查计划，例如，诊断 OSA 的可能性很大，可以先进行多导睡眠监测（polysomnography，PSG）；诊断 OSA 的可能性较低，则可以考虑进行整夜多导睡眠监测（overnight polysomnography）。早期的研究表明，因严重打鼾和可能的阻塞性睡眠呼吸暂停而去睡眠中心就诊的患者中，超过 50% 在完善睡眠检查后被证实患有 OSA。有些病史（如年轻、瘦弱、个体疲劳、没有打鼾史等）会降低诊断 OSA

的可能性，那么也不需要进行睡眠检查。如果被怀疑有嗜睡症，患者则会进行另一种形式的睡眠监测。

重要的是我们需要认识到，从患者那里获得的病史或同寝者记录的病史远不能 100% 地确诊 OSA。如果同寝者未能注意到患者的呼吸事件，OSA 的诊断也不能被排除，特别是低通气（以及与呼吸有关的觉醒）很容易被忽略。同寝者晚上没有保持清醒从而观察患者的睡眠情况，则无法获取患者不同睡眠阶段和睡眠姿势的信息。同寝者虽然可以通过录像提供 OSA 的证据，但是，接下来的睡眠检查是 OSA 确诊所必需的。通常，相反的情况也会发生，通过患者和同寝者提供的病史，临床医生可能初步考虑患者存在睡眠呼吸暂停，然而随后的睡眠学检查并没能检测到足以确诊 OSA 的低通气和呼吸暂停事件。

目前有各种各样的应用程序可以被用来分析睡眠，然而，所有这些方法都没有经过睡眠研究的验证。

许多患者并没有表现为扰人的打鼾、呼吸暂停、极度疲劳和嗜睡等综合症状。疾病早期（如轻度和中度 OSA）时尤为如此，即便是严重的 OSA 患者，在呼吸暂停低通气指数（apnea-hypopnea

表 3-1　睡眠手术中使用的生活质量评估表			
评估表	水 平	指 标	项目总数
SF-36[3]	健康相关	健康状况	36
FOSQ[2]	疾病特异性	睡眠质量	10～30
PQSI[4]	疾病特异性	过去几个月的睡眠质量和干扰因素	17
SOS[5]	疾病特异性	打鼾	8
ESS[1]	症状相关	日间嗜睡程度	8
NOSE[7]	症状相关	鼻塞评估	7
SCL-90[8]	症状相关	过去 7 天的心理困扰程度	9

ESS.Epworth 嗜睡量表；FOSQ. 睡眠功能性结果问卷；NOSE. 鼻塞症状评估量表；PQSI. 匹兹堡睡眠质量指数量表；SF-36. SF-36 生活质量量表；SOS. 打鼾结果调查；SCL-90. 症状自评量表 -90

index，AHI）超过 60 次 / 时的情况下，患者也可能只表现为非常少的临床症状。其他一些人，如专业司机，由于他们担心自己的驾驶许可资格，在病史询问过程中可能会有意地将困倦程度降至最低。因此，睡眠监测依然是确诊 OSA 的金标准。清醒时和睡眠时的症状和体征分别列入表 3-2 和表 3-3。

表 3-2　清醒时的体征和症状

- 嗜睡
- 容易睡着
- 疲倦
- 肌肉及关节疼痛
- 注意力不集中
- 驾驶时很难保持清醒
- 精力不佳
- 胸痛
- 易怒
- 记忆力和认知功能下降

表 3-3　睡眠时的症状和体征

- 打鼾严重
- 患者或同寝者目击呼吸暂停事件
- 醒来时伴窒息感
- 性能力下降和（或）阳痿
- 在睡眠中反复翻身
- 夜尿增多
- 醒后口干
- 晨起头痛

难以忍受的鼾声是最典型且令人担忧的症状，然而呼吸暂停和低通气也是应该重视但常被忽略的症状。值得一提的是，由缺乏足够的深度睡眠引起的夜尿症，也是 OSA 的典型症状。

经过整夜睡眠后却自觉未得到过充分休息是 OSA 的可疑症状。各种原因造成许多日间症状不典型，这是 OSA 常被漏诊或被误诊为抑郁或倦怠的原因之一。OSA 是一种渐进性疾病，如果不及时治疗，许多症状可能会逐渐加重。伴侣、家庭成员或同事可能会注意患者在性格上的微妙变化，如易怒、注意力不集中、智力和性生活方面表现不佳。这些症状通常被归因于年龄增长和社会问题，实际上则是由 OSA 的并发症引起的。回顾过去，许多患者在确诊前的症状已经持续数年。将夜间症状与日间出现的症状相结合，应怀疑患有 OSA。日间的嗜睡程度主要通过 ESS（表 3-4）进行评估。

表 3-4　Epworth 嗜睡量表

项目	0	1	2	3
坐着看书				
看电视				
在剧院或会议中				
作为乘客持续乘车 1h				
下午休息				
坐着交谈				
中饭后（不喝酒）				
在车里，在红绿灯前等待				
总分				

ESS 由 8 个问题、4 个答案组成。分数分别设置为 0 分（从不，或不适用）、1 分（有时）、2 分（经常）、3 分（总是）。总分不超过 24 分，分数大于或等于 10 分为异常，健康人群的平均得分在 6 分左右。很明显，ESS 的阳性和阴性预测值是中等程度的，但它确实能够为嗜睡程度提供一个初步的指标。此外，该量表存在一定的局限性，例如，不驾驶机动车或从未去过剧院或参加过会议的患者不能获得最高分数。尽管 ESS 存在许多局限性，但它仍经常被用于临床及科研。

其他应该补充问诊的问题包括睡眠卫生和节奏、生活方式、饮酒和吸烟史、用药史、减肥和体重增加史。如果患者的工作为轮班制，那么他可能会出现工作时间不规律、其他的睡眠障碍和睡眠时间过少的问题。有些患者犯困的原因不止一个。睡前饮酒会引起肌肉松弛，从而导致 OSA。吸烟是引起上呼吸道水肿的一个辅助因素，虽然它的作用不如饮酒那么显著。病史询问还应包括用药史（如催眠药和肌肉松弛药）。笔者认为，收集每个患者的生物特征数据非常重要，如患者的体重和身高［用于计算体重指数（body mass index，BMI）］，以及最近的体重增加史。体重增加可能会导致 OSA 的发展或加重，但反过来也要考虑到，即 OSA 也会导致体重增加。

　　笔者认为，治疗前应询问患者的睡眠习惯。患者和他/她的伴侣是否睡在一起，或者伴侣是否因避免扰人的鼾声而提前入睡？伴侣是否佩戴耳塞或分房睡？其他家庭成员有抱怨吗？在酒店、露营地和飞机上睡得怎么样？打鼾会把患者自己吵醒吗？症状是如何存在的？症状是否为持续性或者是在特定的情况下出现？这些症状是由于特定的睡姿（主要是仰卧）还是所有睡姿都有？患者被迫仰卧睡是因为特定的疾病（如臀部、背部或肩膀的疾病）吗？

　　另一个关键问题是采集患者的既往病史。患者的健康状况与疾病治疗方案决策有关，如患者是否可以接受手术治疗，以及如何组织围术期护理（详情请参阅第 10 章）。测量血压也十分必要。

　　应询问患者是否存在其他的睡眠障碍性疾病。OSA 只是 80 种睡眠障碍性疾病中的一种。应该参考国际睡眠障碍分类（International Classification of Sleep Disorders，ICSD），ICSD 由美国睡眠障碍协会每隔几年更新一次。患者是否存在注意力不集中、智力减退、情绪改变、睡眠时反复翻身、夜尿增多、晨起口干、晨起头痛、睡眠无法获得充分休息？患者是否出现警觉性降低、易怒和抑郁？性功能减退或有明显的阳痿？

　　了解患者是否有磨牙史（磨牙症？）或其他口腔疾病是至关重要的，磨牙或口腔疾病可能会影响口腔器械治疗的选择。

　　另一件需要了解的重要事情是，患者已经采取了哪些措施来治疗 OSA 或打鼾。患者既往是否尝试过打鼾和 OSA 的治疗，如通过药物治疗或手术改善鼻腔通气？因花粉热、季节性鼻炎、其他过敏症、普通感冒、鼻息肉或解剖因素（如鼻中隔偏曲或下鼻甲肥大）而引起的鼻塞症状有无加重？NOSE 对鼻部症状评估可能是有帮助的[4]。患者是否尝试过非处方措施治疗打鼾？或定制口腔器械来解决打鼾问题？是否进行过睡眠检查、睡眠相关手术或使用过 CPAP？

　　通过前面的讨论，我们认为每个睡眠手术中心都应该使用一份全面的、针对手术的 OSA 问卷。然而目前并没有标准的调查问卷，这意味着每个睡眠手术中心都应该创建自己的问卷。笔者认为，问卷至少应该包括生物特征数据、睡眠习惯、既往疾病、口腔问题和过去与睡眠相关的治疗。笔者预测，在未来几年智能手机应用程序将在睡眠问卷方面发挥重大作用。

结论

　　病史采集在很大程度上决定了对 OSA 患者的怀疑程度。OSA 最显著的特征是扰人的鼾声和呼吸暂停事件，但也有许多睡眠觉醒的迹象和症状可以归因于 OSA。因此，一份标准化的、针对性的 OSA 相关综合问卷是十分必要的。

二、睡眠呼吸障碍（疑似）患者的体格检查

Marina Carrasco-Llatas　Nico de Vries　著

（一）背景

　　体格检查是 SDB 患者临床评估必不可少的。阳性体征有助于为患者提供治疗方案，只有在获得了 OSA 的严重程度（轻度、中度、重度）和类型（阻塞性、混合性、中枢性）后，医患双方才能一起对治疗计划做出决定。由于阻塞部位常见于上气道，我们也要分析阻塞平面、严重程度和阻塞的形态（或方向）。OSA 是 SDB 最常见的一种类型，是一种由许多不同的解剖和功能因素造成的复杂综合征。阻塞平面包括上气道的不同

平面或多个平面。因此，临床评估应包括从鼻腔、口咽部，再到声带平面的整个上气道。

完整的临床评估应该能对上气道的狭窄部位进行定位，且效率高并具有可重复性。不幸的是，临床评估往往是主观的，通常在清醒时进行，并不代表睡眠时的情况。虽然临床评估提供了有价值的信息，但普通解剖特征很容易获取，例如，无牙患者不会使用下颌前移装置（mandibular advancement device，MAD）进行治疗，高 BMI 的患者不是最好的手术候选人，从手术的角度来看，大扁桃体和小舌头的结合比反之更有吸引力。对于需要手术的患者来说，清醒时耳鼻咽喉科检查不是首选检查。在本章中，将讨论在检查室中进行的用于 OSA 诊断的耳鼻咽喉科检查及其局限性等。

（二）既往史

详细的病史采集是必要的。由患者和同寝者填写标准化的 OSA 问卷，在病史采集方面非常有帮助。问卷中所涉及的问题应该包括打鼾（频率、响度、睡姿）、呼吸暂停、困倦、疲劳、晨起头痛、性格改变、性功能障碍等。通常，这些问题最好由同寝者来回答，同寝者可以提供有关目击呼吸暂停和睡眠特征的信息。还需要收集患者既往手术史，特别是与上气道相关的数据（如扁桃体切除术、鼻部手术等），包括正畸治疗、吸烟和饮酒史，以及可升高心血管风险的合并症（高血压、血脂异常、糖尿病、心律失常、脑梗死病史）和使用过可能改变睡眠或降低睡眠时上气道肌张力的药物（镇静药、肌肉松弛药、催眠药）。由于 OSA 可能存在家族聚集，还应评估打鼾和睡眠呼吸暂停是否存在家族史。

睡眠习惯、轮班制工作、驾驶表现、患者职业及与睡眠质量和疲劳 / 嗜睡有关的问题也是有必要询问的。ESS 是一份由 8 个问题组成的自填问卷（表 3-5），是评估嗜睡情况最常用的量表。根据嗜睡程度，患者每项得分为 0~3 分。总分超过 10 分被认为是日间过度嗜睡。OSA 并不是导致

嗜睡的唯一原因，睡眠不足、轮班、职业和生活方式也是常见因素。虽然并不是每个 OSA 患者都有嗜睡的症状，而且嗜睡与睡眠呼吸暂停的严重程度无相关性，但睡眠呼吸暂停患者的嗜睡症状，是治疗成功后改善最显著的症状之一。

生活质量（QoL）问卷被应用于睡眠手术诊疗过程中，打鼾、嗜睡和 QoL 问卷有助于监测患者治疗后症状的改善程度。

（三）一般检查

与所有疾病一样，在完成病史采集后进行体格检查。OSA 特异性体格检查不同于标准的耳鼻咽喉科检查。这种检查必须是系统的，而且要注意所有的细节。

检查从患者的一般情况开始，男性的 OSA 患病率高于女性，男女比例约为 2 : 1，患病率随 BMI 增加而增加[9]，因此，身高、体重和体重指数（kg/cm²）是必不可少的检查项目。颈围与阻塞性睡眠呼吸暂停患病率有关，男性颈围超过 42cm 或女性颈围超过 37cm，其 OSA 的患病率显著增加。

一些研究表明[10, 11]，颈高比与 AHI 的相关性高于 BMI。咽腔周围和上气道扩张肌（如舌骨舌肌）内的脂肪沉积会减少气道管腔容积，并对上气道肌肉功能造成不利影响。腹部肥胖压迫腹腔和胸腔，使肺容积减少，可能引起膈肌胸侧移位，降低气管张力，从而影响咽喉部功能。因此，咽部和躯干周围的脂肪沉积都会引起上气道的塌陷[12]。

面部轮廓可能跟骨性气道有关。经患者鼻前棘作一垂线，颏部超过该线后方 2mm 则被定义为下颌后缩。面部较长患者通常上呼吸道也较小，在这类患者中，在发生呼吸暂停和低通气事件时，颏舌肌收缩使上气道的管腔变大的程度弱于面部较宽的患者（图 3-1）。舌骨位置越低，其上气道相对越长，较长的上呼吸道更容易引起塌陷和阻塞。

（四）上气道评估

系统的上气道评估从鼻腔开始，上气道的大

情　景	0 从不打瞌睡	1 轻微打瞌睡	2 中度可能打瞌睡	3 打瞌睡的概率很高
坐着看书				
看电视				
在公共场所闲坐（剧院、会议室）				
作为乘客持续乘车 1h				
下午躺下休息				
坐下来与某人交谈				
午餐后快速坐下（不喝酒）				
坐在车上堵车时的时候				

表 3-5　Epworth 嗜睡量表 a

a. 患者被要求按 0～3 分对他们入睡的可能性与在某些情况下仅感到疲倦的可能性进行评分。总分将为 0～24 分

部分阻力都是在该区域产生的，如鼻阈塌陷、鼻中隔偏曲、鼻中隔穿孔、鼻腔粘连、下鼻甲肥大、泡状中鼻甲、过敏或超敏反应引起的鼻腔黏膜肿胀、鼻息肉、腺样体肥大。尽管通过保守治疗或外科手术可以改善鼻腔通气，从而提高睡眠质量，但是这通常不会引起 AHI 或其他睡眠研究参数的显著变化。通畅的鼻腔往往能提高 CPAP 和 MAD 治疗的依从性，鼻部手术很少作为 OSA 的一线治疗。鼻部疾病在 OSA 中的作用并没有之前想象的那么重要。也就是说，单纯治疗鼻部疾病并不能完全治愈打鼾或呼吸暂停的问题，但不排除在一些少见的病例中，SDB 可以通过单纯鼻腔治疗得到治愈。请参阅第 7 章了解更多信息。

随后，外科医生应该检查患者的口腔以评估牙齿状况。检查牙龈和牙齿，其咬合关系按 Angle 错𬌗分类进行分类（图 3-2）。Ⅱ类错𬌗通常与下颌后缩有关，表示舌后间隙较为狭窄。Ⅲ类错𬌗的患者不适合接受 MAD 治疗（第 4 章）。要使用 MAD，牙龈和牙齿必须处于良好的咬合状态。最大张口度受限的患者在插管和手术期间可能会出现问题，例如，张口度较小最好采用激光进行舌扁桃体切除术，而不是等离子消融手术；同时在全身麻醉过程中选择经鼻插管，而不是选择经口插管。

硬腭狭窄常见于儿童时期有口呼吸病史的患者，该类患者的上呼吸道狭窄和上腭较长。这可能会对手术产生影响。如果患者面部较为狭长，可据此推测可能存在上腭狭窄的问题。

牙齿拥挤会让外科医生想到小咽腔问题，舌周齿痕（图 3-3）既可能与小下颌有关，也可能与（相对）巨舌（舌体过大）有关，或两者皆有。舌周齿痕的存在与 OSA 有关[13]。

腭部和舌的相对位置关系可以用两个指标来评估：Mallampati 分级（图 3-4）和 Friedman 腭分级［以前称为改良 Mallampati 指数（modified Mallampati index，MMI）（图 3-5）］。检查过程中，要求患者经鼻呼吸，避免上腭抬高，从而导致分级降低。Mallampati 分级要求患者伸舌；Friedman 分级要求患者舌部放松并停留在口腔中，既要避免舌背部高拱，也不能使用压舌板。因此，这两种分级方法是不对等的，同一患者可能得出不同的分级。

Friedman 分期体系结合了两种分类法和 BMI（表 3-6）。这两种分类法分别是 MMI 和扁桃体分度法。扁桃体分度分为 0 度（既往扁桃体切除术后）至Ⅳ度（双侧扁桃体肥大接近中线）（图 3-4 至图 3-7）。

1 期为扁桃体肥大（Ⅲ度和Ⅳ度）和舌体小（Ⅰ度或Ⅱ度）的患者。在这类患者中，<15% 的

患者存在 OSA[14]，根据 Sher 标准（患者术后 AHI<20 次 / 时，AHI 降低>50% 视为手术成功），该类患者悬雍垂腭咽成形术（uvulopalatopharyngoplasty，UPPP）的手术成功率超过 80%。2 期的患者有两个特征：要么扁桃体大伴舌体较大，要么扁桃体小伴舌体不大，2 期患者 UPPP 成功率为 40%。3

期为舌较大但扁桃体小或扁桃体切除术后的患者，该期患者 UPPP 成功率为 8%[15]。4 期是指 BMI>40kg/m² 或有颅面畸形的患者，如严重的后腭畸形，4 期患者不建议进行手术。在一项研究中，Friedman 报道了经舌根手术后的 2 期患者手术成功率高于单纯 UPPP 手术的患者，但与 3 期患者没

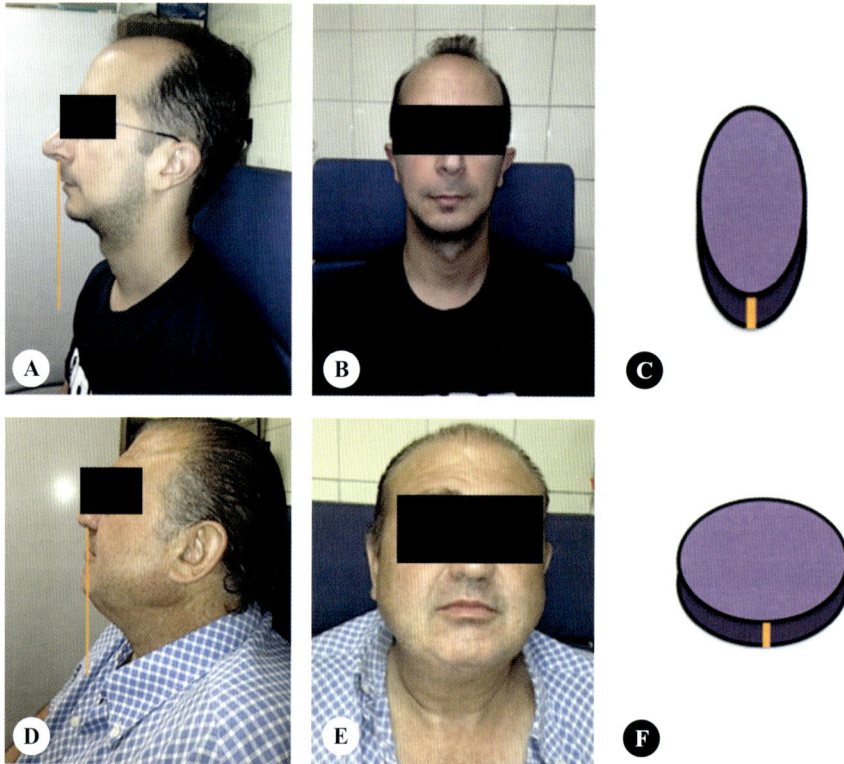

▲ 图 3–1　2 例不同的阻塞性睡眠呼吸暂停综合征患者
A 和 B. 面部较长和下颌后缩的患者（绘制垂直线以便更好地观察）；D 和 E. 肥胖患者，没有明显的颅面问题；C 和 F. 圆圈代表患者的上气道，当发生气道阻塞和颏舌肌被激活时，面部较宽患者由于固有形态特点，具有更大的上气道。图中的线代表颏舌肌相同的运动幅度

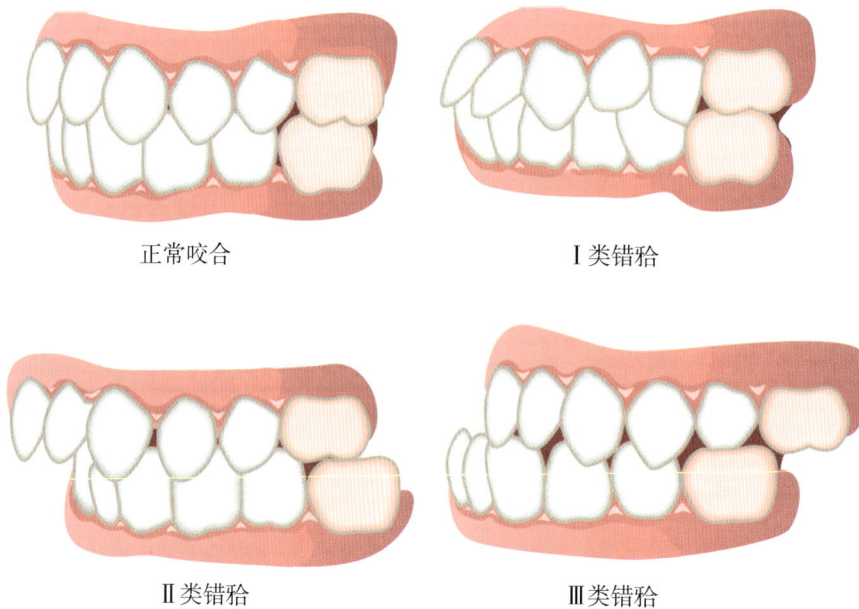

正常咬合　　　I 类错𬌗

II 类错𬌗　　　III 类错𬌗

◀ 图 3–2　Angle 错𬌗分类

有统计学差异[16]。

　　尽管早期的研究已经给出了哪些患者适合做睡眠手术的初步信息，但清醒状态的临床检查形式仍存在一些局限性。笔者关心的是，仅靠清醒状态体格检查是否足以为手术方案的选择提供依据。于是，我们进一步讨论了其中的一些问题和局限性。

（五）局限性

　　1. Friedman 分期 1 期患者可以通过单纯扁桃体切除术达到手术治愈目的，无须进行 UPPP 手术。据我们所知，目前没有研究对单纯扁桃体切除术和扁桃体切除术联合 UPPP 展开比较，但一项 Meta 分析表明，单纯扁桃体切除术是有益的[17]。

　　2. 传统术式包括 UPPP 或 Friedman 的 Z- 腭咽成形术。有研究表明，一些新的定位于咽侧壁的腭咽成形术较传统术式而言，有更高的成功

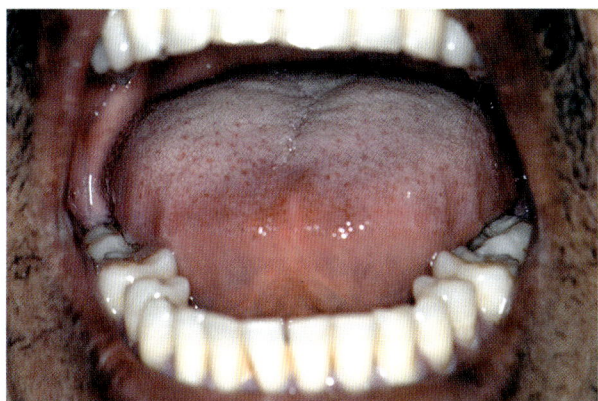

▲ 图 3-3　舌周齿痕：舌头太宽

率[18, 19]。这些新技术将在第 8 章中讨论。

　　3. 舌体手术一般通过间质射频消融治疗（radiofrequency treatment，RFT）来完成，RFT 在降低 AHI 方面效果较差。如今，随着低温消融、中线舌切除术或黏膜下微创舌切除术（submucosal minimally invasive lingual excision，SMILE）等新技术的应用，Mallampati Ⅲ级或Ⅳ级患者将会获得更高的手术成功率[20-22]。

　　此外，虽然 Friedman 认为，使用他的分类方法对患者进行分类时，主观性更少，而且有很好的一致性，但根据笔者的经验，嘱患者张嘴时，他们经常会无意中抬高舌体，因此，舌体的大小可能会被高估。反之，患者可能会压低舌体，从而低估舌体的大小，这一观点得到 Sundman 等的证实[23]。他们招募了 4 名耳鼻咽喉科专家和 11 名耳鼻咽喉科住院医师分别对患者进行评分，共得到 210 项观察结果。中位数为 0.36（Q1/4～Q3/4：0.23～0.42），只有轻微的一致性。本研究的结论是，在 15 名医生中，Friedman 舌位仅显示出轻微的检验间一致性，这表明该方法很难执行，并且在选择患者进行 UPPP 方面可能是一种不太可靠的方法。

　　为了便于演示，本文给出了同一个人的示例（图 3-8），根据舌和上腭的位置显示所有 4 个阶段的情况。

　　此外，在镇静或自然睡眠期间，MMI 分度高并不总是提示舌根塌陷更明显[16-19, 24-27]。舌体太大

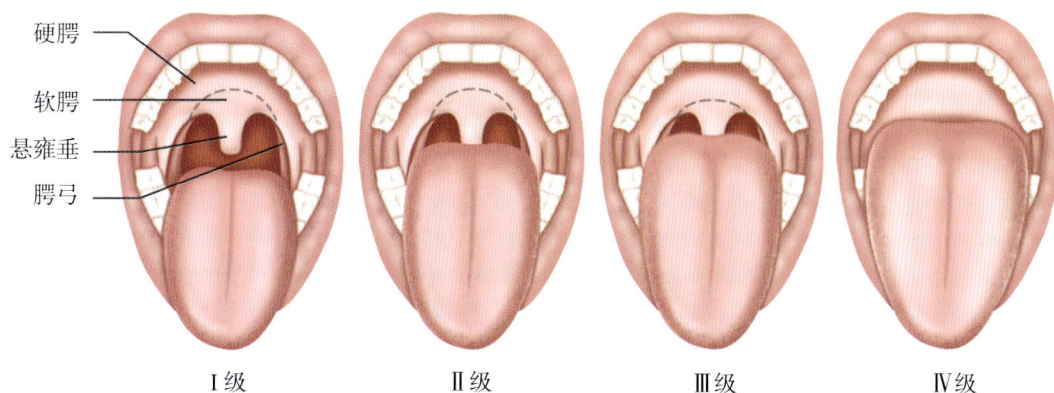

硬腭　软腭　悬雍垂　腭弓

　Ⅰ级　　Ⅱ级　　Ⅲ级　　Ⅳ级

▲ 图 3-4　Mallampati 分级

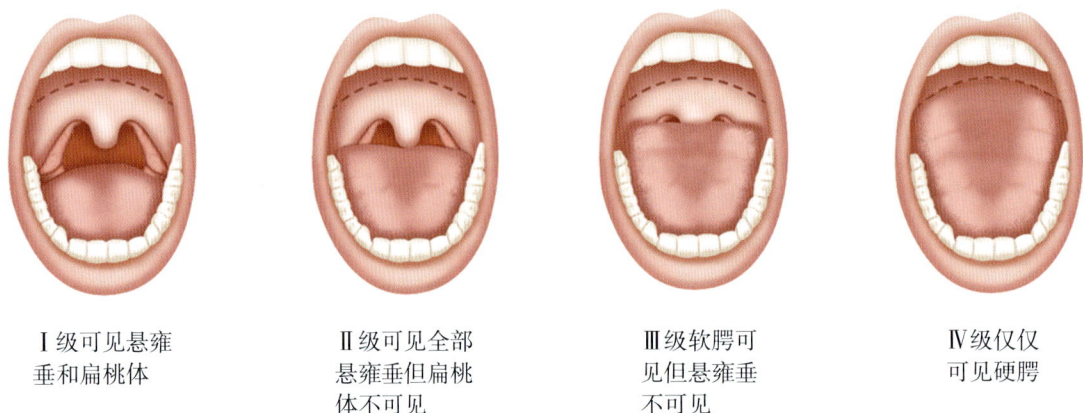

Ⅰ级可见悬雍
垂和扁桃体

Ⅱ级可见全部
悬雍垂但扁桃
体不可见

Ⅲ级软腭可
见但悬雍垂
不可见

Ⅳ级仅仅
可见硬腭

▲ 图 3-5　改良 Mallampati 指数

分　期	MMI	扁桃体大小	BMI（kg/m²）
表 3-6　Friedman 分期			
1 期	Ⅰ Ⅱ	Ⅲ～Ⅳ Ⅲ～Ⅳ	＜40
2 期	Ⅰ～Ⅱ Ⅲ～Ⅳ	Ⅰ～Ⅱ Ⅲ～Ⅳ	＜40
3 期	Ⅲ～Ⅳ	0、Ⅰ、Ⅱ	＜40
4 期 所有有明显颅面或其他解剖畸形的患者	Ⅰ、Ⅱ、Ⅲ、Ⅳ	0、Ⅰ、Ⅱ、Ⅲ、Ⅳ	＞40

BMI. 体重指数；MMI. 改良 Mallampati 指数

会使软腭紧贴咽后壁，造成咽后间隙狭窄。由于舌扁桃体肥大或肌张力低，舌体小也可存在舌后间隙狭窄。这在本章的其他部分讨论过（本章药物诱导睡眠内镜检查）。

在 Friedman 分级和 Mallampati 分级中，腭和小舌的形状、位置和长度都没有进一步说明。在笔者看来，这是两种分级体系的另一个重要局限性。

图 3-9 为正常的软腭。目前对正常软腭的定义还缺乏明确的共识。如果悬雍垂长度＜15mm，宽度＜10mm，则被认为是正常的软腭。

相比之下，图 3-10 为一个较长的软腭和悬雍垂。

图 3-11 是一例孤立的长悬雍垂（细长悬雍垂），图 3-12 是一例又宽又长的悬雍垂。

临床上偶尔也会出现轻度腭裂、悬雍垂裂（图3 13）病例。这些患者进行腭咽手术时存在腭咽功能不全和鼻部畸形的风险。

在中东和北非，有一种传统的做法，即在孩子出生后立即切除悬雍垂（悬雍垂仪式切除术，图 3-14）。这种干预被认为可以预防咽喉疾病，但是除了会导致许多其他并发症，实际上这种干预还可能会导致咽腔狭窄。

图 3-15 为 UPPP 术后状态。视觉效果良好，腭与咽后壁之间空间较大，有足够的距离。

图 3-16 为 Zetaplasty 后状态。可以清楚地看到前外侧的瘢痕组织。

图 3-17 至图 3-19 显示腭咽手术后出现的不同程度腭部狭窄，可能是由于术中缝合过紧，或为减少患者的术后疼痛而将扁桃体留在原位。这

◀ 图 3-6　扁桃体大小分度

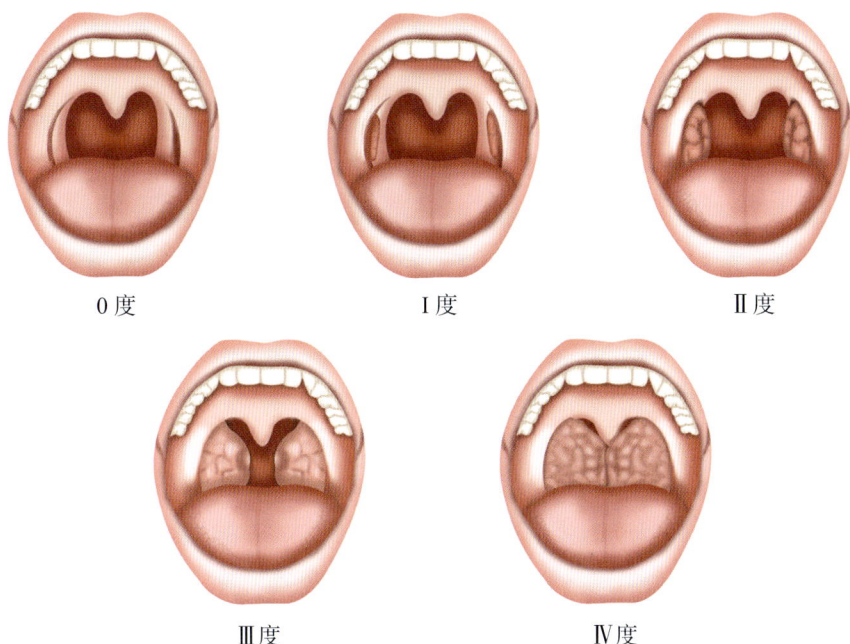

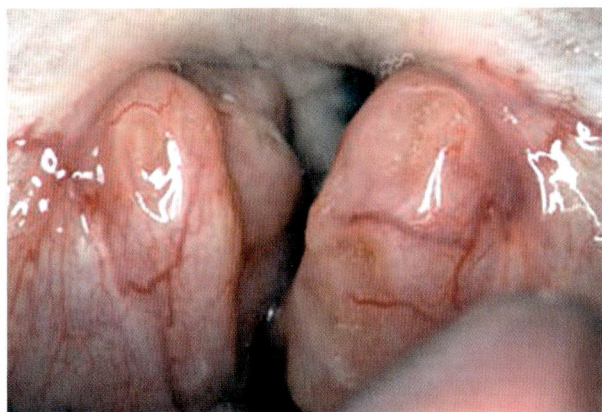

0 度　　　　　　Ⅰ 度　　　　　　Ⅱ 度

Ⅲ 度　　　　　　Ⅳ 度

▲ 图 3-7　"接吻扁桃体"：不联合行悬雍垂腭咽成形的扁桃体切除术就可能达到治疗作用

些医源性并发症应不惜一切代价加以避免。

　　咽腔狭窄分为 3 个等级（图 3-20）。通常Ⅰ级和Ⅱ级可以通过改良的 Zetalasty 在一定程度上得到改善，而Ⅱ级则需要通过（激光）切除和长期使用闭孔器来治疗。这种情况极为罕见。

　　清醒状态下的检查往往忽略患者会厌塌陷的问题。单纯的会厌塌陷可以用 DISE 来评估，将在下文讨论。

（六）结论

　　怀疑患有 OSA 的患者首先要完善病史和体格检查，分别进行头部和颈部区域及躯干的一般检查（身高、长度、BMI、颈围），头部和颈部区域的外部检查（面部形状、下颌骨位置），以及上气道的内部检查，包括牙齿状况及其咬合关系。Friedman 分级和 Mallampati 分级通过评估扁桃体和舌体大小来评估上呼吸道情况。然而，在考虑手术治疗时，两个评估体系都存在局限性。尤其是两个评估体系都没有提供口腔、软腭和悬雍垂的长度、形状和位置关系，同时未涉及会厌的评估。仅仅依靠临床评估来决定手术方案可能存在现实问题，如保险不报销 DISE 的费用。在理想情况下，如果考虑 CPAP 以外的其他治疗（手术、MAD、联合治疗），则需要进行 DISE（本章药物诱导睡眠内镜检查的讨论部分）。考虑对 OSA 进行上气道手术的患者进行仔细、全面的检查。

三、睡眠研究

Simon Herkenrath　Alessandra Castrogiovanni
Carla Miltz　Winfried J. Randerath　著

睡眠研究总结了睡眠、通气、血氧饱和度和肢体运动的各种参数，这些参数有助于评估睡眠状况和鉴别与睡眠相关的疾病。睡眠研究通常根据导联通道的数量及过程中有无人员监护分成四

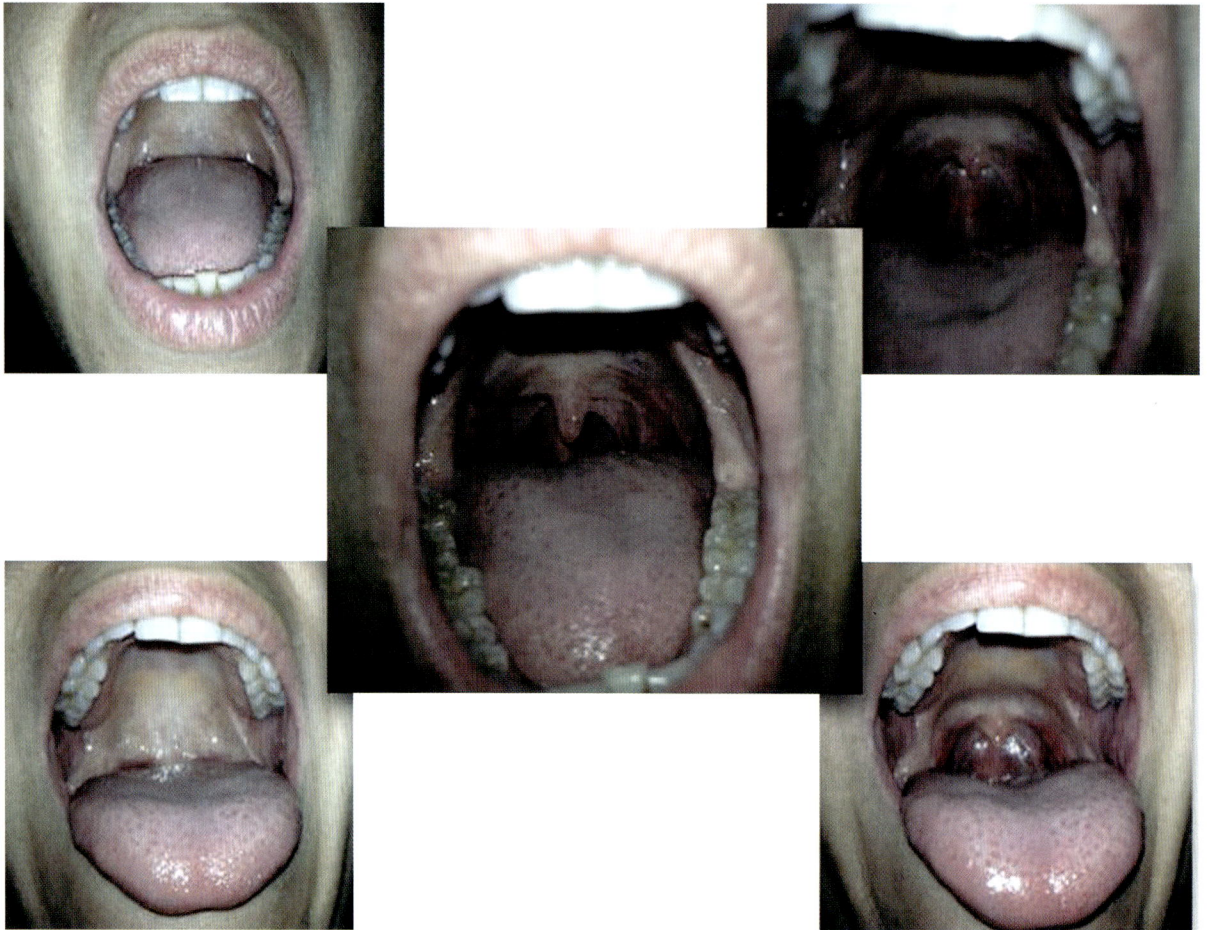

▲ 图 3-8　同一个人呈现出不同的"舌头大小"

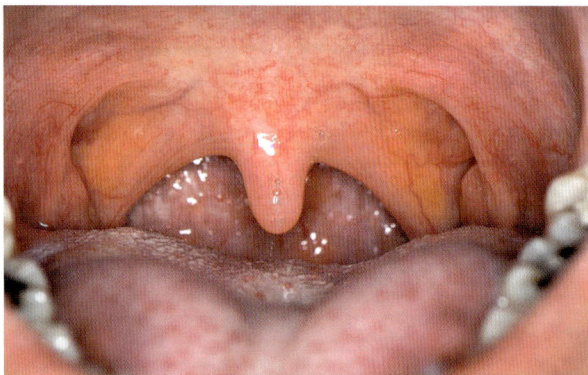

▲ 图 3-9　正常的腭部

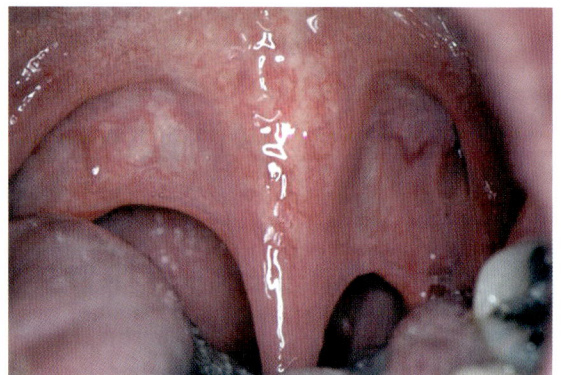

▲ 图 3-10　软腭和悬雍垂都较长

类。有人监护的 PSG（一级）是诊断睡眠相关呼吸障碍（sleep-related breathing disorder，SRBD）的金标准，并且这种方式可以综合鉴别诊断中获取的所有信息，从而做出一个可靠的诊断。有基础疾病患者推荐进行有人监护的 PSG 监测，如患有慢性阻塞性肺疾病、心力衰竭或肾衰竭，以及较

低概率患有 OSA 和疑似 OSA 以外睡眠相关疾病的患者。一套三级监测设备（多导图）足以确认高度疑似 OSA 的诊断。三级和四级设备是评估 SRBD 存在或不存在的筛查工具，但不适合最终诊断。

SRBD 主要有 3 种类型，在病理生理学和治疗

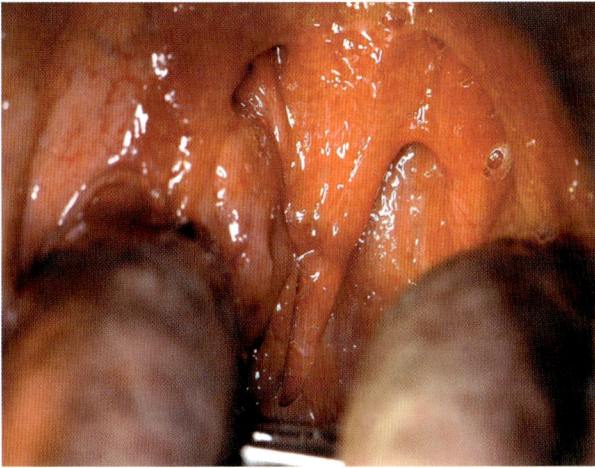

▲ 图 3-11　悬雍垂过长

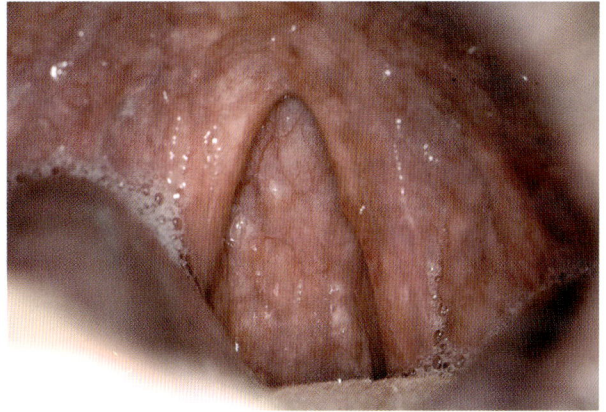

▲ 图 3-14　常规悬雍垂切除术后的腭部狭窄

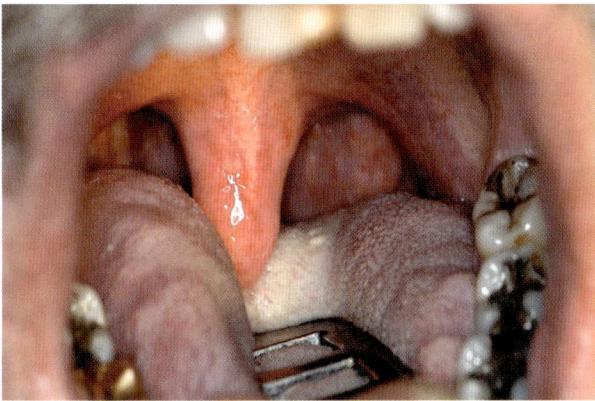

▲ 图 3-12　悬雍垂又宽又长

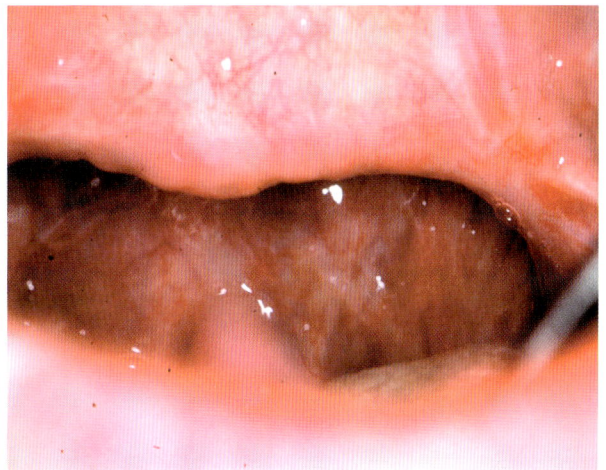

▲ 图 3-15　悬雍垂腭咽成形术术后状态

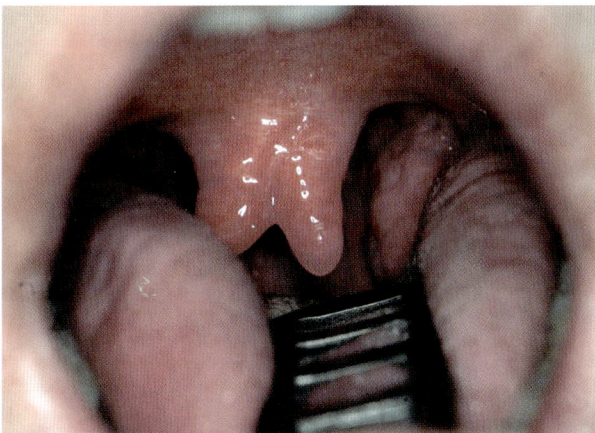

▲ 图 3-13　悬雍垂裂

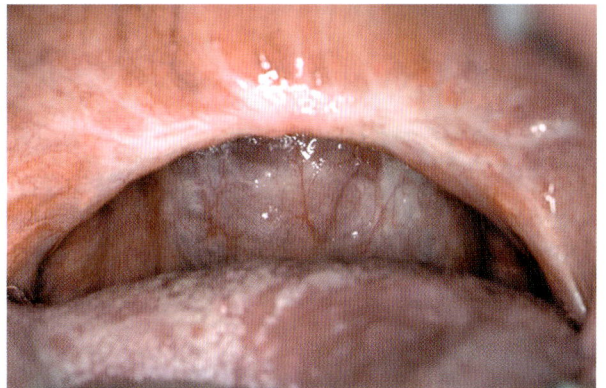

▲ 图 3-16　Zetaplasty 术后状态

方面有很大的不同。它们包括 OSA、中枢性睡眠呼吸暂停（central sleep apnea，CSA）及肺泡低通气综合征。SRBD 的检测、鉴别和临床评估需要对

既往史的询问和体格检查，同时还需要大量的医学检查，包括特定的问卷调查，以及电生理和仪器辅助检查。

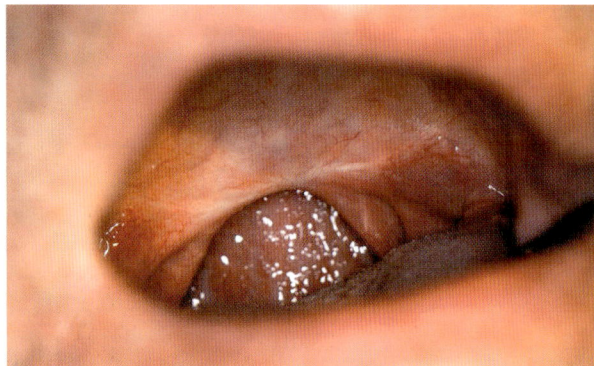

▲ 图 3-17　未切除扁桃体的悬雍垂腭咽成形术后腭部狭窄

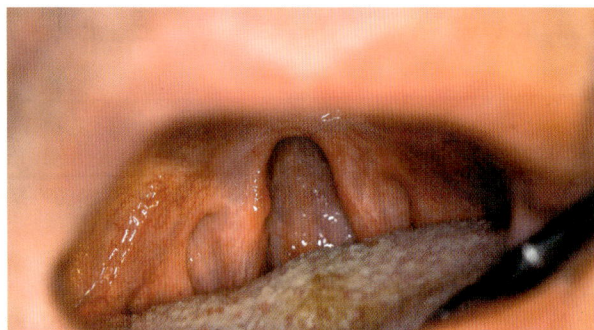

▲ 图 3-18　悬雍垂腭咽成形术后腭部狭窄

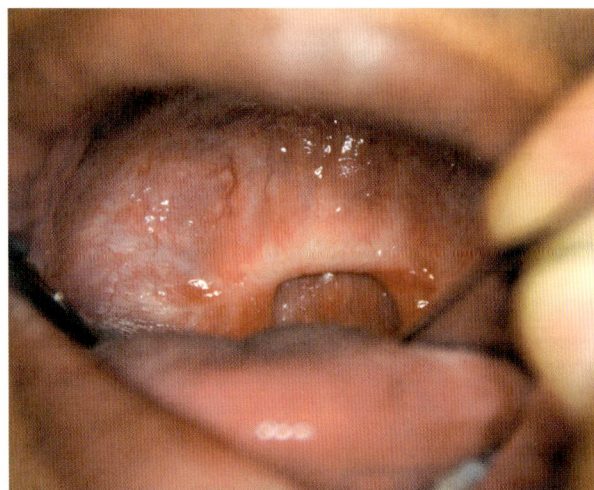

▲ 图 3-19　悬雍垂腭咽成形术后腭部狭窄

▲ 图 3-20　鼻咽狭窄

A. 经口腔术前切面；B. 经鼻切面（引自 Bernal-Sprekelsen M, Carrau R, Dazert S, et al. Complications in Otolaryngology-Head and Neck Surgery. Thieme, 2013. ）

（一）睡眠相关呼吸障碍的鉴别诊断

OSA 是 SRBD 中最常见的类型，发生率为 90%。OSA 的发病率随着年龄的增长和 BMI 的增加而增加，OSA 还与上气道的阻塞有关[28]。其男性（13%）的患病率高于女性（6%）[29]。颅面部骨骼的畸形、扁桃体及舌体的肥大、颈部软组织的

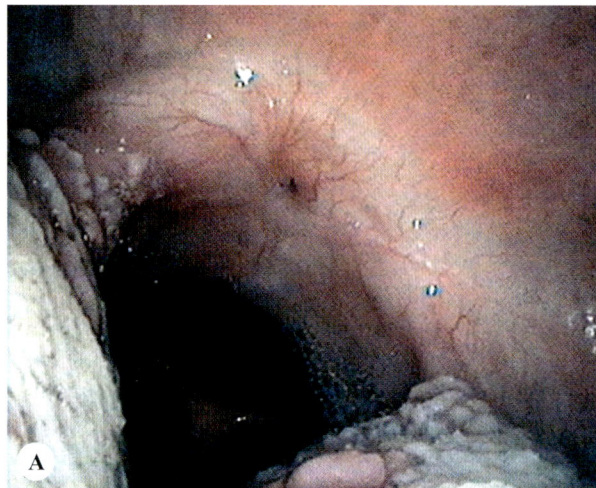

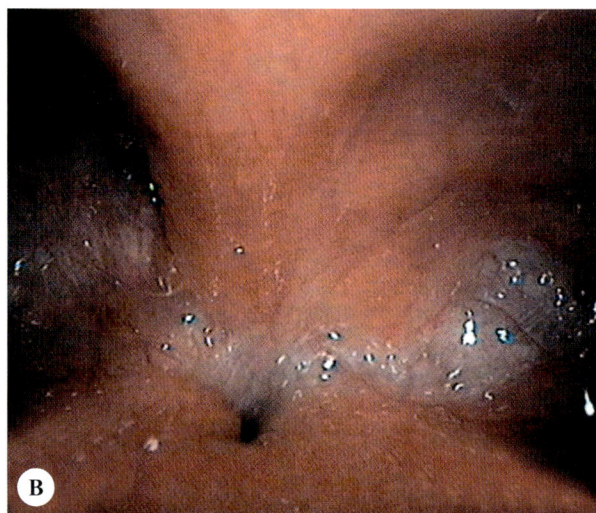

脂肪沉积，以及肺 - 支气管 - 气管系统的牵拉运动，易导致上气道阻塞。日间肌肉的收缩补偿了上气道的阻塞，而睡眠时肌肉松弛，引起上气道气流的减少或完全阻断[30, 31]。OSA 区别于中枢性睡眠呼吸暂停的一个重要方面是，OSA 伴随有持续的呼吸困难。

CSA 约占睡眠相关呼吸障碍的 10%。在患有神经系统疾病（如脑卒中）、肾衰竭和收缩期心力衰竭的患者中，CSA 的发病率有 21%～37%[32, 33]。CSA 的特征为呼吸道气流的停止并伴随呼吸困难。CSA 的发病机制目前仍在研究，因此目前 CSA 主要是依据病因来分类，如药物原因、高海

拔、收缩期心力衰竭等[34]。然而，在因收缩性心力衰竭而出现周期性呼吸的患者中，"环路增益"是帮助理解其出现 CSA 现象的关键概念[35]。环路增益的提出是基于工程中已知的一种模型，反映了呼吸系统对 $PaCO_2$ 变化产生的反应。收缩期心力衰竭患者表现为左心房压力增高并伴有慢性过度换气的倾向。此外，机体内过度反应的化学感受器在 $PaCO_2$ 轻微波动的情况下会诱导过度换气，这种现象在从清醒转向睡眠的过渡期非常常见。呼吸驱动力的降低会引起 $PaCO_2$ 的进一步降低，从而导致呼吸暂停或呼吸浅慢，进而导致 $PaCO_2$ 的再次升高。因此，机体过度反应的化学感受器会引起过度换气和换气不足的交替出现[35]。

肺泡低通气综合征的特征是每分通气量减少，导致慢性高碳酸血症。许多疾病会导致肺泡低通气，包括影响呼吸驱动力的疾病，如肥胖低通气综合征（obesity hypoventilation syndrome，OHS）、神经肌肉或骨骼系统衰竭（如肌营养不良、膈肌麻痹或脊柱侧弯），以及慢性阻塞性肺疾病等肺疾病。由于在健康人群中睡眠时每分通气量减少 10%～15%，慢性通气衰竭疾病通常在睡眠时最先暴露出来，典型特征包括 $PaCO_2$ 升高，同时伴血氧饱和度的持续下降。肺泡低通气综合征在睡眠医学中常常未被发现，因为在 PSG 中口鼻气流流量和肺部呼吸运动的减少可能被忽视，并且必要的 $PaCO_2$ 测量（如经皮二氧化碳测量）不是常规检查项目。

尤其是 OHS 通常与 OSA（9%～14%）共存，OHS 定义为清醒时 BMI≥30kg/m², $PaCO_2$≥45mmHg[36-38]。需要排除其他导致换气不足的疾病。据估计，BMI 在 30～35kg/m² 的患者中约有 10% 存在 OHS。在 BMI＞50kg/m² 的患者中，OHS 的患病率上升至 50%[36, 37, 39]。由于体重增加，肥胖会引起机体呼吸系统做功增加。肥胖患者的膈肌活动度降低，需氧量增加，上气道受限，增加通气与血流灌注比值失调。OHS 患者无法维持增加的呼吸功，对缺氧的通气反应减弱，$PaCO_2$ 水平改变[40-42]。

多项研究表明，SRBD 患者死亡率和其他疾病的发病率均增加[39, 43-46]。OSA 已被证实是高血压、房颤、收缩和舒张性心力衰竭及脑血管事件的独立危险因素[47, 48]。与 OSA 患者相比，OHS 患者的生活质量较差，发生肺动脉高压（pulmonary hypertension，PH）的风险较高[49]。CSA 对心血管系统的影响尚不清楚，但除死亡率增加外，有证据表明 CSA 患者与无 SRBD 的患者相比，需要进行心脏移植的风险更高[39]。

由于病理生理学和治疗方案的差异，尽早对 SRBD 患者进行鉴别诊断和分型至关重要。

（二）临床研究患者筛选方法

ICSD 包括 60 种具体诊断和 6 个主要类别，包括 SRBD、失眠、嗜睡和睡眠相关的运动障碍。最新版 ICSD-3 于 2014 年发布[34]。

SRBD 与周期性血氧饱和度下降及儿茶酚胺释放有关，这会诱发微觉醒、全身炎症和氧化应激[50]。微觉醒导致睡眠碎片化，进而阻断了慢波睡眠和快速眼动睡眠。导致体力恢复效果降低，日间嗜睡增加。OSA 和 OSH 的典型症状包括打鼾、呼吸暂停、日间嗜睡、注意力不集中、短暂打盹、晨起头痛、抑郁和夜间呼吸困难（表 3-7）。CSA 与任何特定症状无关，但可伴有疲劳和日间嗜睡等非特定症状[39]。

ICSD-3 将失眠定义为"尽管有充足的睡眠机会和环境，但反复出现入睡困难、睡眠持续时间减少、睡眠完整性破坏或睡眠质量下降，并导致相关的日间功能损害"[34]。在白天，焦虑、沮丧、易怒和情绪变化是伴随的现象。

异常睡眠包括 REM 睡眠期间的梦境演绎行为，以及前 1/3 夜间出现尖叫和失忆。来自同寝者提供的关于患者异常睡眠的信息对评估睡眠中的异常事件是至关重要的。

与睡眠相关的运动障碍包括不宁腿综合征（restless legs syndrome，RLS）和周期性肢体运动（periodic limb movements，PLM）。典型的症状包括入睡前不适或短暂的疼痛（RLS），以及日间嗜睡和疲劳（PLM）[34]。

表 3-7 睡眠相关呼吸障碍的症状	
睡眠时	**清醒时**
无恢复精神效果的睡眠	日间嗜睡
同寝者发现的呼吸暂停	注意力不集中
呛咳至清醒	认知障碍
夜间躁动	性情的变化
印象深刻的梦境	晨间头痛
胃食管反流	口干
夜间遗尿	阳痿或性欲减退
多汗	
唾液分泌过多	
经常觉醒的失眠	

1. 体格检查

体格检查包括口腔、骨骼状况和软组织情况的评估。气道分级评分可以鉴别口腔受限的患者[51]。Liistro 等[52]发现软腭可视程度（Ⅰ～Ⅳ级）是 OSA 的相关危险因素（表 3-4）。

上颌骨和（或）下颌骨发育不全，以及舌骨后移和下移会减小后气道间隙的直径。头影测量（图 3-21）能显示并评估上气道的解剖结构。

软组织异常包括腺样体扁桃体肥大、舌体肥厚、脂肪沉积、咽部炎症和水肿。头颅和喉部 CT 及咽部声学测量量化了口腔的几何形状。因此，Young 等[53]表明，体重、颈围和 BMI 与 OSA 的存在及严重程度相关。此外，任何心力衰竭（如下肢水肿）或神经系统疾病（如感觉运动障碍）症状都可能是 CSA 的首发症状之一。

2. 调查问卷

问卷调查有助于发现和量化 SRBD 及其他与睡眠相关的疾病。尽管问卷不能预测疾病，但是它们可以作为 SRBD 的第一个预警指标。目前使用最多的问卷是 ESS、柏林问卷和 STOP-BANG 问卷。

ESS 是评估嗜睡最常用的问卷。它评估患者在 8 种不同的日常情况下入睡的可能性。数值范围从 0（"我从不睡着"）到 3（"我很有可能睡着"）被用来量化睡意。分数高于或等于 10 分表示日间嗜睡，需要进一步检查[1]。

柏林问卷被用于筛查社区医疗和普通人群中的 OSA 患者。它由 10 个问题组成，分为 3 类，调查打鼾的严重程度、日间嗜睡和高血压或肥胖

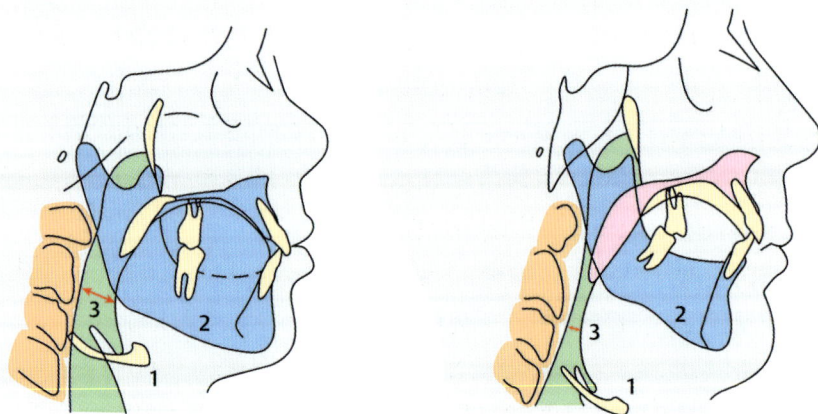

▲ 图 3-21 头影测量评估软组织与骨骼的关系，包括后气道间隙、舌骨位置和软腭长度
舌骨尾侧（1）和下颌骨后移位（2）易导致后气道间隙（3）缩小和阻塞性睡眠呼吸暂停

病史。预设的问题会被赋予特定的分值，如果两个类别被归类为阳性，则 SRBD 的概率非常大[54]。柏林问卷被用于检测 OSA 的特异度和灵敏度分别为 80% 和 40%[55]。

STOP-BANG 问卷最初是针对评估术前情况而制订[56]。它包括两个主要方面：一部分为自我问卷，评估打鼾、疲劳、呼吸暂停和高血压治疗情况。第二部分收集人体测量数据，包括 BMI、年龄、颈围和性别。通过给每个"肯定"答案赋予 1 分来计算分数（BMI>35kg/m²、男性、颈围>40cm、年龄>50 岁）。得分高于或等于 3 分表示患有 OSA 的可能性高。与柏林问卷相比，STOP-BANG 在识别中度至重度 SRBD 受试者方面更为灵敏（87%），并且正逐步获得临床认可[57]。

3. 电生理试验

最常见的客观衡量中枢神经兴奋度和日间嗜睡的电生理试验是多次睡眠潜伏期试验（multiple sleep latency test, MSLT）、觉醒维持试验（multiple wakefulness test, MWT）和牛津睡眠抵抗试验（Oxford sleep resistance, OSLER）[58]。

MSLT 根据脑电图（electroencephalogram, EEG）、眼电图（electro-oculogram, EOG）和肌电图（electromyogram, EMG）评估日间 5 个标准时间的睡眠潜伏期，且假定睡眠潜伏期随着嗜睡而减少。美国睡眠障碍协会（American Sleep Disorders Association, ASDA）根据经验和明确的年龄标准来评估严重程度[58]。20 岁时的平均睡眠潜伏期为 10.4min，50 岁时为 12.1min，80 岁时为 15.2min。睡眠开始后不到 10min 进入快速眼动睡眠加上睡眠潜伏期缩短（<8min）表明患有嗜睡症（见 ICSD-3）[34]。

MWT 评估患者在促进睡眠环境中克服嗜睡并保持清醒的能力。其结果与 OSA 严重程度相关，并反映了治疗期间睡眠的改善情况[59, 60]。美国睡眠医学会（American Academy of Sleep Medicine, AASM）的阿特拉斯工作组为该流程的协议制订了指导方针。在 4 个 40min 的疗程中，每隔 2 小时对患者进行脑电图、眼电图和肌电图观察。评估

睡眠潜伏期、总睡眠时间和睡眠分期[61]。AASM 衡量健康人群的标准采用的是 Doghramji 等[62] 在 1997 年进行临床试验时所指定的标准值。入睡开始时间低于 13min 被定义为病理状态。

OSLER 是对 MWT 的改良。除 MWT 的标准外，还要求患者在 40min 的时间内，通过点击便携式设备上的按钮，对每隔 3 秒的微弱闪光做出反应[63]。21s 内未做出反应（如灯光连续闪烁 7 次）表明受试者已经睡着，试验结束[64]。

这三项试验在评估日间嗜睡和中枢神经兴奋性方面非常重要。尽管每项试验都有一定的局限性，但它们是除病史和 PSG 外，帮助医生诊断疾病的非常有益工具。

（三）基于计算机的警觉性和注意力试验

基础计算机的检测包括如 Carda、驾驶模拟试验或瞳孔嗜睡试验评估注意力和警觉性的情况。

Carda 是一种计算机辅助反应试验，用于评估持续注意力。试验时，将道路图像投影在黑色背景上，患者需要对障碍物做出反应。障碍物在 20ms 内可见，在 10min 内随机出现在道路上约 100 次[65]。

模拟驾驶试验侧重于注意力的不同组成部分，特别是分散注意力或持续注意力。反应时间和方向稳定性代表目标参数[66]。Risser 等[67] 发现 OSA 患者的错误率高于健康人群对照组。充分的治疗能显著减少错误率。

瞳孔嗜睡检测是基于瞳孔宽度波动和日间嗜睡之间的相关性进行分析[58]。瞳孔的宽度变化由红外敏感摄像头记录。目标变量是瞳孔不稳定指数（pupillary unrest index, PUI）（单位为 mm/min）和振幅谱。根据 349 名健康人群的数据，当 PUI≥1.89mm/min 时定义为异常值，当 PUI≥2.28mm/min 时定义为病理值[68]。

在 Quatember Maly 试验中，患者观察圆圈内的移动点，并对两次跳跃做出反应。7 次遗漏或错误的反应被认为是病态的。Rühle 等[69] 发现 Quatember Maly 试验与 PUI（47.6%/57.9%）或

Carda 试验（23%～8%/21.1%）相比，Quatember Maly 试验的灵敏度（61.9%）和特异度（72.2%）最好。

尽管基于仪器的试验缺乏特定的真实性，但它们有助于评估患者集中注意力的能力、反应时间、在单调活动中的注意力，以及在疾病诊治过程中客观反映治疗效果。

（四）评估睡眠期的睡眠与呼吸障碍

有关睡眠、通气、血氧饱和度和肢体运动的各种参数有助于评估睡眠状况并识别与睡眠相关的疾病。睡眠研究总结了这些参数，并根据 PSG 监测指标的数量和睡眠过程中是否出现这些症状将这些参数分为四类。

有人监护的 PSG（一级）是 SRBD 诊断的黄金标准，其中包括由睡眠实验室技术人员监控的至少 7 个、最多 9 个通道。无人监护的 PSG 被视为次选研究标准，有人监护和无人监护的 PSG 均包括神经、心脏和呼吸参数（尤其是 EEG、EOG、EMG）、胸腹运动、气流（通过鼻套管、热敏电阻或热电偶）、血氧饱和度、心率、ECG、打鼾（通过麦克风）和体位[70]。

有人监护的 PSG 是对睡眠障碍进行鉴别诊断的参考方法。特别是在 OSA 的预测患病概率较低的情况下，PSG 是必不可少的，它可以将 SRBD 患者与失眠、睡眠异常、睡眠时运动障碍、罕见类型的癫痫等疾病区分开来。在肺疾病、精神疾病或其他神经和神经肌肉疾病等共同存在的情况下，简单的设备不足以诊断或排除 SRBD[70]。

三级和四级设备可用于筛查无症状的 SRBD 患者，尤其在各种研究报道的心血管并发症患者中无法根据症状和病史充分确定时[39]。三级和四级设备可作为筛查工具，评估 SRBD 患病风险概率预测，但不适用于最终诊断。

德国指南建议使用三级设备（多导图）来对预测高患病概率的 OSA 患者进行确诊诊断。预测较高患病概率包括打鼾，白天嗜睡和呼吸暂停三个症状共同存在[39]。

因此，建议患有慢性阻塞性肺疾病、心力衰竭或肾衰竭等并发症的患者、预试验概率较低的患者以及疑似患有 OSA 以外的睡眠相关疾病的患者使用 PSG[39]。AASM 工作组[71]于 2007 年发布了关于使用便携式 PSG 的建议（表 3-8）。基于夜间脉搏血氧饱和度的特殊睡眠研究被用来描述 SRBD 对心血管系统的影响。在临床试验中广泛使用的两种方法是体积描记动脉张力测定法（plethysmographic arterial tonometry，PAT）和脉搏波衰减指数（pulse wave attenuation index，PWAI）。PAT 允许在恒定体积和可变压力下，通过脉搏血氧计和数字气动系统产生信号来测量脉搏血容量。一种由电池供电、安装在手腕上的装置，可记录 PAT 信号，从 PAT 信号得出的脉搏率、氧合血红蛋白饱和度和手腕活动（从活动描记术得出），已被证明能准确描述由低通气和呼吸暂停引起的血管收缩，并能充分检测 OSA[72]。此外，体

表 3-8　AASM 工作组 2007 年推荐指南

- 只有在对睡眠进行全面评估后，才能使用便携式监测仪诊断 OSA
- 使用便携式监测仪对呼吸系统疾病进行临床评估时，应始终由经过认证的睡眠医学专家或符合认证标准的个人进行监督
- 对于中重度 OSA 患者，便携式监测仪是 PSG 的替代方法
- 当患者活动受限或全身状态较差无法在实验室进行 PSG 时，可能需要使用便携式监测仪来诊断 OSA
- 对于体重减轻或 UA 手术后未使用 CPAP 或使用 MAD 的患者，便携式监测仪可能适用于随访
- "有限的"研究不适用于对疑似患有 OSA 以外的睡眠障碍（中枢性呼吸暂停、周期性下肢抽动、失眠、异态睡眠、嗜睡）的受试者进行 OSA 诊断
- 便携式监测仪不适用于合并其他疾病患者的诊断，这些共患病会降低检查的准确性，包括心力衰竭、神经肌肉疾病和中重度肺部疾病
- 便携式监测仪不适用于无症状人群的一般筛查

AASM. 美国睡眠医学会；CPAP. 持续气道正压通气；MAD. 下颌前移装置；OSA. 阻塞性睡眠呼吸暂停；PSG. 多导睡眠监测；UA. 上呼吸道

积描记法还可以分析脉搏波的特定组分[73]。个人心血管风险的综合生物信号评分是根据单个参数的信息得出的。输出值为 0（低风险）到 1（高风险）之间的数字，这是根据欧洲高血压协会 / 欧洲心脏病学会（ESH/ESC）的心血管风险矩阵进行验证的[74]。

睡眠相关肺泡通气不足的诊断需要在睡眠期间检查动脉血气[34]。经皮测量 PCO_2 或评估呼出的 CO_2 是可行的替代方案。成人相关肺泡通气不足的诊断标准包括：动脉 PCO_2 增加，数值 ≥55mmHg，持续 10min 以上；睡眠期间动脉 PCO_2 较清醒时增加 ≥10mmHg，并且数值 ≥50mmHg，持续 10min 以上[75]。

（五）睡眠研究的参数

睡眠研究中最重要的参数按睡眠、呼吸、血氧饱和度和肢体运动进行分类（表 3-9）。睡眠评估基于 EEG、EOG 和 EMG。睡眠可分为非快速眼动（non-rapid eye movement，NREM）睡眠的 1、2、3 睡眠阶段和快速眼动（rapid eye movement，REM）睡眠。NREM1（N1）阶段与从清醒到睡眠的过渡有关。EEG 显示从 β 波（12～30Hz）和 γ 波（25～100Hz）到 α 波（8～13Hz）和 θ 波（4～7Hz）的变化（图 3-22）。NREM2（N2）阶段占 TST 的 50%，并伴有肌张力降低；NREM2 阶段延续 NREM1 阶段的 EEG 电图，以 θ 波为主。NREM2 阶段的 EEG 有两个特殊波形：睡眠纺锤波（图 3-23）和 K- 复合波（图 3-24）。睡眠纺锤波是一种短脉冲，频率为 12～14Hz，持续时间为 0.5s 的波形。K- 复合波持续 1～2s，其特征是出现一个短的负高压峰值，然后是跟随一个较慢的正复合波，最后出现一个负峰值[76]。NREM3（N3）阶段（图 3-25）被认为是"深度睡眠"或"慢波睡眠"，占 TST 的 15%～20%。EEG 显示频率为 0.5～4Hz 的 δ 波。然而与 NREM2 阶段相比，NREM3 阶段很少出现睡眠纺锤波。REM 睡眠（图 3-26）的特点是肌张力进一步降低，闭着的眼睛快速左右移动。EEG 主要由 α 波、β 波和 θ 波组成，β 波可以

表现为"锯齿"图案。REM 跟随 NREM3 阶段后出现，每 90～120 分钟循环一次（图 3-27）。觉醒被定义为 α 节律或 θ 节律的恢复超过或等于 3s（图 3-28），REM 睡眠期的肌电图张力一定升高，而 NREM 睡眠期的肌电图张力并不一定升高。觉醒与呼吸障碍、肢体运动或自主神经激活有关。它们能将睡眠进行分割，减少 NREM3 阶段和 REM 睡眠时间，减少睡眠的恢复功能[34]。

呼吸是根据呼吸流量以及胸部和腹部运动作为呼吸努力的参数来评估的。EMG、EEG（唤醒）和 SpO_2（去饱和）可以定义和区分中枢性或阻塞性呼吸暂停和低通气。呼吸事件可以根据 AASM 和 Randerath 等[77]的无创算法进行分类（表 3-9；图 3-27B 和图 3-28 至图 3-36）。SRBD 的严重程度通过 AHI 进行量化，AHI 描述了相对于 1 小时 TST 相关的呼吸暂停和低通气发生的次数。它被广泛用于临床实践、临床试验和流行病学研究。SRBD 有三种严重程度：轻度 SRBD，AHI 5～14 次 / 时；中度 SRBD，AHI 15～29 次 / 时；重度 SRBD，AHI ≥30 次 / 时[34]。

呼吸不稳定对血氧饱和度的影响通过脉搏血氧饱和度测定法进行测量，评估氧不饱和程度和平均血氧饱和度。健康成人的平均 SpO_2 为 96.5% ± 1.5%，但正常值随年龄增长而降低[78]。一般来说，长时间持续的 SpO_2 低于 90% 并不能用呼吸暂停来解释，需要考虑呼吸衰竭和肺泡弥散障碍等相关疾病因素。

EMG 能够传递肌张力的相关信息，它通常采集来自于下颌和胫骨上的电极，能够评估睡眠阶段、觉醒和肢体运动障碍[7]。

（六）病例报道

1. 重度阻塞性睡眠呼吸暂停综合征

一名 38 岁男性卡车司机出现呼吸暂停、打鼾、白天困倦和注意力不集中。合并高血压和严重肥胖（BMI 46kg/m²）。检查结果详见图 3-37 至图 3-40。

表 3-9　AASM 和 Randerath 的睡眠研究参数 [7, 51]	
睡眠	
TIB	从"熄灯"到"开灯"的时间，与睡眠或清醒无关
TST	"熄灯"与"开灯"之间的实际睡眠时间，包括 NREM 和 REM
睡眠潜伏期	从"熄灯"或"就寝时间"到开始入睡的时长
REM 潜伏期	从睡眠起始到 REM 睡眠期的时长
睡眠效率	睡眠时长占卧床时间的比例（即 TST 与 TIB 之比）
觉醒指数	TST 1h 内的唤醒量。正常值随年龄变化
呼吸	
呼吸暂停	与呼吸暂停发生前相比，气流减少≥90%，持续时间≥10s
阻塞性呼吸暂停	特点为呼吸暂停加胸腹持续用力（图 3-29）
中枢性呼吸暂停	特点为呼吸暂停，无胸腹用力（图 3-30）
混合性呼吸暂停	某次呼吸暂停以中枢性呼吸暂停表型开始，以阻塞性呼吸暂停表型结束（图 3-30）
低通气	与低通气发生前相比，气流减少≥50%，持续时间≥10s；此外，氧饱和度较之前基础 SpO_2 下降≥3%，或者发生睡眠觉醒
阻塞性低通气	低通气加上流量曲线变平、胸腔和腹部反常运动或阻塞通气结束时通气量急剧增加等特征，通常与觉醒相关（图 3-32）
中枢性低通气	低通气加上一些特征，如在没有反常呼吸的情况下胸腹运动减少，在呼吸事件结束时通气增加，通常与最大通气峰值时的觉醒有关（图 3-33）
周期性呼吸	3 个或 3 个以上的中枢性呼吸暂停或低通气，被潮式呼吸（渐强 – 渐弱）分开，每个周期≥40s。周期持续时间由中枢性呼吸暂停持续时间加上恢复呼吸阶段的持续时间确定（图 3-34）。此外，在监测后 2h 内，每小时至少有 5 次中枢性呼吸暂停或低通气，并伴有潮式呼吸。
共济失调呼吸（Biot 呼吸）	不规则的呼吸模式，有节奏的停顿持续 10～30s，有时交替出现呼吸暂停和呼吸急促（图 3-35）
RERA	以流量限制为特征的一系列呼吸，睡眠时努力呼吸持续时间≥10s 并伴有呼吸结束时的觉醒（图 3-36）
RDI	描述 TST 每小时呼吸紊乱的数值，包括呼吸暂停、低通气和 RERA
AHI	1h 内与 TST 相关的呼吸暂停和低通气次数
血氧饱和度（SpO_2）	
平均 SpO_2	健康成人平均 SpO_2 为 96.5% ± 1.5%。正常值随年龄增长而降低
氧饱和度低于 90% 时的累积时间百分比（CT90%）	评估整体低氧血症程度的参数
最低 SpO_2	记录期间的最低血氧饱和度值。需要谨慎剔除因人为因素造成的干扰
ODI	TST 1h 内氧饱和度下降≥3% 的次数
肢体运动	
周期性肢体抽动	肌肉重复收缩（0.5～5s），间隔 20～40s

AASM. 美国睡眠医学会；AHI. 呼吸暂停低通气指数；NREM. 非快速眼动；ODI. 血氧饱和度下降指数；RDI. 呼吸紊乱指数；REM. 快速眼动；RERA. 呼吸努力相关性微觉醒；TIB. 卧床时间；TST. 总睡眠时长

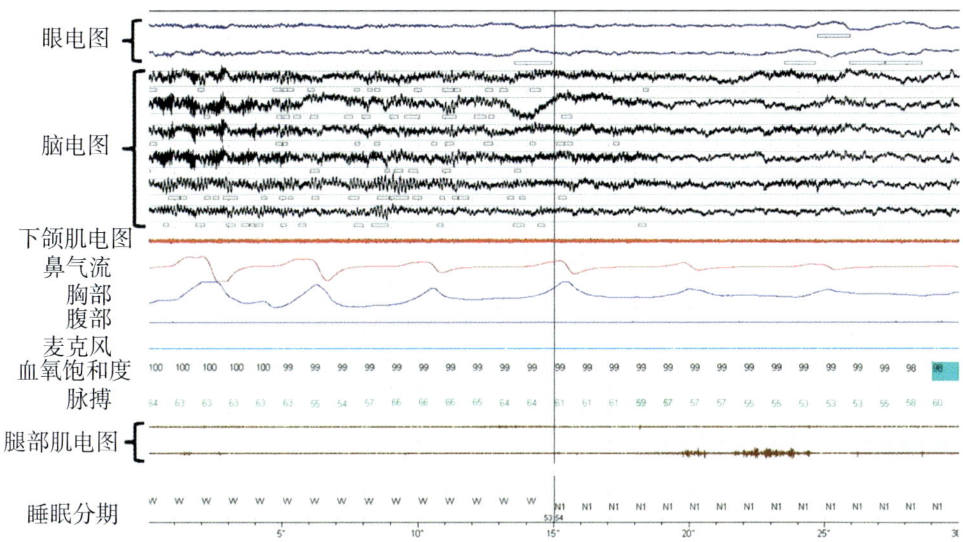

眼电图

脑电图

下颌肌电图
鼻气流
胸部
腹部
麦克风
血氧饱和度
脉搏

腿部肌电图

睡眠分期

◀ 图 3-22 从清醒到睡眠 N1 阶段的过渡

对一段 30s 的多导睡眠图进行分析：非快速眼动睡眠阶段与从清醒到睡眠的过渡有关。脑电图显示从 β 波（12~30Hz）和 γ 波（25~100Hz）到 α 波（8~13Hz）和 θ 波（4~7Hz）的变化

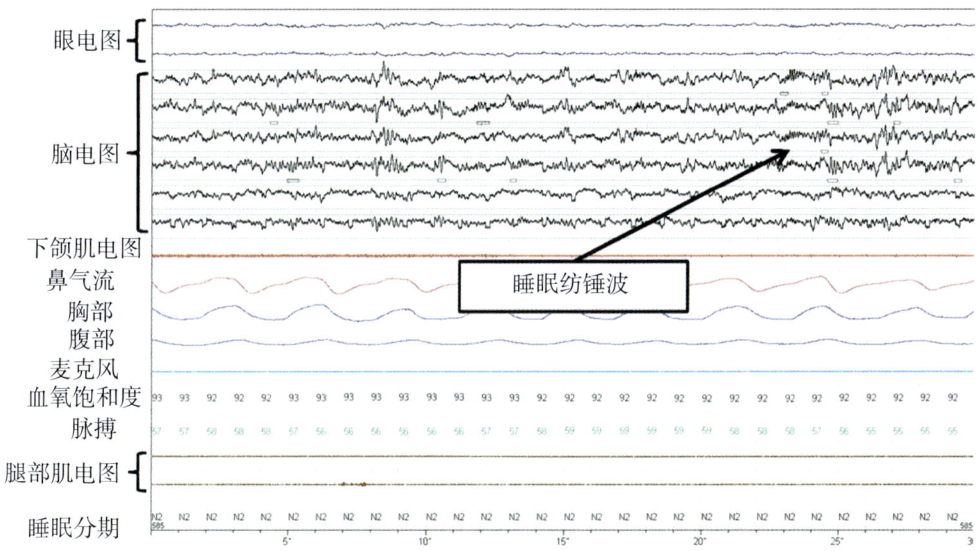

眼电图

脑电图

下颌肌电图
鼻气流
胸部
腹部
麦克风
血氧饱和度
脉搏

腿部肌电图

睡眠分期

睡眠纺锤波

◀ 图 3-23 睡眠 N2 阶段：睡眠纺锤波的出现

对一段 30s 的多导睡眠图进行分析：N2 阶段有两个特征，即睡眠纺锤波（频率为 12~14Hz、持续时间为 0.5s 的短脉冲）和 θ 波（4~7Hz）的出现

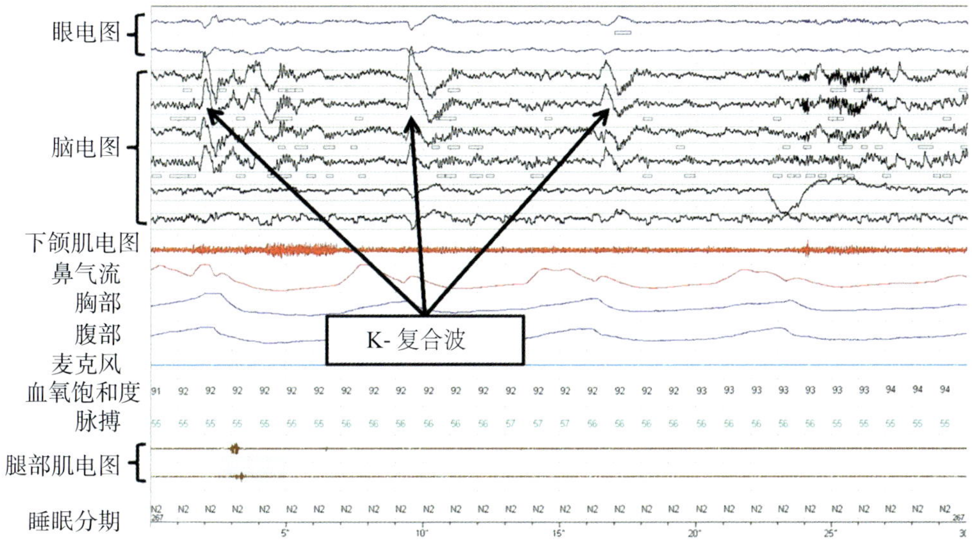

眼电图

脑电图

下颌肌电图
鼻气流
胸部
腹部
麦克风
血氧饱和度
脉搏

腿部肌电图

睡眠分期

K- 复合波

◀ 图 3-24 睡眠 N2 阶段：K- 复合波

对一段 30s 的多导睡眠图进行分析：N2 主要是 θ 波（4~7Hz）和 K- 复合波（短暂的负高电压峰值，然后是较慢的正复合波和结束时的负峰值，持续 1~2s）

眼电图

脑电图

下颌肌电图
鼻气流
胸部
腹部
麦克风
血氧饱和度
脉搏
腿部肌电图

睡眠分期

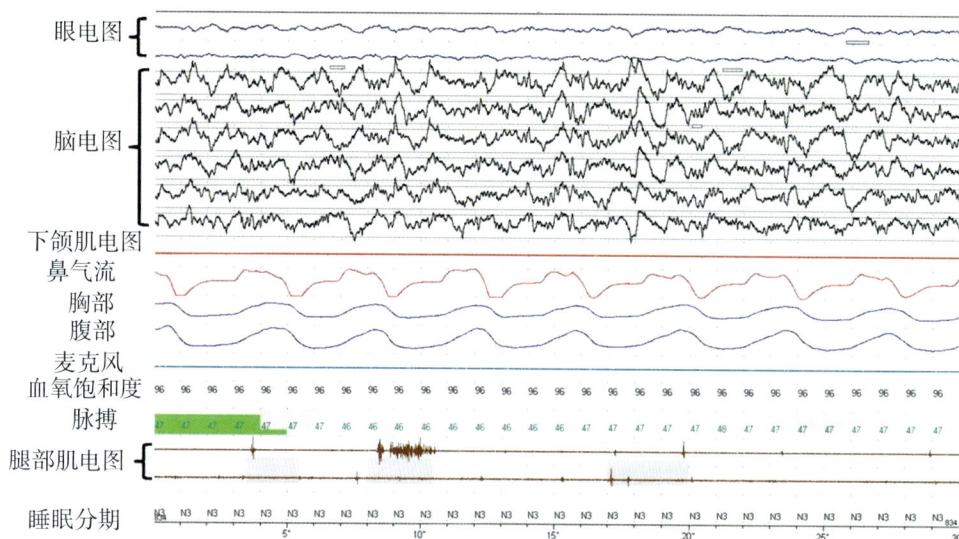

◀ 图 3-25　睡眠 N3 阶段
对一段 30s 的多导睡眠图进行分析：N3 阶段以 δ 波（0.5～4Hz）为特征，可出现睡眠纺锤波

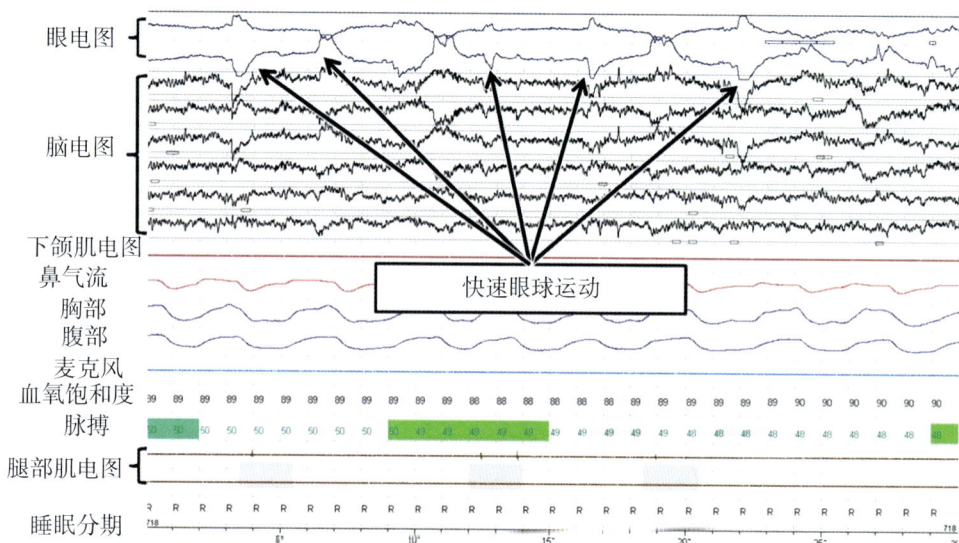

眼电图

脑电图

下颌肌电图
鼻气流
胸部
腹部
麦克风
血氧饱和度
脉搏
腿部肌电图

睡眠分期

快速眼球运动

◀ 图 3-26　快速眼动睡眠
对一段 30s 的多导睡眠图进行分析：快速眼动睡眠的特点是肌张力进一步降低，闭着的眼睛快速左右移动。脑电图主要由 α 波（8～13Hz）、β 波（12～30Hz）和 θ 波（4～7Hz）组成

2. 中枢性睡眠呼吸暂停

一名 64 岁超重男性（BMI 28.5kg/m²），是一名销售代表，患有足踝水肿、夜盲症、白天嗜睡和疲劳。合并症有高血压、高血压性心肌病和心房颤动。检查结果详见图 3-41 至图 3-43。

3. 肥胖 - 低通气综合征

一名 55 岁男性保险推销员，表现为打鼾，乏力，睡眠质量差，严重肥胖（BMI 46.6kg/m²），肺功能检查显示为中度限制性通气障碍。合并症为 2 型糖尿病和高血压。动脉血气分析显示清晨 PCO_2 为 52mmHg。检查结果详见图 3-44 和图 3-45。

四、阻塞部位的拓扑学诊断

（一）清醒时鼻咽镜检查

Nico de Vries　Peter van Maanen
Linda B. L. Benoist　著

1. 概述

对疑似 OSA 患者的检查包括仔细的病史询问和体格检查。除一般检查和上气道检查外，还可以在清醒状态下进行鼻咽镜检查。针对日间进行鼻咽镜检查得到的结果是具有争议的，它无法提供关于上气道塌陷部位在清醒期间和睡眠期间的本质差异。如果后续可进行 DISE，可以不需要进

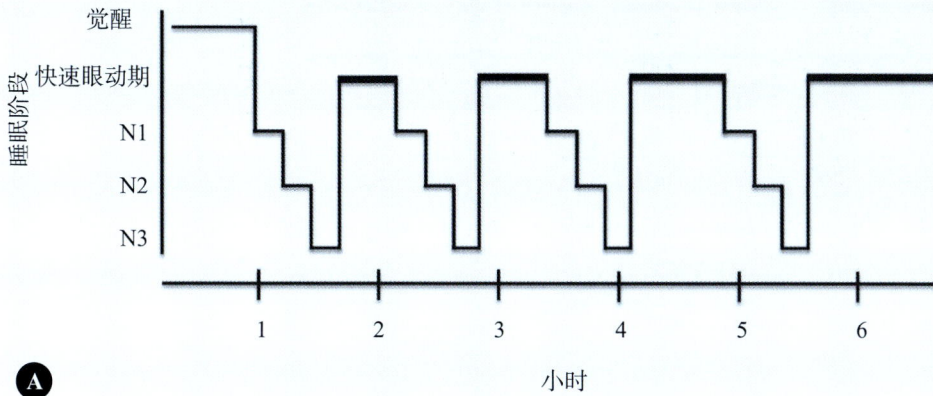

◀ 图 3-27 使用睡眠 – 觉醒阶段模拟图来说明睡眠各阶段的转化

A. 一个包括 4 个快速眼动（REM）/ 非快速眼动（NREM）期的正常睡眠图，每个周期 90min 并且 REM 期时长逐渐增加；B. 病理性睡眠图可以看到睡眠结构紊乱，缺乏 N3 阶段和 REM 期睡眠，以及反复出现觉醒状态

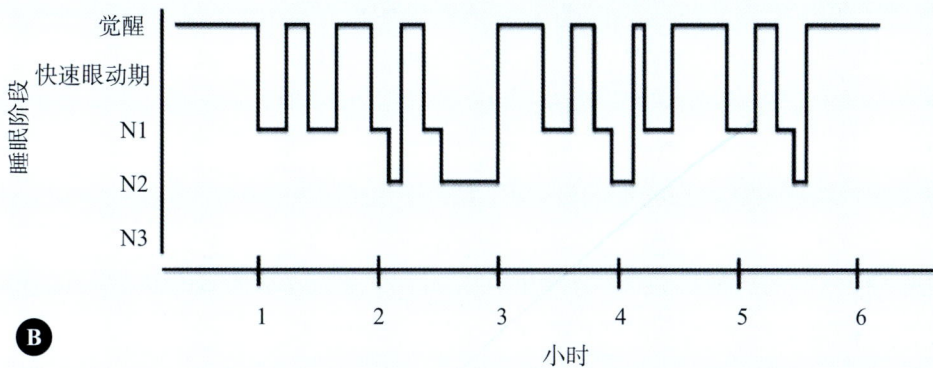

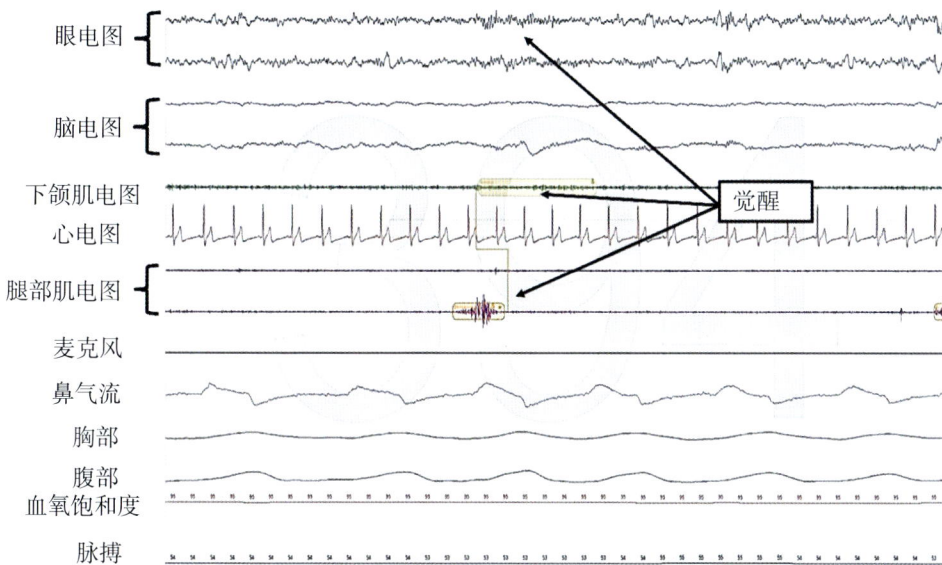

◀ 图 3-28 30s 多导睡眠图显示觉醒期

觉醒被定义为 α 节律或 θ 节律的恢复 ≥ 3s。肌电图张力在快速眼动睡眠期必定是升高的，但在非快速眼动睡眠期并不一定伴有升高

行鼻咽镜检查。如果不进行 DISE，清醒时鼻咽镜检查可用来评估整个上气道情况，以排除常规耳鼻咽喉科查体中可能忽略的任何（罕见）上气道异常。它也适用于情绪焦虑患者和咽反射敏感的患者。

SDB 是由多种因素共同造成的，例如神经方面的因素、呼吸动力不足、软性上气道塌陷概率增加以及错误的睡眠姿势。这些原因包括上呼吸道和面部骨骼的局部解剖变异，以及咽部神经肌肉的改变，也是病因之一。为了评估 SDB 的解剖

眼电图

脑电图

下颌肌电图

心电图

腿部肌电图

麦克风

鼻气流

胸部

腹部

血氧饱和度

身体姿势

睡眠
分期

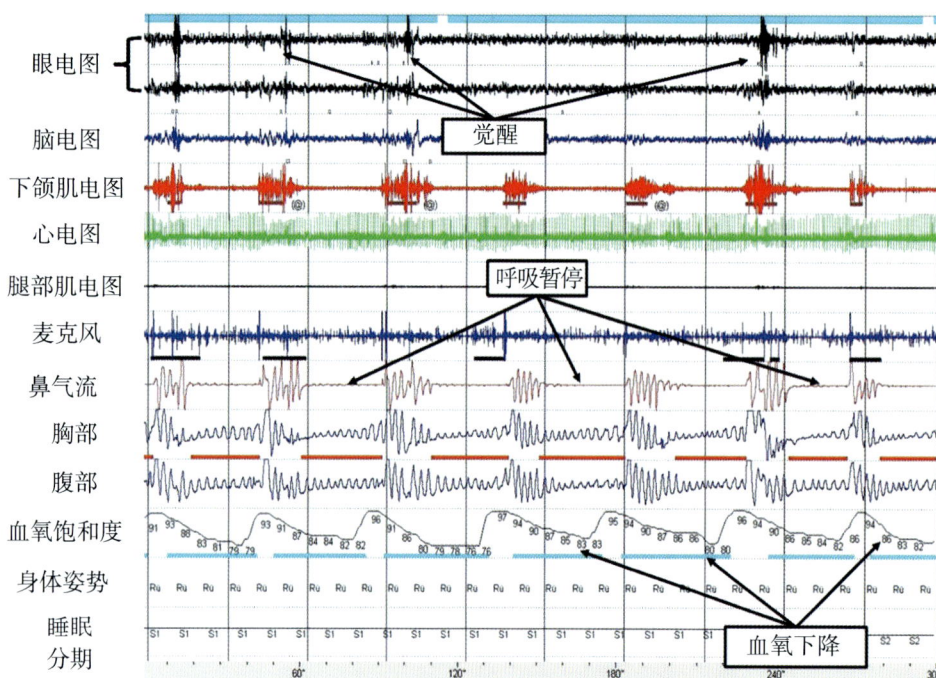

◀ 图 3-29　显示反复出现阻塞性呼吸暂停的 **5min** 多导睡眠图截图

其特点是与阻塞性呼吸暂停前相比，气流减少≥90%，持续时间≥10s，胸腹持续用力

眼电图

脑电图

下颌肌电图

心电图

腿部肌电图

麦克风
鼻气流

胸部
腹部
血氧饱和度
脉搏

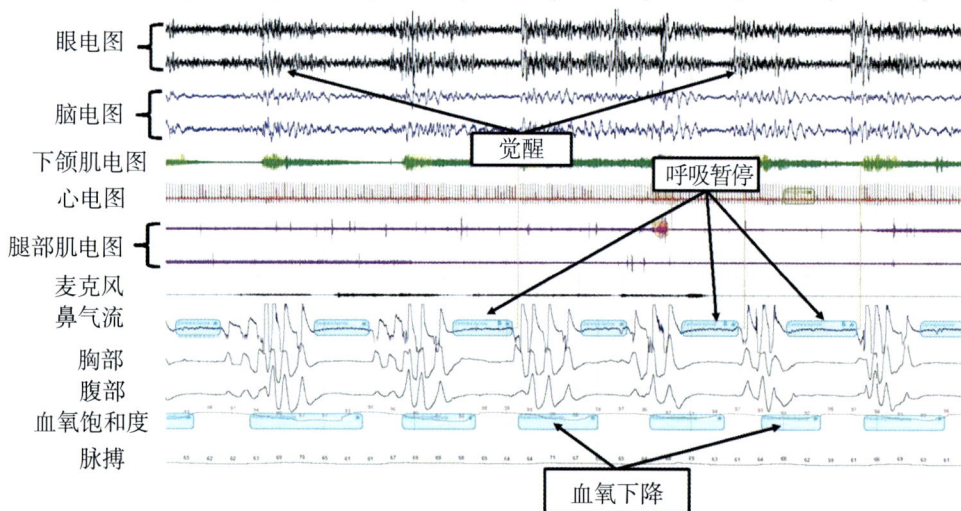

◀ 图 3-30　显示反复中枢性呼吸暂停的 **5min** 多导睡眠图截图

其特点是与中枢性呼吸暂停前相比，气流减少≥90%，持续时间≥10s，且无胸腹用力

学因素和制定后续治疗方案，必须评估从鼻到声带水平整个上气道的情况。除了针对 OSA 的耳鼻咽喉常规检查外，清醒时鼻咽镜检查也是一种经常应用的诊断方法，尽管该检查所提供的信息是具有争议的。这部分将讨论清醒时鼻咽镜检查的技术、适应证及局限性。

2. 气道的评估方法

在常规耳鼻咽喉科检查中，有一系列诊断方法可用于评估上气道。选取何种检查方式取决于

正在评估的具体疾病。例如，活检和成像在肿瘤学中非常重要。鼻窦疾病中，鼻内镜和 CT 扫描至关重要。在 SBD 中，这些技术中的大多数几乎没有作用。在评估 SBD 患者的上气道情况时，除了在病房进行的临床检查外，还有多种特定的诊断方法，如清醒时内镜检查（有或没有 Müller 试验动作）、侧位头影测量、CT 扫描和 MR 成像（清醒和自然睡眠期间）、自主睡眠期间的视频内镜检查、DISE 和临界闭合压力测定，上述检查已经被

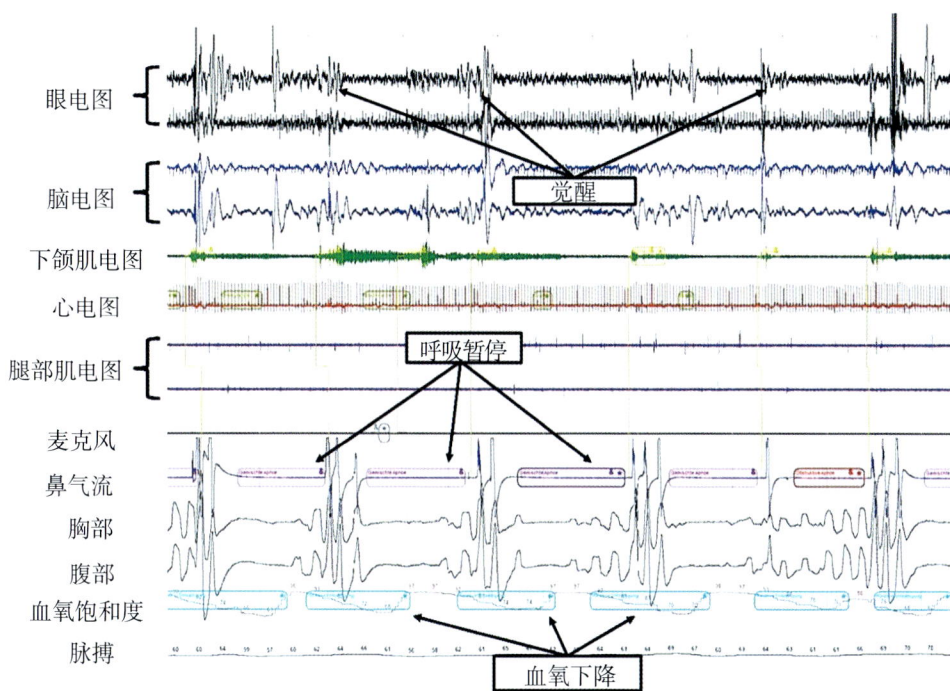

◀ 图 3-31 显示反复混合性呼吸暂停的 5min 多导睡眠图截图

其特点是与混合性呼吸暂停前相比，气流减少 ≥ 90%，持续时间 ≥ 10s，一次呼吸暂停以中枢性呼吸暂停开始，阻塞性呼吸暂停结束为表型

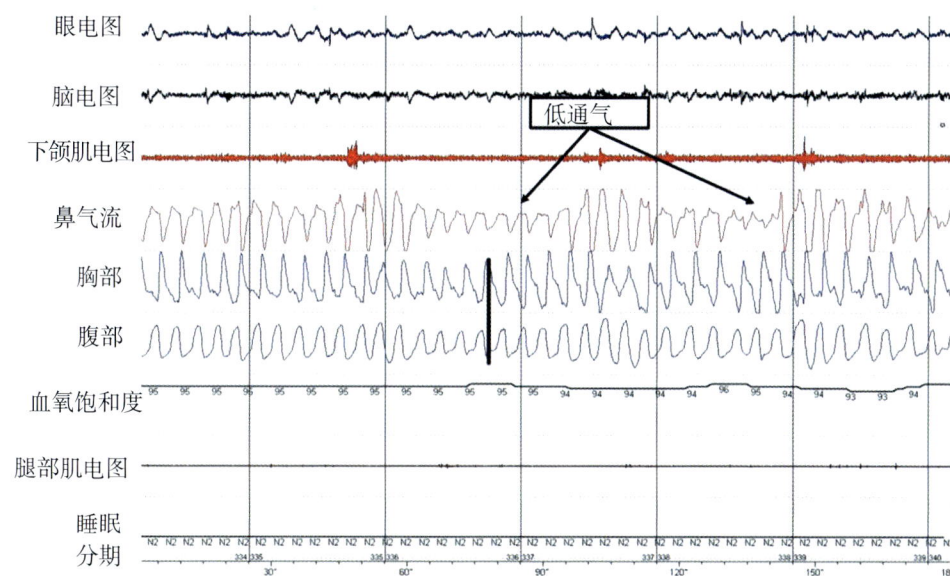

◀ 图 3-32 显示反复发作阻塞性低通气的 3min 多导睡眠图截图

其特征是与反复发作阻塞性低通气前相比，气流减少 ≥ 30%，持续时间 ≥ 10s，氧不饱和度 ≥ 3% 和（或）出现觉醒。典型的阻塞特征是气流曲线变平和胸腹部反常运动（黑色垂直线）

用来量化上气道不同部位的阻塞和塌陷程度。目前，这些技术中的大多数已被弃用，不再在常规临床工作中使用，它们大部分是科研工作中使用，在 SDB 患者上气道的常规评估中作用不大。

CT 和 MR 扫描最重要的局限性在于，它们评估清醒患者上气道的解剖和塌陷情况，而我们真正希望获得的数据是在睡眠时评估上气道的情况。其局限性在于，评估是在患者清醒时进行的，此时患者的肌张力保持不变，但在睡眠期间会出现进行性肌张力下降，在快速眼动睡眠期间达到最大程度的肌肉松弛。

在自然睡眠期间，进行过一项有趣的研究，通过 CT 和 MRI 扫描，并使用技术进行了成像。显然，一些患者只要有足够的时间适应这种情况，就能在噪声很大的 MR 机器里睡觉，甚至不戴耳塞也行。这些技术虽然具有研究价值，但在我们看来永远不

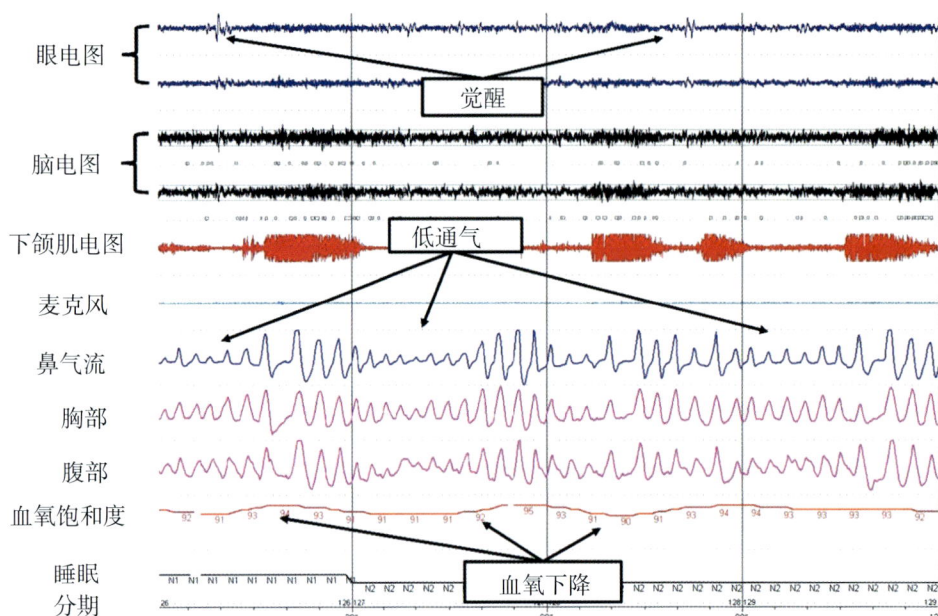

◀ 图 3-33 显示中枢性低通气的 2min 多导睡眠图截图

其特征是与中枢性低通气前相比，气流减少≥ 30%，持续时间≥ 10s，血氧饱和度下降≥ 3% 和（或）出现觉醒。典型特征是胸腹运动减少，没有矛盾呼吸，在呼吸事件结束时通气增加，伴随在最大通气时出现觉醒

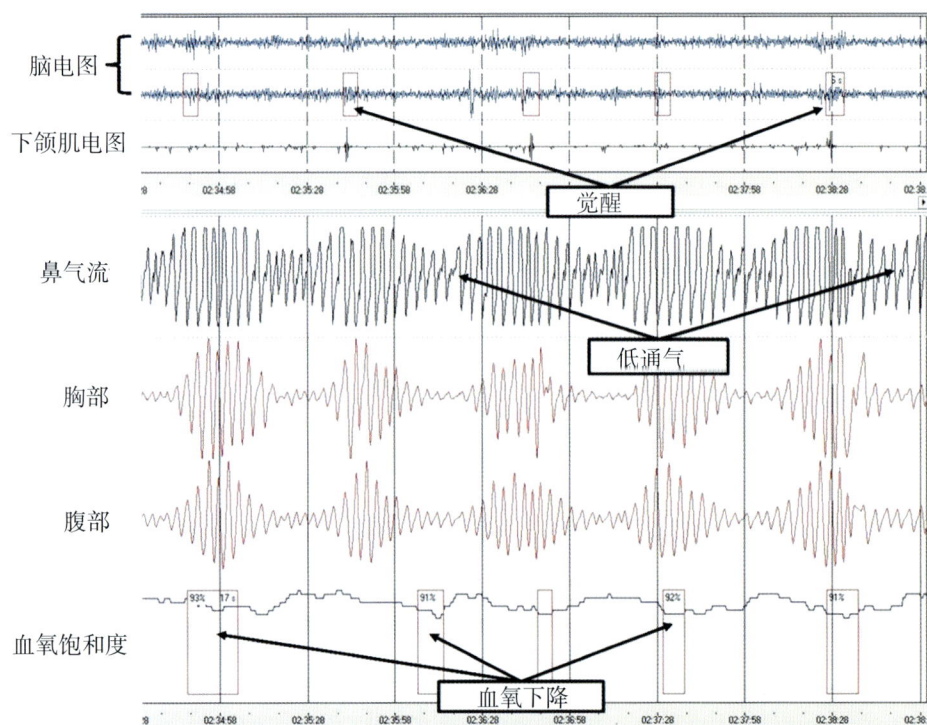

◀ 图 3-34 显示中枢性低通气周期性呼吸的 4min 多导睡眠图截图

它们的特点是有 3 个或 3 个以上的中枢性呼吸暂停或低通气，被潮式呼吸（渐强 - 渐弱）分开，每个周期≥ 40s，并在最大通气峰值时觉醒

会用于常规使用，因为它们很耗时也很昂贵。

本章旨在为 SBD 患者的上气道评估提供指导，可以用于 SBD 患者的检查。但目标并不是详尽描述所有曾经尝试过而目前被大多数人抛弃的检查方法。其目标是临床应用。在这本书中，我们特别注重能在日常实践中使用的诊断模式。其基础是 OSA 特异性的耳鼻咽喉科检查和疾病诊断，尽管影像学检查几乎没有什么指征，但也要考虑到 CPAP 以外的治疗。

3. 清醒时内镜检查

清醒时内镜检查是常规检查中的一项，而其他人认为这项检查没有意义，尤其是后续要做

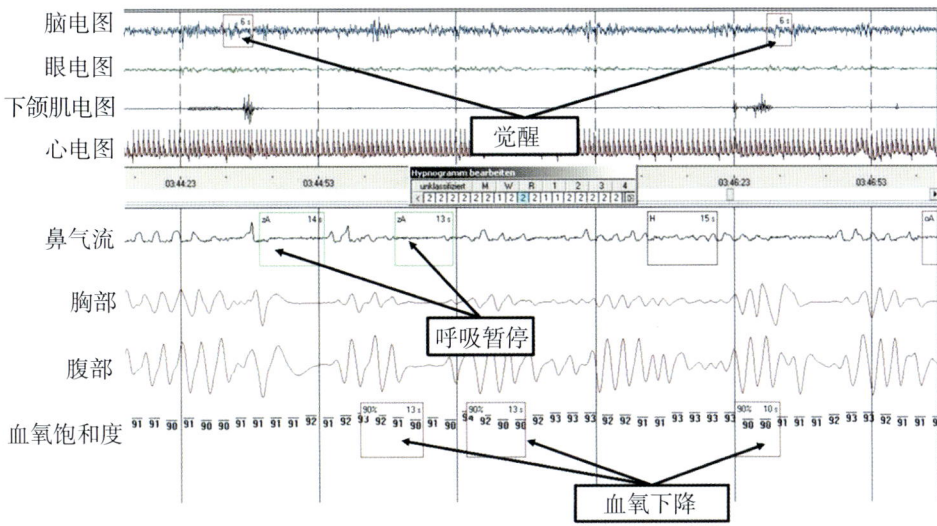

脑电图
眼电图
下颌肌电图
心电图

觉醒

鼻气流
胸部
腹部
血氧饱和度

呼吸暂停

血氧下降

◀ **图 3-35**　显示共济失调性呼吸伴不规则中枢呼吸事件的 **3min** 多导睡眠图截图
呼吸模式不规则、加速，并表现为呼吸暂停和呼吸急促

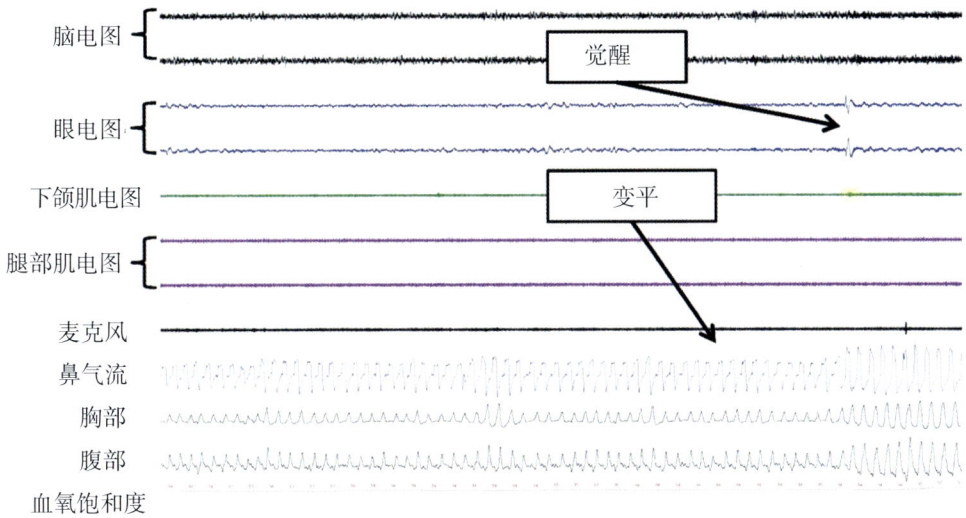

脑电图

觉醒

眼电图

下颌肌电图

变平

腿部肌电图

麦克风
鼻气流
胸部
腹部
血氧饱和度

◀ **图 3-36**　显示呼吸努力相关性微觉醒的 **5min** 多导睡眠图截图
它们的特点是气流受限，用力呼吸增加，持续时间超过 10s，并在用力呼吸结束时觉醒

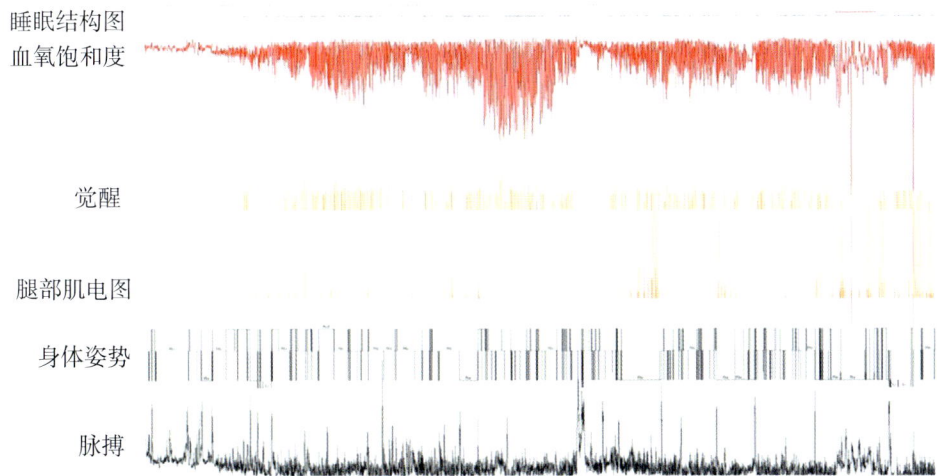

睡眠结构图
血氧饱和度

觉醒

腿部肌电图

身体姿势

脉搏

◀ **图 3-37**　**7h** 多导睡眠图截图，显示睡眠结构破坏，反复出现氧饱和度下降、多次觉醒和体位变化

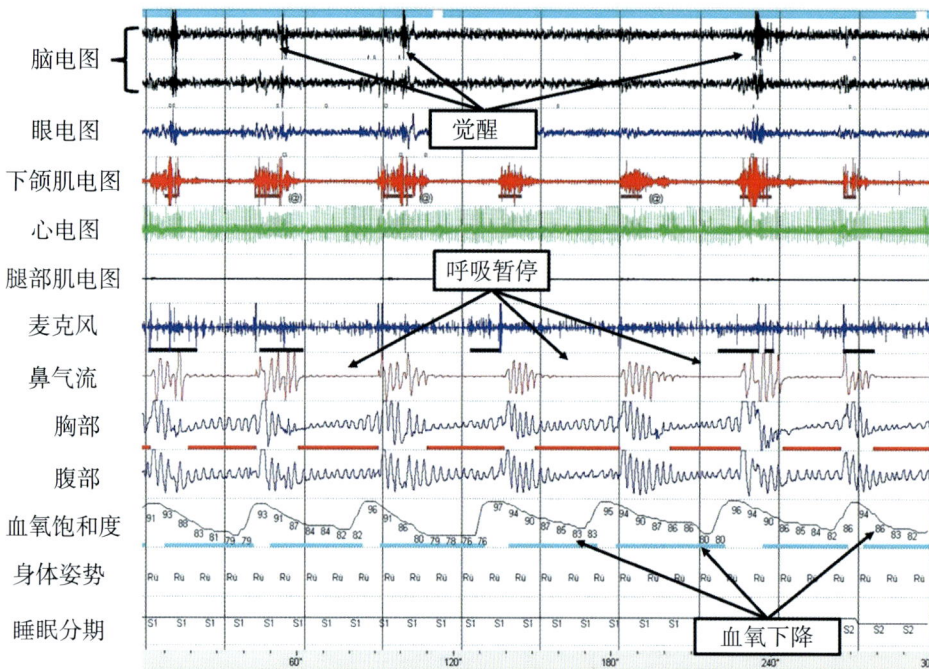

◀ 图 3-38 5min 多导睡眠图截图，显示与觉醒和氧饱和度下降相关的反复阻塞性呼吸暂停

脑电图

眼电图

下颌肌电图

心电图

腿部肌电图

麦克风

鼻气流

胸部

腹部

血氧饱和度

身体姿势

睡眠分期

觉醒

呼吸暂停

血氧下降

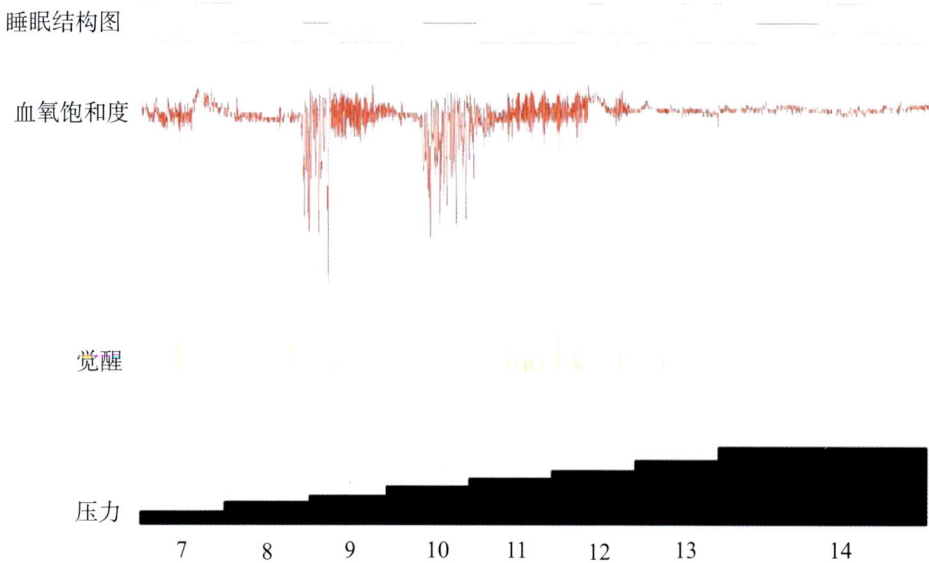

◀ 图 3-39 持续正压通气治疗下 7h 多导睡眠图截图

当气道正压超过 13mbar（1mbar=100Pa）时，呼吸事件受到抑制

睡眠结构图

血氧饱和度

觉醒

压力

7   8   9   10   11   12   13   14

DISE 的情况下。清醒内镜检查和疾病诊断之间的重要区别在于清醒还是睡眠状态。清醒时内镜检查能够提供上气道解剖的视野，从鼻腔水平到声带水平。内镜检查并非一定要对鼻腔进行局部麻醉和收缩鼻腔黏膜血管。测试可以在坐姿、仰卧位和侧卧位进行。在清醒状态下行鼻咽镜检查时，可以在不同的位置进行被动和主动动作，如抬下巴和闭嘴，我们希望这些操作能为后续的治疗和

干预提供有价值的预测；然而，几乎没有证据证明这一点。其中一种技术就是所谓的 Müller 试验动作。

4. Müller 试验动作

Müller 试验动作于 1983 年推出，是一种简单的试验用于评估 SDB 患者的上气道。

在 Müller 试验动作中，患者在强行呼气后，口鼻紧闭，进行强制吸气[79]。胸部和肺部的负

脑电图

眼电图

心电图

麦克风

面罩气流

仪器气流

胸部

腹部

血氧饱和度

面罩压力

仪器压力

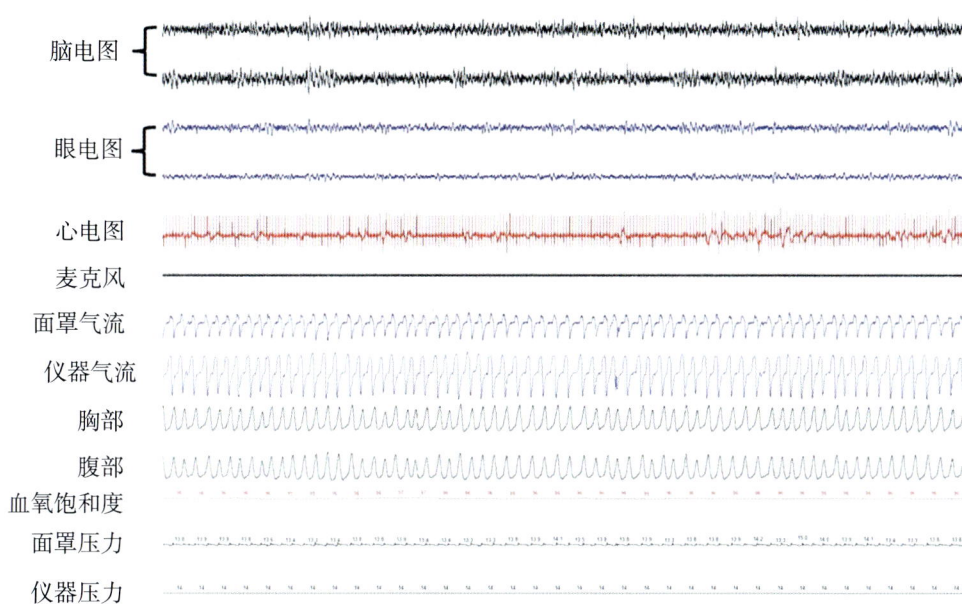

◀ 图 3-40 5min 多导睡眠图截图，显示在 14mbar（1mbar=100Pa）的正压下，阻塞性呼吸事件被充分抑制

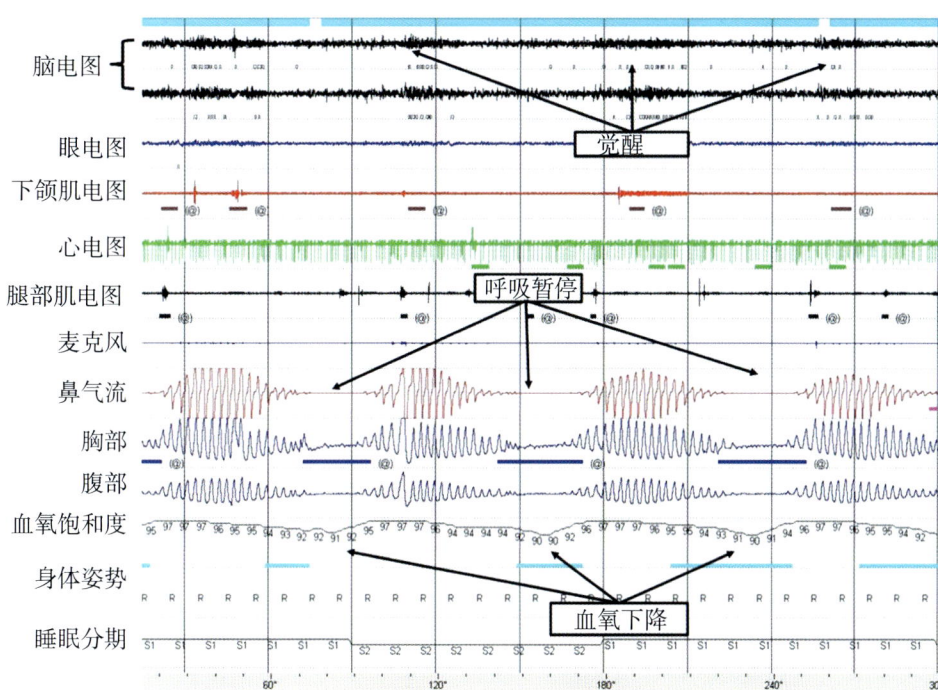

脑电图

眼电图

下颌肌电图

心电图

腿部肌电图

麦克风

鼻气流

胸部

腹部

血氧饱和度

身体姿势

睡眠分期

觉醒

呼吸暂停

血氧下降

◀ 图 3-41 5min 多导睡眠图截图，显示在最大通气峰值期间出现中枢性呼吸暂停和觉醒的周期性呼吸模式

压低于大气压，一种反向的 Müller 动作。进行 Müller 动作，将柔性喉镜放置在舌后区域，以评估咽壁外侧和前后（anteroposterior，AP）的狭窄，然后，将设备放置在腭后区域，重复该操作。在过去，人们希望 Müller 试验动作的阳性结果将表明上气道塌陷的部位低于软腭水平，患者可能不会受益于 UPPP，而腭后塌陷将是 UPPP 术式的最佳适应证患者[80-84]。现在有证据表明，Müller 试验动作的阻塞部位不能可靠地代表正常睡眠时的阻塞部位[80-84]，因此其价值受到质疑，用 Müller 试验动作观察到的阻塞部位是否真实地反映了睡眠时的阻塞部位也是一个严重的疑问。使用 Müller 试验动作来评估是否适合接收 UPPP 手术并未取得更优的结果。总之，并不建议使用 Müller 试验动作，尽管在技术上易于操作且费用较低，但它并不具有特异性且受到主观因素影响（表 3-10）。

脑电图
眼电图
下颌肌电图
心电图
腿部肌电图
麦克风
鼻气流
胸部
腹部
血氧饱和度
身体姿势
仪器压力
睡眠分期

呼吸暂停

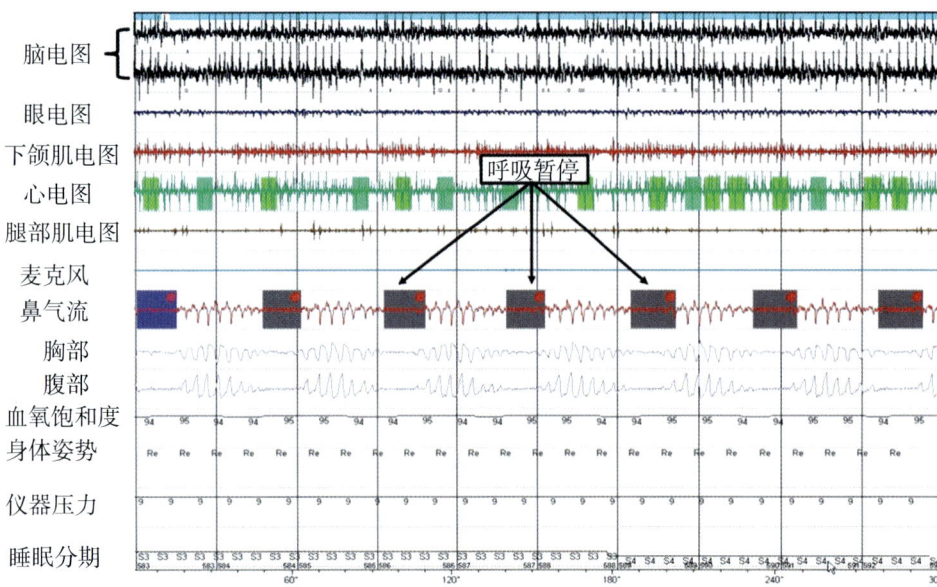

◀ 图 3-42 5min 多导睡眠图截图，显示在初始持续正压通气治疗期间，中枢性睡眠呼吸暂停持续存在

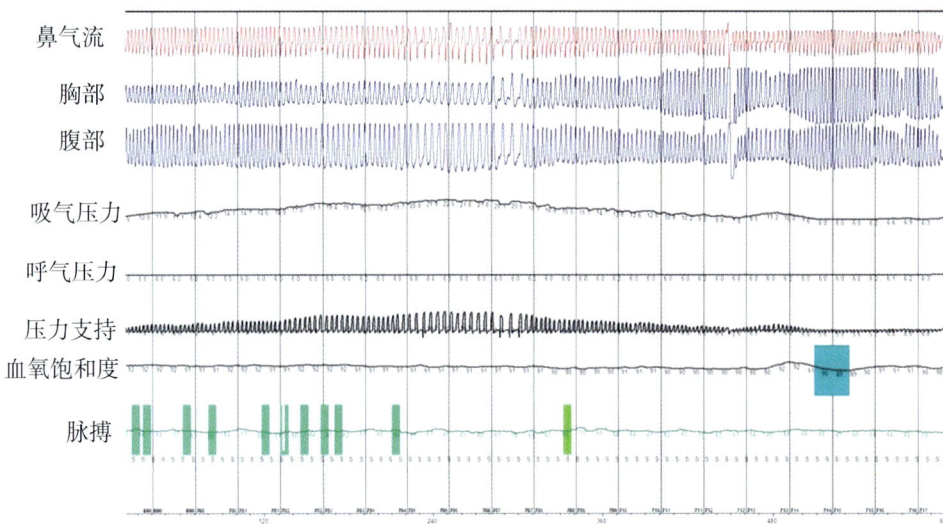

鼻气流
胸部
腹部
吸气压力
呼气压力
压力支持
血氧饱和度
脉搏

◀ 图 3-43 5min 多导睡眠图截图，显示成功地自适应伺服通气治疗，解决了周期性呼吸，呼吸驱动稳定

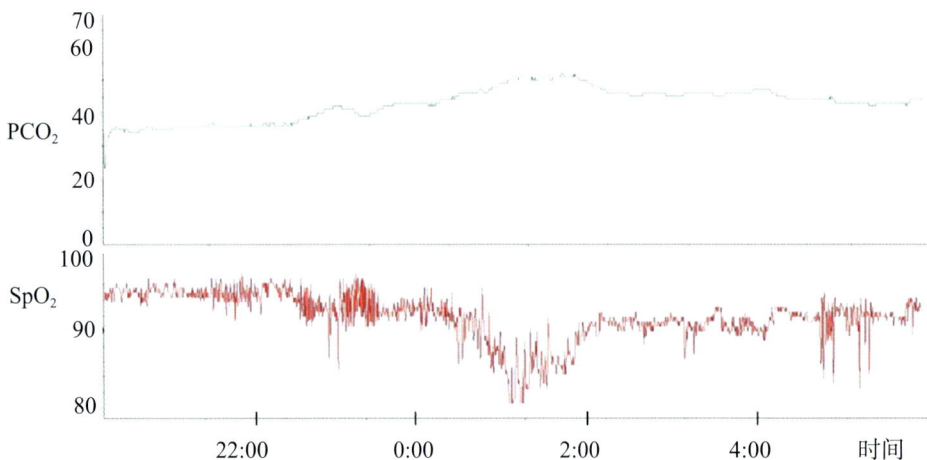

PCO_2

SpO_2

22:00   0:00   2:00   4:00   时间

◀ 图 3-44 持续气道正压通气治疗下经皮二氧化碳分压（PCO_2）测量的 7h 截图

显示相关肺换气不足，伴有深度和长时间的血氧饱和度（SpO_2）降低，与 PCO_2 的反向增加相关。在整个记录过程中可以看到 PCO_2 的持续增加，一系列短暂的氧饱和度下降说明伴有睡眠呼吸暂停的存在

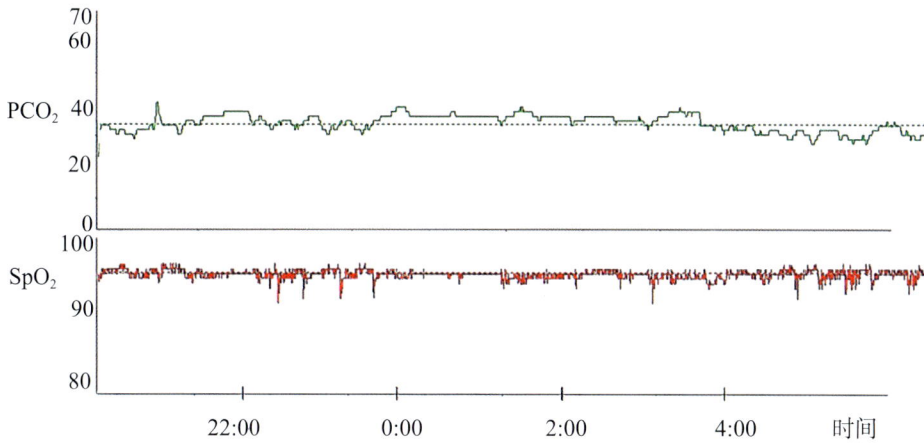

◀ 图 3-45　无创通气下经皮二氧化碳分压（PCO_2）测量的 7h 截图，显示 PCO_2 和血氧饱和度（SpO_2）稳定

表 3-10　严重气道塌陷的发生率

方　法	发生率
腭后 DISE	94.7%
腭后 MM	65.57%
舌后 DISE	69.56%
舌后 MM	28.98%

DISE. 药物诱导睡眠内镜检查；MM. Müller 试验动作（引自 Zerpa Zerpa V et al [25]. ）

5. 清醒时鼻咽镜检查的适应证和局限性

该技术可用于排除常规耳鼻咽喉检查有时会遗漏的解剖结构，如鼻咽或喉部水平以下的阻塞。通常，这些解剖部位不是人们最感兴趣的，因为这些部位很少是睡眠中发生阻塞的部位。它们不是可塌陷上气道的一部分。这些部位可通过常规的前鼻镜、后鼻镜和间接喉镜来观察。针对焦虑和咽反射敏感的患者，可以使用清醒时鼻咽镜检查。

清醒鼻咽镜检查提供了鼻腔、鼻咽、咽部和喉部的解剖学情况。有些部位，如鼻腔、鼻咽和声带，是不会塌陷的，因此清醒和睡眠时的情况没有区别；例如，在睡眠期间，鼻中隔不会突然偏离，无论鼻咽是否有阻塞，声带是否活动，以及是否存在囊肿、息肉、肿瘤等不规则情况。此外，出现这些病变在临床中症状会非常明显，因为它们会导致鼻音或声音改变等症状，这些症状在清醒时也会出现。相比之下，其他部位如软腭、口咽、舌根和会厌是可塌陷的。但无论在何种姿势下进行清醒鼻咽镜检查，无论是否进行颏下提和闭嘴等动作，它都不能提供任何有关睡眠时可塌陷上气道段塌陷情况变化的信息，这就是为什么 DISE 更可靠的原因。因此，在考虑 CPAP 以外的治疗时，将进行 DISE（本章药物内镜检查），因为清醒鼻咽镜检查不能提供任何 DISE 不能显示的信息。因此，有学者可能会认为清醒鼻咽镜检查是多余的，除非在没有它就无法选择其他适当的方式检查上气道的情况时。

如果计划进行 CPAP 治疗，而不进行 DISE，清醒鼻咽镜检查可能有助于排除某些罕见的病灶。然而，常规耳鼻咽喉科检查也几乎能发现这些异常。非常渴望接受清醒鼻咽镜检查的患者或咽反射敏感的患者除外。

6. 结论

疑似 OSA 的患者首先要进行详细的病史询问和体格检查，这可能包括清醒鼻咽镜检查，如果后续需要完善 DISE，是否需要常规进行清醒鼻咽镜检查是具有争议的。Müller 试验动作已经被淘汰，并不建议进行。清醒鼻咽镜检查对不能进行 DISE 的患者可能有作用，特别是焦虑患者或咽反射敏感的患者。

（二）药物诱导睡眠内镜检查

Nico de Vries　Peter van Maanen
Linda B. L. Benoist　著

这本书的理念是对于 SDB 患者，如果考虑 CPAP 以外的治疗，应该进行 DISE。其他治疗包括鼾症手术、综合治疗（如手术和体位治疗）和佩戴口腔矫治器治疗（具有争议）。本节将讨论 DISE 的使用，尤其是对 VOTE 分类系统进行讨论介绍。

1. 概述

DISE 是一种快速发展的诊断工具，用于评估可接受非 CPAP 治疗的 SDB 患者的上气道塌陷情况。DISE 是一种使用纤维鼻咽镜检查上气道的评估技术，包括对处于药物镇静状态下的患者进行评估，旨在尽可能地模拟自然睡眠时的情况。通常使用镇静药如咪达唑仑、丙泊酚或联合用药。

1978 年，Borowiecki[85] 在自然睡眠时引入了睡眠内镜检查，该操作过程比较麻烦。1991 年，Croft 和 Pringle[86] 报道了镇静状态下对 SDB 患者的睡眠内镜检查。镇静可以在不惊醒患者的情况下评估上气道情况。在 DISE 期间，评估从鼻进入到声带水平的整个上气道情况。检查鼻道、鼻咽和腭、舌根、会厌和喉腔。

临床和科研领域对 DISE 的关注正在逐渐增长。例如，在过去几年中，有关 DISE 的科学出版物数量与所有年份的早期出版物数量相等[87]。越来越多的证据表明，DISE 的某些诊断结果确实对手术和其他形式的治疗具有预测价值。因此，如果考虑 CPAP 以外的其他治疗，进行 DISE 在诊疗计划中非常重要。

这本书的理念是，在 SDB 患者中，除了接受 CPAP 外还考虑进行其他治疗时，应该进行 DISE。其他治疗包括鼾症手术、综合治疗（如手术和体位治疗），以及更具争议性的口腔矫治器治疗。该理念的第一个例外是体位疗法。对于位置性 OSA 患者，仅通过改变位置治疗即可治愈，无须先进行 DISE。如果考虑使用下颌前移装置（mandibular advancement devices，MAD）进行治疗，尚不清楚是否应首先进行 DISE。第一种方法是进行 MAD 治疗，而不进行 DISE。MAD 治疗效果不满意将耗费金钱和精力。另一种方法是先进行 DISE，如果对提下颌效果不理想，则不建议使用 MAD。进行 DISE 也需要花费金钱，这也是针对成本 – 效益进行研究的主题。

2. DISE 欧洲专家共识

由于缺乏如何进行 DISE 和评分方面的共识，2014 年欧洲成立了一个工作组[87]，希望构建一份共识文件。这即是 DISE 欧洲专家共识文件的制定。该文件由 De Vito 等起草制定，提出了一项 DISE 的流程标准化议案，其内容包括规范化术语、禁忌证、所需要的初步检查，设置，需要技术设备和人员配置，局部麻醉和鼻腔减充血药、患者体位、基本和特殊被动诊断动作、镇静药、观察窗口和所需的呼吸循环次数。工作组在许多方面取得了共识，但在有些方面未能达成共识。进行 DISE 时的大量变量可能阻碍了目前普遍接受的评分和分类系统的发展。这是非常不利的，但目前已成为临床现实。DISE 的标准化将使全世界的研究人员和临床医生能够对研究结果和治疗结果进行比较。

没有达成一致意见的一个问题是在实际评分系统的操作中，有多少、哪些等级或结构需要评分，以及如何描述和量化它们。本章的作者参与了 VOTE 分类和评分系统的开发，并在这方面有广泛的经验[88]。VOTE 是目前世界上最常用的计分系统，我们将对其进行更详细的讨论。尽管在 De Vito 等的欧洲共识文件中强调了其他系统，但作者避免在本章中讨论，以避免混淆。

3. VOTE

一些评分系统很复杂，可能过于全面，而另一些评分系统将位点和结构以各种组合糅合在一起，使它们难以使用和详细阐述，且重复性有限，评分者之间和评分者内部的一致性也有限。为了克服一些早期系统的缺点，VOTE 分类系统得以提出[88]。VOTE 是一种用于描述 DISE 结果的评分方法，侧重于关注引起阻塞的部位和结构的定位。VOTE 是一个缩略词，这些结构包括上气道的可塌陷部分："V"代表软腭（上腭和悬雍垂）、"O"代表口咽侧壁（包括扁桃体）、"T"代表舌体、"E"代表会厌。VOTE 概念由这四个部分组成，其中评估了的阻塞的程度，结构或方向。

阻塞的程度包括以下三类：①无阻塞：50% 狭窄；②部分阻塞：50%～75% 狭窄；③完全性阻塞：75% 以上狭窄。

结构和方向也有以下三种可能：①前后（anteroposterior，AP）；②向心；③横向。

并非所有平面都存在各种形式的阻塞：在软腭水平 AP、向心和横向的阻塞都可能发生，但一般来说，这个水平上的阻塞要么是 AP，要么是向心的。口咽平面的阻塞通常是横向（扁桃体），但绝不是 AP；舌体的阻塞通常为 AP，但从不为横向，会厌阻塞为 AP 或横向，但从不向心。因此，VOTE 分类通常用于有限的选项（图 3-46）。

DISE 的临床价值在于发现手术中较少关注到的点。

例如在通气方面，AP 塌陷比向心性塌陷要好，单平面塌陷比多平面要好，局部塌陷比完全塌陷要好[9]。在 DISE 中，经常会发现其他诊断方法无法发现的异常，如会厌塌陷或上腭平面完全向心塌陷（图 3-47 至图 3-49）。在上气道刺激 STAR 试验中，上腭部完全向心塌陷（图 3-50）是一个排除标准，实际上这是 FDA 首次批准 DISE 作为患者可选择的工具[89]。更多静态 DISE 发现的例子见图 3-51 至图 3-58。

4. 组织

DISE 数量的增长对临床实践组织产生了影响。当偶尔进行 DISE 时，可以将其纳入常规手术室的计划。然而，如果每周经常进行 DISE，其他有效的组织形式可能会更好，并且必须组织起来。

一些组织和协调方面的问题必须加以考虑[90]。根据作者近年来每年数百例 DISE 的经验，他们

水平	方向		
	前后	横向	向心
软腭（velum）			
口咽、扁桃体（oropharynx、tonsils）	■		
舌体（tongue base）		■	■
会厌＋喉（epiglottis＋larynx）			■

▲ 图 3-46　VOTE 分类

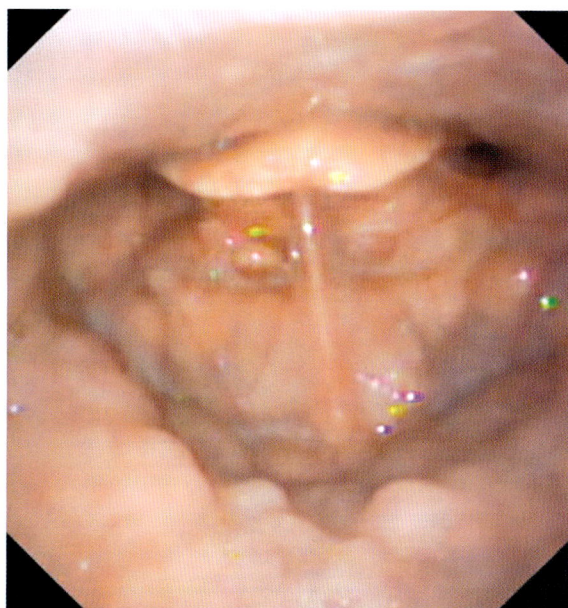

▲ 图 3-47　仅会厌完全前后位塌陷（非继发于舌根塌陷）

认为，DISE 并不需要后续对患者进行手术的外科医生来进行。DISE 也可以由住院医师在没有高年资工作人员在场的情况下进行。不需要在手术室进行 DISE，其可以在门诊环境中安全地进行。麻醉医生也没有必要在场，麻醉护士可以提供镇静。内镜医生（或实施 DISE 的人员）无须在 DISE 后与患者进行咨询。治疗团队中的其他人可以对检查结果进行讨论和咨询，提出建议的治疗方案或各种治疗方案。

5. 适应证

DISE 的选择标准为轻度至中度 OSA（即 AHI 在 5～30 次 / 时），或重度 OSA 合并 CPAP 治疗失

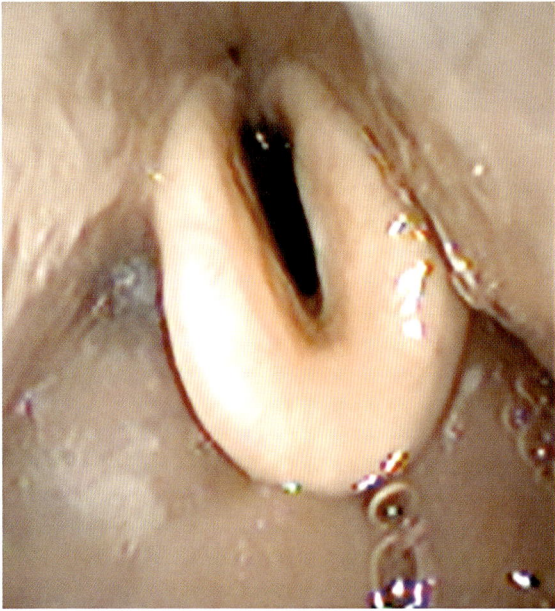

▲ 图 3-48　会厌完全侧壁塌陷

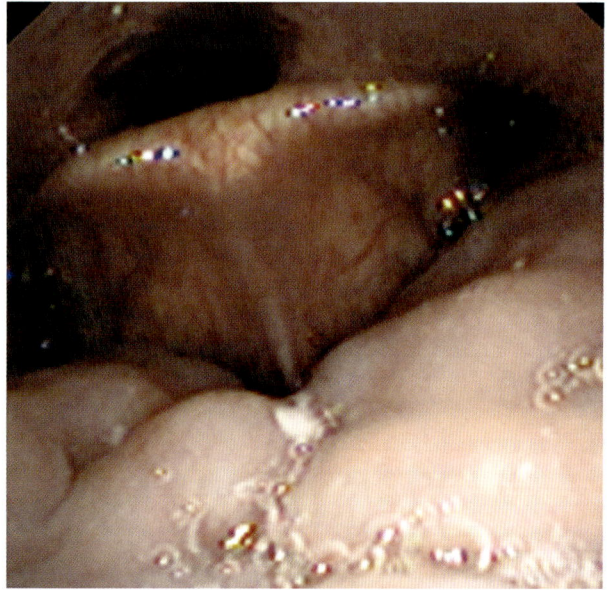

▲ 图 3-50　原发性会厌部分塌陷（非继发于舌根塌陷）

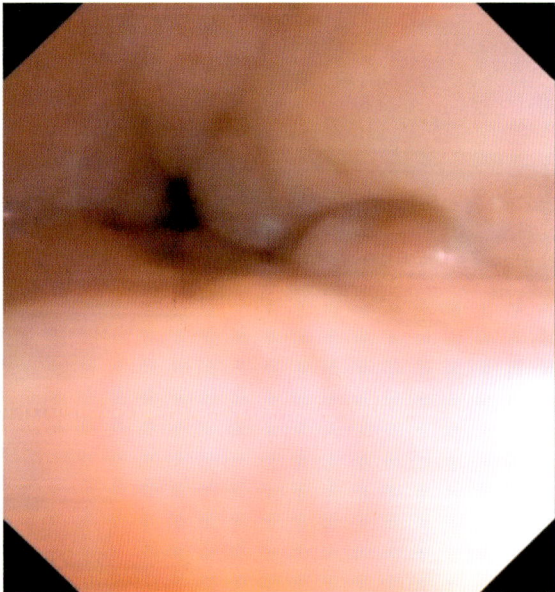

▲ 图 3-49　上腭部完全向心性塌陷

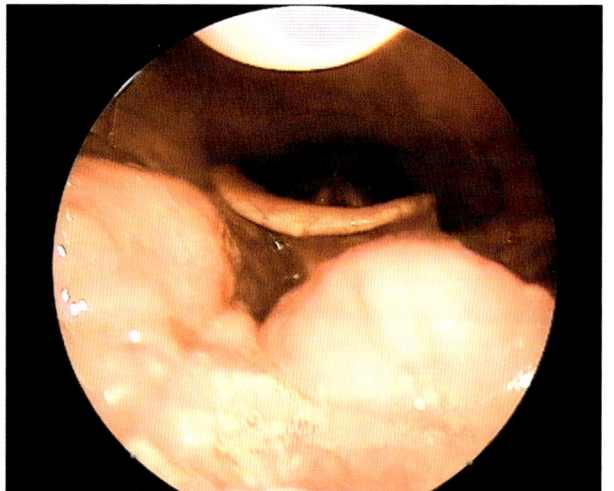

▲ 图 3-51　会厌没有塌陷，但舌根肥厚，会厌谷无法窥及

败，BMI（任意）低于 $32kg/m^2$，可能手术，联合治疗或佩戴口腔矫治器治疗的患者，以及美国麻醉医师协会（ASA）分级的 I 类或 II 类。ASA3 和严重心血管合并症患者是门诊内镜检查的相对禁忌证。这些患者通常在手术室进行 DISE。一般来说，选择较低 BMI 是很重要的，因为已有研究表明在对高于该 BMI 阈值的患者进行手术和佩戴口腔矫治器治疗的成功率往往较低 [91, 92, 93]。

6. 工作人员

2013 年 1 月初以来，作者让耳鼻咽喉科工作人员从在手术室进行 DISE 转向在门诊内镜检查环境中进行 DISE。DISE 由耳鼻咽喉科住院医师或同事进行，由训练有素的麻醉护士管理镇静。在场的其他人员是耳鼻咽喉科医生的助手，负责调整灵活的内镜，操作视频记录系统，并协助减少患者在检查过程中的活动。DISE 后，患者进入恢复区，护士监测血压、血氧饱和度，并根据需要给氧。

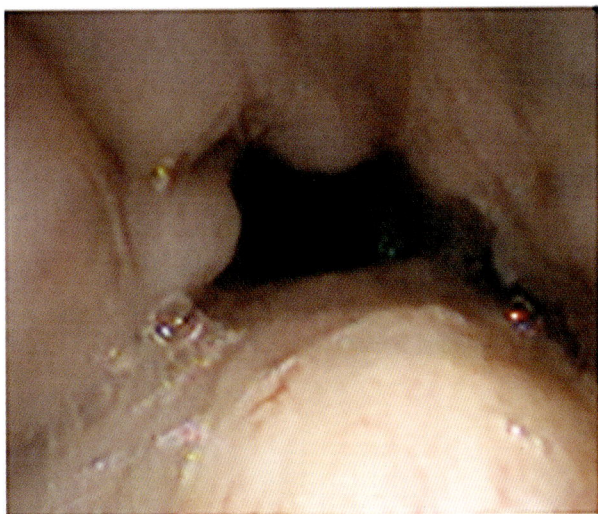

▲ 图 3-52　腭部部分向心性塌陷

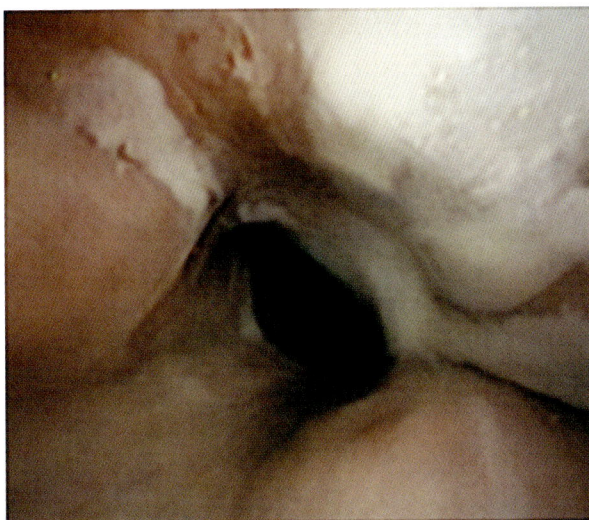

▲ 图 3-54　腭部部分向心性塌陷

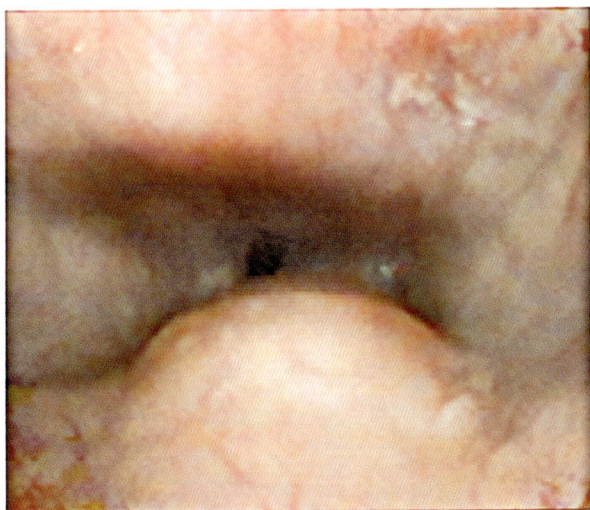

▲ 图 3-53　腭部完全前后位塌陷

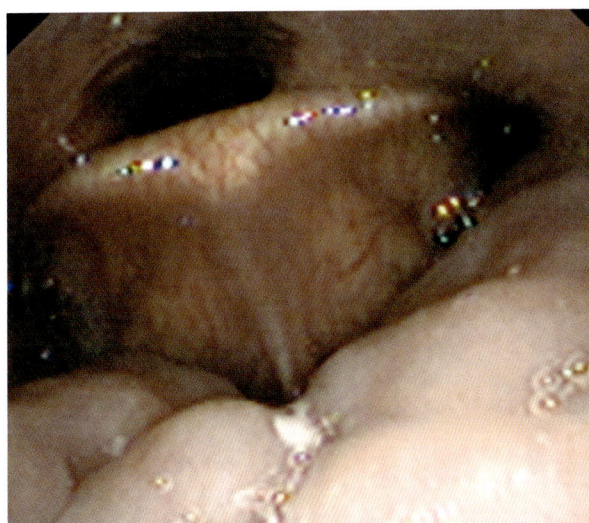

▲ 图 3-55　舌根部完全前后位塌陷，会厌无法窥及

（1）镇静方案：在门诊内镜检查配置中，DISE 需要进行血压、脉搏血氧饱和度和心电图监测。对患者进行预备给氧时，需使用面罩提供 100% 的氧气。过去曾使用过咪达唑仑镇静药，但由于咪达唑仑引起的健忘症，笔者已停止使用，这也避免了与患者在当天讨论 DISE 结果的可能性。目前，我们使用静脉注射丙泊酚镇静，镇静速率由靶控输注（target controlled infusion，TCI）泵控制。

根据患者的身高、年龄和体重设置 TCI 泵，开始镇静。丙泊酚注射前，静脉注射利多卡因 2ml，以防止输注丙泊酚引起疼痛。在一些患者中，通过静脉注射格隆溴铵（抗分泌药物）可以避免过多的分泌物，以免影响成像质量。由小剂量丙泊酚（20～50mg）开始镇静，随后由 TCI 泵维持。当患者对睫毛反射和交流没有反应和（或）开始打鼾时，可通过鼻子进行鼻咽镜检查。DISE 操作的不良反应很少见，笔者从未遇到过严重的不良反应或紧急情况。

（2）工作流程：在门诊内镜检查中，每天可以对 16～20 例患者进行 DISE[89]。患者可以连续进行 DISE，也就是说，上一位做完 DISE 的患者刚送入麻醉恢复室时，下一位患者随即可进行 DISE。通过这种方式，可以在半天内完成 10 个病例。平

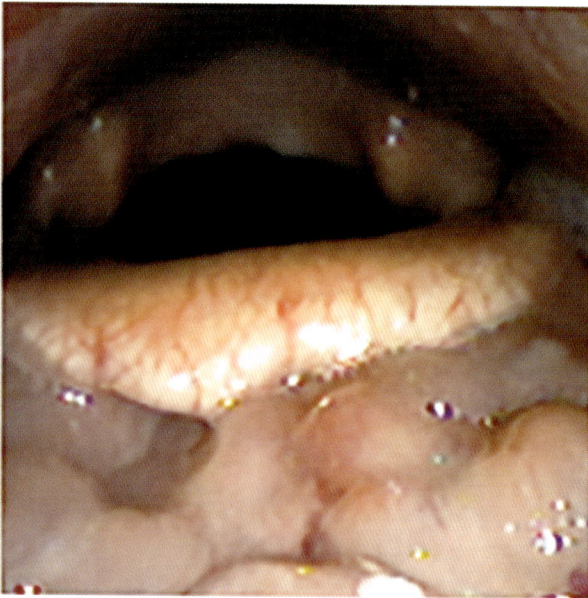

▲ 图 3-56　与图 3-57 相比，会厌无塌陷或部分塌陷

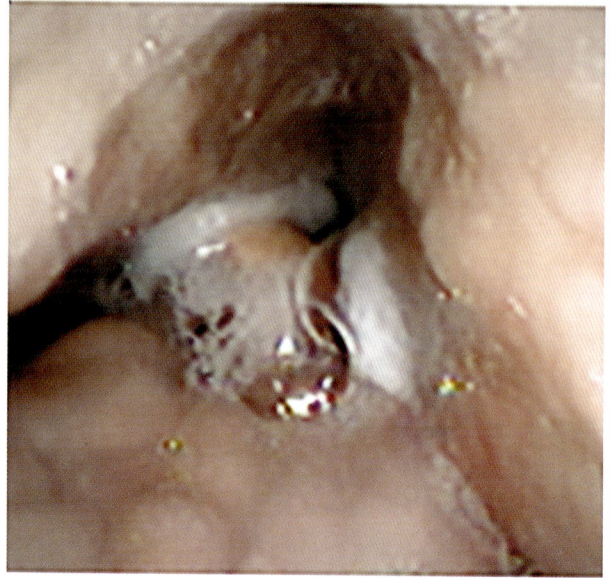

▲ 图 3-58　舌根完全塌陷，会厌不可见

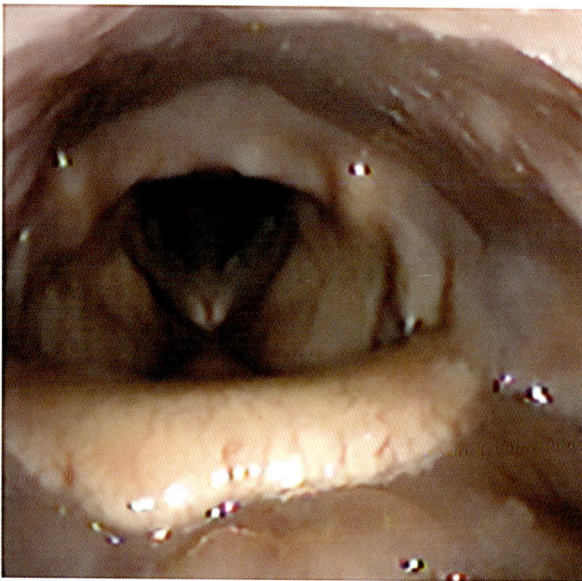

▲ 图 3-57　与图 3-56 为同一个患者
推举下颌的效果：气道完全打开

均而言，典型的 DISE 一般进行 15min。

DISE 通常在仰卧位进行。几年来，作者也对几例体位受限患者进行了侧卧位 DISE。Safiruddin 等[94-97] 的研究表明，左侧卧和右侧卧位的 DISE 结果是相同的，而单独转动头部以及头部和躯干同时转动得到的结果几乎是相同的。这意味着在体位受限患者中，不必在五种体位（头部和躯干向左，头部仅向左，仰卧，头部和躯干向右，头

部仅向右）进行 DISE，而只需在两种体位：仰卧和头部转向一侧。

如果可以选择 MAD 治疗，也可以进行上提下颌操作。下颌上提在一定程度上被认为是 MAD 治疗效果的预测指标。准确的阳性和阴性预测指标仍有待确定，但可以合理地假设，当最大程度上提下颌不能充分打开气道时，进行 MAD 治疗是不符合逻辑的。

DISE 后，患者平均要在麻醉恢复室待 60～90min，待麻醉完全清醒，可以去寻找医生咨询讨论 DISE 的结果和治疗方案。外地患者可以在检查同一天咨询睡眠外科医生，讨论结果和治疗方案。本地患者可能会在另一天再次会诊。

7. 报道

DISE 后，耳鼻咽喉科住院医师准备一份包括以下内容的报道。

(1) 前一次 PSG 包含最低总 AHI（阻塞性、混合性、中枢性）和每个睡眠姿势的 AHI；以及在不同睡眠姿势下的时间。

(2) BMI 和耳鼻咽喉检查结果，包括鼻腔检查和牙齿状况。

(3) VOTE 分数用于对 DISE 期间的上呼吸道塌陷模式进行分类，如果需要，还可以录像记录

以供以后回顾 [88, 95]。如果选择 MAD 作为治疗方案，则应上提下颌并进行 VOTE 评分。同理，如果考虑体位疗法，也将在患者头部转向一侧的情况下进行 DISE，并再次进行 VOTE 评分 [94, 95]。如果考虑使用佩戴口腔矫治器治疗和体位疗法，则可以在侧卧位情况下上提下颌，并重新进行 VOTE 评分。

(4) 住院医师提供的治疗方案中，可能包括常规治疗措施、CPAP、佩戴口腔矫治器治疗、体位治疗、各种形式的手术（包括上气道刺激）、参与临床试验或联合治疗 [98, 99, 100, 101]。这份报道可以让上级医师了解住院医师在诊断和治疗患者方面的进展情况。

8. DISE 报告的研读

笔者认为，DISE 的结果结合 PSG 的结果和患者的偏好，在很大程度上决定了治疗方案的选择。通常 PSG 和 DISE 的结果具有中度至合理的相关性。如果 PSG 的 AHI 较低，则在 DISE 中会出现局部性阻塞（多为单水平而非多水平面阻塞，多为局部而非完全阻塞，多为 AP 而非向心性阻塞）；对于高 AHI 的人来说，通常情况是相反的。当患者 AHI 和 DISE 结果之间的不一致，并且无法很好的解释时，应该警惕这两项研究中是否有一项是错误的。在可疑情况下，应重复 PSG 或 DISE。两种检测中哪一种需要重复取决于哪种结果与临床情况不符；例如，如果患者抱怨有严重的 OSA 和更严重的多水平阻塞，但在 DISE 期间 AHI 较低，那么重复 PSG 是有必要的。在 DISE 期间，还应始终警惕镇静水平过低或过低。

如果 PSG 和 DISE 评分一致，任何手术方法都应基于阻塞发生的部位、严重程度和阻塞的结构。这意味着在多平面阻塞的情况下，应该进行多平面手术。多平面阻塞的患者有时只要求进行一次手术，但笔者极力避免这样做，因为多平面的阻塞不能通过一次手术进行矫正。同理，如果舌根仅部分阻塞，可予以微创干预（例如射频消融）；而在完全阻塞的情况下，微创干预是不够的，将进行更激进的治疗方法（例如射频消融结合舌骨悬吊术）。如果出现完全腭部向心性塌陷，

患者将无法接受上气道刺激等多种现代治疗，同时也无法参与一些舌体植入的临床试验。专家认为，完全性腭部向心性塌陷的患者需要特殊的手术技术，如解决咽侧壁塌陷的扩张咽括约肌成形术，而不是传统的 UPPP。有时患者表现为严重的 OSA，但仅限于一个平面的阻塞，例如仅限于腭部，在这种情况下，笔者仍然会遵循 DISE 的结果，尽管存在严重的 OSA，但从发现阻塞的平面开始手术。

9. 结论

在本书的理念中，DISE 是 OSA 患者的标准诊断工具，其中考虑了非 CPAP 治疗。由于有大量患者计划进行 DISE，因此制定合理的检查流程至关重要。在门诊内镜室中，耳鼻咽喉科住院医师配合麻醉护士可以很容易地进行 DISE。通过使用标准化的 DISE 评分系统（如 VOTE 评分），内镜医生（可能是耳鼻咽喉科住院医师）和耳鼻咽喉科外科医生之间可以很方便地在统一的框架标准下解读同一份检查报告。在某些情况下，住院医师需要和进行外科手术的医生进一步讨论 DISE 结果，例如，在完全向心性腭部塌陷对比 AP 塌陷的情况时，这可能会影响选择何种方式进行手术，如上气道刺激。在这种情况下，DISE 视频记录可以由住院医师、外科医生或科室更多的成员进行重新评估，以达成共识。从教学的角度来看，把 DISE 交给住院医生进行也有好处。该系统使得上级医生在对住院医师进行大量 DISE 时的思路、逻辑和学习曲线进行指导，众所周知，大量的操作对医疗培训很重要。

致谢

笔者感谢麻醉护士在 DISE 过程中的帮助和宝贵的支持：P. Karlas、E. van Aalst、A. van Limburg-Brouwer。

（三）睡眠呼吸障碍患者的上气道影像

Jolien Beyers　Olivier M. Vanderveken　Johan Verbraecken　Robert Poirrier　Anne-Lise Poirrier　著

大多数 SDB 患者存在软腭后区或舌后区的部

分或者完全性上气道阻塞[102-105]。

这种现象是单纯打鼾、上气道阻力综合征和OSA的原因造成，近20～40年来已经通过X线等放射胶片技术得以证实[106-109]。上呼吸道通畅性的波动可能是导致周期性呼吸和CSA综合征的病理生理学机制[110, 111]。上气道通畅性降低的时间段可能不同，从永久性的气流受限到睡眠任何阶段至少10s的间歇性塌陷。

OSA是转诊人群中最常见的SDB。病理生理学研究表明，上气道阻塞是可以由结构和功能因素造成的（图3-59）。结构（或解剖学）异常是一个静态的病因，而功能异常则提供了动态因素。管腔的塌陷合并肌肉和大脑对活动的控制受到干扰一起解释了OSA发病时间分布的原因。在不同的睡眠阶段，大脑控制表现为通过调节咽扩张肌的肌张力和反复的觉醒来起作用[112]。

咽部结构复杂，咽腔前壁和侧壁相对柔顺和灵活，且动态过程前壁和侧壁相互交织，缺乏相应的解剖学标记，而后壁相对僵硬，这也解释了为什么SDB的诊断仍然主要依赖于PSG，而较少依赖于影像学诊断。然而，随着新的计算机方法的发展，这种情况可能会迅速改变，新方法允许对通过可塌陷咽的流体行为进行三维图像处理和

数字分析[113]。

然而，在临床实践中，一些成像技术可能提供有意义的线索，以了解导致患者上气道阻塞的主要因素。这些技术最终可能有助于决定哪些治疗对患者最有利。实际上，三种技术提供了最好的性价比：头影测量、视频内镜和上气道声反射测量。

1. 头部测量法

正畸医生使用头影测量分析来测量牙齿、下颌和面部颅下体积的大小和空间关系。由此获得的信息来对牙齿排列进行适当的校正。通常情况下，个人侧位X线片上可以识别一组解剖学标记点（图3-60和图3-61）。测量这些标记点之间的距离、角度或平面，并与标准数据进行比较，同时考虑到潜在的辐射放大因素。这种放射检查通常在患者清醒时进行，患者取坐位，眼睛注视着与地面平行的平面，牙齿接触，嘴唇放松。

1983—1986年，斯坦福大学研究小组根据一种致病假说，假设SDB患者骨性所包绕的上气道必须异常减少，将一小部分OSA患者的头影测量分析结果与人体解剖学数据进行了比较。这份最早的研究结果显示了三种异常：下颌骨相对于上

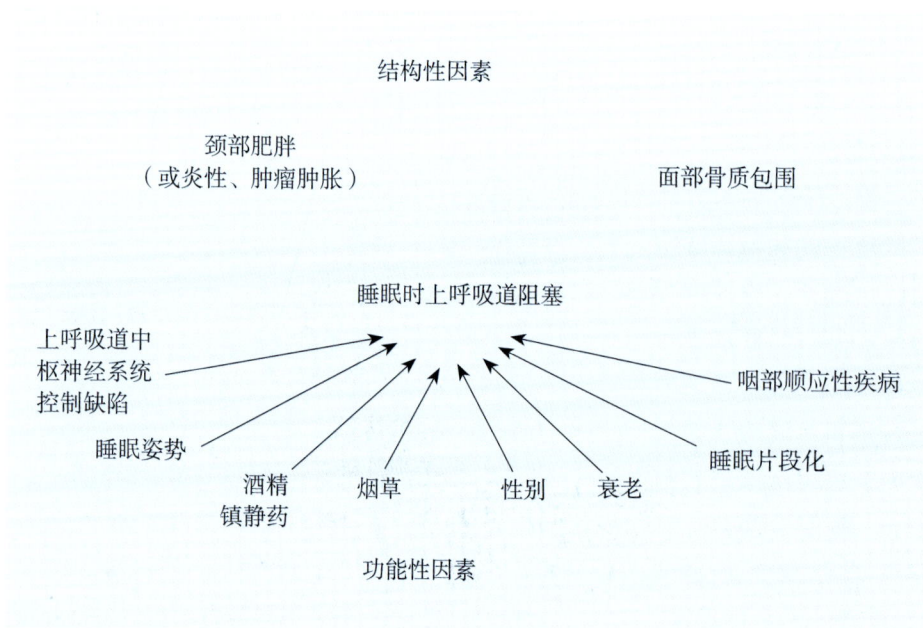

图 3-59 睡眠呼吸障碍患者睡眠期间可能影响上气道的主要结构性和功能性因素

颌骨后移、软腭长，以及舌骨相对于下颌骨底部位置过低[114, 115]。

1986 年，Lowe 等显示下颌平面角通常较大，上颌骨也可能处于异常的后部位置[116]。此外，Bacon 等[117] 在 1988 年通过测量蝶鞍中心与鼻根之间的距离，观察到一些 OSA 患者的前颅底缩短。

由于这些开创性的工作，许多其他研究通过在侧视图中增加射线照片上的人体测量标记方法并提高其统计有效性，证明了这些观察结果的相关性[118-130]。针对不同人种的研究也有类似的发现：非洲裔美国人[131, 132]、东亚人[133]、南亚人[134] 和波利尼西亚人[135]。

正位或 AP 头影测量术是在 21 世纪初发展起来的（图 3-60）[135-137]。这种方法补充了侧位 X 线获得的数据，表明上颌骨可能在 OSA 的发展中发挥关键作用。这种骨骼的生长缺陷可能与这些患者经常观察到的长期张口呼吸有关[138, 139]。

最近，锥形线束计算机断层扫描 (cone beam computed tomography，CBCT) 被证明能够整合头颅测量得出的三维标志，且辐射成本合理。CBCT 能够提高 OSA 的诊断，主要是通过快速评估上气道的三维结构[140, 141, 142]。

头影测量研究最让人感兴趣的一个方面是它们对理解 OSA 发病机制提供的信息。除了肥胖的机制外，它还提供了有关骨骼生长发育缺陷相关的信息。颅骨前矢状距离的减少反映了筛骨或蝶骨的生长缺陷。这些骨骼属于软性颅骨，其最终尺寸主要由基因决定，而上颌骨和下颌骨中含有很大比例的间质头盖骨。后者的生长在很大程度上取决于出生后的因素。通过这种方式，头影测量分析可以显示不同的表型，发现其易向 SDB 发展的上气道。

头影测量还可以用于软组织。上气道的口径，软腭的长度和形状[143]，口底与下颌舌骨之间的距离是最常见的报告参数，而软组织仍然是最难描述的，因为它们更多地依赖于患者的配合程度和放射线的强度。

最近，Denolf 等回顾了头影测量术在预测 OSA 治疗结果中的作用，其原理是基于上气道形态的评估。截至目前，单独的头影测量参数还不能用于预测下颌前徙治疗和各种手术方法对 OSA 的治疗结果。然而，头影测量参数的极端值或边缘值可能更适合用作对照指标[144]。

总之，使用常规和 CBCT 头影测量的研究已经证明了颅面骨发育在睡眠呼吸暂停中的作用。尤其是上颌骨体积的减少在睡眠呼吸暂停的发展和严重程度中起着关键作用。其他因素包括下颌骨长度减少（伴或不伴下颌后缩）、上气道口径受限、舌骨位置较低以及前颅底缩短[145]。所有这些特征如图 3-61 所示。

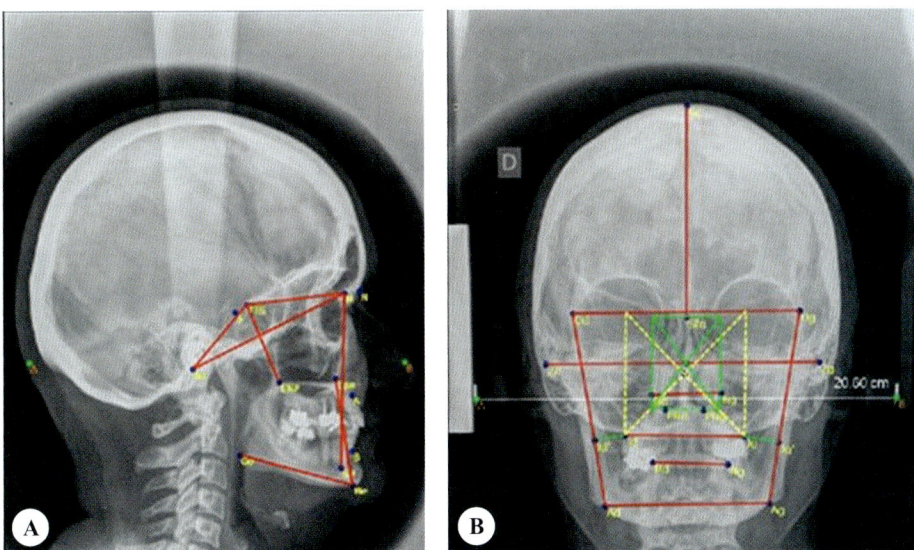

◀ 图 3-60　侧位（A）和正位（B）X 线片，以及关键头影测量标志的头颅和面部识别标记点

◀ 图 3-61　正常受试者（A）和
阻塞性睡眠呼吸暂停患者（B）
的锥形线束计算机断层扫描和主
要头影测量标志点

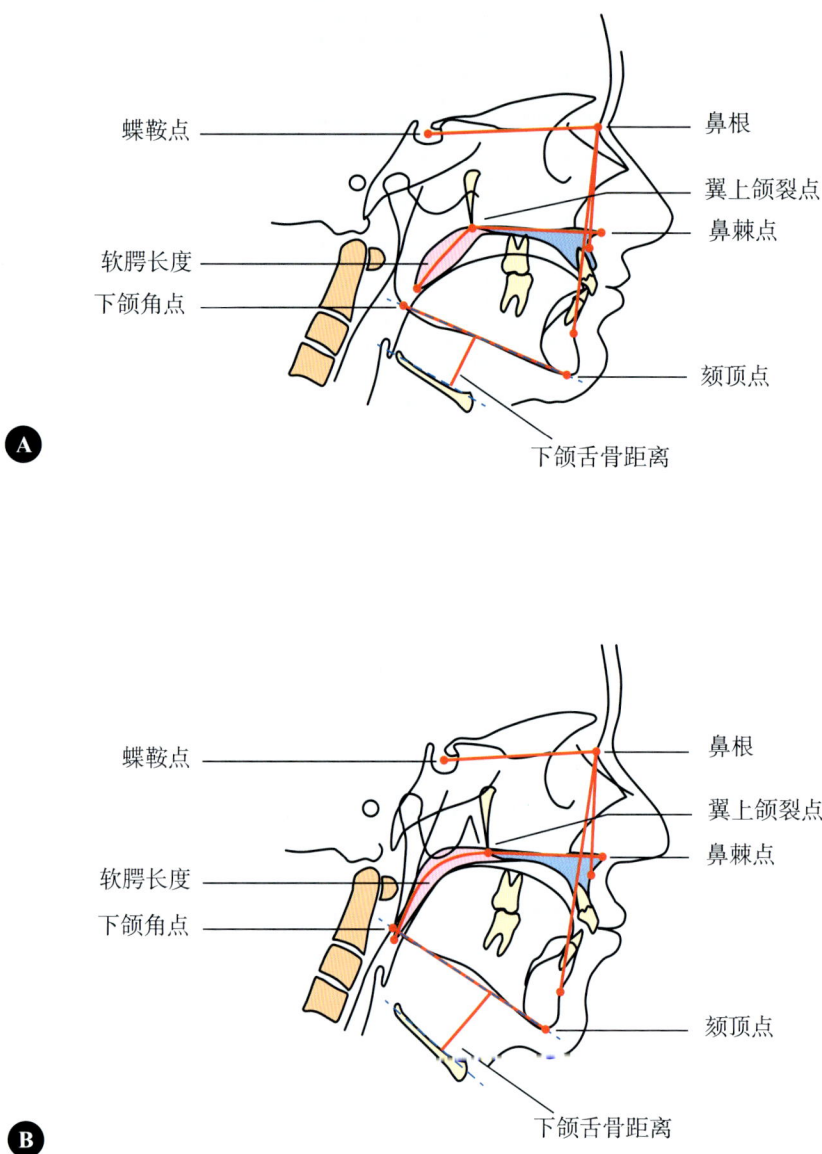

蝶鞍点　　鼻根
　　　　　翼上颌裂点
　　　　　鼻棘点
软腭长度
下颌角点
　　　　　颏顶点
下颌舌骨距离

A

蝶鞍点　　鼻根
　　　　　翼上颌裂点
　　　　　鼻棘点
软腭长度
下颌角点
　　　　　颏顶点
下颌舌骨距离

B

2. 上气道的视频内镜检查

随着人们对 OSA 的认识不断提高，对 CPAP 可靠替代疗法的需求也在增加。这部分是因为人们逐渐认识到它在心血管疾病、糖尿病、抑郁症等疾病中的致病作用，部分是因为随着更简单、更方便的便携式监测系统的广泛使用使得诊断变得更容易。OSA 不仅常见，而且有广泛的危害性。在这种情况下，人们开始关注更有针对性的治疗，至少对于病情较轻或早期的疾病，以及 CPAP 治疗不理想的情况。

在这些情况下，可以预先估计当上气道塌陷仅限于硬腭后咽部时，软腭或扁桃体的手术治疗更有针对性。相反，当塌陷发生在舌后区域时，提示我们应使用正畸设备进行治疗，确保下颌前移和口腔闭合。在舌体的运动神经上放置刺激器的预期效率也必须考虑到这一点。因此，手术比 CPAP 更依赖上气道阻塞平面的精确定位。

睡眠前或睡眠期间的上气道视频内镜检查是 OSA 的经典诊断方法，即使它没有被系统地使用。

它可以可视化观察管腔中的永久性或间歇性障碍。它的主要局限性是它不能评估周围的解剖结构，因此也不能确定它们的作用。在最后一种情况下，药物诱导睡眠内镜检查可能是一个有富有前景的方法。

清醒时的上气道视频内镜检查用于排除由于解剖或解剖病理异常而导致的鼻和咽的任何永久性和威胁性狭窄。然而，在最常见的 OSA 病例中，阻塞部位仅在睡眠时可见。Müller 试验动作的提出是为了预测上气道塌陷的程度[83]。它主要是在闭着口和鼻子时进行强迫的自主吸气。当患者仰卧且清醒时，将内镜插入其中一个鼻孔。在这个动作中，可以观察软腭、舌后和会厌的情况。然而，要确定这种行为是否与睡眠中发生的行为相同，仍然是非常值得怀疑的。由于动作是自愿的，肌张力和呼吸驱动力与睡眠中观察到的情况不同。对比这种方法与睡眠期间多级压力传感器导管法，在判断阻塞部位的结果显示，只有 1/4 的患者出现了两种方法相同的塌陷部位[146]。这可以解释当 Müller 试验动作被用于预测结果时，UPPP 的治疗效果通常很差[83, 84, 147]。

自然睡眠视频内镜（natural sleep videoendoscopy, NSVE）的目的是在最真实的情况下确定阻塞部位、程度和结构方面（向心性或单侧塌陷）。它在技术上受到限制，需要将内镜插入或保持在上气道，并在有利的环境中等待自然睡眠阶段的发生。这是很难做到的，因为内镜的放置会干扰睡眠。有人改良了这种操作，在患者接受 CPAP 治疗时实现这种检查。单次呼吸时，给气压力降低。记录管腔的数字化图像，并在不同水平上测量上气道的横截面积。该方法的准确度在 10% 以内[148, 149]。上气道 NSVE 的检查方法在常规检查中有两个局限性：不可能同时研究不同的平面；该方法耗时且设备要求高。

药物诱导睡眠视频内镜（drug-induced sleep videoendoscopy, DISVE）具有相同的目的。假设在试验过程中，内镜和药物都不会显著干扰或影响呼吸模式或气道阻塞。事实上，这种操作能够

引发打鼾和上气道阻塞。

最常用的麻醉药是静脉注射药物咪达唑仑、地西泮和丙泊酚。这些物质可以增强大脑中 GABA 神经元的活性。这种药理作用最接近于公认的慢波睡眠机制。使用咪达唑仑静脉注射的 DISVE 首先在儿童中报道[150]，然后推广到成人中[86]。共对 71 例患者进行了检查。作者成功地证明了 56 例患者（79%）打鼾和（或）塌陷的部位。Sadaoka 等[151]证明，与自然睡眠相比，在使用地西泮镇静的 3h 视频内镜检查中，只有最长的呼吸暂停和 REM 睡眠的部分与自然睡眠相比显示了统计学上的显著差异。这种潜在障碍的严重程度似乎与自然睡眠相当，尽管打鼾的声音似乎不同。

最近的研究提出了对上气道阻塞位点、程度和模式进行评分的方法[88, 95, 152]，并在预测各种干预措施治疗的效果方面产生了良好效果[95, 153, 154]。这些观察性或横断面研究仍在进行小规模的系列研究。最近，Vroegop 等[101]进行了一项大型观察性研究，概述了上气道塌陷的模式。他们得出结论，在研究中的相关性结果表明，在 DISVE 期间观察到的气道塌陷模式不能完全用选定的基线 PSG 和人体测量特征来解释。

总之，DISVE 为睡眠中上气道的控制提供了新的见解。

3. 上气道的反射测量

自从 Fredberg 等[155]和 Bradley 等[156]在上气道声反射测量方面的开创性工作以来，这项技术已经逐渐淡出视野。可能是因为与视频内镜相比，它只能提供二维视觉。与视频内镜相比，上气道反射仪可以在不同平面上测量咽部顺应性，然而，结果并不总是令人满意的[157]。

然而，近年来，敏感度更高的技术已经可以测量从口腔到咽部所有横截面的距离。患者在清醒、坐位或卧位等舒适的体位下接受检查。初步研究表明，单纯打鼾者很容易与患有 OSA 的打鼾者区分开来。这种方法也被称为咽声学测量，似乎准确且重复性好[158, 159]。因此，评估困

难诊断时，该检测方法可能非常有用，例如上气道阻力综合征。最近的一项队列研究证实，在清醒的受试者中，使用咽声学测量是一种快速、简便的筛查工具[160]。然而，这项研究的作者认为，在目前的环境下，该方法可能没有临床应用价值。

声反射测量的一个有趣的变化是强迫振荡技术（forced oscillation technique，FOT）。它最早由DuBois等[161]于1956年开发。它涉及测量叠加在空气上的压力波（通常为5Hz）的反射，并推导出气道不同区域的阻力值。FOT已被提议用于OSA患者CPAP的自动测量[162, 163, 164]，但也可以简单地在睡眠期间连续无创地评估咽部通畅性[165, 166]。

4. 结论

上气道成像方法的普及在很大程度上取决于它们在成功预测OSA的CPAP替代治疗模型中的贡献。尽管仍然没有足够的证据表明它们可以改善打鼾和睡眠呼吸暂停手术的效果，但很明显，随着技术和数字技术的进步，未来几年该方法有望取得很大的进展。头影测量分析肯定会受益于CBCT提供的组织密度三维分析能力[167]。通过内镜远程光学相干断层扫描，视频内镜技术可以得到很大的改进[168]。最后，使用计算机方法预测上气道的新成像技术也将对SDB患者的治疗决策提供大量的帮助[113]。

（四）鼾声分析

Michael Herzog　著

1. 背景

自从80年代和90年代开始对鼾声噪声进行分析以来，重点是区分不同类型的鼾声[169, 170, 171, 172, 173]。打鼾可作为OSA的一种症状出现，也可作为单纯的打鼾而不伴有呼吸暂停。从诊断的角度来看，使用PSG参数（如AHI）作为定义标准，比较容易区分呼吸暂停性打鼾和非呼吸暂停性打鼾[174, 175, 176, 177, 178]。事实上，不同类型的鼾声可以通过它们的频谱参数来区分。在大多数文献中，AHI的增加与基频或最大强度频率的增加相关。

一般来说，人们一致认为，呼吸暂停性打鼾的最大频谱主要在400Hz以上，而非呼吸暂停性打鼾的最大频谱在200Hz以下。这种区分主要是基于频率分析（快速傅里叶变换）在一段时间内产生高或低强度的频谱。

2. 阻塞部位的声学分析

根据打鼾的起源部位来区分鼾声是临床应用中一个有趣的课题。由于在自然睡眠期间对上气道直接进行可视化观察存在极大困难，因此DISE提供了一种获取声音和视觉信息的替代方法。DISE在90年代初与鼾声分析逐渐开始流行，一些学者同时应用了这两种技术进行检测[179, 180]。需要注意的是，药物诱导的睡眠与自然睡眠并不完全相同，即使在同一部位产生打鼾，自然睡眠和诱导睡眠之间的鼾声也不同[181, 182]。尽管存在一些不足，但目前普遍认为DISE是检测阻塞部位、严重程度和类型的首选方法。DISE获得的这些模式和位点可用于鼾声分析。

3. 药物诱导睡眠内镜检查中的鼾声分析

应用广泛使用的VOTE分类法对DISE期间阻塞性鼾症的部位和模式进行分类，不同的解剖结构产生不同的鼾声，并通过声音分析加以区分[183]。从临床角度看，软腭振动主要在AP方向。这种振动的鼾声主要是伴随着谐波频谱的低频鼾声（80~200Hz）（图3-62）。口咽阻塞可发生在扁桃体增生或不增生的侧方或向心部位。大多数情况下，口咽塌陷导致阻塞程度加重，鼾声频谱升高（100~500Hz）（图3-63）。舌根阻塞是由整个舌体的背侧运动或舌根扁桃体增生引起的。阻塞成分在软腭较高水平或口咽水平。舌体回缩越多，阻塞程度越重，鼾声频谱越高（300~700Hz）。此外，谐波频谱降低，非谐波频率在频谱分析中占主要成分（图3-64）。会厌塌陷引起的阻塞通常会造成上气道部分或完全阻塞，导致与舌根阻塞类似但强度较低的不和谐鼾声（图3-65）。

图3-62至图3-65均为在DISE过程中获得的鼾声案例。振动/障碍的部位和模式在视觉上进行

了分类［软腭（图 3-62）；扁桃体（图 3-63）；舌体（图 3-64）；会厌（图 3-65）］。在每个图的顶部，都显示了内镜图像。左边的三张图典型地展示了解剖结构的运动。右侧的图像通过箭提供了阻塞的模式。大图显示了一段时间内特定打鼾发作的频谱视图（X 轴），Y 轴显示的为频率。特定频率的强度由颜色的亮度显示（黑色 = 弱强度；白色 = 高强度）。

4. 鼾声的声学特征

尽管有各种各样的声音特征，但仍有一些常见的推论。

振动引起平行谐波（如悬雍垂或扁桃体）。

阻塞显示无谐波的宽频谱噪声（例如会厌或舌根）。

振动结构的体积或质量越小，基本频谱越低（例如，悬雍垂比扁桃体有更低的基本频率）。

阻塞解剖结构的体积越大，频谱越宽（例如会厌频谱小于舌根）。

5. 未来展望

如今，心理声学参数的研究为临床声学分

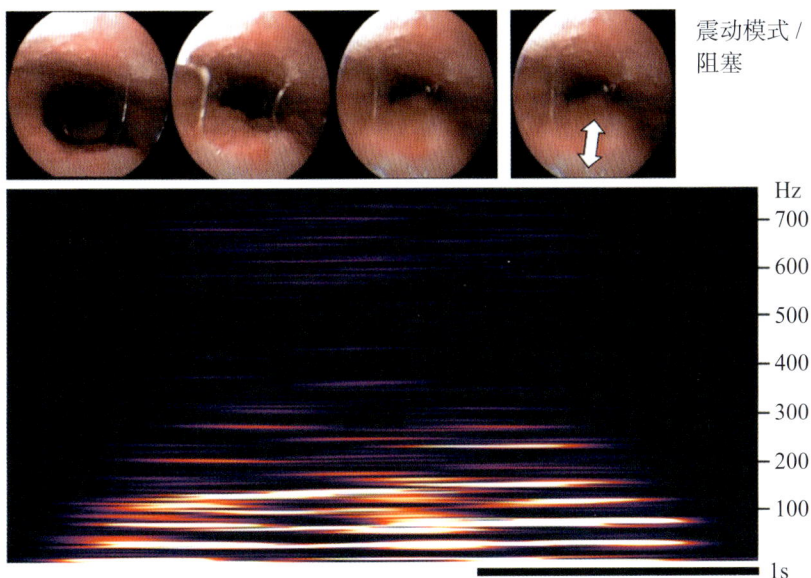

◀ 图 3-62　软腭性鼾症
打鼾是由悬雍垂的前后活动引起的。频谱主要由低频强度（低于 200Hz）和平行谐波组成

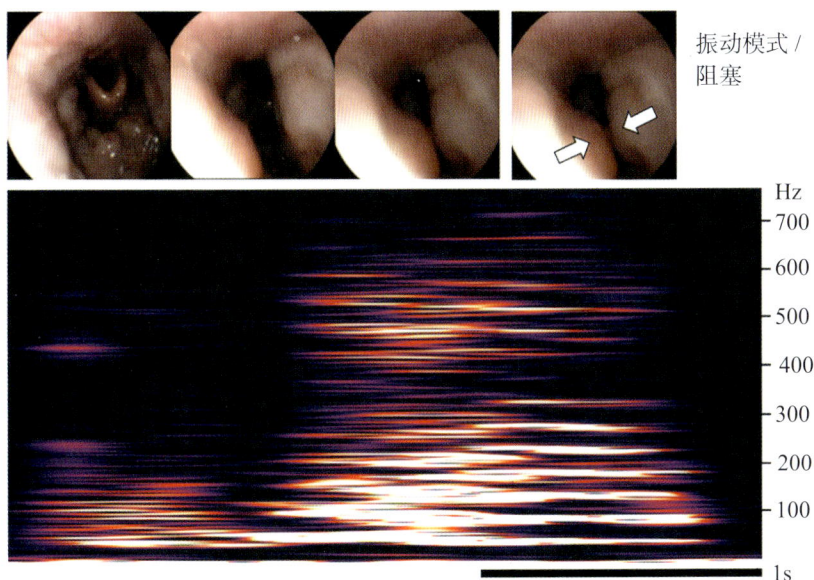

◀ 图 3-63　扁桃体性鼾症
打鼾是由扁桃体的侧向会聚引起的（箭所示）。频谱主要由低频强度（低于 300Hz）和平行谐波组成。此外，更高的频率（400～700Hz）代表鼾声的阻塞性特征

析提供了一个新的研究热点[184, 185, 186, 187]。这种新方法的背景是耳鼻咽喉科外科医生希望有一种客观的工具来测量特定打鼾噪声的烦扰，因为消除鼾声带来的烦扰是手术希望解决的重要方面。显然，高频打鼾声比低频打鼾声更烦人。可以假设，在鼾声频谱中可能存在关于气道阻塞程度和危险性的信息，同寝者通常最具发言权。

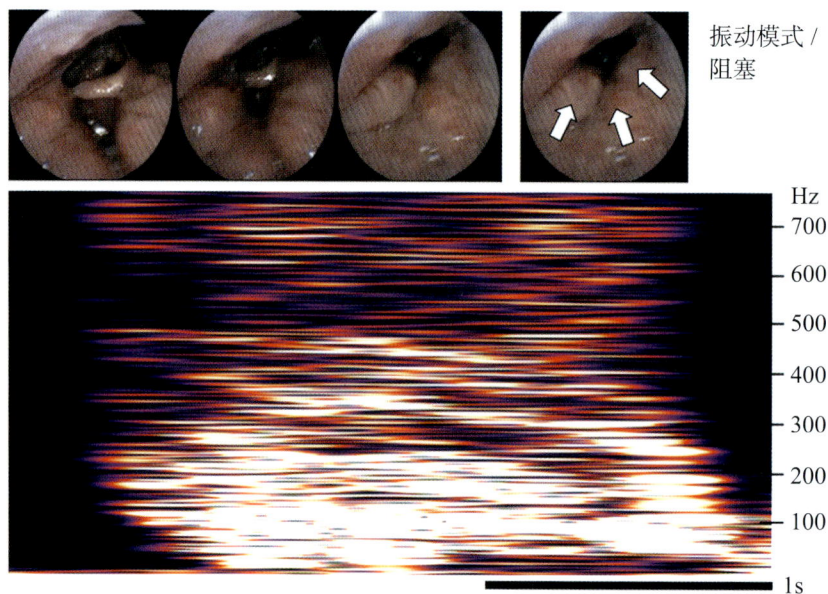

▲ 图 3-64　舌根性鼾症

打鼾是由增大的舌根扁桃体背部运动引起的（箭所示）。频谱主要由宽频率范围内（50～700Hz）的强度决定。无法检测到平行谐波是大肿块（舌根）阻塞引起鼾声的特征

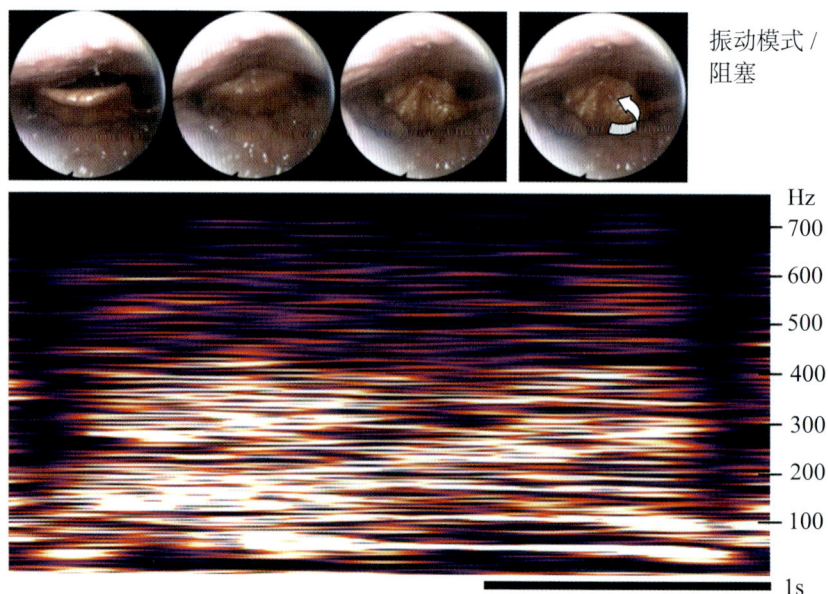

▲ 图 3-65　会厌性鼾症

打鼾是由箭所示的会厌痉缩引起的。频谱主要由宽频率范围（50～400Hz）的强度决定。该鼾声的特征是无法检测到平行谐波。与舌根性鼾症相比，400Hz 以上的打鼾频谱较低，这表明是由相对较小体积的会厌引起（相比于图 3-64，舌体呈大块状）

　　尽管有各种方法可以通过声学信息来判断定位引起振动和阻塞的解剖部位，但尚无法推广到临床中常规应用。不同的打鼾声个体差异较大，通常由几个部位和阻塞模式引起一种鼾声。最近的研究基于阻塞部位的视觉分类，并对鼾声进行了相应的检测。这种方法只能调查有限数量的个体。为了对不同的声学子模式进行分类，需要对大量样本进行分类。最近的研究报道了一种富有前景的研究方法，自学习神经元网络方法[188-191]。一旦定义了可靠的算法，就可以通过小型设备、智能手机甚至互联网轻松进行鼾声分析[192, 193]。新的技术将从打鼾噪音中提取更多的信息，并可能影响我们未来对打鼾和睡眠呼吸暂停的诊断和治疗方案的制订。

参 考 文 献

[1]　Johns MW. A new method for measuring daytime sleepiness: the Epworth sleepiness scale. Sleep. 1991; 14(6):540–545

[2]　Weaver TE, Laizner AM, Evans LK, et al. An instrument to measure functional status outcomes for disorders of excessive sleepiness. Sleep. 1997; 20(10):835–843

[3]　McHorney CA, Ware JE, Jr, Raczek AE. The MOS 36–Item Short-Form Health Survey (SF-36): II. Psychometric and clinical tests of validity in measuring physical and mental health constructs. Med Care. 1993; 31(3):247–263

[4]　Buysse DJ, Reynolds CF, III, Monk TH, Berman SR, Kupfer DJ. The Pittsburgh Sleep Quality Index: a new instrument for psychiatric practice and research. Psychiatry Res. 1989; 28(2): 193–213

[5]　Gliklich RE, Wang PC. Validation of the snore outcomes survey for patients with sleep-disordered breathing. Arch Otolaryngol Head Neck Surg. 2002; 128(7):819–824

[6]　Douglas SA, Webster S, El Badawey MR, et al. The development of a snoring symptoms inventory. Otolaryngol Head Neck Surg. 2006; 134(1):56–62

[7]　Stewart MG, Witsell DL, Smith TL, Weaver EM, Yueh B, Hannley MT. Development and validation of the Nasal Obstruction Symptom Evaluation (NOSE) scale. Otolaryngol Head Neck Surg. 2004; 130(2):157–163

[8]　Roskin M, Dasberg H. On the validity of the Symptom Check List- 90 (SCL90): a comparison of diagnostic self-ratings in general practice patients and 'normals', based on the Hebrew version. Int J Soc Psychiatry. 1983; 29(3):225–230

[9]　Koutsourelakis I, Safiruddin F, Ravesloot M, Zakynthinos S, de Vries N. Surgery for obstructive sleep apnea: sleep endoscopy determinants of outcome. Laryngoscope. 2012; 122(11):2587–2591

[10]　Dancey DR, Hanly PJ, Soong C, Lee B, Shepard J, Jr, Hoffstein V. Gender differences in sleep apnea: the role of neck circumference. Chest. 2003; 123(5):1544–1550

[11]　Davies RJ, Ali NJ, Stradling JR. Neck circumference and other clinical features in the diagnosis of the obstructive sleep apnoea syndrome. Thorax. 1992; 47(2):101–105

[12]　Deacon NL, Jen R, Li Y, Malhotra A. Treatment of obstructive sleep apnea: prospects for personalized combined modality therapy. Ann Am Thorac Soc. 2016; 13:101–108

[13]　Zonato AI, Bittencourt LR, Martinho FL, Júnior JFS, Gregório LC, Tufik S. Association of systematic head and neck physical examination with severity of obstructive sleep apnea-hypopnea syndrome. Laryngoscope. 2003; 113(6):973–980

[14]　Rotenberg BW, Theriault J, Gottesman S. Redefining the timing of surgery for obstructive sleep apnea in anatomically favorable patients. Laryngoscope. 2014; 124(Suppl 4):S1–S9

[15]　Friedman M, Ibrahim H, Bass L. Clinical staging for sleep-disordered breathing. Otolaryngol Head Neck Surg. 2002; 127(1): 13–21

[16]　Friedman M, Ibrahim H, Joseph NJ. Staging of obstructive sleep apnea/hypopnea syndrome: a guide to appropriate treatment. Laryngoscope. 2004; 114(3):454–459

[17]　Camacho M, Li D, Kawai M, et al. Tonsillectomy for adult obstructive sleep apnea: A systematic review and meta-analysis. Laryngoscope. 2016; 126(9):2176–2186

[18]　Vicini C, Montevecchi F, Pang K, et al. Combined transoral robotic tongue base surgery and palate surgery in obstructive sleep apnea-hypopnea syndrome: expansion sphincter pharyngoplasty versus uvulopalatopharyngoplasty. Head Neck. 2014; 36(1):77–83

[19]　Pang KP, Pang EB, Win MTM, Pang KA, Woodson BT. Expansion sphincter pharyngoplasty for the treatment of OSA: a systemic review and meta-analysis. Eur Arch Otorhinolaryngol. 2016; 273(9): 2329–2333

[20]　Suh GD. Evaluation of open midline glossectomy in the multilevel surgical management of obstructive sleep apnea syndrome. Otolaryngol Head Neck Surg. 2013; 148(1):166–171

[21]　Murphey AW, Kandl JA, Nguyen SA, Weber AC, Gillespie MB. The effect of glossectomy for obstructive sleep apnea: a systematic review and meta-analysis. Otolaryngol Head Neck Surg. 2015; 153(3):334–342

[22]　Hou J, Yan J, Wang B, et al. Treatment of obstructive sleep apnea-hypopnea syndrome with combined uvulopalatopharyngoplasty and midline glossectomy: outcomes from a 5–year study. Respir Care. 2012; 57(12):2104–2110

[23]　Sundman J, Bring J, Friberg D. Poor interexaminer agreement on Friedman tongue position. Acta Otolaryngol. 2016:1–3

[24]　den Herder C, van Tinteren H, de Vries N. Sleep endoscopy versus modified Mallampati score in sleep apnea and snoring. Laryngoscope. 2005; 115(4):735–739

[25]　Zerpa Zerpa V, Carrasco Llatas M, Agostini Porras G, Dalmau Galofre J. Drug-induced sedation endoscopy versus clinical exploration for the diagnosis of severe upper airway obstruction in OSAHS patients. Sleep Breath. 2015; 19(4):1367–1372

[26]　Chen X, Sun J, Yuan W, Li J. OSAHS obstructive plane localization: comparative study between ag200 and Friedman classification. Int J Clin Exp Med. 2015; 8(2):2240–2246

[27]　Lee CH, Won TB, Cha W, Yoon IY, Chung S, Kim JW. Obstructive site localization using multisensor manometry versus the Friedman staging system in obstructive sleep apnea. Eur Arch Otorhinolaryngol. 2008; 265(2):171–177

[28]　Abrishami A, Khajehdehi A, Chung F. A systematic review of screening questionnaires for obstructive sleep apnea. Can J Anaesth. 2010; 57(5):423–438

[29] Peppard PE, Young T, Barnet JH, Palta M, Hagen EW, Hla KM. Increased prevalence of sleep-disordered breathing in adults. Am J Epidemiol. 2013; 177(9):1006–1014

[30] Remmers JE, deGroot WJ, Sauerland EK, Anch AM. Pathogenesis of upper airway occlusion during sleep. J Appl Physiol. 1978; 44(6):931–938

[31] Fogel RB, Malhotra A, Shea SA, Edwards JK, White DP. Reduced genioglossal activity with upper airway anesthesia in awake patients with OSA. J Appl Physiol (1985). 2000; 88(4):1346–1354

[32] Sin DD, Fitzgerald F, Parker JD, Newton G, Floras JS, Bradley TD. Risk factors for central and obstructive sleep apnea in 450 men and women with congestive heart failure. Am J Respir Crit Care Med. 1999; 160(4):1101–1106

[33] Javaheri S. Sleep disorders in systolic heart failure: a prospective study of 100 male patients. The final report. Int J Cardiol. 2006; 106(1):21–28

[34] American Academy of Sleep Medicine. International Classification of Sleep Disorders—Third Edition (ICSD-3). Westchester, IL: American Academy of Sleep Medicine; 2014

[35] Sands SA, Edwards BA, Kee K, et al. Loop gain as a means to predict a positive airway pressure suppression of Cheyne-Stokes respiration in patients with heart failure. Am J Respir Crit Care Med. 2011; 184(9):1067–1075

[36] Manuel AR, Hart N, Stradling JR. Correlates of obesity-related chronic ventilatory failure. BMJ Open Respir Res. 2016; 3(1):e000110

[37] Piper A. Obesity hypoventilation syndrome: weighing in on therapy options. Chest. 2016; 149(3):856–868

[38] German Society for Sleep Research and Sleep Medicine (DGSM). [S3–Guideline: Non- Restorative Sleep. Chapter: Sleep Related Breathing Disturbances] Somnologie (Berl) 2017; 20(Suppl s2):S97–S180

[39] Randerath WJ. Obesity hypoventilation syndrome. Somnologie (Berl). 2012; 16(3):154–159

[40] Steier J, Jolley CJ, Seymour J, Roughton M, Polkey MI, Moxham J. Neural respiratory drive in obesity. Thorax. 2009; 64(8):719–725

[41] Macavei VM, Spurling KJ, Loft J, Makker HK. Diagnostic predictors of obesity-hypoventilation syndrome in patients suspected of having sleep disordered breathing. J Clin Sleep Med. 2013; 9(9):879–884

[42] Zwillich CW, Sutton FD, Pierson DJ, Greagh EM, Weil JV. Decreased hypoxic ventilatory drive in the obesity-hypoventilation syndrome. Am J Med. 1975; 59(3):343–348

[43] Dong JY, Zhang YH, Qin LQ. Obstructive sleep apnea and cardiovascular risk: meta-analysis of prospective cohort studies. Atherosclerosis. 2013; 229(2):489–495

[44] Gami AS, Hodge DO, Herges RM, et al. Obstructive sleep apnea, obesity, and the risk of incident atrial fibrillation. J Am Coll Cardiol. 2007; 49(5):565–571

[45] Corrà U, Pistono M, Mezzani A, et al. Sleep and exertional periodic breathing in chronic heart failure: prognostic importance and interdependence. Circulation. 2006; 113(1):44–50

[46] Damy T, Margarit L, Noroc A, et al. Prognostic impact of sleep-disordered breathing and its treatment with nocturnal ventilation for chronic heart failure. Eur J Heart Fail. 2012; 14(9):1009–1019

[47] Young T, Finn L, Peppard PE, et al. Sleep disordered breathing and mortality: eighteen-year follow-up of the Wisconsin sleep cohort. Sleep. 2008; 31(8):1071–1078

[48] Marin JM, Carrizo SJ, Vicente E, Agusti AG. Long-term cardiovascular outcomes in men with obstructive sleep apnoea-hypopnoea with or without treatment with continuous positive airway pressure: an observational study. Lancet. 2005; 365(9464):1046–1053

[49] Kauppert CA, Dvorak I, Kollert F, et al. Pulmonary hypertension in obesity-hypoventilation syndrome. Respir Med. 2013; 107(12):2061–2070

[50] Javaheri S, Barbe F, Campos-Rodriguez F, et al. Sleep Apnea: Types, Mechanisms, and Clinical Cardiovascular Consequences. J Am Coll Cardiol. 2017; 69(7):841–858

[51] Samsoon GL, Young JR. Difficult tracheal intubation: a retrospective study. Anaesthesia. 1987; 42(5):487–490

[52] Liistro G, Rombaux P, Belge C, Dury M, Aubert G, Rodenstein DO. High Mallampati score and nasal obstruction are associated risk factors for obstructive sleep apnoea. Eur Respir J. 2003; 21(2):248–252

[53] Young T, Palta M, Dempsey J, Skatrud J, Weber S, Badr S. The occurrence of sleep-disordered breathing among middle-aged adults. N Engl J Med. 1993; 328(17):1230–1235

[54] Netzer NC, Stoohs RA, Netzer CM, Clark K, Strohl KP. Using the Berlin questionnaire to identify patients at risk for the sleep apnea syndrome. Ann Intern Med. 1999; 131(7):485–491

[55] Ahmadi N, Chung SA, Gibbs A, Shapiro CM. The Berlin questionnaire for sleep apnea in a sleep clinic population: relationship to polysomnographic measurement of respiratory disturbance. Sleep Breath. 2008; 12(1):39–45

[56] Chung F, Elsaid H. Screening for obstructive sleep apnea before surgery: why is it important? Curr Opin Anaesthesiol. 2009; 22(3):405–411

[57] Chung F, Subramanyam R, Liao P, Sasaki E, Shapiro C, Sun Y. High STOP-Bang score indicates a high probability of obstructive sleep apnoea. Br J Anaesth. 2012; 108(5):768–775

[58] Thorpy MJ. The clinical use of the Multiple Sleep Latency Test. The Standards of Practice Committee of the American Sleep Disorders Association. Sleep. 1992; 15(3):268–276

[59] Sangal RB, Thomas L, Mitler MM. Maintenance of wakefulness test and multiple sleep latency test. Measurement of different abilities in patients with sleep disorders. Chest. 1992; 101(4):898–902

[60] Poceta JS, Timms RM, Jeong DU, Ho SL, Erman MK, Mitler MM. Maintenance of wakefulness test in obstructive sleep apnea syndrome. Chest. 1992; 101(4):893–897

[61] Littner MR, Kushida C, Wise M, et al; Standards of Practice Committee of the American Academy of Sleep Medicine. Practice parameters for clinical use of the multiple sleep latency test and the maintenance of wakefulness test. Sleep. 2005; 28(1):113–121

[62] Doghramji K, Mitler MM, Sangal RB, et al. A normative study of the maintenance of wakefulness test (MWT). Electroencephalogr Clin Neurophysiol. 1997; 103(5):554–562

[63] Mazza S, Pepin JL, Deschaux C, Naegele B, Levy P. Analysis of error profiles occurring during the OSLER test: a sensitive mean of detecting fluctuations in vigilance in patients with obstructive sleep apnea syndrome. Am J Respir Crit Care Med. 2002; 166(4):474–478

[64] Alakuijala A, Maasilta P, Bachour A. The oxford sleep resistance test (OSLER) is sensitive in showing modifications in vigilance with CPAP therapy in sleep apnea patients. Sleep Med. 2013; 14(Supplement 1):e57

[65] Büttner A, Randerath W, Rühle KH. [Two simulation programs to measure continuous attention in obstructive sleep apnea syndrome] Pneumologie. 2003; 57(12):722–728

[66] Haraldsson PO, Carenfelt C, Laurell H, Törnros J. Driving vigilance simulator test. Acta Otolaryngol. 1990; 110(1–2):136–140

[67] Risser MR, Ware JC, Freeman FG. Driving simulation with EEG monitoring in normal and obstructive sleep apnea patients. Sleep. 2000; 23(3):393–398

[68] Wilhelm B, Wilhelm H, Lüdtke H, Streicher P, Adler M. Pupillographic assessment of sleepiness in sleep-deprived healthy subjects. Sleep. 1998; 21(3):258–265

[69] Rühle KH, Erle A, Nilius G. Vergleichende Untersuchungen von subjektiven und objektiven Schläfrigkeitstests beim obstruktiven

Schlafapnoesyndrom. Pneumologie. 2007; 61(08):A16

[70] Kapur VK, Auckley DH, Chowdhuri S, et al. Clinical Practice Guideline for Diagnostic Testing for Adult Obstructive Sleep Apnea: an American Academy of Sleep Medicine Clinical Practice Guideline. J Clin Sleep Med. 2017; 13(3):479–504

[71] Collop NA, Anderson WM, Boehlecke B, et al. Portable Monitoring Task Force of the American Academy of Sleep Medicine. Clinical guidelines for the use of unattended portable monitors in the diagnosis of obstructive sleep apnea in adult patients. J Clin Sleep Med. 2007; 3(7):737–747

[72] Penzel T, Kesper K, Pinnow I, Becker HF, Vogelmeier C. Peripheral arterial tonometry, oximetry and actigraphy for ambulatory recording of sleep apnea. Physiol Meas. 2004; 25(4):1025–1036

[73] Grote L. [Invasive and noninvasive techniques for analysis of cardiovascular effects of sleep apnea] Biomed Tech (Berl). 2003; 48(7–8):190–196

[74] Sommermeyer D, Zou D, Grote L, Hedner J. Detection of sleep disordered breathing and its central/obstructive character using nasal cannula and finger pulse oximeter. J Clin Sleep Med. 2012; 8(5): 527–533

[75] Berry RB, Budhiraja R, Gottlieb DJ, et al. American Academy of Sleep Medicine. Deliberations of the Sleep Apnea Definitions Task Force of the American Academy of Sleep Medicine. Rules for scoring respiratory events in sleep: update of the 2007 AASM Manual for the Scoring of Sleep and Associated Events. J Clin Sleep Med. 2012; 8(5):597–619

[76] Moser D, Anderer P, Gruber G, et al. Sleep classification according to AASM and Rechtschaffen & Kales: effects on sleep scoring parameters. Sleep. 2009; 32(2):139–149

[77] Randerath WJ, Treml M, Priegnitz C, Stieglitz S, Hagmeyer L, Morgenstern C. Evaluation of a noninvasive algorithm for differentiation of obstructive and central hypopneas. Sleep. 2013; 36(3):363–368

[78] Gries RE, Brooks LJ. Normal oxyhemoglobin saturation during sleep. How low does it go? Chest. 1996; 110(6):1489–1492

[79] Borowiecki BD, Sassin JF. Surgical treatment of sleep apnea. Arch Otolaryngol. 1983; 109(8):508–512

[80] Sher AE, Schechtman KB, Piccirillo JF. The efficacy of surgical modifications of the upper airway in adults with obstructive sleep apnea syndrome. Sleep. 1996; 19(2):156–177

[81] American Sleep Disorders Association Report. Practice parameters for the treatment of obstructive sleep apnea in adults: the efficacy of surgical modifications of upper airway. Sleep. 1996; 19(2):152–155

[82] Sher AE, Thorpy MJ, Shprintzen RJ, Spielman AJ, Burack B, McGregor PA. Predictive value of Müller maneuver in selection of patients for uvulopalatopharyngoplasty. Laryngoscope. 1985; 95(12):1483–1487

[83] Katsantonis GP, Maas CS, Walsh JK. The predictive efficacy of the Müller maneuver in uvulopalatopharyngoplasty. Laryngoscope. 1989; 99(7 Pt 1):677–680

[84] Petri N, Suadicani P, Wildschiødtz G, Bjørn-Jørgensen J. Predictive value of Müller maneuver, cephalometry and clinical features for the outcome of uvulopalatopharyngoplasty. Evaluation of predictive factors using discriminant analysis in 30 sleep apnea patients. Acta Otolaryngol. 1994; 114(5):565–571

[85] Borowiecki B, Pollak CP, Weitzman ED, Rakoff S, Imperato J. Fibro-optic study of pharyngeal airway during sleep in patients with hypersomnia obstructive sleep-apnea syndrome. Laryngoscope. 1978; 88(8 Pt 1):1310–1313

[86] Croft CB, Pringle M. Sleep nasendoscopy: a technique of assessment in snoring and obstructive sleep apnoea. Clin Otolaryngol Allied Sci. 1991; 16(5):504–509

[87] De Vito A, Carrasco Llatas M, Vanni A, et al. European position paper on drug-induced sedation endoscopy (DISE). Sleep Breath. 2014; 18(3):453–465

[88] Kezirian EJ, Hohenhorst W, de Vries N. Drug-induced sleep endoscopy: the VOTE classification. Eur Arch Otorhinolaryngol. 2011; 268(8):1233–1236

[89] Vanderveken OM, Maurer JT, Hohenhorst W, et al. Evaluation of drug-induced sleep endoscopy as a patient selection tool for implanted upper airway stimulation for obstructive sleep apnea. J Clin Sleep Med. 2013; 9(5):433–438

[90] Benoist LB, de Vries N. Organization and logistics of drug-induced sleep endoscopy in a training hospital. Eur Arch Otorhinolaryngol. 2015; 272(9):2557–2559

[91] Gislason T, Lindholm CE, Almqvist M, et al. Uvulopalatopharyn-goplasty in the sleep apnea syndrome. Predictors of results. Arch Otolaryngol Head Neck Surg. 1988; 114(1):45–51

[92] Kezirian EJ, Goldberg AN. Hypopharyngeal surgery in obstructive sleep apnea: an evidence-based medicine review. Arch Otolaryngol Head Neck Surg. 2006; 132(2):206–213

[93] Kezirian EJ, Malhotra A, Goldberg AN, White DP. Changes in obstructive sleep apnea severity, biomarkers, and quality of life after multilevel surgery. Laryngoscope. 2010; 120(7):1481–1488

[94] Ravesloot MJL, van Maanen JP, Dun L, de Vries N. The undervalued potential of positional therapy in position-dependent snoring and obstructive sleep apnea-a review of the literature. Sleep Breath. 2013; 17(1):39–49

[95] Ravesloot MJL, de Vries N. One hundred consecutive patients undergoing drug-induced sleep endoscopy: results and evaluation. Laryngoscope. 2011; 121(12):2710–2716

[96] Safiruddin F, Koutsourelakis I, de Vries N. Analysis of the influence of head rotation during drug-induced sleep endoscopy in obstructive sleep apnea. Laryngoscope. 2014; 124(9):2195–2199

[97] Safiruddin F, Koutsourelakis I, de Vries N. Upper airway collapse during drug induced sleep endoscopy: head rotation in supine position compared with lateral head and trunk position. Eur Arch Otorhinolaryngol. 2014

[98] Strollo PJ Jr, Soose RJ, Maurer JT, et al. STAR Trial Group. Upper-airway stimulation for obstructive sleep apnea. N Engl J Med. 2014; 370(2):139–149

[99] van Maanen JP, Meester KA, Dun LN, et al. The sleep position trainer: a new treatment for positional obstructive sleep apnoea. Sleep Breath. 2013; 17(2):771–779

[100] van Maanen JP, Richard W, Van Kesteren ER, et al. Evaluation of a new simple treatment for positional sleep apnoea patients. J Sleep Res. 2012; 21(3):322–329

[101] Vroegop AV, Vanderveken OM, Boudewyns AN, et al. Drug-induced sleep endoscopy in sleep-disordered breathing: report on 1,249 cases. Laryngoscope. 2014; 124(3):797–802

[102] Isono S, Remmers JE, Tanaka A, Sho Y, Sato J, Nishino T. Anatomy of pharynx in patients with obstructive sleep apnea and in normal subjects. J Appl Physiol (1985). 1997; 82(4):1319–1326

[103] Schwab RJ. Upper airway imaging. Clin Chest Med. 1998; 19(1):33–54

[104] Isono S. Obesity and obstructive sleep apnoea: mechanisms for increased collapsibility of the passive pharyngeal airway. Respirology. 2012; 17(1):32–42

[105] Chen NH, Li KK, Li SY, et al. Airway assessment by volumetric computed tomography in snorers and subjects with obstructive sleep apnea in a Far-East Asian population (Chinese). Laryngoscope. 2002; 112(4):721–726

[106] Schwartz BA, Escande JP. [Cineradiographic study of hypnic Pickwickian respiration] Rev Neurol (Paris). 1967; 116(6): 677–678

[107] Smith TH, Baska RE, Francisco CB, McCray GM, Kunz S. Sleep apnea syndrome: diagnosis of upper airway obstruction by fluoroscopy. J Pediatr. 1978; 93(5):891–892

[108] Suratt PM, Dee P, Atkinson RL, Armstrong P, Wilhoit SC. Fluoroscopic and computed tomographic features of the pharyngeal airway in obstructive sleep apnea. Am Rev Respir Dis. 1983; 127(4):487–492

[109] Pepin JL, Ferretti G, Veale D, et al. Somnofluoroscopy, computed tomography, and cephalometry in the assessment of the airway in obstructive sleep apnoea. Thorax. 1992; 47(3):150–156

[110] Kurtz D, Krieger J. Les arrêts respiratoires au cours du sommeil. Faits et hypothèses. Rev Neurol (Paris). 1978; 134(1):11–22

[111] Verbraecken JA, De Backer WA. Upper airway mechanics. Respiration. 2009; 78(2):121–133

[112] Susarla SM, Thomas RJ, Abramson ZR, Kaban LB. Biomechanics of the upper airway: changing concepts in the pathogenesis of obstructive sleep apnea. Int J Oral Maxillofac Surg. 2010; 39(12):1149–1159

[113] De Backer JW, Vos WG, Verhulst SL, De Backer W. Novel imaging techniques using computer methods for the evaluation of the upper airway in patients with sleep-disordered breathing: a comprehensive review. Sleep Med Rev. 2008; 12(6):437–447

[114] Riley R, Guilleminault C, Herran J, Powell N. Cephalometric analyses and flow-volume loops in obstructive sleep apnea patients. Sleep. 1983; 6(4):303–311

[115] Jamieson A, Guilleminault C, Partinen M, Quera-Salva MA. Obstructive sleep apneic patients have craniomandibular abnormalities. Sleep. 1986; 9(4):469–477

[116] Lowe AA, Santamaria JD, Fleetham JA, Price C. Facial morphology and obstructive sleep apnea. Am J Orthod Dentofacial Orthop. 1986; 90(6):484–491

[117] Bacon WH, Krieger J, Turlot JC, Stierle JL. Craniofacial characteristics in patients with obstructive sleep apneas syndrome. Cleft Palate J. 1988; 25(4):374–378

[118] deBerry-Borowiecki B, Kukwa A, Blanks RH. Cephalometric analysis for diagnosis and treatment of obstructive sleep apnea. Laryngoscope. 1988; 98(2):226–234

[119] Andersson L, Brattström V. Cephalometric analysis of permanently snoring patients with and without obstructive sleep apnea syndrome. Int J Oral Maxillofac Surg. 1991; 20(3): 159–162

[120] Raskin S, Limme M. [Obstructive sleep apnea syndrome: the orthodontist's viewpoint] Rev Belge Med Dent. 1991; 46(4):33–37

[121] Lowe AA, Fleetham JA, Adachi S, Ryan CF. Cephalometric and computed tomographic predictors of obstructive sleep apnea severity. Am J Orthod Dentofacial Orthop. 1995; 107(6):589–595

[122] Johnson LM, Arnett GW, Tamborello JA, Binder A. Airway changes in relationship to mandibular posturing. Otolaryngol Head Neck Surg. 1992; 106(2):143–148

[123] Miles PG, Vig PS, Weyant RJ, Forrest TD, Rockette HE, Jr. Craniofacial structure and obstructive sleep apnea syndrome: a qualitative analysis and meta-analysis of the literature. Am J Orthod Dentofacial Orthop. 1996; 109(2):163–172

[124] Lowe AA, Ono T, Ferguson KA, Pae EK, Ryan CF, Fleetham JA. Cephalometric comparisons of craniofacial and upper airway structure by skeletal subtype and gender in patients with obstructive sleep apnea. Am J Orthod Dentofacial Orthop. 1996; 110(6): 653–664

[125] Battagel JM, L'Estrange PR. The cephalometric morphology of patients with obstructive sleep apnoea (OSA). Eur J Orthod. 1996; 18(6):557–569

[126] Nelson S, Hans M. Contribution of craniofacial risk factors in increasing apneic activity among obese and nonobese habitual snorers. Chest. 1997; 111(1):154–162

[127] Zucconi M, Ferini-Strambi L, Palazzi S, Curci C, Cucchi E, Smirne S. Craniofacial cephalometric evaluation in habitual snorers with and without obstructive sleep apnea. Otolaryngol Head Neck Surg. 1993; 109(6):1007–1013

[128] Dostálová S, Smahel Z, Sonka K. Craniofacial abnormalities in sleep apnoea syndrome. Acta Chir Plast. 1998; 40(2):49–53

[129] Tangugsorn V, Krogstad O, Espeland L, Lyberg T. Obstructive sleep apnoea: multiple comparisons of cephalometric variables of obese and non-obese patients. J Craniomaxillofac Surg. 2000; 28(4): 204–212

[130] Verin E, Tardif C, Buffet X, et al. Comparison between anatomy and resistance of upper airway in normal subjects, snorers and OSAS patients. Respir Physiol. 2002; 129(3):335–343

[131] Will MJ, Ester MS, Ramirez SG, Tiner BD, McAnear JT, Epstein L. Comparison of cephalometric analysis with ethnicity in obstructive sleep apnea syndrome. Sleep. 1995; 18(10):873–875

[132] Redline S, Tishler PV, Hans MG, Tosteson TD, Strohl KP, Spry K. Racial differences in sleep-disordered breathing in African-Americans and Caucasians. Am J Respir Crit Care Med. 1997; 155(1):186–192

[133] Li KK, Kushida C, Powell NB, Riley RW, Guilleminault C. Obstructive sleep apnea syndrome: a comparison between Far-East Asian and white men. Laryngoscope. 2000; 110(10 Pt 1): 1689–1693

[134] Wong ML, Sandham A, Ang PK, Wong DC, Tan WC, Huggare J. Craniofacial morphology, head posture, and nasal respiratory resistance in obstructive sleep apnoea: an inter-ethnic comparison. Eur J Orthod. 2005; 27(1):91–97

[135] Coltman R, Taylor DR, Whyte K, Harkness M. Craniofacial form and obstructive sleep apnea in Polynesian and Caucasian men. Sleep. 2000; 23(7):943–950

[136] Finkelstein Y, Wexler D, Horowitz E, et al. Frontal and lateral cephalometry in patients with sleep-disordered breathing. Laryngoscope. 2001; 111(4 Pt 1):634–641

[137] Poirrier AL, Pire S, Raskin S, Limme M, Poirrier R. Contribution of postero-anterior cephalometry in obstructive sleep apnea. Laryngoscope. 2012; 122(10):2350–2354

[138] Linder-Aronson S. Nasorespiratory function and craniofacial growth. In: McNamara JA, ed. Monograph 9, Craniofacial Growth Series. 8th ed. Center for Human Growth and Development. University of Michigan: Ann Arbor, MI, 1979.121–147

[139] Guilleminault C, Stoohs R. From apnea of infancy to obstructive sleep apnea syndrome in the young child. Chest. 1992; 102(4): 1065–1071

[140] Alsufyani NA, Al-Saleh MA, Major PW. CBCT assessment of upper airway changes and treatment outcomes of obstructive sleep apnoea: a systematic review. Sleep Breath. 2013; 17(3):911–923

[141] Bruwier A, Poirrier R, Albert A, et al. Three-dimensional analysis of craniofacial bones and soft tissues in obstructive sleep apnea using cone beam computed tomography. Int Orthod. 2016; 14(4):449–461

[142] Momany SM, AlJamal G, Shugaa-Addin B, Khader YS. Cone beam computed tomography analysis of upper airway measurements in patients with obstructive sleep apnea. Am J Med Sci. 2016; 352(4):376–384

[143] Pépin JL, Veale D, Ferretti GR, Mayer P, Lévy PA. Obstructive sleep apnea syndrome: hooked appearance of the soft palate in awake patients–cephalometric and CT findings. Radiology. 1999; 210(1):163–170

[144] Denolf PL, Vanderveken OM, Marklund ME, Braem MJ. The status of cephalometry in the prediction of non-CPAP treatment outcome in obstructive sleep apnea patients. Sleep Med Rev. 2016; 27:56–73

[145] Poirrier AL, Fanielle J, Bruwier A, Chakar B, Poirrier R. Upper

airway imaging in sleep-disordered breathing. Acta Neurol Belg. 2014; 114(2):87–93

[146] Skatvedt O. Localization of site of obstruction in snorers and patients with obstructive sleep apnea syndrome: a comparison of fiberoptic nasopharyngoscopy and pressure measurements. Acta Otolaryngol. 1993; 113(2):206–209

[147] Doghramji K, Jabourian ZH, Pilla M, Farole A, Lindholm RN. Predictors of outcome for uvulopalatopharyngoplasty. Laryngoscope. 1995; 105(3 Pt 1):311–314

[148] Remmers JE, Launois S, Feroah T, Whitelaw WA. Mechanics of the pharynx in patients with obstructive sleep apnea. Prog Clin Biol Res. 1990; 345:261–268, discussion 269–271

[149] Launois SH, Feroah TR, Campbell WN, et al. Site of pharyngeal narrowing predicts outcome of surgery for obstructive sleep apnea. Am Rev Respir Dis. 1993; 147(1):182–189

[150] Croft CB, Thomson HG, Samuels MP, Southall DP. Endoscopic evaluation and treatment of sleep-associated upper airway obstruction in infants and young children. Clin Otolaryngol Allied Sci. 1990; 15(3):209–216

[151] Sadaoka T, Kakitsuba N, Fujiwara Y, Kanai R, Takahashi H. The value of sleep nasendoscopy in the evaluation of patients with suspected sleep-related breathing disorders. Clin Otolaryngol Allied Sci. 1996; 21(6):485–489

[152] Bachar G, Nageris B, Feinmesser R, et al. Novel grading system for quantifying upper-airway obstruction on sleep endoscopy. Lung. 2012; 190(3):313–318

[153] Kezirian EJ. Nonresponders to pharyngeal surgery for obstructive sleep apnea: insights from drug-induced sleep endoscopy. Laryngoscope. 2011; 121(6):1320–1326

[154] van Maanen JP, Ravesloot MJ, Witte BI, Grijseels M, de Vries N. Exploration of the relationship between sleep position and isolated tongue base or multilevel surgery in obstructive sleep apnea. Eur Arch Otorhinolaryngol. 2012; 269(9):2129–2136

[155] Fredberg JJ, Wohl ME, Glass GM, Dorkin HL. Airway area by acoustic reflections measured at the mouth. J Appl Physiol. 1980; 48(5):749–758

[156] Bradley TD, Brown IG, Grossman RF, et al. Pharyngeal size in snorers, nonsnorers, and patients with obstructive sleep apnea. N Engl J Med. 1986; 315(21):1327–1331

[157] Hoffstein V, Wright S, Zamel N, Bradley TD. Pharyngeal function and snoring characteristics in apneic and nonapneic snorers. Am Rev Respir Dis. 1991; 143(6):1294–1299

[158] Kamal I. Acoustic pharyngometry patterns of snoring and obstructive sleep apnea patients. Otolaryngol Head Neck Surg. 2004; 130(1):58–66

[159] Kamal I. Test-retest validity of acoustic pharyngometry measurements. Otolaryngol Head Neck Surg. 2004; 130(2):223–228

[160] Kendzerska T, Grewal M, Ryan CM. Utility of acoustic pharyngometry for the diagnosis of obstructive sleep apnea. Ann Am Thorac Soc. 2016; 13(11):2019–2026

[161] Dubois AB, Brody AW, Lewis DH, Burgess BF, Jr. Oscillation mechanics of lungs and chest in man. J Appl Physiol. 1956; 8(6):587–594

[162] Randerath WJ, Parys K, Feldmeyer F, Sanner B, Rühle KH. Selfadjusting nasal continuous positive airway pressure therapy based on measurement of impedance: A comparison of two different maximum pressure levels. Chest. 1999; 116(4):991–999

[163] Farré R, Rigau J, Montserrat JM, Ballester E, Navajas D. Evaluation of a simplified oscillation technique for assessing airway obstruction in sleep apnoea. Eur Respir J. 2001; 17(3):456–461

[164] Farré R, Mancini M, Rotger M, Ferrer M, Roca J, Navajas D. Oscillatory resistance measured during noninvasive proportional

assist ventilation. Am J Respir Crit Care Med. 2001; 164(5):790–794

[165] Badia JR, Farré R, Montserrat JM, et al. Forced oscillation technique for the evaluation of severe sleep apnoea/hypopnoea syndrome: a pilot study. Eur Respir J. 1998; 11(5):1128–1134

[166] Vanderveken OM, Oostveen E, Boudewyns AN, Verbraecken JA, Van de Heyning PH, De Backer WA. Quantification of pharyngeal patency in patients with sleep-disordered breathing. ORL J Otorhinolaryngol Relat Spec. 2005; 67(3):168–179

[167] Guijarro-Martínez R, Swennen GR. Cone-beam computerized tomography imaging and analysis of the upper airway: a systematic review of the literature. Int J Oral Maxillofac Surg. 2011; 40(11):1227–1237

[168] Armstrong J, Leigh M, Walton I, et al. In vivo size and shape measurement of the human upper airway using endoscopic longrange optical coherence tomography. Opt Express. 2003; 11(15):1817–1826

[169] Schäfer J. Ein einfaches Verfahren zur quantitativen und zeitcodierten Erfassung von Schnarchgeräuschen bei Apnoikern und Schnarchern. Laryngol Rhinol Otol (Stuttg). 1988; 67(9):449–452

[170] Schäfer J. Wie erkennt man einen Velum-Schnarcher? Laryngorhinootologie. 1989; 68(5):290–294

[171] Schäfer J, Pirsig W. Digital signal analysis of snoring sounds in children. Int J Pediatr Otorhinolaryngol. 1990; 20(3):193–202

[172] Dalmasso F, Benedetto G, Pogolotti R, Righini G, Spagnolo R. Digital processing of snoring sounds. Eur Respir J Suppl. 1990; 11:528s–532s

[173] Perez-Padilla JR, Slawinski E, Difrancesco LM, Feige RR, Remmers JE, Whitelaw WA. Characteristics of the snoring noise in patients with and without occlusive sleep apnea. Am Rev Respir Dis. 1993; 147(3):635–644

[174] Fiz JA, Abad J, Jané R, et al. Acoustic analysis of snoring sound in patients with simple snoring and obstructive sleep apnoea. Eur Respir J. 1996; 9(11):2365–2370

[175] Hara H, Murakami N, Miyauchi Y, Yamashita H. Acoustic analysis of snoring sounds by a multidimensional voice program. Laryngoscope. 2006; 116(3):379–381

[176] Herzog M, Schmidt A, Bremert T, Herzog B, Hosemann W, Kaftan H. Analysed snoring sounds correlate to obstructive sleep disordered breathing. Eur Arch Otorhinolaryngol. 2008; 265(1):105–113

[177] Sola-Soler J, Jane R, Fiz JA, Morera J. Automatic classification of subjects with and without sleep apnea through snoring analysis. IEEE Eng Med Biol Soc. 2007:6094–6097

[178] Miyazaki S, Itasaka Y, Ishikawa K, Togawa K. Acoustic analysis of snoring and the site of airway obstruction in sleep related respiratory disorders. Acta Otolaryngol Suppl. 1998; 537:47–51

[179] Quinn SJ, Huang L, Ellis PD, Williams JE. The differentiation of snoring mechanisms using sound analysis. Clin Otolaryngol Allied Sci. 1996; 21(2):119–123

[180] Hill PD, Lee BW, Osborne JE, Osman EZ. Palatal snoring identified by acoustic crest factor analysis. Physiol Meas. 1999; 20(2):167–174

[181] Hill PD, Osman EZ, Osborne JE, Lee BW. Changes in snoring during natural sleep identified by acoustic crest factor analysis at different times of night. Clin Otolaryngol Allied Sci. 2000; 25(6):507–510

[182] Agrawal S, Stone P, McGuinness K, Morris J, Camilleri AE. Sound frequency analysis and the site of snoring in natural and induced sleep. Clin Otolaryngol Allied Sci. 2002; 27(3):162–166

[183] Kezirian EJ, Hohenhorst W, de Vries N. Drug-induced sleep endoscopy: the VOTE classification. Eur Arch Otorhinolaryngol. 2011; 268(8):1233–1236

[184] Herzog M, Plößl S, Glien A, et al. Evaluation of acoustic characteristics of snoring sounds obtained during drug-induced sleep endoscopy. Sleep Breath. 2015; 19(3):1011–1019

[185] Fischer R, Kuehnel TS, Merz AK, Ettl T, Herzog M, Rohrmeier C. Calculating annoyance: an option to proof efficacy in ENT treatment of snoring? Eur Arch Otorhinolaryngol. 2016; 273(12):4607–4613

[186] Rohrmeier C, Fischer R, Merz AK, Ettl T, Herzog M, Kuehnel TS. Are subjective assessments of snoring sounds reliable? Eur Arch Otorhinolaryngol. 2015; 272(1):233–240

[187] Rohrmeier C, Herzog M, Haubner F, Kuehnel TS. The annoyance of snoring and psychoacoustic parameters: a step towards an objective measurement. Eur Arch Otorhinolaryngol. 2012; 269(5):1537–1543

[188] Qian K, Janott C, Pandit V, et al. Classification of the excitation location of snore sounds in the upper airway by acoustic multifeature analysis. IEEE Trans Biomed Eng. 2017; 64(8):1731–1741

[189] Nguyen TL, Won Y. Sleep snoring detection using multi-layer neural networks. Biomed Mater Eng. 2015; 26 (Suppl 1):S1749–S1755

[190] Emoto T, Abeyratne UR, Akutagawa M, Nagashino H, Kinouchi Y. Feature extraction for snore sound via neural network processing. IEEE Eng Med Biol Soc 2007:5477–5480

[191] Emoto T, Abeyratne UR, Chen Y, Kawata I, Akutagawa M, Kinouchi Y. Artificial neural networks for breathing and snoring episode detection in sleep sounds. Physiol Meas. 2012; 33(10):1675–1689

[192] Qian K, Guo J, Xu H, Zhu Z, Zhang G. Snore related signals processing in a private cloud computing system. Interdiscip Sci. 2014; 6(3):216–221

[193] Seren E, Ilhanlı I, Bayar Muluk N, Cingi C, Hanci D. Telephonic analysis of the snoring sound spectrum. Ann Otol Rhinol Laryngol. 2014; 123(11):758–764

第 4 章 非手术治疗：生活方式干预、减重、体位治疗、下颌前伸类矫治器、持续气道正压通气治疗、综合治疗

Nonsurgical Treatment: Lifestyle, Weight Loss, Positional Therapy, Mandibular Advancement Devices, Continuous Positive Airway Pressure, Multimodality Treatment

Nico de Vries   Peter van Maanen

Linda B. L. Benoist   Aarnoud Hoekema   著

摘　要

本章主要内容是阻塞性睡眠呼吸暂停（obstructive sleep apnea，OSA）的非手术治疗，特别是生活方式的干预，例如身体锻炼增加颏舌肌肌张力、避免饮酒 / 吸烟以及服用镇静药等。控制体重也很重要，但是对绝大多数患者来说这很难做到。大部分轻、中度 OSA 患者的呼吸紊乱严重度与睡眠体位有关，仰卧位更容易发生呼吸事件。重点介绍了新一代定位设备的体位疗法。体位治疗是 OSA 睡眠外科手术重要的辅助治疗。口腔矫治器对轻度到中度的 OSA 治疗效果较好，但是大约 1/3 的 OSA 患者有口腔矫治器使用的禁忌证。CPAP 是 OSA 治疗的一线疗法，尤其适用于中度至重度 OSA 患者，但是受限于患者的依从性。综合治疗重视程度还不足，但多种方式联合治疗往往比单独的一种治疗方式更好。

关键词

生活方式；锻炼；减重；体位治疗；口腔矫治器；CPAP；综合治疗

一、背景

在普通人群中，根据 OSA 的诊断标准（第 2 章）判断有 3.3%～7.5% 的男性和 1.2%～3.2% 的女性患有 OSA。然而，AHI≥5 次 / 时但是没有明显症状的人所占比例却明显升高，其中男性患病率17%～27%，女性 5%～28%。此外，高达 17%～27% 的男性及 5%～28% 的女性 AHI≥15 次 / 时。需要注意的是，这些流行病学调查的结果会受所用的标准、睡眠监测技术和研究方法（如抽样时间）的差异影响。

根据这些患病率来估计，大约每 5 名成人中就有 1 人 AHI≥5 次 / 时，每 15 名成人中就有 1 人 AHI≥15 次 / 时。据估计，未明确诊断的中、重度 OSA 患者中，男性占 80%，女性占 93%[1-11]。

目前，OSA 的有多种治疗方法。有效的治疗必须综合考虑患者个体情况、内科和外科治疗方法，以及这些干预措施潜在的风险和并发症。虽然这本书的重点是介绍 OSA 的外科治疗，但是也必须概述 OSA 相关的保守治疗方法，它们可以单独作为

治疗方式，也可以联合外科手术作为综合治疗。

内科和外科医生都应该应用最新的现代化设备来治疗 OSA。目前，治疗 OSA 的方法正在稳步地从以持续气道正压通气（continuous positive airway pressure，CPAP）为中心的一刀切转向针对睡眠期间上气道阻塞的个体化治疗。

OSA 的治疗是逐步进行的。首先就是改变不良的生活方式，这适用于有 OSA 危险因素的患者，例如减肥、避免饮酒和使用镇静药、侧卧位睡眠。保守治疗方案包括 CPAP、口腔矫治器和主动体位疗法。所有的治疗方法都有其特定的适应证、禁忌证和不良反应。截至目前，还没有发现可以治疗 OSA 的特效药物，但制药公司在努力开发这类药物[12]。

二、生活方式干预

生活方式干预包括减肥；身体锻炼增加颏舌肌张力；避免饮酒、吸烟和服用镇静药。

体重与 OSA 密切相关。不是所有的 OSA 患者都存在肥胖问题，但大多数病态肥胖患者都患有 OSA。适量的减肥也能有效降低 OSA 的严重程度，但减肥的量与临床症状的相关性不强。

肥胖 OSA 患者的病理生理学机制仍不清楚。有观点认为，脂肪组织在肥胖 OSA 患者的颈部沉积导致了上气道管腔狭窄、气道塌陷，从而气流减少[13, 14]。大多数 OSA 患者超重，即使是体重适量减轻也能有效降低 OSA 严重程度，BMI 与 AHI 有明显的相关性[15, 16, 17]。然而不幸的是，对于患有 OSA 的患者来说，减重十分困难。首先，日间嗜睡作为 OSA 常见的症状，它会减少身体活动、降低节食的动机。其次，OSA 被认为会导致体重增加。睡眠剥夺和间歇性缺氧会导致糖代谢受损、暴饮暴食以及瘦素、胃饥饿素和食欲素水平失衡[18, 19]。总体而言，保守治疗是肥胖 OSA 患者常见的治疗方式。对于肥胖患者，还可以考虑进行减重手术（bariatric surgery，BS）。BS 会产生持久的体重减轻，是肥胖患者减重最有效的治疗方式。此外，BS 对肥胖及肥胖共病有积极的影响。因此，BS 越来越流行[20]。

随着体重的增加，发生 OSA 的可能性也会增加。同时，需要强调的是，OSA 也会导致肥胖的发生，考虑跟两个方面相关：OSA 患者往往不爱活动，并会逐渐失去运动的动力，恶性循环导致体重增加；OSA 会影响调控饥饿、饱腹感的瘦素和胃饥饿素的产生。此外，缺氧会破坏胰岛素稳态，糖不能被机体有效利用，而是转化为脂肪储存。

每个人的体型和脂肪分布差异性很大。颈围可能比体重指数（BMI）更能预测发生 OSA 的风险，但目前还不完全清楚颈围的大小是与脂肪量还是肌肉量相关。

最重要的是，虽然我们建议体重增加的 OSA 患者尝试减重，但绝大多数患者很难去执行。同时，大多数 OSA 患者都是患病许多年后才确定诊断。平均 5～8 年的时间内患者因身体不适被误诊为疲劳或抑郁。因此当确诊后，医生建议患者减肥时，他们的第一反应是："你以为我没尝试过减肥吗？"但是，如果医生表现出理解他们的想法，向他们解释减重的确很困难，特别是同时患有 OSA 的肥胖患者，减肥更加困难，但并非是不可能实现的事情。这时候患者就会很容易接受这个建议。相互理解对建立良好的医患关系至关重要。不过，只有少数的 OSA 患者减重成功并能保持合适的体重。

（一）Didgeridoo 管和物理治疗

通过练习 Didgeridoo 管来治疗睡眠呼吸障碍受到了很多的关注。吹奏 Didgeridoo 管确实可以改变 OSA 患者的 AHI，考虑可能是因为改善了颏舌肌的肌张力，但治疗效果非常有限。对于同寝者来说，是平时练习 Didgeridoo 管的声音还是打鼾的声音让人感觉更糟糕？最近一些研究证实了物理治疗和语言治疗的效果。有些练习可以改善舌、口腔和口腔底的肌张力，但这些练习依然不能替代其他既定的治疗方法。

（二）戒酒、戒烟、禁止使用镇静药、保持睡眠睡眠卫生

医生应该建议患者戒烟。研究表明，吸烟和

OSA 之间呈正相关。吸烟是 OSA 的危险因素[2, 21-24]，但没有证据表明戒烟能有效减少呼吸暂停事件。复杂的是，OSA 患者在戒烟后体重会增加，随后加重 OSA。

应该避免使用有松弛肌肉作用的镇静药和药物。镇静药和酒精会降低肌张力、抑制中枢神经对缺氧的敏感性，因此被认为是 OSA 发病的危险因素。

酒精会降低肌张力，应尽量限制使用，尤其避免在睡前饮酒。研究表明，饮酒会增加低通气 / 呼吸暂停事件的发生频率和持续时间[21-38]，加重OSA。

良好的睡眠卫生很重要。良好的睡眠卫生包括保持规律的昼夜节律、充足的睡眠时间和舒适的睡眠环境，不吃夜宵，夜间不摄入咖啡因，睡前不做剧烈运动。

目前有几种药物用于治疗 OSA。鼻用类固醇激素可以治疗因过敏、鼻甲肥厚、慢性鼻窦炎或鼻息肉导致的鼻气流减少。治疗胃食管反流的药物对反流刺激导致的舌扁桃体肥大有一定的治疗效果。

三、体位治疗

大多数轻到中度的 OSA 患者仰卧位比非仰卧位更容易发生呼吸暂停事件[39-44]，仰卧位 AHI 是非仰卧位 AHI 的 2 倍及以上称为体位性 OSA（positional OSA，POSA）。56%～75% 的 OSA 患者发生呼吸暂停的频率和持续时间受体位的影响，这种情况在轻度或中度 OSA 患者中表现尤其明显。因此，最简单的治疗方式就是避免仰卧位睡眠[39-51]。

截至目前，体位治疗（positional therapy，PT）还包括将网球、壁球、（可充气的）大块状物质或其他类似的物品缝在睡衣或 T 恤的背面用来阻止患者睡眠时采用仰卧位。

最近报道一种用于体位治疗的设备治疗效果明显。它是一个安装在使用者颈部或胸部的小装置，会通过轻微的振动刺激防止患者仰卧位睡眠（图 4-1 和图 4-2）。

有强有力的证据表明，主动体位治疗能有效降低 AHI[45-51]。此外，它简单、相对便宜、依从性好、可逆。体位治疗的高依从性让它成为有效治疗方法[47, 49]。

不过仍需要进一步的长期高质量研究来证实，体位治疗可以作为一种单一或联合的 OSA 治疗方式。

四、口腔矫治器

很久之前，医生就开始使用口腔矫治器治疗睡眠呼吸障碍。1902 年，法国医生 Pierre Robin 使用口腔矫治器治疗 Pierre-Robin 序列征儿童的舌源性阻塞。20 世纪 70 年代末，口腔矫治器首次应用于治疗成人 OSA。

目前，下颌前移器（mandibular advancement devices，MAD）是 CPAP 治疗主要的替代治疗方式。MAD 又被称为下颌复位器（mandibular repositioning appliances，MRA）和下颌前移夹板（mandibular advancement splints，MAS）[52-59]。MAD 是置于口腔内上下牙弓使下颌前移的装置（图 4-3 和图 4-4），可以将患者下颌前移至下颌最

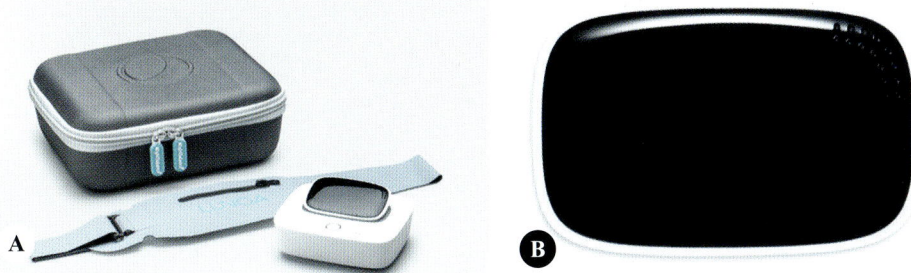

◀ 图 4-1　小巧、轻便的睡姿治疗设备 **Night Balance Lunoa** 图片由 Philips 提供

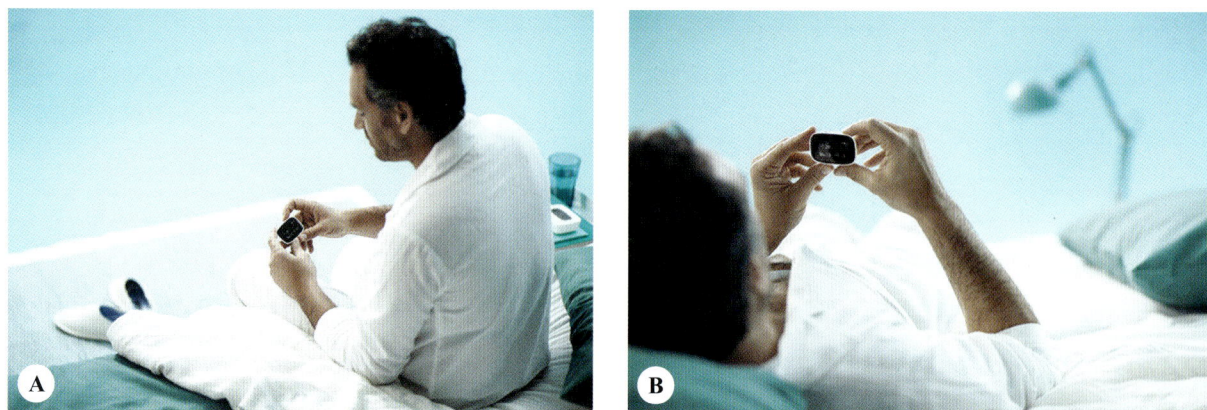

▲ 图 4-2　**NightBalance lunoa** 睡姿治疗
图片由 Philips 提供

大突出量的 50%～80%。其他类型的口腔矫治器
治疗效果不如 MAD，因此并不推荐用于 OSA 的
治疗。

（一）作用机制

MAD 能影响咽部气道解剖学结构并可以降
低上气道塌陷性，进而扩大腭咽空间，特别是横
向的空间。MAD 前移下颌骨 / 舌可能会拉伸咽壁
和下颌骨之间的软组织，防止舌塌陷阻塞上气道，
同时增加咽部的口径（图 4-5）。

（二）结果

MAD 已被证明可以减轻 OSA 严重程度，改善
OSA 患者健康状况。据报道，接受 MAD 治疗的
OSA 患者 AHI 平均下降 24%～72%，治愈（AHI <
5 次 / 时 ）的 OSA 患者占 29%～71%[60]。然而，
各项研究报道的 MAD 疗效情况取决于定义 OSA
治疗成功的标准。与对照组（不提供下颌前移的口
腔矫治器）相比，MAD 可以减少打鼾的发生并改
善多导睡眠监测的指标，包括 AHI、氧饱和度和
睡眠片段化[60-62]。MAS 治疗降低了主观和客观评
估的白天过度嗜睡（excessive daytime sleepiness,
EDS）[60]。对 MAD 治疗的患者进行问卷评估发现，
一般和疾病特异性生活质量（quality of life，QoL）
明显改善。此外，MAS 治疗还改善了 OSA 患者的
舒张压、收缩压和 24h 平均动脉压（尤其是高血
压患者）。对 MAD 治疗的 OSA 患者长期随访发现，

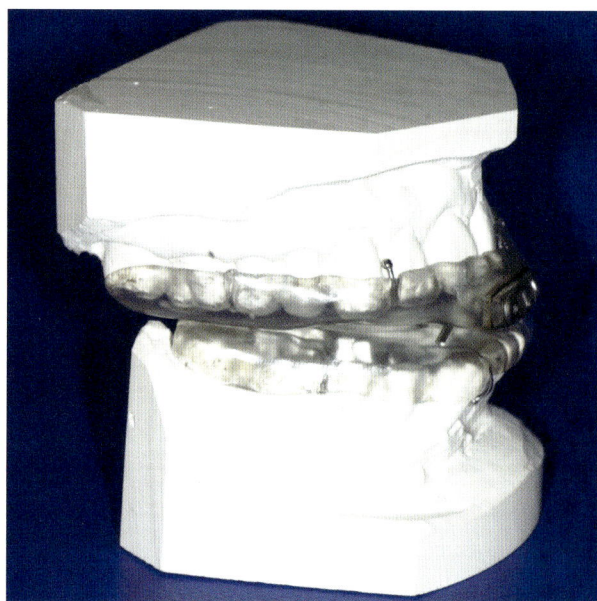

▲ 图 4-3　在牙科实验室制作完成后放置在石膏模型上的
下颌前移器

在 6 个月至 4 年的治疗过程中 AHI 持续降低[60]。

随机研究结果一致表明，CPAP 更能有效地
减少 OSA 患者呼吸事件和完全解决 OSA 的发生。
然而，与使用 MAD 相比，CPAP 在改善多导睡眠
监测参数方面的卓越能力似乎并没有更好地改善
健康状况。此外，MAD 与 CPAP 对 OSA 患者晨
起舒张压和 24h 平均动脉血压的疗效差异不大。
许多轻度和中度 OSA 患者更喜欢 MAD 治疗而不
是 CPAP[63-69]。因此，MAD 的治疗依从性比 CPAP
更好。这也许能解释在治疗轻、中度 OSA 时，为
什么 MAD 的疗效可以与 CPAP 相较。不过对于重

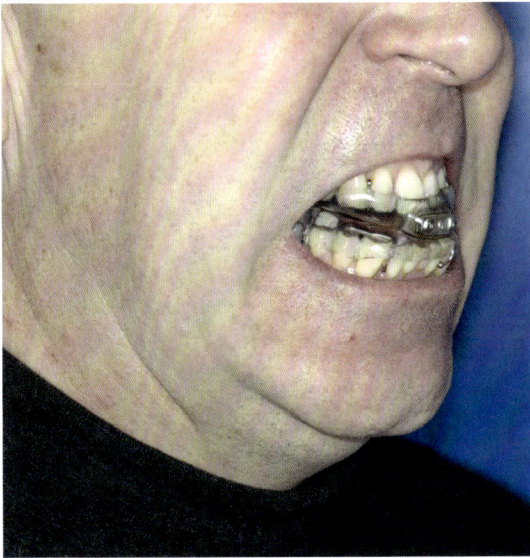

▲ 图 4-4　佩戴下颌前移器的患者

该器械将下颌骨固定在前部位置（引自 Hoekema A, Wijkstra PJ, Buiter CT, van der Hoeven JH, Meinesz AF, de Bont LGM. Treatment of the obstructive sleep-apnoea syndrome in adults. Ned Tijdschr Geneeskd 2003;147:2407–2412.）

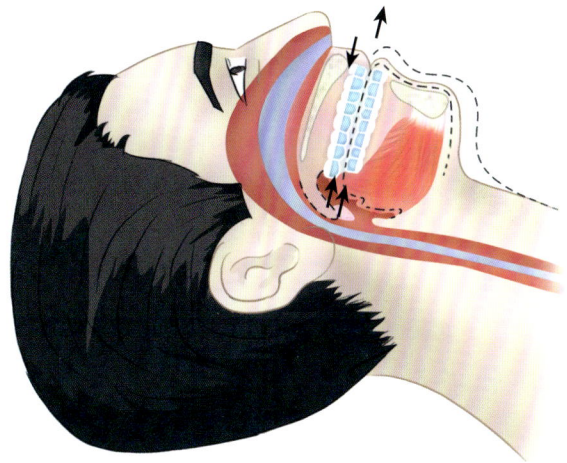

▲ 图 4-5　下颌前移器对上气道和牙列的影响

展示了佩戴下颌前移器后下颌骨前移，上气道空间增加。牙齿旁边的箭表示将下颌骨保持在向前、垂直打开的位置而产生的相互作用力。这些作用力在唇侧方向作用于下门牙，上腭方向抵住上门牙。从长远来看，这可能会改变牙齿的倾斜度和位置，影响下颌骨的位置，并增加颞下颌复合体的负荷

度 OSA 患者来说，CPAP 的疗效更好，MAD 只能是次要的选择。

（三）不良反应

MAD 治疗起始阶段的不良反应通常程度轻、持续时间短，通常仅限于流涎、口干、牙痛、牙龈刺激、头痛和颞下颌关节（temporomandibular joint，TMJ）疼痛这些症状[60]。大多数不良反应（包括 TMJ 疼痛）会随着时间逐渐改善，治疗后 3~6 个月完全消失。长期使用 MAD 对 TMJ 的不良影响似乎有限。相反，在许多情况下，长期使用 MAD 有正畸的效果。常见的牙齿变化包括覆𬌗和覆盖减少、上切牙后倾和下切牙前倾、咬合接触次数减少，下颌平面角增加[60]（图 4-5）。在 MADS 治疗期间定期进行牙科检查十分重要。

（四）患者选择

MAD 需要较长的适应期（2~3 个月）才能获得最大的治疗效益。因此，MAD 不适用于合并有严重日间嗜睡的患者，特别是需要立即进行干预的嗜睡司机。用牙频繁的患者也不适合使用

MAD，因为牙齿形状的变化可能会干扰 MAD 的适配。此外，MAD 也不推荐用于牙齿缺失严重的患者，因为它需要坚实的基托来固定它们。总体而言，由于牙科相关禁忌证，1/3 的 OSA 患者不能接受 MAD 治疗。对于有完整假牙的患者，可以在下颌骨或上颌骨植牙后应用 MAD。

临床上使用 MAD 治疗 OSA 的另一个障碍是 OSA 患者对治疗反应的个体差异。因此，人们一直致力于了解治疗差异性的原因，寻找治疗成功的预测因素。已经有文献报道了几种预测工具来帮助选择 MAD 治疗。但是，大多数方法由于不准确、缺乏前瞻性验证、高成本和（或）复杂性，不能常规应用于临床。可以通过药物诱导睡眠内镜检查等方法来选择合适的患者。MAD 似乎是治疗轻度和中度 OSA（AHI<30 次 / 时）患者打鼾的主要干预措施，建议对佩戴 MRA 的 OSA 患者（AHI>15 次 / 时）再次进行睡眠监测。

五、持续气道正压通气治疗

1981 年 Sullivan 首次提出使用 CPAP 治疗 OSA，

CPAP 被认为是治疗中重度 OSA 的金标准，也是 OSA 最有效的治疗方式[70]（图 4-6 至图 4-8）。CPAP 有最坚实的证据基础用于治疗 OSA。

CPAP 通过发挥充气夹板（管腔内正压使上气道扩张）的作用维持上气道通畅。CPAP 治疗成功的标志是将 OSA 患者 AHI 降至 5 次 / 时以下。在 Cochrane Collaboration 的一项 Meta 分析中，与对照组相比，CPAP 能明显降低 AHI 和改善生活质量、认知功能、客观和主观的嗜睡。

然而，尽管 CPAP 疗效很好，但临床上并不是每个患者都适合使用 CPAP。患者要么能很好地耐受 CPAP 治疗，要么根本不耐受——呈双峰分布。研究表明，当依从性定义为每晚至少使用 4h CPAP 时，29%～83% 的患者没有依从性[71]。需要更多的支持和关怀来提高依从性（特别在是需要长期应用时），例如解决 CPAP 的不良反应。不良反应可能与面罩（与面罩接触造成的皮肤擦伤、幽闭恐惧症、面罩漏气、结膜炎）、压力（鼻塞和流鼻涕、鼻腔和咽部黏膜干燥或刺激、打喷嚏、胃肠胀气、反复发作的耳和鼻窦感染）以及负面的社会因素有关。

尽管厂家不断努力提高 CPAP 的舒适性，但相对于 1980 年，目前不愿意接受 CPAP 治疗的比例依然没有降低。

保守治疗在减少 AHI 方面的有效性取决于其对气道阻塞的影响和治疗依从性。治疗 OSA 的方法正稳步从以 CPAP 为中心的"一刀切"转向对睡眠期间上气道阻塞的个体化治疗。

世界各地有数百万人使用 CPAP，这是一项数十亿美元的业务。虽然一些 CPAP 的拥护者仍然认为 CPAP 是治疗 OSA 的唯一方法，但其他人更客观认为 CPAP 只有在充分使用的情况下才有效。CPAP 主要适用于中度至重度的 OSA，不太适用于轻度 OSA。在这个特殊的患者群体中，使用 CPAP 的动力不足是一个重要的限制因素。

总而言之，CPAP 有一个缺点，它只有在使用时才起作用。特别是对于许多年轻的 OSA 患者，他们并不愿意以后要一直戴着 CPAP 睡觉，他们更

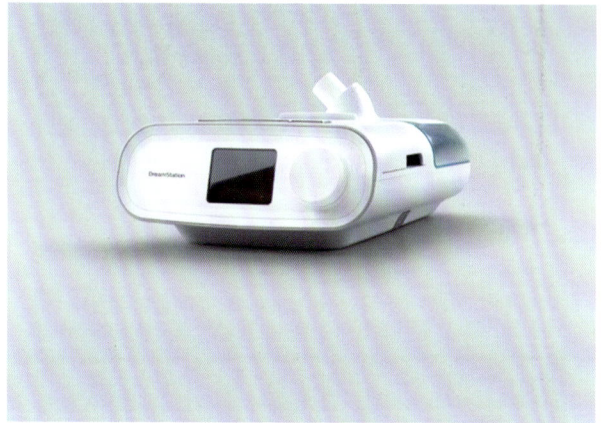

▲ 图 4-6　持续气道正压通气设备侧面
图片由 Philips 提供

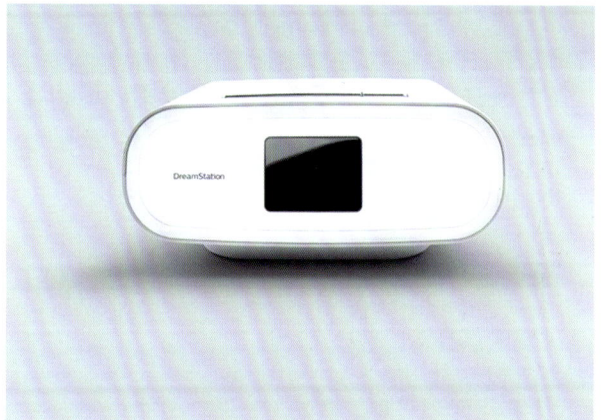

▲ 图 4-7　持续气道正压通气设备正面
图片由 Philips 提供

希望选择 CPAP 治疗的替代方案。

六、综合治疗

在高血压和获得性免疫缺陷综合征（acquired immunodeficiency syndrome，AIDS）等疾病中，与单一药物治疗相比，联合用药会产生更好的疗效。特别是对 AIDS 来说，从单一药物治疗到多药疗法的转变，是从致命性疾病到慢性非致命性疾病的巨大飞跃。尽管如此，综合治疗在 OSA 患者的治疗中并不常见。对于许多患者，OSA 的不同治疗方式的组合是值得注意的。例如，MAD 和 CPAP、鼻科手术结合，CPAP 和 PT 结合其他手术或 MAD 治疗[50, 72]。重度非体位性 OSA 的患者可能会改善为中度或轻度体位性 OSA（因为有时手

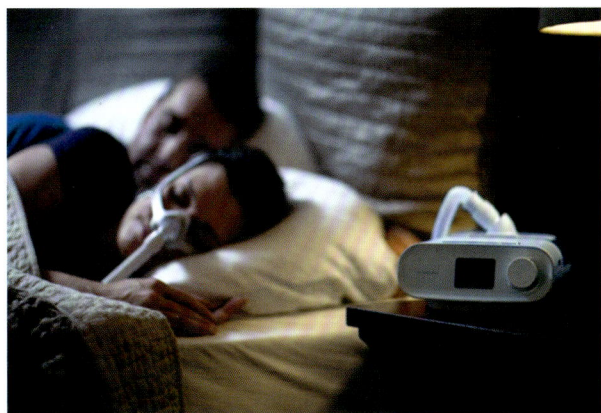

▲ 图 4-8　使用中的持续气道正压通气设备
图片由 Philips 提供

术对 AHI 的影响在侧卧位比仰卧位更强）。在这种情况下，术前 PT 没有意义，但在部分成功的手术后提供 PT 将会有用。对于不能忍受 CPAP 高压力的患者会认为 CPAP 是失败的治疗方式。CPAP 和 MAD 的结合可能会降低所需的压力，从而提高依从性。

本文的目的不是提倡将外科手术作为唯一的治疗方法，而是如果需要的话，也要将手术纳入综合治疗。

参 考 文 献

[1] American Academy of Sleep Medicine. International classification of sleep disorders: diagnostic and coding manual. 2nd ed. Westchester, IL: American Academy of Sleep Medicine; 2005

[2] Young T, Peppard PE, Gottlieb DJ. Epidemiology of obstructive sleep apnea: a population health perspective. Am J Respir Crit Care Med. 2002; 165(9):1217–1239

[3] Punjabi NM. The epidemiology of adult obstructive sleep apnea. Proc Am Thorac Soc. 2008; 5(2):136–143

[4] Somers VK, White DP, Amin R, et al; American Heart Association Council for High Blood Pressure Research Professional Education Committee, Council on Clinical Cardiology. American Heart Association Stroke Council. American Heart Association Council on Cardiovascular Nursing. American College of Cardiology Foundation. Sleep apnea and cardiovascular disease: an American Heart Association/American College of Cardiology Foundation Scientific Statement from the American Heart Association Council for High Blood Pressure Research Professional Education Committee, Council on Clinical Cardiology, Stroke Council, and Council on Cardiovascular Nursing. In collaboration with the National Heart, Lung, and Blood Institute National Center on Sleep Disorders Research (National Institutes of Health). Circulation. 2008; 118(10):1080–1111

[5] Young T, Palta M, Dempsey J, Skatrud J, Weber S, Badr S. The occurrence of sleep-disordered breathing among middle-aged adults. N Engl J Med. 1993; 328(17):1230–1235

[6] Peppard PE, Young T, Barnet JH, Palta M, Hagen EW, Hla KM. Increased prevalence of sleep-disordered breathing in adults. Am J Epidemiol. 2013; 177(9):1006–1014

[7] Marin JM, Carrizo SJ, Vicente E, Agusti AG. Long-term cardiovascular outcomes in men with obstructive sleep apnoeahypopnoea with or without treatment with continuous positive airway pressure: an observational study. Lancet. 2005; 365(9464): 1046–1053

[8] Redline S, Yenokyan G, Gottlieb DJ, et al. Obstructive sleep apnea-hypopnea and incident stroke: the sleep heart health study. Am J Respir Crit Care Med. 2010; 182(2):269–277

[9] Kendzerska T, Mollayeva T, Gershon AS, Leung RS, Hawker G, Tomlinson G. Untreated obstructive sleep apnea and the risk for serious long-term adverse outcomes: a systematic review. Sleep Med Rev. 2014; 18(1):49–59

[10] McNicholas WT, Bonsignore MR, eds. European Respiratory Society Monograph 50: Sleep Apnoea European Respiratory Society Journals; 2010

[11] Young T, Evans L, Finn L, Palta M. Estimation of the clinically diagnosed proportion of sleep apnea syndrome in middle-aged men and women. Sleep. 1997; 20(9):705–706

[12] Mason M, Welsh EJ, Smith I. Drug therapy for obstructive sleep apnoea in adults. Cochrane Database Syst Rev 2013;5:CD003002

[13] Maciel Santos ME, Rocha NS, Laureano Filho JR, Ferraz EM, Campos JM. Obstructive sleep apnea-hypopnea syndrome–the role of bariatric and maxillofacial surgeries. Obes Surg. 2009; 19(6): 796–801

[14] Hallowell PT, Stellato TA, Schuster M, et al. Potentially lifethreatening sleep apnea is unrecognized without aggressive evaluation. Am J Surg. 2007; 193(3):364–367, discussion 367

[15] Suratt PM, McTier RF, Findley LJ, Pohl SL, Wilhoit SC. Effect of very-low-calorie diets with weight loss on obstructive sleep apnea. Am J Clin Nutr. 1992; 56(1, Suppl):182S–184S

[16] Browman CP, Sampson MG, Yolles SF, et al. Obstructive sleep apnea and body weight. Chest. 1984; 85(3):435–438

[17] Loube DI, Loube AA, Mitler MM. Weight loss for obstructive sleep apnea: the optimal therapy for obese patients. J Am Diet Assoc. 1994; 94(11):1291–1295

[18] Everson CA. Functional consequences of sustained sleep deprivation in the rat. Behav Brain Res. 1995; 69(1–2):43–54

[19] Pillar G, Shehadeh N. Abdominal fat and sleep apnea: the chicken or the egg? Diabetes Care. 2008; 31(Suppl 2):S303–S309

[20] SAGES Guidelines Committee. SAGES guideline for clinical application of laparoscopic bariatric surgery. Surg Endosc 2008; 22:2281–2300

[21] Jennum P, Hein HO, Suadicani P, Gyntelberg F. Cardiovascular risk factors in snorers. A cross-sectional study of 3,323 men aged 54 to 74 years: the Copenhagen Male Study. Chest. 1992; 102(5):1371–1376

[22] Jennum P, Sjøl A. Snoring, sleep apnoea and cardiovascular risk factors: the MONICA II Study. Int J Epidemiol. 1993; 22(3):439–444

[23] Stradling JR, Crosby JH. Predictors and prevalence of obstructive sleep apnoea and snoring in 1001 middle aged men. Thorax. 1991; 46(2):85–90

[24] Schmidt-Nowara WW, Coultas DB, Wiggins C, Skipper BE, Samet

JM. Snoring in a Hispanic-American population. Risk factors and association with hypertension and other morbidity. Arch Intern Med. 1990; 150(3):597–601

[25] Scanlan MF, Roebuck T, Little PJ, Redman JR, Naughton MT. Effect of moderate alcohol upon obstructive sleep apnoea. Eur Respir J. 2000; 16(5):909–913

[26] Mitler MM, Dawson A, Henriksen SJ, Sobers M, Bloom FE. Bedtime ethanol increases resistance of upper airways and produces sleep apneas in asymptomatic snorers. Alcohol Clin Exp Res. 1988; 12(6):801–805

[27] Dawson A, Lehr P, Bigby BG, Mitler MM. Effect of bedtime ethanol on total inspiratory resistance and respiratory drive in normal nonsnoring men. Alcohol Clin Exp Res. 1993; 17(2):256–262

[28] Tanigawa T, Tachibana N, Yamagishi K, et al. Usual alcohol consumption and arterial oxygen desaturation during sleep. JAMA. 2004; 292(8):923–925

[29] Peppard PE, Austin D, Brown RL. Association of alcohol consumption and sleep disordered breathing in men and women. J Clin Sleep Med. 2007; 3(3):265–270

[30] Taasan VC, Block AJ, Boysen PG, Wynne JW. Alcohol increases sleep apnea and oxygen desaturation in asymptomatic men. Am J Med. 1981; 71(2):240–245

[31] Tsutsumi W, Miyazaki S, Itasaka Y, Togawa K. Influence of alcohol on respiratory disturbance during sleep. Psychiatry Clin Neurosci. 2000; 54(3):332–333

[32] Issa FG, Sullivan CE. Alcohol, snoring and sleep apnea. J Neurol Neurosurg Psychiatry. 1982; 45(4):353–359

[33] Berry RB, Desa MM, Light RW. Effect of ethanol on the efficacy of nasal continuous positive airway pressure as a treatment for obstructive sleep apnea. Chest. 1991; 99(2):339–343

[34] Scrima L, Hartman PG, Hiller FC. Effect of three alcohol doses on breathing during sleep in 30–49 year old nonobese snorers and nonsnorers. Alcohol Clin Exp Res. 1989; 13(3):420–427

[35] Enright PL, Newman AB, Wahl PW, Manolio TA, Haponik EF, Boyle PJ. Prevalence and correlates of snoring and observed apneas in 5,201 older adults. Sleep. 1996; 19(7):531–538

[36] Bearpark H, Elliott L, Grunstein R, et al. Snoring and sleep apnea. A population study in Australian men. Am J Respir Crit Care Med. 1995; 151(5):1459–1465

[37] Olson LG, King MT, Hensley MJ, Saunders NA. A community study of snoring and sleep-disordered breathing. Prevalence. Am J Respir Crit Care Med. 1995; 152(2):711–716

[38] Dawson A, Bigby BG, Poceta JS, Mitler MM. Effect of bedtime alcohol on inspiratory resistance and respiratory drive in snoring and nonsnoring men. Alcohol Clin Exp Res. 1997; 21(2):183–190

[39] Ravesloot MJ, van Maanen JP, Dun L, de Vries N. The undervalued potential of positional therapy in position-dependent snoring and obstructive sleep apnea-a review of the literature. Sleep Breath. 2013; 17(1):39–49

[40] Ravesloot MJ, Frank MH, van Maanen JP, Verhagen EA, de Lange J, de Vries N. Positional OSA part 2: retrospective cohort analysis with a new classification system (APOC). Sleep Breath. 2016; 20(2): 881–888

[41] Cartwright RD. Effect of sleep position on sleep apnea severity. Sleep. 1984; 7(2):110–114

[42] Oksenberg A, Silverberg DS, Arons E, Radwan H. Positional vs nonpositional obstructive sleep apnea patients: anthropomorphic, nocturnal polysomnographic, and multiple sleep latency test data. Chest. 1997; 112(3):629–639

[43] Richard W, Kox D, den Herder C, Laman M, van Tinteren H, de Vries N. The role of sleep position in obstructive sleep apnea syndrome. European archives of oto-rhino-laryngology: official journal of the European Federation of Oto-Rhino-Laryngological Societies (EUFOS): affiliated with the German Society for Oto-Rhino-Laryngology—Head Neck Surg. 2006; 263(10):946–950

[44] Mador MJ, Kufel TJ, Magalang UJ, Rajesh SK, Watwe V, Grant BJ. Prevalence of positional sleep apnea in patients undergoing polysomnography. Chest. 2005; 128(4):2130–2137

[45] van Maanen JP, Richard W, Van Kesteren ER, et al. Evaluation of a new simple treatment for positional sleep apnoea patients. J Sleep Res. 2012; 21(3):322–329

[46] Bignold JJ, Mercer JD, Antic NA, McEvoy RD, Catcheside PG. Accurate position monitoring and improved supine-dependent obstructive sleep apnea with a new position recording and supine avoidance device. J Clin Sleep Med. 2011; 7(4):376–383

[47] Eijsvogel MM, Ubbink R, Dekker J, et al. Sleep position trainer versus tennis ball technique in positional obstructive sleep apnea syndrome. J Clin Sleep Med. 2015; 11(2):139–147

[48] van Maanen JP, Meester KA, Dun LN, et al. The sleep position trainer: a new treatment for positional obstructive sleep apnoea. Sleep Breath. 2013; 17(2):771–779

[49] van Maanen JP, de Vries N. Long-term effectiveness and compliance of positional therapy with the sleep position trainer in the treatment of positional obstructive sleep apnea syndrome. Sleep. 2014; 37(7):1209–1215

[50] Dieltjens M, Vroegop AV, Verbruggen AE, et al. A promising concept of combination therapy for positional obstructive sleep apnea. Sleep Breath. 2015; 19(2):637–644

[51] Levendowski DJ, Seagraves S, Popovic D, Westbrook PR. Assessment of a neck-based treatment and monitoring device for positional obstructive sleep apnea. J Clin Sleep Med. 2014; 10(8):863–871

[52] Hoekema A. Efficacy and comorbidity of oral appliances in the treatment of obstructive sleep apnea-hypopnea: a systematic review and preliminary results of a randomized trial. Sleep Breath. 2006; 10(2):102–103

[53] Lim J, Lasserson TJ, Fleetham J, Wright J. Oral appliances for obstructive sleep apnoea. Cochrane Database Syst Rev. 2006; (1):CD004435

[54] Phillips CL, Grunstein RR, Darendeliler MA, et al. Health outcomes of continuous positive airway pressure versus oral appliance treatment for obstructive sleep apnea: a randomized controlled trial. Am J Respir Crit Care Med. 2013; 187(8):879–887

[55] Petit FX, Pépin JL, Bettega G, Sadek H, Raphaël B, Lévy P. Mandibular advancement devices: rate of contraindications in 100 consecutive obstructive sleep apnea patients. Am J Respir Crit Care Med. 2002; 166(3):274–278

[56] Chung JW, Enciso R, Levendowski DJ, Morgan TD, Westbrook PR, Clark GT. Treatment outcomes of mandibular advancement devices in positional and nonpositional OSA patients. Oral Surg Oral Med Oral Pathol Oral Radiol Endod. 2010; 109(5):724–731

[57] Lindman R, Bondemark L. A review of oral devices in the treatment of habitual snoring and obstructive sleep apnoea. Swed Dent J. 2001; 25(1):39–51

[58] Rose E, Staats R, Schulte-Mönting J, Ridder GJ, Jonas IE. [Long term compliance with an oral protrusive appliance in patients with obstructive sleep apnoea] Dtsch Med Wochenschr. 2002; 127(23):1245–1249

[59] McGown AD, Makker HK, Battagel JM, L'Estrange PR, Grant HR, Spiro SG. Long-term use of mandibular advancement splints for snoring and obstructive sleep apnoea: a questionnaire survey. Eur Respir J. 2001; 17(3):462–466

[60] Bamagoos AA, Sutherland K, Cistulli PA. Mandibular advancement splints. Sleep Med Clin. 2016; 11(3):343–352

[61] Sutherland K, Phillips CL, Cistulli P. Efficacy versus effectiveness in

the treatment of obstructive sleep apnea: CPAP and oral appliances. Journal Of Dental Sleep Medicine. 2015; 2(4):175–181

[62] Vanderveken OM, Dieltjens M, Wouters K, De Backer WA, Van de Heyning PH, Braem MJ. Objective measurement of compliance during oral appliance therapy for sleep-disordered breathing. Thorax. 2013; 68(1):91–96

[63] George PT. Selecting sleep-disordered-breathing appliances. Biomechanical considerations. J Am Dent Assoc. 2001;132 (3): 339–347

[64] Schott TC, Göz G. Applicative characteristics of new microelectronic sensors Smart Retainer® and TheraMon® for measuring wear time. J Orofac Orthop. 2010; 71(5):339–347

[65] Sutherland K, Vanderveken OM, Tsuda H, et al. Oral appliance treatment for obstructive sleep apnea: an update. J Clin Sleep Med. 2014; 10(2):215–227

[66] Dieltjens M, Braem MJ, Vroegop AVMT, et al. Objectively measured vs. self-reported compliance during oral appliance therapy for sleep-disordered breathing. Chest. 2013; 144(5):1495–1502

[67] Pépin JL, Krieger J, Rodenstein D, et al. Effective compliance during the first 3 months of continuous positive airway pressure. A European prospective study of 121 patients. Am J Respir Crit Care Med. 1999; 160(4):1124–1129

[68] Engleman HM, Wild MR. Improving CPAP use by patients with the sleep apnoea/hypopnoea syndrome (SAHS). Sleep Med Rev. 2003; 7(1):81–99

[69] Weaver TE, Grunstein RR. Adherence to continuous positive airway pressure therapy: the challenge to effective treatment. Proc Am Thorac Soc. 2008; 5(2):173–178

[70] Sullivan CE, Issa FG, Berthon-Jones M, Eves L. Reversal of obstructive sleep apnoea by continuous positive airway pressure applied through the nares. Lancet. 1981; 1(8225):862–865

[71] Richard W, Venker J, den Herder C, et al. Acceptance and longterm compliance of nCPAP in obstructive sleep apnea. Eur Arch Otorhinolaryngol. 2007; 264(9):1081–1086

[72] Benoist LB, Verhagen M, Torensma B, van Maanen JP, de Vries N. Positional therapy in patients with residual positional obstructive sleep apnea after upper airway surgery. Sleep Breath. 2016:[Epub ahead of print]

第5章 外科手术原则
Surgical Principles

摘 要

本章将深入探讨睡眠呼吸障碍（sleep disordered breathing，SDB）患者的外科手术治疗原则及手术适应证的选择。在病史采集和问题解决过程中，我们将重点关注一线和二线治疗方法、并发症、分期手术与同期多平面联合手术的权衡，以及侵入性检查结果的分析等关键因素。对于正在接受持续气道正压通气（continuous positive airway pressure，CPAP）治疗的患者，在进行睡眠研究前，需特别注意可能出现的症状掩盖现象。此外，本章还将讨论如何比较和评估阻塞性睡眠呼吸暂停（obstructive sleep apnea，OSA）患者的手术治疗与非手术治疗的疗效。在评估所有非手术治疗方法时，我们不仅将考虑其实际效果，还将采用数学公式来准确评估和比较各种治疗方法的依从性。

关键词

OSA；病史采集；并发症；依从性；有效性

一、患者选择

Thomas Verse Nico de Vries 著

（一）概述

在各种手术中，最重要的问题是选择适合特定手术的患者，反之亦然。本章将重点讨论有助于为 SDB 手术选择合适患者的问题，因为我们相信良好的患者选择可以提高手术疗效。

1. 密切的沟通

首先，应向患者全面介绍手术以外的其他保守治疗方法。可以推荐使用气道正压通气（positive airway pressure，PAP）呼吸机、口腔矫治器或体位治疗装置［针对体位性阻塞性睡眠呼吸暂停（positional obstructive sleep apnea，POSA）］等治疗设备。如果患者对这些干预具有良好的依从性，可以决定继续使用。保守治疗通常可以停止，不会导致长期并发症。相比之下，手术在大多数情况下是不可逆的。一旦扁桃体被切除，它就不可能再生。其次，手术有时可能出现不能完全解决的严重并发症。外科手术治疗 OSA 的个体效果一般出现在术后 2～3 个月，如果疗效不佳，可能需要进一步的治疗。因此，我们建议患者在接受手术之前，先尝试保守治疗（如果有任何可行的方案）。

另外，手术成功的最大获益标准是彻底治愈 OSA。不过，对于选择 PAP 治疗的个体，只有一直使用 PAP 呼吸机装置才能纠正 OSA 症状。

因此，我们认为，事先密切的医患沟通，告知患者所有治疗方法的利弊至关重要。

SDB 的治疗方法的选择并非是单一的，个体化综合治疗（如外科手术联合器械干预治疗等）通常会使患者获得满意疗效。

2. 并发症

由于 OSA 治疗中存在非手术治疗的替代方

法，外科医生应首先关注患者的特定合并症。接受任何一种手术的 OSA 患者的围术期风险都会增加[1, 2, 3, 4]，见表 5–1。

在进行睡眠呼吸暂停手术时，还需注意上气道内的任何伤口，这些伤口可能会导致出血、肿胀和气道受损。因此，对于有严重合并症的患者，只有在保守治疗失败的情况下，才应慎用 OSA 手术。

对合并有严重心肺基础疾病 OSA 患者实施上气道外科手术，必须住院进行。如有可能，患者应在术前接受 CPAP 治疗，在围术期继续进行治疗，并可进行整夜睡眠监测。详情请参阅第 10 章。

此外，对于正在使用抗凝药物的 OSA 患者，须关注药物服用的围术期调整问题，包括停药、停药时长以及剂量等。另一个重要的问题是术前困难气道评估，如小下颌，男性，50 岁以上，体重指数（body mass index，BMI）大于 $35kg/m^2$，颈围大于 40cm[6]。如果预计插管困难，应通知麻醉医生。

表 5–1　阻塞性睡眠呼吸暂停患者术后并发症[5]

肺	缺氧、高碳酸血症、肺不张、支气管痉挛、需要无创通气或再插管、肺栓塞、肺炎、急性呼吸窘迫综合征
心	心律失常、缺血、心肌梗死、肺水肿
脑	谵妄、脑病、脑卒中
其他并发症	胃肠道出血、伤口感染、计划外的护理工作增加、治疗时间延长

3. 一线治疗或二线治疗

如前所述，各种睡眠呼吸暂停治疗方式都有一定的失败率。不同治疗方式的失败率差异很大。手术的治愈率随着基线 BMI 和呼吸暂停低通气指数（apnea-hypopnea index，AHI）的降低而降低（图 5–1）。

因此，如果 AHI<30 次 / 时，BMI<$34kg/m^2$，作者推荐手术作为一线治疗。当然，这一标准缺乏既往文献循证医学证据的支持，主要还是基于作者

20 多年的临床经验。然而也有例外，例如，作者最近对一例 AHI 为 73 次 / 时的患者进行了悬雍垂腭咽成形术（surgery of uvulopalatopharyngoplasty，UPPP）、扁桃体切除术，以及舌根射频治疗（radiofrequency treatment，RFT）的联合手术，最终治愈了疾病。换言之，如果存在明显的病理解剖学表型特征（如扁桃体极度肿大），且该特征被评估为气道阻塞的主要原因，那么一线手术可能会取得很好的效果。

4. 多平面手术或分期手术

除耳鼻喉科（ENT）检查（患者清醒时）外，我们还可以使用药物诱导睡眠内镜检查（DISE）来确定阻塞部位。我们倾向于使用 VOTE 分类法来评估四个阻塞平面[8]，即鼻咽、口咽、下咽和会厌。如果发现 OSA 患者存在多平面阻塞，需要决定是同期多平面手术还是分期手术方案。

作者认为，同期多平面手术优于分期手术。不建议当 DISE 显示多平面阻塞时，一次只进行单一平面的手术。在慎重选择患者和严密监测的情况下，同期多平面手术已被证明是安全的。围术期监测相关内容请参考第 10 章。然而，在轻度 OSA 患者中，作者不提倡在发现和无法解释严重 DISE 结果时进行多平面手术。

作者在此特别强调，咽部与鼻部手术的联合施行往往伴随着术后并发症风险的升高，主要原因是患者术后被迫改为口呼吸。即便避免了使用鼻腔敷料，鼻腔环境的失衡及空气湿度的降低仍可能引起患者短期内的不适。鉴于这些因素，作者建议避免同时进行鼻咽部手术。

5. 手术侵入性

微创手术可以被定义为可以在局部麻醉下进行的一种门诊手术，术中术后并发症少，并发症发生率低。作者认为，以下手术可视为微创手术：应用射频治疗（鼻甲、腭部、扁桃体、舌根或任何组合）和腭部植入物。其他软腭手术，如悬雍垂腭咽成形术及其不同的改良术式，虽然引起明显的术后疼痛，但满足所有其他标准。舌植入物（即 ReVent）需要全身麻醉，但并发症少。

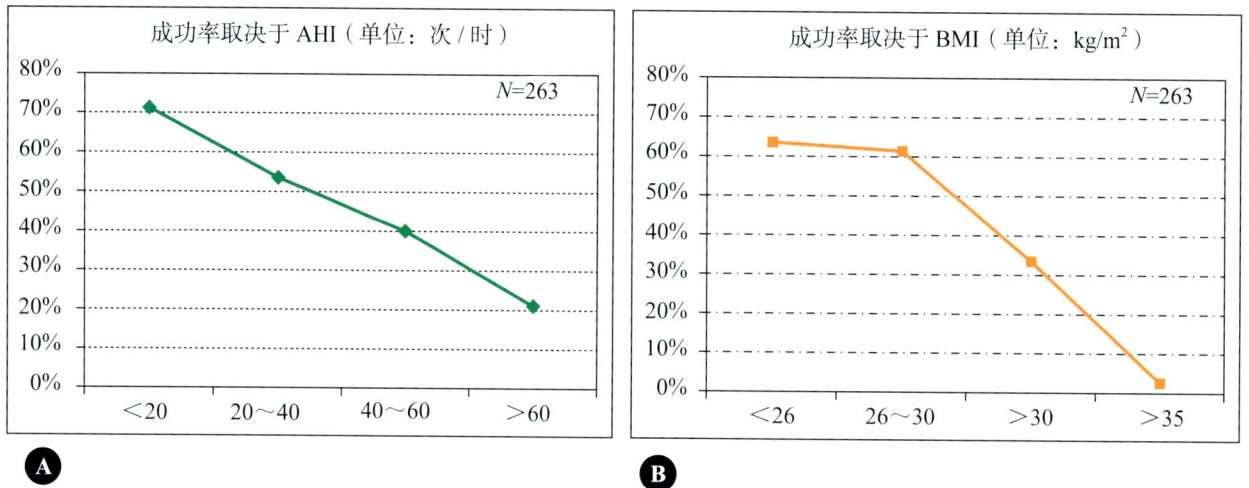

▲ 图 5-1　手术成功率随着 AHI 和 BMI 的增加而降低

成功率定义为 AHI 在绝对值小于 15 次 / 时的情况下降低 50%。AHI. 呼吸暂停低通气指数；BMI. 体重指数（引自 Verse.[7]）

微创手术对于降低睡眠呼吸暂停低通气指数（AHI）的效果并不显著，因此其主要适用于治疗轻微打鼾和轻度 OSA。在面对严重的 OSA 时，微创手术的成功率较低，外科医生在这种情况下更倾向于选择更具有侵入性的手术方法。

举例说明，当病例主要表现为口咽部及部分下咽部阻塞时，作者建议对于轻度 OSA 患者采取改良 UPPP 结合扁桃体切除术，并可辅以舌根RFT。相对而言，在处理严重 OSA 患者时，作者更倾向于实施舌中线部分切除术而非 RFT。

此外，某些病例可能仅涉及上腭和口咽部的阻塞。对于单纯打鼾或轻度 OSA 患者，作者推荐使用射频辅助悬雍垂腭咽成形术（radiofrequency assisted uvulopalatoplasty，RF-UPP）联合扁桃体RFT。对于中度至重度 OSA 患者，则建议实施UPPP 联合扁桃体切除术。

Moore 在 2000 年提出了更严重的 OSA 需要更具侵入性的手术原则[9]。作者仍然相信这种方法在一定程度上是正确的，尽管技术发展和新的手术器械已经帮助大大降低了术后并发症。

总体而言，作者提倡采用侵入性较小的手术方式，目标是最低化并发症的风险、降低发病率，并且简化患者及外科医生的治疗过程。在可能的情况下，应尽量减少手术的次数，因为单次手术通常优于多次重复手术。鉴于睡眠呼吸暂停的手术治疗效果存在高度不确定性，为每位患者量身定制最合适的手术方案，无疑是睡眠外科领域所面临的重大挑战之一。

（二）持续气道正压洗脱期

Anneclaire Vroegop　　Jim Smithuis　　Linda B. L. Benoist
Olivier M. Vanderveken　　Nico de Vries　　著

1. 概述

无法完全耐受 CPAP 的患者经常寻求了外科医生进行 OSA 替代治疗。这类患者在去门诊之前，仍在使用 CPAP。重新评估疾病的严重程度通常是必要的，不仅包括病史采集和全面的耳鼻咽喉专科检查，包括 DISE 检查，多导睡眠监测（polysomnographic，PSG）的重新评估。PSG 可以追溯至 1 年以前，但疾病的严重程度随着时间的推移可能会发生改变。

那么问题来了，是否应该建议患者在重复PSG 检查之前停止使用 CPAP。CPAP 的停止可能会引起伦理和医学上的问题。最近的文献表明，CPAP 在停止治疗后可能对 OSA 具有暂时的残留作用。这被称为"洗脱期"[10]。因此，有人认为患者至少应该在重复 PSG 前几天停止 CPAP。有人提出，如果没有这个洗脱期，PSG 的结果可能会低估 OSA 的严重程度。从理论和临床角度来看，这种洗脱现象是一个重要问题。本章旨在提供有关这一主题的现有文献的概述。

2. 材料和方法

在 medline 和 EMBASE 数据库中进行文献检索，主要搜索词如下：（CPAP 或 nCPAP）和（OSA 或呼吸暂停）和（戒断或残留），检索到 561 篇文章。此外，还从这些论文的参考文献目录中找到了相关文章。为了比较使用 CPAP 前和使用 CPAP 后的结果，如果相关文章中包含停用 CPAP 治疗前后的 OSA 参数信息，则将其纳入并进行分析。排除了长期使用 CPAP（>1 个月）的研究，最终有 13 项研究符合检索标准并得到了进一步评估。符合本搜索标准的研究调查了不同的客观和主观结果参数。为了比较这些研究，对研究中报道的 AHI 进行了分析。

3. 结果

(1) 证据概述：大多数研究分析了 CPAP 治疗期间和 CPAP 停用后 OSA 的严重程度。因为并非所有的研究都提供了相同的数据，所以这些研究被分成了不同的组。在 CPAP 治疗前后 BMI 没有显著变化的研究，与发现 BMI 有显著降低的或者没有完全报道 BMI 的变化的研究分开。计算 CPAP 前后平均 AHI 或呼吸紊乱指数（respiratory disturbance index，RDI）或氧饱和度下降指数（oxygen desaturation index，ODI）差异显著性的研究与未报道这些计算的研究分开。这些研究的概述可以在表 5-2 中找到，并带有气泡图（图 5-2），可视化显示了 CPAP（x 轴）、数据 AHI/RDI（AHI/RDI 的变化；y 轴）的夜间次数，以及每个研究中包括的患者数量（圆形区域）。

(2) 停用 CPAP 后体重指数无明显变化的研究。

① 停用 CPAP 后 AHI/RDI 显著降低：Leech 等[22] 的研究中包括 17 例接受 CPAP 治疗的患者，治疗时间中位数为 6 个月。与治疗开始前（RDI 91 次 / 时）相比，停用 CPAP 的夜间 PSG 显示，平均 RDI（55 次 / 时）显著改善。随着这一发现，平均日间氧合指数（PaO_2）在 CPAP 治疗前（69mmHg）

与撤除后（82mmHg）相比也有显著改善。

Kribbs 等[21] 对停用 CPAP 后的 15 例中重度 OSA 患者进行了多次睡眠潜伏期测试（multiple sleep latency test，MSLT）。这些患者接受 CPAP 治疗的平均时间为 2～3 个月，并在 CPAP 停止后 1 晚进行 PSG。CPAP 治疗后平均 RDI（36.8 次 / 时）显著低于治疗前（56.6 次 / 时）。

Bonsignore 等[14] 比较了 29 例未经治疗的 OSA 患者、10 例正在接受 CPAP 治疗的 OSA 患者和 11 例对照组的 CPAP 治疗效果，发现 10 例接受 CPAP 治疗（平均治疗时间 5.5 个月）的 OSA 患者，1 夜未接受 CPAP 治疗（63 次 / 时）的平均 AHI 明显优于治疗前（82 次 / 时）。

Young 等[10] 对 42 例 OSA 患者进行了平均 4 个月的 CPAP 评估，将他们分为轻度 / 中度（$n=22$）和重度（$n=20$）。在试验当晚（停止 CPAP 后第二晚），轻度组和中度组的平均 AHI（CPAP 前：15.7 次 / 时，CPAP 后：16.7 次 / 时）无显著性差异。然而，在严重 OSA 组员，患者的 AHI 值明显更好。

② 停用 CPAP 后 AHI 下降不明显：与这些发现相反，Boudewyns 等[19]（$n=25$）发现停用 CPAP 后 AHI 没有显著降低。经过 1 年的治疗，患者在停用后的第一晚显示出与使用 CPAP 之前和之后相当的 AHI 值（94.1 次 / 时 vs 93.6 次 / 时）。

Rauscher 等[23] 也发现 21 例患者在 CPAP 治疗前后无统计学差异。患者使用 CPAP 治疗平均 8 个月，仅在前半夜给予 CPAP 治疗。在使用前半夜 CPAP 治疗的睡眠时间中，RDI（28.7 次 / 时）较使用部分 CPAP 治疗的睡眠时间（53.9 次 / 时）有更好的改善，但差异不显著。

Fiz 等[18] 对 10 位接受连续 2 年 CPAP 治疗的 OSA 患者，在停止治疗后的前 4 个晚上的状况进行了研究。在停用 CPAP 治疗的第一晚，患者的平均 AHI 指数上升至重度 OSA 水平（40.5 次 / 时）。尽管如此，与治疗前相比（47.0 次 / 时），其严重程度有所降低。在接下来的 3 个晚上，AHI 指数并未持续上升，具体数值分别为：第二晚 44.1 次 / 时，第三晚 42.2 次 / 时，第四晚 35.8 次 / 时。

表5-2 关于CPAP前后AHI的文献

研究者	年份	研究患者例数（总）	BMI变化 ($P<0.05$)	CPAP前 AHI/RDI	CPAP中平均 AHI/RDI	CPAP后平均 AHI/RDI	P值（平均）AHI/RDI: CPAP前 vs. CPAP后	CPAP治疗时间（个月）	进行PSG时停用的夜间	根据AASM1的AHI定义
Young 等[10]	2013	20（42）	无	77.6	2.9	61.9	$P<0.005$	4	2	否 [a]
Kohler 等[12]	2011	21（41）	未知	45.3	2.2	36.0	未知	>12	14	否
Phillips 等[13]	2007	20	未知	46	0.7	26.7；39.0	未知	>12	1、7	是
Bonsignore 等[14]	2002	10（29）	无	82	—	63	$P<0.05$	5.5	1	是
Yang 等[15]	2006	20	无	47	2.7	50；50	未知	>12	1、7	是
Pankow 等[16]	2004	12	未知	43.0	3.7	32.3	未知	35	7~9	是
Marrone 等[17]	2003	13	有	80.1	—	64.6	$P<0.05$	5	1	是
Fiz 等[18]	1998	10	无	47.0	5.4	40.5；44.1；42.2；35.8	未知	24	1~4 [b]	是
Boudewyns 等[19]	1996	25	无	93.6	—	94.1	NS	12	1	否 [e]
Sforza 和 Lugaresi[20]	1995	30	有	74.4	1.2	61.1	$P<0.005$	13	1	是
Kribbs 等[21]	1993	15	无	56.6	2.5	36.8	$P<0.0001$	2.5	1	是
Leech 等[22]	1992	17	无	91	—	55	$P<0.0001$	6 [c]	1 [d]	否 [f]
Rauscher 等[23]	1991	21	无	53.9	—	28.7	NS	8	4h	否 [g]

a. 低通气定义为空气流量减少>30%超过10s，并伴有血氧饱和度下降
b. 连续的夜晚
c. 中位数
d.PSG很可能是在撤机的第一个晚上进行的
e. 低通气的定义是潮气量较入睡前安静清醒时的潮气量下降50%
f. 研究中没有提到低通气的定义
g. 呼吸暂停被定义为：与前5次呼吸相比，胸腔和腹部运动减少50%或更少，持续超过10s，同时如果基线等于或超过94%，血氧饱和度下降到92%或更低，如果基线为93%或更低，血氧饱和度下降3%或更多（CPAP前：77.6次/时，CPAP后：61.9次/时）

AASM. 美国睡眠医学会；AHI. 呼吸暂停低通气指数；BMI. 体重指数；NS. 无意义；PSG. 多导睡眠图；RDI. 呼吸紊乱指数

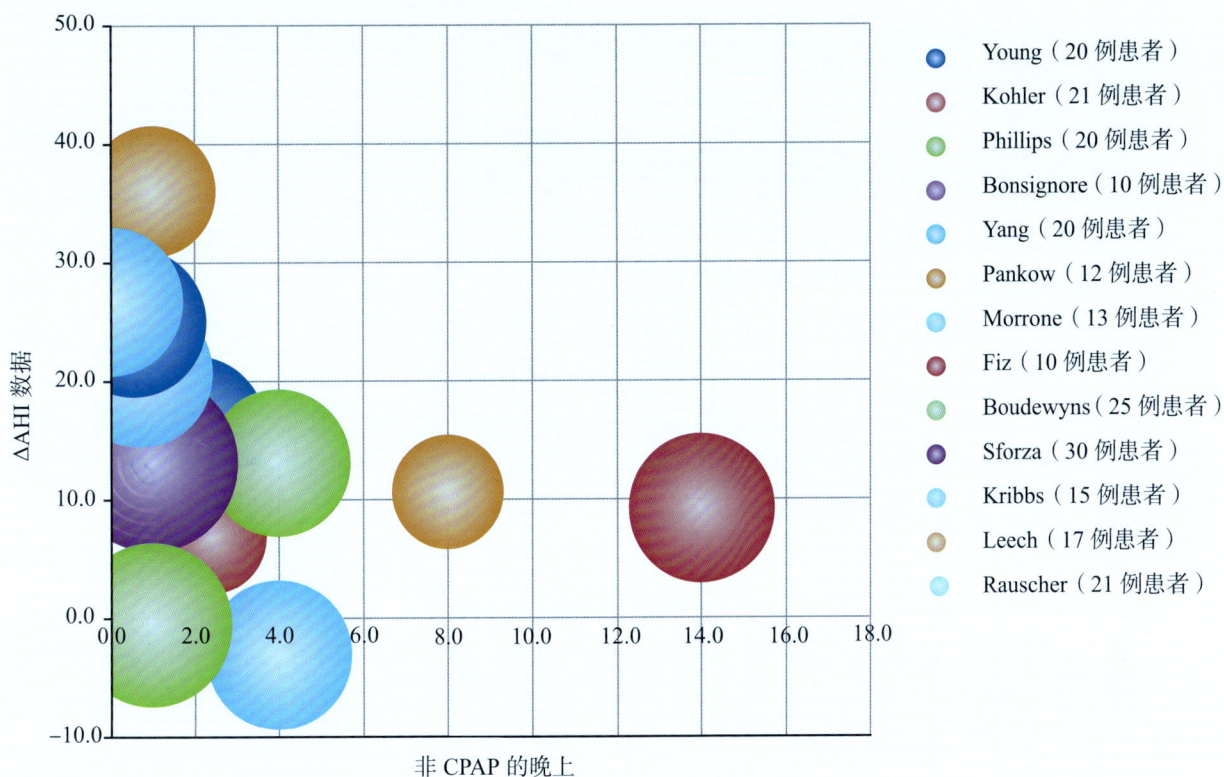

▲ 图 5-2　气泡图显示了三个数据维度："非 CPAP"夜间数（*x* 轴）和 AHI 变化量（ΔAHI）或 RDI（*y* 轴），圆圈面积与纳入的患者数量成比例

AHI. 呼吸暂停低通气指数；CPAP. 持续气道正压通气；RDI. 呼吸紊乱指数

Yang 等[10] 报道，20 例患者停止 CPAP 后 RDI 水平（CPAP 前：47 次 / 时，CPAP 后：50 次 / 时）甚至比治疗前更高。在没有 CPAP 的情况下，前几个晚上没有加重；在停止 CPAP 的第 7 个晚上，AHI 为 50 次 / 时。

③ CPAP 停止治疗后 BMI 显著变化或没有足够 BMI 数据：Sforza 和 Lugaresi[20] 对 30 例患者进行了至少 1 年的 CPAP 治疗研究。CPAP 治疗前的平均 AHI（74.4 次 / 时）显著高于停用 CPAP 的第一晚（61.1 次 / 时）。治疗前 BMI 为 33.3kg/m^2，治疗后 BMI 为 31.3kg/m^2，差异有显著性（$P<0.001$）。

在一项随机对照研究中，Kohler 等[12] 调查了 41 例 CPAP 使用者，其中 21 例被随机分配到 CPAP 亚治疗组，为期 2 周时间。与持续 CPAP 治疗组（AHI 0.4 次 / 时）相比，CPAP 亚治疗组（AHI 33.8 次 / 时）AHI、ODI 和唤醒次数显著增加。在最初的几个晚上，停止 CPAP 治疗的患者 AHI

迅速增加。持续 CPAP 治疗组治疗前平均 AHI（36.0 次 / 时）低于亚治疗组（45.3 次 / 时），但差异无统计学意义（$P=0.155$）。

Phillips 等[13] 研究了 20 例患者停用 CPAP 后炎症参数的变化。结果显示，停止 CPAP 后第一晚（26.7 次 / 时）的平均 RDI 与 CPAP 治疗前（46 次 / 时）相比有显著性差异。这项研究很短，所以可以排除脂肪储存或 BMI 的变化。第 7 晚：AHI 为 39.0 次 / 时，$P<0.005$。

Pankow 等[16] 研究了 12 例患有 OSA 和高压男性患者停用 CPAP 对血压的影响。基线 PSG 显示中位 AHI 为 43.0 次 / 时，CPAP 后中位 AHI 为 3.7 次 / 时。CPAP 停止 7~9 天后，AHI 复发至中位数 32.0 次 / 时。没有提供 BMI 差异的数据。

Marrone 等[17] 发现 13 例患者在 CPAP 治疗后 1 晚的平均 AHI（64.6 次 / 时）较治疗前（80.1 次 / 时）有显著改善。然而，作者也报道了平均 BMI 的显著下降（CPAP 前 33.7 次 / 时，CPAP 后 32.6 次 / 时，$P<0.05$）。

4. 讨论

在长期 CPAP 治疗（超过 1 个月）的前后，共对 13 项 CPAP 洗脱期研究进行了评估，主要关注 AHI 和 RDI。其中，有 3 项研究未能报道治疗期间 BMI 的变化情况。而另外两项研究则发现，CPAP 治疗后，患者的平均 BMI 显著下降。在 5 项研究中，所有研究均显示，与治疗前相比，停用 CPAP 后 AHI 有所改善，其中 2 项研究更是报道了 AHI 的显著下降。值得注意的是，这 2 项报告 AHI 显著下降的研究，也正是那些发现 BMI 显著降低的研究。

其余 8 项研究中，6 项显示 CPAP 治疗后 AHI 水平较治疗前有所改善，其中 4 项显示有显著性差异[10, 14, 21, 22]。Young 等发现仅重度 OSA 患者有统计学差异，而轻中度 OSA 患者无统计学差异[10]。两项研究显示停止 CPAP 治疗后 AHI 水平较治疗前有所升高[15, 19]。这两项研究中 AHI 水平升高的幅度有限（0.5～3 次 / 时）。

一些研究的目的是评估 CPAP 治疗前后 OSA 严重程度的差异（使用 AHI 或 RDI）。共有 6 项研究[10, 12, 18, 21-23] 使用 AHI 或 RDI 作为主要研究指标。其他研究报道了 CPAP 治疗前后的 AHI 水平，但以 MSLT[20]、呼吸努力[19]、神经行为表现[15] 或心血管参数[13, 14, 16, 17] 作为主要预后指标。

在 CPAP 治疗前后没有提及 AHI 或 RDI 的研究被排除在外。其中一些研究描述了 CPAP 治疗前后的差异，但侧重于低氧血症[24]、应激因素[25]、血压[26]、打鼾特征[27] 和驾驶表现[28, 29] 等参数。另一项研究[30] 没有包括在内，因为患者在研究前没有接受长期 CPAP 治疗。

在 13 项符合检索标准的研究中，研究人员对使用 CPAP 前后的 AHI 进行了比较分析。研究结果显示，长期使用 CPAP 治疗后，即使在停用治疗的情况下，也会产生一定的急性残余效应。在这 13 项研究中，有 11 项报道指出，在停用 CPAP 后，AHI 指数有所下降，其中 6 项研究观察到了 AHI 指数的显著下降，这表明 CPAP 治疗对改善呼吸暂停症状具有长期影响。

为了解释这些结果，需要考虑几个重要因素。大多数研究的样本量偏小（$n=10～30$）。不排除 BMI 可能在 AHI 改善中发挥作用的研究。尽管我们知道 OSA 严重程度与 BMI 有关[31, 32]，但为了全面起见，这些文献也被考虑在内。所有 6 项研究均显示 CPAP 治疗前后 OSA 严重程度存在显著差异，在停止 CPAP 治疗后第 1 晚或第 2 晚进行 PSG 检查。这表明 AHI 很可能在戒断后立即降低，并且确实预期会出现洗脱效应，即治疗停止后患者可能会经历一种短暂的症状改善现象。

有 3 项研究报道了停用 CPAP 后多天的 AHI 结果。Yang 等[15] 在戒断的第 1 晚和第 7 晚进行了 PSG。Fiz 等[18] 在停用后的前 4 个晚上重复 PSG。2 项研究均未显示停止 CPAP 治疗多少天后 OSA 恶化。与这些结果相反，Phillips 等的研究[13] 观察到，在停用 CPAP 治疗后的第 1 晚与第 7 晚之间，OSA 的症状出现了明显的恶化趋势。

在停止 CPAP 治疗后，OSA 需要多长时间才能达到一个可靠和稳定的水平仍然不清楚，并且可能因人而异。一项研究显示，停用 CPAP 的第 1 晚和第 7 晚之间存在显著差异，因此建议停用治疗至少 8 天后再进行 PSG 检查。

CPAP 停止后的这种残留效应可能有几种解释。上气道的解剖结构可能会导致 OSA 的上气道阻塞。上气道解剖结构及其对咽腔压力反应的差异性是 OSA 发病的关键因素之一[33, 34]。在 CPAP 治疗过程中，咽腔大小增加[35]，从而促进气道通畅。多篇文献认为，长期使用 CPAP 引起的气道解剖结构改变是导致治疗后出现残留效应的主要原因[10, 23]。由于 OSA 患者上气道的长期摩擦，可能引起咽部水肿，从而进一步减少气道管腔容积。这种水肿会随着长期使用 CPAP 而消失。Ryan 等[35] 完成了 5 例 OSA 患者 CPAP 治疗前后的 MRI 研究，发现 CPAP 治疗后口咽容积显著增加。另一项研究[36] 在 CPAP 治疗前后使用投影测量法对 24 例 OSA 患者进行了筛查，结果发现，仰卧位时，平均后气道空间明显增加，但直立位时没有增加。不足的是，这项研究没有使用 MRI。相比之下，Collop 等[37] 使用 MRI 研究了咽部容积，发现 12 例 OSA 患者在 CPAP 治疗前后没有差异。这些结果表明，有关使用 CPAP 导致上气道解剖结构变化的数据非常有限。因此，对于 CPAP 治疗前后咽腔容积是否存在差异，目前还无法得出明确的结论。

另一个 CPAP 对 AHI 洗脱效应的可能机制是 CPAP 治疗引起的睡眠呼吸控制机制增强。根据这一理论，未经治疗的 OSA 患者，睡眠中长期间歇性缺氧引起睡眠低氧血症，会导致患者中枢神经系统对睡眠觉醒反应的迟钝，这种觉醒阈值的降低继而导致对睡眠呼吸事件反应性的改变。

Kimoff 等[38] 显示，长期 OSA 导致缺氧反应和呼吸频率降低。在高原慢性低氧血症的个体中，睡眠通气控制机制似乎也受到损害[39]。White 等[40] 的一项研究表明，睡眠剥夺可显著降低对缺氧的通气反应。这些发现表明，长期使用 CPAP 可以通过改善低氧饱和度和促进睡眠来抵消觉醒反应的神经元阈值的改变。从神经可塑性的动态变化角度来看，这一现象似乎是合理的，并且可能在急性停用长期 CPAP 治疗后所观察到的洗脱效应中扮演着关键角色。

从睡眠医生的角度来评估这个问题是很有意思的，特别是因为在 DISE 检查期间难以观察到的非 CPAP 治疗的残留效应，例如上气道刺激[41] 或口腔矫治器（oral appliances，OA）治疗。在停止上气道刺激疗法或取出 OA 后，这些治疗方法的效果似乎立即消失。对于下颌前徙装置，下颌提升装置或类似的操作也是如此，这些治疗效果不会持续。一个假设可能是，在本文评估的研究中，CPAP 使用超过 1 个月，因此可以预期其对上气道结构和行为有更长期的影响。

Atkins 等在一项研究中指出，通过"建议评估、制定和评价分级（GRADE）"系统对证据质量和建议力度进行评估时，会发现缺乏随机对照试验、研究人群有限、因结果测量方法不同而不精确及研究结果不一致等问题[42]。此外，所有纳入的研究均未明确考虑停止使用 CPAP 及其持续时间对健康的益处和危害之间的平衡。这意味着目前可用证据的质量相对较低，无法就这一主题提出可靠的建议，因此建议等级为 2C。进一步的研究（最好采用随机临床试验的方式）有助于提出更有力的建议。

研究结果的总结和分析极为繁琐，因为研究对象只包括少数受试者可提供呼吸事件的检测变量，分析了不同时期评估 CPAP 治疗洗脱效应，只有少数纳入的研究项目考虑到了 BMI 因素。临床医生接诊 OSA 患者时会面临两大困惑：拒绝接受 CPAP 治疗和其他手段治疗失败！然而，无论相关研究限制与否，讨论和解决初始临床研究问题依然具有重要的临床意义。

总之，部分临床研究证据表明，在整个随访期间，体重指数稳定的患者存在 CPAP 洗脱效应。然而，这种影响的强度和持续时间仍不清楚。

此处所评估的研究在样本量上相对较小，且在控制可能导致夜间症状变化的其他因素方面存在不确定性，例如在 POSA 中，睡眠姿势，阻塞性、混合性和中枢性事件的百分比变化等因素。鉴于这些限制，依据目前可获取的文献资料，在考虑采用其他 OSA 治疗方案时，尤其是在临床试验中需要进行基线 PSG 检测及治疗后随访 PSG 检测的情况下，保持一段洗脱期是合理的。具体而言，大约 1 周的洗脱期可能是一个可取的选择，以确保评估的准确性和治疗反应的真实性。

二、如何对手术治疗与非手术治疗的效果进行评估和比较

Madeline Ravesloot　Nico de Vries　著

（一）概述

OSA 的治疗目标如下：①消除或改善症状；②睡眠研究参数恢复正常或有所改善；③长期风险降低，对于重度 OSA 或年轻时就出现的轻中度 OSA 尤其如此；④降低手术患者的围术期风险。

整夜 PSG 是诊断 OSA 的金标准，用于评估

OSA 的严重程度和治疗效果。尽管根据 OSA 的定义，患者出现症状时必然伴随着异常的 PSG 结果，但在临床实践中，OSA 的严重程度往往仅通过 AHI、RDI 或 ODI 来量化[43]。此外，患者的体征和症状的改善，以及生活质量的提高，同样是衡量治疗效果的重要指标，这一点对于轻度、中度以及重度 OSA 患者同样适用。

通过评估 AHI、Epworth 嗜睡量表（Epworth Sleepiness Scale，ESS）、MSLT、反应测试和生活质量问卷的改善，CPAP 是治疗重度 OSA 的有效方法。对于其他形式的治疗和使用 CPAP 治疗较轻度的 OSA，对这些参数的影响不太显著。与 CPAP 治疗不同，在颌骨重新定位矫正器（mandibular repositioning appliance，MRA）治疗和手术治疗中，很少进行随机对照研究。

主诉（如过度嗜睡）与 ESS、MSLT、QoL 问卷和 PSG 参数（如 AHI 和觉醒指数）的结果通常仅有中度相关性。白天嗜睡症状与相关的 PSG 诊断参数中度相关。也许可以这样解释，即由于个体差异的客观存在，一定程度的睡眠障碍会导致不同程度的嗜睡。然而，在临床实践中缺乏准确评估 OSA 患者白天反应性和警觉性的定量工具。实际上我们经常发现，一些整夜 PSG 诊断为轻度 OSA 的患者临床症状严重，相反， 些 PSG 诊断为重度 OSA 的患者（高 AHI 值，低 LaSO$_2$ 水平）白天症状倒不明显。

在科学研究中，CPAP、MRA 和手术治疗通常采用了不同的治疗效果评价指标。手术治疗效果的客观评价指标表现为 PSG 参数的变化，特别是 AHI 和呼吸暂停指数（apnea index，AI），以及对平均氧饱和度、最低氧饱和度、唤醒次数（唤醒指数）和睡眠结构改善的影响。

（二）如何比较不同的治疗方案

CPAP 被认为是治疗中度至重度 OSA 的金标准，对于 CPAP 不耐受或需要永久治疗方案的患者，口腔矫治器治疗或手术治疗是必要的[44, 45, 46]。对于轻中度 OSA，口腔矫治器治疗和手术治疗可作为选定患者的首选治疗方法。由于超过 50% 的轻度 OSA 患者有 POSA，这些患者可以使用体位治疗方案。

关于"最佳治疗方法"的讨论可能发生在 CPAP 治疗参与者、口腔矫治器治疗优点捍卫者和外科医生之间。一些 CPAP 治疗的拥趸者声称 OSA 可以不用任何手术治疗；缺乏支持手术实践的随机对照试验的证据强化了这一观点[47]。另外，有观点认为，对于那些经过严格筛选、具有明显解剖学矫正潜力的患者，手术治疗可能成为终身使用 CPAP 治疗的一个可行替代方案。然而，由于不同的治疗方案采用了不同的成功治疗标准，治疗效果的评估变得复杂且难以比较。特别是在 AHI 分级的基础上，外科医生似乎在一个并不完全公平的环境中竞争，因为不同的治疗目标和成功标准可能导致评估结果的偏差。

传统上，手术成功的标准被定义为术后 AHI 降低至 20 次 / 时以下，并且至少减少了 50% 以上[48]。然而，随后有建议提出将这些标准进一步严格化，即术后 AHI 应降低至 15 次 / 时以下（这被认为是具有临床意义的 OSA 改善），甚至 10 次 / 时或 5 次 / 时以下，以与 CPAP 治疗的标准相一致[49]。此外，有些人将"手术效果有反应"定义为 AIII 的减少在 20%～50%[50]。对于口腔矫治器的治疗效果，同样存在关于成功标准的定义问题。缺乏外部验证的情况下，任何对治疗成功的定义都可能存在偏差。而且，AHI 达到何种水平会被认为是有害的临界点，这一点目前尚不明确。这个临界点可能受到疾病发病年龄、OSA 的持续时间及未经治疗的时间等多种因素的影响。He 等[51]报道指出，当 AHI 超过 20～25 次 / 时时，患者面临的健康风险会显著升高。

当治疗后 AHI 低于 5 时，患者被认为是"治愈"的。因此，如果使用 CPAP 时 AHI 降至 5 以下，则认为 CPAP 治疗是成功的。然而，CPAP 的长期使用是麻烦的，患者经常无法连续 7 晚使用 8h 以上的呼吸机。患者对 CPAP 耐受良好或根本不耐受——呈双峰分布，平均耐受时间约 4h[52]。因此，术语"顺应性"或"依从性"被引入。在 CPAP 文献中，现有的趋势将顺应性或依从性定义为所有晚上平均观察到 4 时 / 夜。另一个更宽泛的定义是连续 5 个晚上每晚使用 4h 的 CPAP。这些定义的科学证据是缺乏的。

这种 CPAP 使用合规标准的有效性可能受到质疑，就像手术成功标准的有效性经常受到质疑一样。

例如，简单的计算表明，假定平均睡眠时间为 8h，每周的总睡眠时间（total sleeping time，TST）为 56h。如果最小依从性为 4 时 / 周治疗前 AHI 为 60 次 / 时的患者的平均 AHI 将仅降至 32.5 次 / 时（在 TST 的 50% 期间，AHI 为 5 次 / 时，但在其余 50% 期间，AHI 仍为 60 次 / 时）。同样，AHI 为 40 次 / 时的患者只会降至 22.5 次 / 时，AHI 为 30 次 / 时的患者降至 17.5 次 / 时，AHI 为 20 次 / 时的患者降至 12.5 次 / 时。根据另一个定义，如果连续 5 个晚上连续使用 4h 的 CPAP（总共 56h 中只有 20h），AHI 的变化甚至会更小。

经过严格筛选的患者，通常能够通过外科手术实现 AHI 的适度降低。然而，这种效果并不完全符合 Sher 所提出的传统宽松手术成功标准。Sher 的标准定义了多个降低 AHI 的阈值范围，包括：将 AHI 从 60 次 / 时降低至低于 20 次 / 时、从 40 次 / 时降低至低于 20 次 / 时、从 30 次 / 时降低至低于 15 次 / 时，以及从 20 次 / 时降低至低于 10 次 / 时。这些标准为评估手术效果提供了一个宽泛的参考框架，但随着医疗技术的进步，对手术成功的期望也在不断提高。为了避免非科学和情绪化的讨论，需要有客观的标准来比较手术与非手术治疗（包括口腔器械，CPAP，体位治疗或联合治疗）的效果。遗憾的是，直到最近，这样的标准仍然缺失。

Ravesloot 和 de Vries 感兴趣的是，是否可以开发出数学公式和图表的方法来比较在手术和 CPAP 治疗情况下 AHI 的预期平均下降。换句话说，如何将非最佳 CPAP 治疗与非最佳手术治疗的持续效果（100%）进行比较[53]。同样的原则适用于所有其他形式的非手术治疗：MRA、体位治疗和多模式治疗。

本章提供的数学公式有助于比较"高效 CPAP 治疗"与"亚治疗"外科治疗效果的 100%TST 效果。

（三）公式

利用本章中解释的数学公式，可以计算各种治疗方法及其各自的依从性和成功标准对 AHI（或 RDI、ODI 等）的影响。

1. 公式 5-1 CPAP 依从使用期间平均 AHI 和 AHI 降低百分比的计算

首先，患者必须每晚使用持续气道正压通气超过 4h 才能被认为是依从的。理想情况下使用 CPAP（HOURS on CPAP）时，AHI 降至 0 次 / 时、1 次 / 时、2 次 / 时、3 次 / 时、4 次 / 时或 5 次 / 时（AHI on CPAP）。当不使用 CPAP（HOURS off CPAP= TST−HOURS on CPAP），但可以假定 AHI 保持稳定（AHI off CPAP）。理想情况下，我们每晚睡 8h（TST），每晚平均 AHI 可以使用以下公式计算。

$$\text{Mean AHI for CPAP} = \left[\frac{\text{NIGHTS on CPAP}}{\text{week}}\right] \times \left[\frac{(\text{HOURS on CPAP} \times \text{AHI on CPAP}) + [(\text{TST} - \text{HOURS on CPAP}) \times \text{AHI off CPAP}]}{\text{TST}}\right] + \left[\frac{\text{NIGHTS off CPAP}}{\text{week}} \times \text{AHI off CPAP}\right]$$ （公式 5-1）

例如，如果我们选择一个 AHI 为 19 次 / 时（AHI off CPAP）的患者，使用所讨论的依从性标准截至值（4 时 / 周），这个患者每周使用 CPAP 睡眠 7 个晚上（NIGHTS on CPAP）。使用讨论的依从性截止标准（HOURS on CPAP），AHI（AHI off CPAP）在 4h 内降至 5 次 / 时（AHI on CPAP）。在剩余的 4h 内（HOURS off CPAP），AHI 保持 19 次 / 时。我们可以使用给出的广义公式和该患者的参数计算顺应性使用 CPAP 期间的平均 AHI。

$$\text{Mean AHI for CPAP} = \left[\frac{7}{7} \times \left(\frac{(4 \times 5) + (4 \times 19)}{8}\right)\right] = 12$$

平均 AHI 为 12 次 / 时，所以 AHI 降低了 38.84%。

2. 公式 5-2 必须使用 CPAP 才能将 AHI 降低到 5 次 / 时以下的 TST 百分比

要治愈 OSA，平均 AHI 必须小于 5 次 / 时。必须使用 CPAP 将 AHI 降低到 <5 次 / 时的 TST 的最小百分比是多少？

$$\left(\frac{(AHI\ on\ CPAP \times HOURS\ on\ CPAP) + \left[(TST - HOURS\ on\ CPAP) \times AHI\ off\ CPAP\right]}{TST}\right) = AHI_{<5}$$（公式 5-2）

$$HOURS\ on\ CPAP = \frac{TST \times (AHI_{<5} - AHI\ off\ CPAP)}{AHI\ on\ CPAP - AHI\ off\ CPAP}$$

乘以 100 并除以 TST，可以计算时间的百分比（AHI on CPAP%）。

例如，对于 AHI 为 19 次 / 时的患者，使用 CPAP 时 AHI 降至 4 次 / 时。根据该患者的一般和特定参数——TST：8h，AHI on CPAP：4，AHI off CPAP：19，AHI<5 次 / 时——可以计算出 CPAP 应用时间必须大于或等于 7h27min（≥TST 的 93.33%）才能达到 AHI<5。

$$HOURS\ on\ CPAP_\% = \left\{\frac{8 \times (4.\overset{.}{9} - 19)}{4 - 19}\right\} \times \frac{100}{8} = 93.33\%$$

我们可以使用这个公式来测量最小百分比的 TST，在此期间必须使用 CPAP 来降低初始 AHI，只需将 AHI<5 次 / 时替换为另一个数目，例如 AHI<10 次 / 时（9.9）。

3. 公式 5-3 必须使用 CPAP 降低 AHI 一定百分比的 TST 百分比

下一个问题是：在使用 CPAP 降低初始 AHI 的最低 TST 百分比是多少（降低百分比）？

$$\left(\frac{AHI\ on\ CPAP \times HOURS\ on\ CPAP + \left[(TST - HOURS\ on\ CPAP) \times AHI\ off\ CPAP\right]}{TSTT}\right) = (100\% - \%\ reduction) \times AHI\ off\ CPAP$$

$$HOURS\ on\ CPAP_\% = \left(\frac{-(\%\ reduction) \times AHI\ off\ CPAP}{AHI\ on\ CPAP - AHI\ off\ CPAP}\right) \times 100$$（公式 5-3）

例如，对于初始 AHI 为 77 次 / 时（AHI off CPAP）的患者，使用 CPAP 时 AHI 降至 5 次 / 时：她必须使用 CPAP 超过或等于 TST 的 96.25%，以将平均 AHI 降低 90%（降低 %）。

当使用 CPAP（AHI on CPAP）AHI 降至 0 次 / 时时，公式简化如下。

$$HOURS\ on\ CPAP_\% = \%\ reduction \times 100$$

因此，例如这种情况下，AHI 降低 80%，CPAP 必须在 80% 的时间佩戴。但是当 AHI on CPAP 大于 0 时，HOURS on CPAP% 将高于降低 %。

4. 公式 5-4 必须使用 CPAP 以满足 Sher 成功标准的 TST 百分比

将 AHI 降低 50% 是一个简单的划分计算方法，但从 AHI 为 40 次 / 时开始，降低 50% 不足以满足手术成功的标准；AHI 必须低于 5.2 次 / 时。什么是最低百分比的 TST，在此期间必须使用 CPAP 达到 Sher 手术成功标准？

使用前面显示的各种公式。在初始 AHI 小于 40 次 / 时的情况下，可以使用以下公式。

$$HOURS\ on\ CPAP_\% = \frac{(-50\%\ reduction \times AHI\ off\ CPAP)}{(AHI\ on\ CPAP - AHI\ off\ CPAP)} \times 100$$（公式 5-4）

初始 AHI 为 40 次 / 时时。

$$HOURS\ on\ CPAP_\% = \frac{(AHI_{\leq 20} - AHI\ off\ CPAP)}{AHI\ on\ CPAP - AHI\ off\ CPAP} \times 100$$

5. 图表

合规使用 CPAP 期间 AHI 降低的百分比：我们再次假设人们平均每晚睡眠 8h，并以每晚使用 4h 作为依从性 / 坚持的评估标准。根据这一标准，患者必须在超过或等于 50% 的 TST 期间使用 CPAP（图 5-3）。随着患者初始 AHI 的增加，AHI 的降低百分比也相应增加。当 CPAP 使用期间的 AHI 降至 0 次 / 时或初始 AHI 极高时，AHI 的最大降低率将稳定在 50%。CPAP 使用时的 AHI 越低（0~5 次 / 时），AHI 降低的幅度越大（图 5-4）。对于轻度 OSA 患者（AHI 5~15 次 / 时），使用

CPAP 时的 AHI 最低可降低至 0%～46.7%；中度 OSA 患者（AHI 15～30 次 / 时），AHI 的降低幅度在 33.3%～48.3%；而重度 OSA 患者（AHI＞30 次 / 时），AHI 的降低幅度可达 41.7%。这些数据反映了不同程度 OSA 患者在使用 CPAP 治疗时的 AHI 改善情况。

（四）必须使用 CPAP 才能达到 Sher 成功标准的 TST 百分比

传统的手术成功的标准，最初被 Sher 等[48] 定义为术后 AHI 下降≥50%，术后 AHI＜20 次 / 时的患者术前 AHI＜5.2 次 / 时。

考虑到这些传统的"成功手术"标准，每晚 CPAP 使用以达到相同结果所需的最小百分比是多少？在 AHI 为 40 次 / 时的情况下，CPAP 的使用时间必须至少占睡眠时间的 50%；此后，该百分比迅速上升，达到 83.3% 的最低百分比（初始 AHI 为 120 次 / 时，使用 CPAP 时的 AHI 为 0 次 / 时）。这些百分比大大超过了 CPAP 合规标准的 35.71%，

因此明显更难达到。Elshaug 等[49, 54] 争论手术成功的定义是否应该被重新定义为术后 AHI＜10 次 / 时甚至 5 次 / 时。

（五）必须使用 CPAP 将 AHI 降低到 10 次 / 时以下的 TST 百分比

根据第一个定义，为了使平均 AHI 低于 10 次 / 时，患者每晚必须使用 CPAP 的时间至少为总睡眠时间（TST）的 33.3%～66.7%。对于中度 OSA 患者，使用 CPAP 时的 AHI 可以达到 0 次 / 时。当 CPAP 使用时的 AHI 为 5 次 / 时，患者至少需要使用 CPAP 达到 50% 的 TST。在重度 OSA 患者中，若要使 CPAP 使用时的 AHI 为 0 次 / 时，至少需要 67.4% 的夜间使用 CPAP；而当 CPAP 使用时的 AHI 为 5 次 / 时时，至少需要 80% 的夜间使用时间。

（六）必须使用 CPAP 将 AHI 降低到 5 次 / 时以下的 TST 百分比

根据第二个定义，即平均 AHI 低于 5 次 / 时，患者需要在整个夜间 100% 使用 CPAP。对

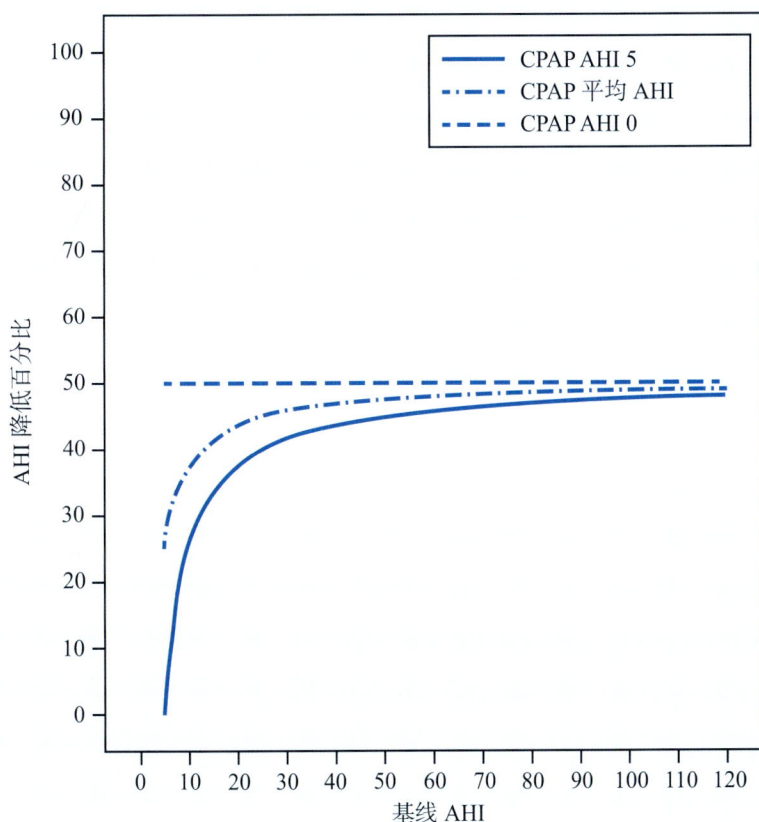

◀ 图 5-3 每晚使用 CPAP 治疗 4h 后，可以观察到 AHI 的降低百分比

展示根据公式 5-1 计算得出的结果，该公式用于评估 CPAP 使用效果，即在满足 CPAP 使用标准时的平均 AHI 及 AHI 的降低百分比。理想情况下，CPAP 治疗应能使 AHI 降至 0～5 次 / 时的范围。AHI. 呼吸暂停低通气指数；CPAP. 持续气道正压通气

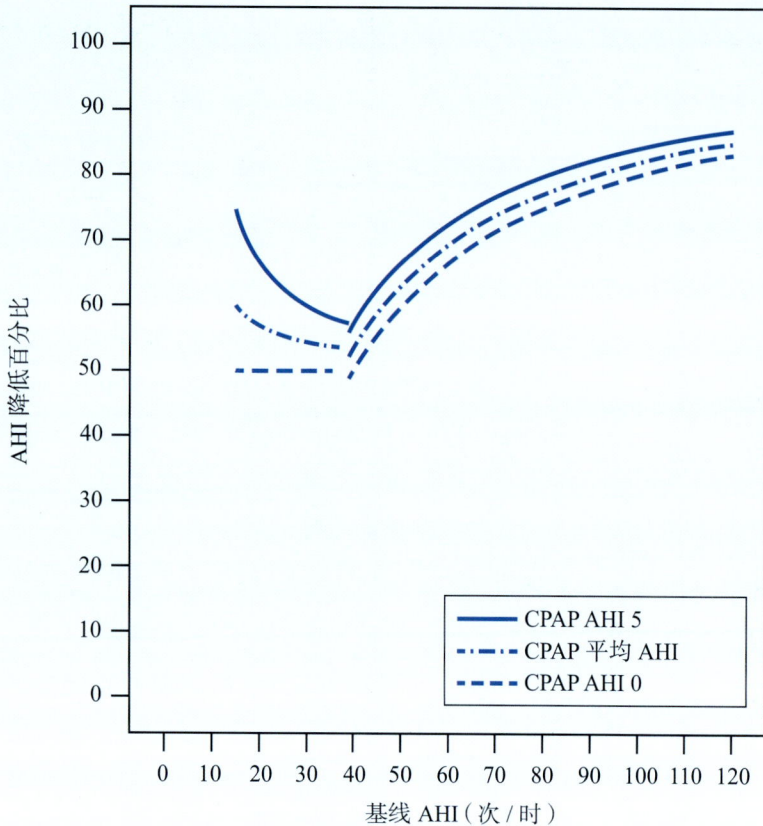

◀ 图 5-4 为了达到 Sher 手术成功标准，使用 CPAP 的时间占 TST 的最小百分比

Sher 等将传统的手术成功标准定义为术前 AHI > 5.2 次 / 时的患者术后 AHI 下降 ≥ 50% 且术后 AHI < 20 次 / 时。该图描述了公式 5-4 的结果，为了满足 Sher 手术成功标准，使用 CPAP 的时间占 TST 的百分比。AHI. 呼吸暂停低通气指数；CPAP. 持续气道正压通气；TST. 总睡眠时间

于中度 OSA 患者，如果在使用 CPAP 时 AHI 达到 0 次 / 时，患者至少需要使用 CPAP 达到 TST 的 66.7%～83.3%，如图 5-5 所示。对于重度 OSA 患者，若要在使用 CPAP 时将 AHI 降至 0 次 / 时，至少需要 83.9% 的夜间 TST 使用 CPAP；而当目标是将 AHI 降至 4 次 / 时时，则需要 96.2% 的夜间使用时间。

（七）必须使用 CPAP 将 AHI 降低一定百分比的 TST 百分比

为了实现 90% 的 AHI 降低，患者的初始 AHI 值必须超过 50 次 / 时；如果初始 AHI 值低于 50 次 / 时，则无法达到 90% 的降低幅度。当 AHI 值为 50 次 / 时时，患者需要在整个 TST 中 100% 使用 CPAP。随着 AHI 值的增加，所需的 CPAP 使用 TST 百分比逐渐下降，最高可达 90% 的降低。例如，当目标是在 AHI 为 6 次 / 时的基础上进一步降低 10% 时，患者必须穿戴 CPAP 达到 TST 的 60%；随着 AHI 的进一步降低，所需的 TST 百分比也会逐渐减少至 10%（图 5-6）。

（八）讨论

大多数医疗设备只有在使用时才有效。如果一直使用，效果可能是 100%；如果从不使用，效果可能为零；如果有时使用，但并非一直使用，效果可能为部分。对于使用 CPAP 治疗 OSA 尤为如此。

15%～30% 的 OSA 患者拒绝使用 CPAP。患者常常会因为美观问题或需要终身佩戴呼吸机而抗拒呼吸机治疗[55]。对于愿意尝试 CPAP 的患者，通过压力滴定将每个患者的 AHI 降低到 5 以下[56]。大多数患者在最初的几个月内就停止了 CPAP 治疗。尽管 CPAP 技术有了进步，如自动 CPAP，双水平 CPAP、加热湿化功能、大量的界面、面罩舒适度的改善，以及教育和行为支持，患者的依从性在过去的 23 年里仅略有改善[57, 58, 59]。在 Weaver 和 Grunstein 进行的一项研究中[59]，20%～40% 的患者在 3 个月内停止了 CPAP 治疗。

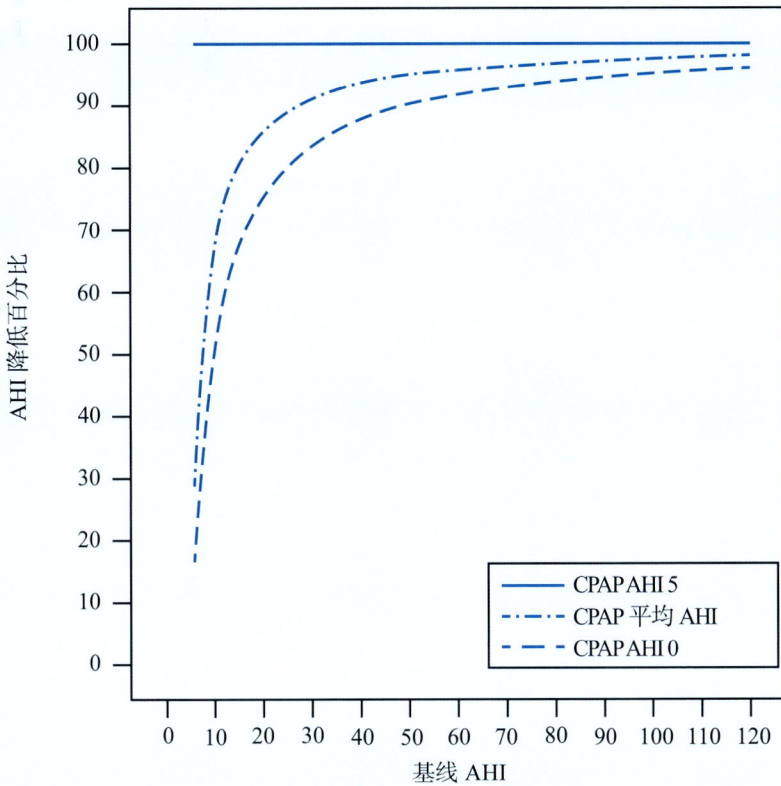

▲ 图 5-5　为使平均 AHI < 5 次 / 时，使用 CPAP 的时间占 TST 的最小百分比

为了治愈 OSA，平均 AHI 必须 < 5 次 / 时。该图表示公式 5-2，在此期间为使 AHI 降低到 < 5 次 / 时，使用 CPAP 的时间占 TST 的百分比。AHI. 呼吸暂停低通气指数；CPAP. 持续气道正压通气；OSA. 阻塞性睡眠呼吸暂停；TST. 总睡眠时间

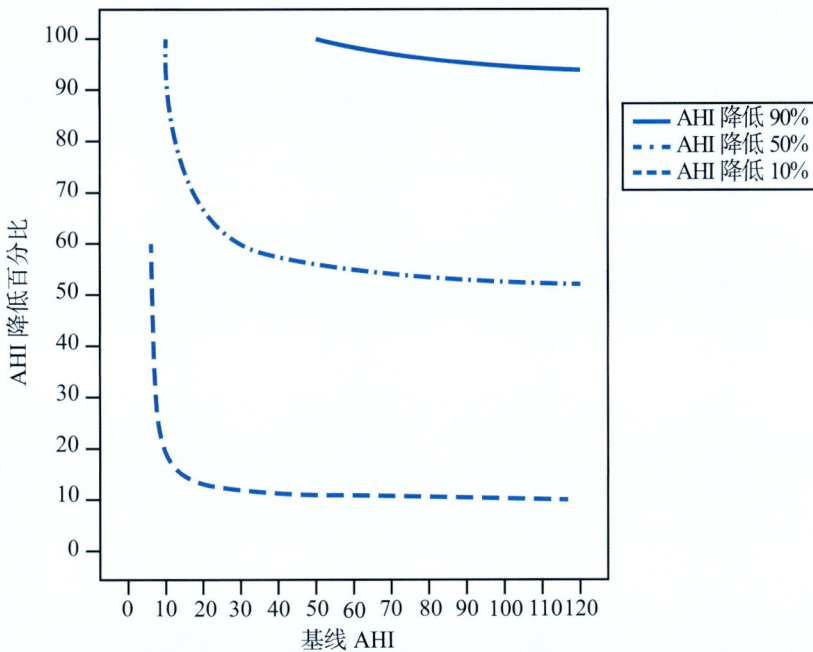

▲ 图 5-6　为了将初始 AHI 降低一定百分比（当使用 CPAP 时 AHI 降至 5 次 / 时），使用 CPAP 的时间占 TST 的最小百分比

显示了为使初始 AHI 分别降低 10%、50% 和 90%，使用 CPAP 的时间占 TST 的最小百分比（使用 CPAP 时 AHI 为 5 次 / 时）。AHI. 呼吸暂停低通气指数；CPAP. 持续气道正压通气；TST. 总睡眠时间

另外，随着 OSA 患者可选择的治疗手段日益增多，手术治疗逐渐受到青睐。例如，通过 DISE，以及与过去相比，现在可应用更针对性的手术技术，而当时唯一可用的手术技术是 UPPP。尽管如此，在严重或极端 OSA 患者中，满足 Sher 手术成功标准似乎颇具挑战。AHI 较低的患者通常更容易实现手术成功，这在某种程度上显得不太公平。举例来说，对于初始 AHI 为 30 次 / 时的患者，每

小时减少 15 次事件即可达到 Sher 的标准；而对于那些初始 AHI 为 80 次 / 时且 CPAP 治疗失败的患者，则需要大幅度地减少才能达到同样的标准。在这个例子中，即使每小时减少 60 次事件也不足以获得成功；在这种情况下，生活质量的提高和心血管疾病风险的降低可能比在较轻病例中只下降 19 次 / 时呼吸事件更为显著。

本章前面给出的公式有各种局限性。为了简化构建公式，我们做了一些假设。首先，作者假设每晚 8 小时的睡眠是理想的，而其他人认为每晚 7 小时的睡眠更加现实。然而，这个原则还是一样的。在临床实践中，使用 CPAP 的患者每晚通常难以获得准确的 TST。临床医生可能希望要求患者记录每次睡眠的小时（而不是在床上的小时）当应用该公式时，但客观（患者估计的睡眠时间）和客观睡眠时间之间存在差异。

作者还假设，一旦停用 CPAP，AHI 就会恢复到基线水平。当 CPAP 不使用时，不能排除洗脱效应。CPAP 被认为可以减少由打鼾相关的振动和呼吸暂停引起的上气道组织摩擦引起的上气道黏膜水肿。

在 CPAP 长期使用过程中，基线 AHI 可能会略微降低。作者认为这一点可以忽略不计，因为作用甚微。

作者还假设"AHI off CPAP"与基线 PSG 的 AHI 相匹配，并认为 AHI 在夜间是稳定的。问题是：PSG 结果只代表当晚数据合理吗？ PSG 有很多局限性。除了夜间变化能力之外，AHI 在夜间的分布并不均匀。由于睡眠阶段、患者的体位、药物和酒精的使用、鼻塞以及影响睡眠效率的外部因素，如睡眠实验室和家庭记录等，AHI 并不稳定 [60]。这不仅是目前研究的障碍，也是阻碍 OSA 研究和临床治疗的痛点。一些临床医生认为，其他 PSG 变量可以用作结果评估，例如 ODI 作为间歇性缺氧的测量。ODI 也被认为不易受夜间变化的影响 [61, 62]。人们可以将这些公式推广到 PSG 的其他结果，如呼吸暂停指数或 ODI。

一些人认为，临床结果可能是更合适的衡量标准。在对 OSA 进行临床管理时，需要考虑的因素比单纯的 AHI 更多，例如副作用、患者的接受程度、医疗经济成本效益等。

我们假设在 CPAP 使用与患者实际治疗效果之间存在一种线性剂量反应关系，即患者使用 CPAP 的时间越长，预期能够获得的治疗效果也越显著。然而，关于剂量 - 反应曲线是否真正为线性，这一点仍存在争议，并且遗憾的是，文献中关于此问题的研究资料相对匮乏 [61]。此外，我们或许能够从那些完全拒绝 CPAP 治疗且未接受其他治疗患者的研究结果中获得一些信息 [63, 64]。由于患者通常不会选择"尝试"手术，在外科文献中，很难找到关于选择不进行手术且未经治疗的患者的数据。

为了继续 Elshaug 等发起的争论，他们认为"目前关于手术'成功'的概念早就应该重新评估了"，作者还认为 CPAP 的依从性也是如此 [59, 65]。CPAP 的依从性差异很大。Weaver 和 Grunstein [59] 在他们的综述中报道说，29%~83% 的患者依从性差，每晚使用 CPAP 的时间少于 4h。Richard 等 [56] 分析了 232 例 CPAP 使用者的依从性。在这 232 例患者中，只有 138 例（59.5%）依从性好。依从性好通常被定义为每晚使用 CPAP 超过 4h，每周超过 5 天。即使在这个依从性好的组中，CPAP 的平均使用时间约为每晚 6.5h，其中 81% 的患者能够达到每晚 8h 的使用标准，标准差为 1.5h。在每周使用频率方面，平均为 6.4 晚，有 91% 的患者能够保持这一频率，标准差 SD 为 1.4 晚。鉴于每晚使用 CPAP 的患者比例为 81%，而每周使用的夜晚数比例为 91%，符合这些使用标准的患者平均在 74% 的 TST 中使用了 CPAP 设备。关于患者对 CPAP 设备的耐受性，情况呈现出明显的双峰分布特征：一部分患者对设备的耐受性非常好，而另一部分患者则完全不能耐受 [51]。

Stuck 等 [66] 提供了有趣的现实生活数据，证实了作者的理论计算。在一大群 CPAP 使用者中，平均每晚使用 CPAP 的时间为 6.6h。CPAP 的平均 AHI 为 2 次 / 时，而实际 AHI 为 12 次 / 时。

Elshaug 等 [49, 54] 指出，当应用传统 Sher 手术定义［AHI 减少 50% 和（或）≤20 次 / 时］时，Ⅰ期手术（软腭）的合并成功率为 55%，但以 AHI 小于或等于 10 次 / 时作为分界点时，成功率降至 31.5%，而 AHI 小于或等于 5 次 / 时，成功率降至 13%。根据这些定义，Ⅱ期（硬腭）成功（失败）率分别从 86%（14%）下降到 45%（55%）和 43%（57%）。但是，如果我们定义是以在使用 CPAP 治疗时的平均 AHI 小于或等于 5 次 / 时为目标，而不是看 CPAP 治疗时 AHI 降低值，那么应该让使用 CPAP 的 TST 百分比增加。

总之，对于手术和非手术（CPAP）治疗，平均 AHI 小于或等于 5 次 / 时的目标很难实现。人们应该意识到，当手术可以更有效地降低平均 AHI 时，可以很容易地达到临界点。为了"治愈"OSA，AHI 应该降至 5 次 / 时以下，但即使使用 CPAP，这似乎也是一个理想化和不现实的目标。随着目标降至 5 次 / 时以下，每晚的百分比使用率上升（图 5-5）。使用 CPAP 时，中度 OSA 患者每晚必须使用 CPAP 至少 66.67%～83.33%，AHI 为 0 次 / 时。在重度 OSA 患者中，使用 CPAP 时 AHI 为 0 次 / 时至少需要 83.87% 的夜间使用，而使用 CPAP 时 AHI 为 5 次 / 时则需要 100% 的夜间使用。

每例患者都是独一无二的，他们对治疗的反应也各不相同。尽管医学文献中报道了各种治疗的成功率和疗效结果，但这些数据并不能保证每例患者在实际治疗中都能获得成功。在手术治疗后，患者的 AHI 在夜间可能保持相对稳定。使用 CPAP 治疗时，AHI 可能在一定百分比的 TST 内降至 5 次 / 时以下，但在不使用 CPAP 的夜间其余时间里则可能增加。尽管两种治疗方法可能最终达到相同的平均 AHI 水平，但它们在改善临床症状和降低心血管风险方面的潜在差异仍然是一个尚未确定的问题。

愿本章能激发更深层次的思考、辩论和讨论。在评估 CPAP 治疗的效果时，采用平均 AHI 作为指标，相较于单纯依据依从率来掩盖 AHI 降低不足的问题，显得更为贴近实际和合理。

（九）结论

无论是手术治疗还是非手术治疗（CPAP，口腔矫治器治疗），平均 AHI 小于或等于 5 次 / 时的目标都很难实现。对于那些不经常使用 CPAP 的患者来说，应该认识到存在这样一个临界点，即在这一点上，手术治疗可能在降低平均 AHI 方面展现出更显著的效果。

三、如何评估临床疗效

Madeline Ravesloot　Olivier M. Vanderveken　著

（一）手术成功

1981 年，Fujita 及其同事们[67] 首次将 UPPP 应用于治疗 OSA[68]，并自行设定了术后 AHI 比术前值至少下降 50% 作为评估手术效果的标准。此后，众多学者在 He 等[69] 报道的有限死亡率数据基础上，采纳了以 RDI 为 20 次 / 时为标准，指出当 AHI 超过 20～25 次 / 时时，患者面临的风险会显著升高。然而，在外科文献中[70]，Sher 综合了这两项标准，提出了更为广泛引用的手术有效定义：术后 AI 低于 10 次 / 时或 RDI 低于 20 次 / 时，并且与基线指数相比至少有 50% 的下降幅度。

近期，有专家建议进一步严格化手术成功标准，提出术后 AHI 应降至 15 次 / 时以下，以被视为具有"临床相关性"的 OSA 改善。此外，一些建议甚至将标准降至 10 次 / 时以下，或与 CPAP 治疗的效果等同，即 AHI 低于 5 次 / 时[71, 72]。类似的关于治疗成功的标准讨论，也出现在了口腔矫治器治疗 OSA 的领域中。然而，在缺乏外部验证机制的情况下，任何单方面设定的成功标准都可能存在偏颇，并不能全面反映治疗效果。同时，AHI 达到何种程度会对人体产生明显害处，目前还没有一个明确的界定[73]。

（二）保守治疗的成功

CPAP 和口腔矫治器治疗的成功通常以 AHI 低于 5 次 / 时为判定标准。尽管如此，众所周知，在非实验室环境下，大多数患者并不能在 100% 的 TST 内持续使用治疗设备[74]。患者对治疗设备的耐受性呈现出明显的双峰分布特征：一部分患者能够很好地适应设备，而另一部分患者则完全无法耐受，平均使用时间约为 4h[75]。因此，"依从性"这一概念应运而生。目前，依从性良好的定义是指患者平均每夜使用治疗设备达到 4h 及以上，且这一标准适用于所有观察到的夜晚。此外，Kribbs 等[75] 将常规 CPAP 使用者的成功标准定义为在至少 70% 的监测日夜里，患者使用设备的时间不少于 4h。保守治疗的有效性不仅取决于其对气道阻塞的改善作用，同样重要的还有患者的依从性[73, 76]。然而，目前依从性这一关键因素往往被忽视。多项研究指出，仅凭 AHI 的降低来评估 OSA 治疗的效果是不够的，因为它过于依赖于主观判断，而没有充分考虑到患者对治疗的依从性。因此，对于不同治疗方案的疗效评估，采取差异化的方法至关重要[73, 76]。越来越多的评估方法开始将整体临床治疗效果的概念纳入考量，这不仅包括治疗效果本身，也包括患者的依从性[77-80]。这种综合评估方法有助于更全面地评价和比较不同治疗手段治疗 OSA 的疗效。

（三）AHI 定义了 OSA 的严重性

尽管 AHI 仅作为定义 OSA 的一个替代指标，但它仍然是临床上最常报告的结果测量指标。AHI 能够反映 OSA 的严重程度，但其他睡眠研究参数可能在可靠性和生理重要性方面更为突出。例如，这些参数可能不易受到夜间变化的影响，包括氧减指数（ODI）、最低血氧饱和度，以及血氧饱和度低于 90% 的总睡眠时间（TST）百分比等指标。

（四）OSA 患者的临床终点

PSG 在测量 OSA 的严重程度方面是一项重要的治疗结果指标，但它代表的是中间阶段的结果。AHI 作为 PSG 的一个关键指标，虽然能够量化睡眠中断的频率，却无法全面反映 OSA 对患者心血管健康、神经系统、心理状态、新陈代谢及情绪等方面的深远影响[81, 82]。至于 PSG 指数与临床终点之间的相关性，目前的研究结果并不一致，存在一定的冲突和分歧[83-89]。

Kezirian 等[81] 提出了一套外科临床研究领域规范化的方法学框架，这将大大提升临床研究询证医学的证据力度，对改善患者围术期护理质量，回答临床医生常见的困扰，协助各研究之间的对比以及指导未来的临床研究都具有极其重要的意义，可以被视为 OSA 治疗学临床研究领域的经典参考文献。作者指出，"OSA 的治疗不仅需要改善睡眠期间的呼吸模式，而且还需要减轻该疾病的健康相关行为、功能和社会影响"。Weaver 在她的两部分综述中描述了以患者为中心的措施，以评估在表 5–3 中提出的相关结果[90, 91]。她提倡在 SDB 的临床诊疗实践中，综合结果评估应当涵盖以下几个方面：首先是对患者主观睡意的量表化评分评估；其次是疾病特异性的健康相关生活质量（Disease-Specific Health-Related Quality of Life，HRQoL）的测量，或使用功能性状态的评估工具，以及可选的通用评估工具；再次是情绪状态的评估；最后，也是至关重要的，是治疗依从性的评估，这有助于更全面地解释患者的治疗反应和结果。

最近，Pang 和 Rotenberg[82] 提出了一个全面的评估框架，即首字母缩略词 SLEEP GOAL，它包含了一套广泛的治疗成功参数。这些参数包括：S 代表打鼾的视觉模拟量表（ASA）；L 代表睡眠开始潜伏期；E 代表 Epworth 嗜睡量表（ESS）；第二个 E 代表执行时间；P 代表血压；G 代表总体重或体重指数（BMI）；O 代表氧合水平；A 代表呼吸暂停低通气指数（AHI）；L 代表生活质量评分（PSQI）。作者认为，这些综合参数能够更准确地反映 OSA 患者的疾病负担。

总体而言，收集这些额外的评估参数虽然可能为 OSA 的研究和管理带来较大的工作量，但这种做法与仅依赖 AHI 进行判断时的简化处理形成了鲜明的对比。这种综合评估方法有助于避免因过度简化而导致的诊断和治疗不足，从而为患者提供更为精准和全面的医疗服务[82]。

（五）文献

临床终点详见表 5-3 中描述，已在各种出版物中用于研究 CPAP 治疗，以及口腔器械治疗评价。然而，在睡眠手术中，文献却很少。

最常被引用的临床终点是 ESS，这是一种有效的日间嗜睡的自我评估工具，于 1991 年首次

表 5-3　临床终点事件

阻塞性睡眠呼吸暂停（OSA）的健康相关后果
- 主要是心血管疾病和内分泌疾病
- 青光眼

OSA 的行为后果
- 日间过度嗜睡
  - 主观嗜睡
    ◇ 斯坦福嗜睡量表（SSS）
    ◇ 卡罗林斯卡嗜睡量表（KSS）
    ◇ Epworth 嗜睡量表（ESS）
    ◇ 睡眠 – 唤醒活动量表（SWAI）
    ◇ 日间嗜睡指数（IDS）
    ◇ 睡眠呼吸暂停调查（SSSA）
    ◇ 鹿特丹日间嗜睡量表（RDSS）
  - 客观嗜睡
    ◇ 多次睡眠潜伏期试验（MSLT）
    ◇ 觉醒维持试验（MWT）
    ◇ 牛津大学睡眠抵抗测试（OSLER）
- 生活质量（与健康相关的生活质量）
  - 通用评估工具
    ◇ 疾病影响程度量表（SIP）
    ◇ 医疗结果研究问卷（SF36）
    ◇ 诺丁汉健康概况量表（NHP）
    ◇ 功能性限制分布量表（FLP）
    ◇ 慕尼黑生存质量维度量表（MLQDL）
    ◇ 世界卫生组织生存质量测定量表简表（WHOQOL-BREF）
    ◇ 欧洲五维度健康量表（EQol）
  - 疾病特异性评估工具
    ◇ 嗜睡及生活质量问卷（FOSQ）
    ◇ 卡尔加里睡眠呼吸暂停生活质量指数（SAQLI）
    ◇ OSA 以患者为导向的严重程度指数（OSAPOSI）

OSA 的功能后果
- 表现
  - 认知
    ◇ 数字符号试验（DST）、字母删除、积木试验、金标准 Wechsler 智力量表（WAIS-R）中的物体组装和图片排列
    ◇ 听觉连续加法测试（PASAT）
    ◇ 连线测验（TMT）A 和 B
    ◇ Wechsler 成人智力量表
    ◇ Wechsler 记忆量表
    ◇ Benton 视觉保持测验
    ◇ 手指敲击试验
    ◇ Bourdon-Wiersma 试验
    ◇ 记忆分散任务
    ◇ 复制任务和时钟面绘图
  - 记忆力
    ◇ 单词自由回忆（探索回忆记忆任务）；Rey 听觉言语学习测试（AVLT）
    ◇ Wechsler 记忆量表故事任务或图形（Rey-Osterrieth 复杂图形试验：复制管理）
  - 情绪
    ◇ 情绪状态问卷（POMS）
    ◇ 医院焦虑和抑郁量表（HADS）
    ◇ Beck 抑郁量表（BDI）
    ◇ 正、负性情绪量表（PANAS）
    ◇ 明尼苏达州多相人格量表（MMPI）
    ◇ Zung 抑郁自评量表（Zung）
    ◇ 老年抑郁量表（GDS）
    ◇ KDS 抑郁症自评量表（KDS）
    ◇ 症状痛苦自评量表（SCL-90-R）
    ◇ 弗莱堡人格量表 – 修订版（FPI-R）
- 反应时间
  - 四个选择反应时间试验（FCRTT）
  - 精神运动警觉性测试（PVT）
- 驾驶
  - 避开
  - 分散注意力的驾驶试验（DADT）
  - 刹车反应时间（BRT）
  - 横向位置偏差（LPD）

OSA 的社会后果
- 破坏性打鼾和其他阻塞性睡眠呼吸暂停症状
  - 打鼾严重程度量表（SSS）
  - 睡眠呼吸暂停指数的调查筛查（SSSA）
  - 睡眠呼吸暂停指数
  - 夏威夷睡眠问卷（HSQ）
  - 匹兹堡睡眠质量指数（PSQI）

引入[92]。患者被要求回答 8 个问题，关于在各种不同的情况下打瞌睡或睡着的可能性。表 5-4 显示了各种单期上呼吸道手术方式对 ESS 的影响。除了斯坦福嗜睡量表（Stanford sleepiness scale，SSS）和睡眠 – 唤醒活动量表（sleep-wake activity inventory，SWAI）（一项研究），没有对其他主观睡眠呼吸暂停患者进行评估。报道睡眠手术的临床终点目前还不常见。

举例说明，UPPP 是最古老、最广泛的成人 OSA 手术治疗方法之一，有大量文献将 UPPP 与其他手术技术进行比较。

1. UPPP 手术对 OSA 患者的行为影响

Stuck 及其同事开展了一场大规模的系统性综述和 Meta 分析，专注于探讨标准 UPPP（联合或者不联合扁桃体切除术）作为单一疗法在 OSA 患者中的治疗效果。在纳入的 53 项研究中，仅有 20 项（占比 38%）提供了关于日间嗜睡的前后对比数据[96]。其中，8 项研究采用了未经验证的评分系统或基于简单主观评估的方法来量化日间嗜睡的程度[97-104]。相对而言，有 10 项研究选用了 Epworth 嗜睡量表（ESS）作为评估日间嗜睡的标准化自我报告工具[105-113]。

而有些研究提供了术前和术后的中值（包括一项随机对照试验[105]）或无绝对值的平均变化；6 项研究报道了术前和术后 ESS 评分[106-114]。

在这些研究中，术前平均 ESS 评分从加权平均值 11.7（范围 10.2~12.9）降低到 7.3（范围 6.2~9.1）。

四篇文章报道了 UPPP 后的生活质量。在 RCT 报道中，UPPP 被发现在改善 HRQoL 方面更有效，即简氏 36（SF-36）问卷上的身体和心理综合得分[105]。Walker-Engström 等[115] 发现，轻微症状评估概况（minor symptoms evaluation profile，MSE-P）的所有三个维度都有改善。同时，Shin 和 Weaver 等[115] 研究者也报道称，在特定疾病评估工具上观察到了进步，这包括 Calgary 睡眠呼吸暂停生活质量指数（SAQLI）和睡眠功能结果问卷（FOSQ）的评分提升。

2. UPPP 手术对 OSA 患者的功能影响

Dahlof 等[116] 报道，根据 DMS-III-R 评分标准，UPPP 后抑郁症显著减少，同时睡眠障碍得到改善。

一篇文章报道了 13 例患者和 5 例对照组的驾驶表现［制动反应时间（brake reaction time，BRT）和侧位偏移（lateral position deviation，LPD）］。尽管两组间 AI 值基本一致，但客观结果显示

外科手术	N	术前平均值 ± 标准差	术后平均值 ± 标准差	减少值
表 5-4 **Epworth 嗜睡量表**				
UPPP ± TE[a]	337	11.7（10.2~12.9）	7.3（6.2~9.1）	
TCRFTA-BOT（Book Verse）	117	10.3	6.1	
TCRFTA-palate[93]				0.85（0.63，1.15）[b]
TCRFTA-BOT[93]				0.59（0.51，0.67）[c]
HS[d][94]	39	10.3 ± 4.9	7.1 ± 4.2	3.2 分
TORS BOT[e][95]	335	12.9 ± 5.4	5.8 ± 3.7	7.1 分
MMA[f][72]	113	13.5 ± 5.2	3.2 ± 3.2	

a. UPPP ± only. 任何设计的研究；b. 均值之比；c. 均值之比；d. 仅仅行 HS，任何设计的研究；e.TORS BOT 作为 OSA 的单一治疗或联合治疗；f. 仅仅行 MMA，任何设计的研究

HS. 舌骨悬吊；MMA. 双颌前徙术；TCRFTA-BOT. 舌根温控射频消融术；TORS BOT. 舌根经口腔机器人手术；UPPP ± TE. 伴 / 不伴扁桃体切除术的腭咽成形术

BRT、LPD 和越野事件数量的初步改善。此外，Haraldsson 等[97] 发现，这种积极的影响即使在 4 年后仍然存在。

3. UPPP 对 OSA 患者的健康相关影响

在 Santamaria 等[117] 的一项小型前瞻性的非对照研究中，发现一组 OSA 患者的睾酮水平较打鼾者下降；12 例受试者进行了 UPPP 后睾酮水平从 13.31 ± 1.07 增加到 16.59 ± 0.72，所有 7 例受影响患者的性欲恢复正常。Shin 等[106] 在一项对 30 例 UPPP 患者进行的前瞻性研究中，证实国际勃起功能指数（international index of erectile function，IIEF-5）有统计学意义上的显著改善，从 15.6 ± 6.8 提高到 17.8 ± 5.5。

关于心血管参数，一个小型前瞻性国内研究发现高低频 ECG 条带的变化，与此同时，一项来自以色列的研究在 UPPP 后未能检测到心电图的显著变化。不过，该研究发现 18 例受试者的右心室射血分数在统计学上显著提升[118, 119]。三项研究评估了 UPPP 术后 OSA 患者的生存期。在 He 等[69] 的一项回顾性研究中，对未治疗过的患者和接受 CPAP 治疗、气管切开术（n=33）或单独的 UPPP（n=60）的患者的 5 年和 8 年生存率进行了评估（n=25）。未接受治疗的 AI>20 的患者的死亡率增加。CPAP 组或气管切开术组没有死亡记录，而 UPPP 组的死亡率与未治疗组相当。但只有部分 UPPP 患者进行了术后睡眠研究，回应率较低，这可能与本队列的高 BMI［平均为（36.5 ± 7.4）kg/m²］有关。

相比之下，在 Keenan 等[120] 于 1994 年进行的另一项回顾性研究中，将 149 例接受 UPPP 的患者的生存率与接受 CPAP 的 208 例患者进行了比较，平均随访时间为（43 ± 13）个月。CPAP 组患者有 82 人因停止治疗并被排除在分析之外，剩下 149 例 UPPP 患者和 126 例 CPAP 患者进行分析。在这个队列中，81% 接受 UPPP 的患者根据定义（AI 减少>50% 或减少到<5%），两组间 5 年生存率无差异。

在 Browaldh 等[98] 进行的一项随访期为 15 年研究中，研究人群和瑞典普通人群之间的标准化死亡率没有差异。

（六）睡眠呼吸障碍的联合治疗

Marijke Dieltjens　Olivier M. Vanderveken　著

OSA 的有效治疗既需要在降低睡眠呼吸暂停严重程度方面的高疗效，也需要高度坚持治疗[53]，这可以通过侵入性和非侵入性治疗方案来实现。

OSA 的一线治疗包括避免引起病情加重因素（如睡前饮酒、吸烟、使用镇静药或肌肉松弛药）和超重以及肥胖的治疗[121]。所有超重的 OSA 患者均应建议减肥[121]。通常，减肥应该与其他治疗方案结合使用[121]。CPAP 是目前治疗中度至重度 OSA 患者的金标准治疗方法[46]。然而，临床疗效往往受到相对较低的患者接受度和欠佳的依从性的限制[52, 122]。一般来说，5%～50% 的患者拒绝 CPAP 治疗或在治疗 1 周后停止治疗[66, 123]。在 1 年的随访过程中，20%～50% 的患者停止了 CPAP 治疗[124, 125]。

对于轻中度 OSA 患者来说，OA 治疗是一种替代的非侵入性治疗选择，这些患者更偏爱 OA 治疗或对 CPAP 治疗无反应，或不适合应用 CPAP 或 CPAP 治疗失败[121, 123]。总而言之，虽然与 CPAP 相比 OA 治疗的疗效较低，但患者依从性较高，导致 CPAP 和 OA 治疗的总体临床疗效相似[77]。总的来说，单一治疗与不能完全消除 OSA 疾病和（或）治疗依从性不足相关，这些都会导致单一治疗 OSA 的临床疗效减弱。因此，在这些情况下，应该考虑联合使用一种以上的治疗方式。

1. CPAP 和其他无创治疗方案的结合

在文献中，CPAP 治疗的特点是尽管其依从性欠佳，但是治疗效果较好[122]。因此，为了优化 CPAP 治疗，应增加这种治疗方式的接受度和耐受性。对于不耐受 CPAP 治疗的患者中，常见的主诉是压力不耐受[126]。因此，需要寻找可以减少 CPAP 压力的附加治疗方案。

Lankford 等[127] 研究了一组通过减重手术快速减肥的患者的 CPAP 需求。结论是，减重手术后所需的压力减少，平均减少 18%，较低的 CPAP

可能会提高 CPAP 的耐受性和依从性[127]。El-Sohl 等[128]前瞻性研究了 OA 治疗和 CPAP 联合使用的可行性，以及这种联合治疗对减少 CPAP 需求的额外好处。结果表明，这种联合治疗对 CPAP 不耐受患者可降低最佳 CPAP 参数。此外，这种联合治疗对呼吸障碍正常化是有效的[128]。

2. 不同类型口腔矫治器的组合

OA 可以根据其作用方式分为不同的类别。舌固定装置（tongue retaining devices，TRD）在睡眠期间使用吸引压力将舌保持在前倾位置，从而防止舌回落到咽部气道中[129, 130]。另一类是下颌前移装置（mandibular advancement devices，MAD），在夜间推进下颌骨和附着的舌。MAD 的作用机制通常被认为是通过下颌骨和附着舌的前移位导致上气道横截面尺寸的扩大，从而改善上气道的阻塞[131-133]。研究结果表明，TRD 对腭咽闭合横径的增加幅度大于 MAD，而 MAD 则使舌根肌肉发生明显的前移[134]。

总的来说，MAD 治疗的特点是与 CPAP 治疗相比疗效较低，但患者接受度较高，1 年随访时停药率仅为 10%[135]。因此，对于 OA 治疗，探索能够进一步降低 OSA 严重程度的补充治疗方案显得尤为必要。

基于 MAD 与 TRD 对上气道口径的不同预期影响，联合使用这些 OA 可以作为一种治疗选择。在 Dort 等[136]的一项研究中表明，对于中重度 OSA 患者，采用具有 MAD 效应的下颌前移与 TRD 维持舌位置相结合的方法可以提供有效的治疗效果，当下颌前移受限时，加装舌体固定装置可提供进一步的治疗效果。然而，需要为这种组合方法设计便捷的应用方式。

3. 口腔矫治器与外科手术的结合

UPPP 是 OSA 最常见的手术方法，文献中描述的总成功率为 41%[48]。在 Millman 等[137]的研究中，对于 UPPP 治疗未能取得成功的患者，进一步采用 MAD 进行治疗。该研究的作者得出结论，OA 治疗，尤其是 MAD，有望成为上呼吸道手术后效果不佳患者的有效辅助治疗手段。

4. 体位治疗和其他非侵入性治疗方案的结合

临床经验表明，在大多数 OSA 患者中，呼吸事件的频率和持续时间受体位和睡眠阶段的影响[138]。在 50%～60% 的 OSA 患者中，仰卧位的呼吸事件是非仰卧位的 2 倍[139-141]。在另外 30% 的患者中，尽管达不到前者的两倍，仰卧位的呼吸障碍比其他姿势的呼吸障碍更多。

Cartwright 等[142]提出了对 POSA 最广泛使用的定义，即仰卧位的 AHI 至少是非仰卧位的 AHI 的两倍高。一般来说，一般来说，POSA 患者更年轻，BMI 更低，OSA 更轻[141, 143, 144]。

体位治疗是一种旨在防止仰卧位睡眠的治疗方式[68]。避免仰卧位最广泛使用的技术是将一个体积庞大的物体绑在患者的背部，从而阻止仰卧。几项研究表明，这种疗法对 POSA 患者打鼾和改善 OSA 的严重程度有显著的积极作用[68, 140, 145-148]。然而，笨重的物体会让患者感到不舒服，并导致睡眠不安和长期依从率低[140, 145]。因此，体位治疗迄今尚未纳入常规 OSA 治疗[149]。为了解决此类依从性问题，对通过激活振动警报来纠正仰卧睡姿的新型颈戴式和胸戴式装置进行了评估。这种新的体位疗法概念能明显地降低呼吸暂停严重程度，取得更高的依从性[150, 151]。

以前有报道称，体重下降可能会使非 POSA 患者转向 POSA[152]。因此，对于接受减重和因减重而从非 POSA 转向 POSA 的患者，体位治疗可作为辅助治疗。

身体姿势和不同的睡眠期会显著影响 CPAP 治疗 OSA 的参数设置。大多数关于体位对 CPAP 参数设置影响的研究表明，仰卧位所需的压力大于非仰卧位所需的压力[153, 154, 155]。这意味着如果患者可以避免仰卧位，则 CPAP 参数设置要求随之降低可以提高对治疗的接受度[149]。

文献中指出，单一治疗手段往往难以完全消除患者的 OSA，尽管其严重程度通常较初次诊断时有所减轻，但仍可能存在一定程度的呼吸异常。特别是，残留的 OSA 可能与患者的仰卧睡姿有关，因为在轻度 OSA 患者中，仰卧位时出现的

OSA 更为常见。在对接受 MAD 治疗患者进行的回顾性分析中，发现约 1/3 的患者存在持续性的 POSA[156]。Cartwright 等[68]的研究描述了使用姿势警报和 TRD 联合治疗的效果。在该研究中，患者被随机分配接受姿势警报治疗、TRD 治疗，或两者的联合治疗。研究结果表明，结合体位治疗的 OA 综合治疗方案优于单一治疗手段[68]。

在 Dieltjens 等[157]最近进行的一项研究中，针对那些在接受 MAD 治疗后仍存在残余的 POSA 且未达到治疗成功标准的患者，研究者评估了使用胸戴式振动警报作为辅助治疗手段的可行性与有效性。研究结果显示，无论是 MAD 单独治疗还是结合体位治疗，都能够显著降低这些患者中 MAD 治疗后残留 POSA 的呼吸暂停严重程度。此外，与单一治疗方式相比，MAD 与体位治疗的联合应用对患者展现出了更佳的治疗效果[157]。这些结果提示，当患者接受 MAD 治疗失败时，应检查 POSA 的存在，并建议对符合条件的患者进行联合治疗。

5. 体位治疗与外科手术相结合

文献中描述了 UPPP 在降低侧卧位 OSA 严重程度方面最成功，但 UPPP 手术后仰卧位 OSA 严重程度没有显著变化[158, 159, 160]。因此，在 UPPP 术后，体位对 OSA 严重程度的影响更加明显[149]。因此，从理论上来看，体位治疗与上呼吸道手术相结合可以提高术后残留 POSA 患者的整体疗效[149]。Benoist 等[161]的一项研究证实了这一想法，提示上呼吸道手术后残留 POSA 患者的辅助体位治疗确实可以提高整体治疗效果。

6. 结论

总体而言，不同治疗方式的组合在诊断为 OSA 患者的治疗途径中被低估了。有无限多可能的组合，因为所有非侵入性和侵入性疗法都可以组合，包括所谓的挽救或多平面手术，它们本身可以被视为组合。

联合治疗在 OSA 的治疗领域展现出巨大潜力，它能够减轻单一治疗方案的依赖性，从而提升患者的接受度和治疗依从性。此外，辅助治疗手段通过增强降低睡眠呼吸暂停严重程度的效果，进一步提升了治疗的整体疗效。这种多元化的治疗策略有助于为 OSA 患者提供更为个性化和全面的治疗方案。

参 考 文 献

[1] Corso RM, Piraccini E, Calli M, et al. Obstructive sleep apnea is a risk factor for difficult endotracheal intubation. Minerva Anestesiol. 2011; 77(1):99–100

[2] Kim JA, Lee JJ. Preoperative predictors of difficult intubation in patients with obstructive sleep apnea syndrome. Can J Anaesth. 2006; 53(4):393–397

[3] Neligan PJ, Porter S, Max B, Malhotra G, Greenblatt EP, Ochroch EA. Obstructive sleep apnea is not a risk factor for difficult intubation in morbidly obese patients. Anesth Analg. 2009; 109(4): 1182–1186

[4] Siyam MA, Benhamou D. Difficult endotracheal intubation in patients with sleep apnea syndrome. Anesth Analg. 2002; 95(4): 1098–1102

[5] Vasu TS, Grewal R, Doghramji K. Obstructive sleep apnea syndrome and perioperative complications: a systematic review of the literature. J Clin Sleep Med. 2012; 8(2):199–207

[6] Chung F, Yegneswaran B, Liao P, et al. STOP questionnaire: a tool to screen patients for obstructive sleep apnea. Anesthesiology. 2008; 108(5):812–821

[7] Verse T. [Update on surgery for obstructive sleep apnea syndrome] HNO. 2008; 56(11):1098–1104

[8] Kezirian EJ, Hohenhorst W, de Vries N. Drug-induced sleep endoscopy: the VOTE classification. Eur Arch Otorhinolaryngol. 2011; 268(8):1233–1236

[9] Moore K. Site-specific versus diffuse treatment presenting severity of obstructive sleep apnea. Sleep Breath. 2000; 4(4):145–146

[10] Young LR, Taxin ZH, Norman RG, Walsleben JA, Rapoport DM, Ayappa I. Response to CPAP withdrawal in patients with mild versus severe obstructive sleep apnea/hypopnea syndrome. Sleep. 2013; 36(3):405–412

[11] Duchna HW. [Sleep-related breathing disorders–a second edition of the International Classification of Sleep Disorders (ICSD- 2) of the American Academy of Sleep Medicine (AASM)]. Pneumologie. 2006; 60(9):568–575

[12] Kohler M, Stoewhas AC, Ayers L, et al. Effects of continuous positive airway pressure therapy withdrawal in patients with obstructive sleep apnea: a randomized controlled trial. Am J Respir Crit Care Med. 2011; 184(10):1192–1199

[13] Phillips CL, Yang Q, Williams A, et al. The effect of short-term withdrawal from continuous positive airway pressure therapy on sympathetic activity and markers of vascular inflammation in subjects with obstructive sleep apnoea. J Sleep Res. 2007; 16(2):217–225

[14] Bonsignore MR, Parati G, Insalaco G, et al. Continuous positive airway pressure treatment improves baroreflex control of heart rate during sleep in severe obstructive sleep apnea syndrome. Am J Respir Crit Care Med. 2002; 166(3):279–286

[15] Yang Q, Phillips CL, Melehan KL, Rogers NL, Seale JP, Grunstein RR. Effects of short-term CPAP withdrawal on neurobehavioral performance in patients with obstructive sleep apnea. Sleep. 2006; 29(4):545–552

[16] Pankow W, Lock S, Lies A, Becker HF, Penzel T, Lohmann FW. 24–Hour blood pressure on and off continuous positive airway pressure in patients with obstructive sleep apnoea and hypertension. Somnologie (Berl). 2004; 8(2):42–45

[17] Marrone O, Salvaggio A, Bonsignore MR, Insalaco G, Bonsignore G. Blood pressure responsiveness to obstructive events during sleep after chronic CPAP. Eur Respir J. 2003; 21(3):509–514

[18] Fiz JA, Abad J, Ruiz J, Riera M, Izquierdo J, Morera J. nCPAP treatment interruption in OSA patients. Respir Med. 1998; 92(1):28–31

[19] Boudewyns A, Sforza E, Zamagni M, Krieger J. Respiratory effort during sleep apneas after interruption of long-term CPAP treatment in patients with obstructive sleep apnea. Chest. 1996; 110(1):120–127

[20] Sforza E, Lugaresi E. Daytime sleepiness and nasal continuous positive airway pressure therapy in obstructive sleep apnea syndrome patients: effects of chronic treatment and 1–night therapy withdrawal. Sleep. 1995; 18(3):195–201

[21] Kribbs NB, Pack AI, Kline LR, et al. Effects of one night without nasal CPAP treatment on sleep and sleepiness in patients with obstructive sleep apnea. Am Rev Respir Dis. 1993; 147(5):1162–1168

[22] Leech JA, Onal E, Lopata M. Nasal CPAP continues to improve sleep-disordered breathing and daytime oxygenation over longterm follow-up of occlusive sleep apnea syndrome. Chest. 1992; 102(6):1651–1655

[23] Rauscher H, Popp W, Wanke T, Zwick H. Breathing during sleep in patients treated for obstructive sleep apnea. Nasal CPAP for only part of the night. Chest. 1991; 100(1):156–159

[24] Montplaisir J, Bédard MA, Richer F, Rouleau I. Neurobehavioral manifestations in obstructive sleep apnea syndrome before and after treatment with continuous positive airway pressure. Sleep. 1992; 15(6, Suppl):S17–S19

[25] Grunstein RR, Stewart DA, Lloyd H, Akinci M, Cheng N, Sullivan CE. Acute withdrawal of nasal CPAP in obstructive sleep apnea does not cause a rise in stress hormones. Sleep. 1996; 19(10):774–782

[26] Stradling JR, Partlett J, Davies RJO, Siegwart D, Tarassenko L. Effect of short term graded withdrawal of nasal continuous positive airway pressure on systemic blood pressure in patients with obstructive sleep apnoea. Blood Press. 1996; 5(4): 234–240

[27] Sériès F, Marc I. Changes in snoring characteristics after 30 days of nasal continuous positive airway pressure in patients with non-apnoeic snoring: a controlled trial. Thorax. 1994; 49(6):562–566

[28] Filtness AJ, Reyner LA, Horne JA. One night's CPAP withdrawal in otherwise compliant OSA patients: marked driving impairment but good awareness of increased sleepiness. Sleep Breath. 2012; 16(3):865–871

[29] Turkington PM, Sircar M, Saralaya D, Elliott MW. Time course of changes in driving simulator performance with and without treatment in patients with sleep apnoea hypopnoea syndrome. Thorax. 2004; 59(1):56–59

[30] Hers V, Liistro G, Dury M, Collard P, Aubert G, Rodenstein DO. Residual effect of nCPAP applied for part of the night in patients with obstructive sleep apnoea. Eur Respir J. 1997; 10(5): 973–976

[31] Gami AS, Caples SM, Somers VK. Obesity and obstructive sleep apnea. Endocrinol Metab Clin North Am. 2003; 32(4):869–894

[32] Young T, Peppard PE, Gottlieb DJ. Epidemiology of obstructive sleep apnea: a population health perspective. Am J Respir Crit Care Med. 2002; 165(9):1217–1239

[33] Schwab RJ, Pack AI, Gupta KB, et al. Upper airway and soft tissue structural changes induced by CPAP in normal subjects. Am J Respir Crit Care Med. 1996; 154(4 Pt 1):1106–1116

[34] Abbey NC, Block AJ, Green D, Mancuso A, Hellard DW. Measurement of pharyngeal volume by digitized magnetic resonance imaging. Effect of nasal continuous positive airway pressure. Am Rev Respir Dis. 1989; 140(3):717–723

[35] Ryan CF, Lowe AA, Li D, Fleetham JA. Magnetic resonance imaging of the upper airway in obstructive sleep apnea before and after chronic nasal continuous positive airway pressure therapy. Am Rev Respir Dis. 1991; 144(4):939–944

[36] Mortimore IL, Kochhar P, Douglas NJ. Effect of chronic continuous positive airway pressure (CPAP) therapy on upper airway size in patients with sleep apnoea/hypopnoea syndrome. Thorax. 1996; 51(2):190–192

[37] Collop NA, Block AJ, Hellard D. The effect of nightly nasal CPAP treatment on underlying obstructive sleep apnea and pharyngeal size. Chest. 1991; 99(4):855–860

[38] Kimoff RJ, Brooks D, Horner RL, et al. Ventilatory and arousal responses to hypoxia and hypercapnia in a canine model of obstructive sleep apnea. Am J Respir Crit Care Med. 1997; 156(3 Pt 1):886–894

[39] Weil JV, Byrne-Quinn E, Sodal IE, Filley GF, Grover RF. Acquired attenuation of chemoreceptor function in chronically hypoxic man at high altitude. J Clin Invest. 1971; 50(1):186–195

[40] White DP, Douglas NJ, Pickett CK, Zwillich CW, Weil JV. Sleep deprivation and the control of ventilation. Am Rev Respir Dis. 1983; 128(6):984–986

[41] Strollo PJ Jr, Soose RJ, Maurer JT, et al. STAR Trial Group. Upperairway stimulation for obstructive sleep apnea. N Engl J Med. 2014; 370(2):139–149

[42] Atkins D, Best D, Briss PA, et al. GRADE Working Group. Grading quality of evidence and strength of recommendations. BMJ. 2004; 328(7454):1490

[43] Kushida CA, Littner MR, Morgenthaler T, et al. Practice parameters for the indications for polysomnography and related procedures: an update for 2005. Sleep. 2005; 28(4):499–521

[44] Kryger MH. Diagnosis and management of sleep apnea syndrome. Clin Cornerstone. 2000; 2(5):39–47

[45] Young T, Hutton R, Finn L, Badr S, Palta M. The gender bias in sleep apnea diagnosis. Are women missed because they have different symptoms? Arch Intern Med. 1996; 156(21):2445–2451

[46] Sullivan CE, Issa FG, Berthon-Jones M, Eves L. Reversal of obstructive sleep apnoea by continuous positive airway pressure applied through the nares. Lancet. 1981; 1(8225):862–865

[47] Franklin KA, Anttila H, Axelsson S, et al. Effects and side-effects of surgery for snoring and obstructive sleep apnea–a systematic review. Sleep. 2009; 32(1):27–36

[48] Sher AE, Schechtman KB, Piccirillo JF. The efficacy of surgical modifications of the upper airway in adults with obstructive sleep apnea syndrome. Sleep. 1996; 19(2):156–177

[49] Elshaug AG, Moss JR, Southcott AM, Hiller JE. Redefining success in airway surgery for obstructive sleep apnea: a meta-analysis and synthesis of the evidence. Sleep. 2007; 30(4):461–467

[50] Verse T, Baisch A, Maurer JT, Stuck BA, Hörmann K. Multilevel surgery for obstructive sleep apnea: short-term results. Otolaryngol Head Neck Surg. 2006; 134(4):571–577

[51] He J, Kryger MH, Zorick FJ, Conway W, Roth T. Mortality and apnea index in obstructive sleep apnea. Experience in 385 male patients. Chest. 1988; 94(1):9–14

[52] Kribbs NB, Pack AI, Kline LR, et al. Objective measurement of patterns of nasal CPAP use by patients with obstructive sleep apnea. Am Rev Respir Dis. 1993; 147(4):887–895

[53] Ravesloot MJ, de Vries N. Reliable calculation of the efficacy of non-surgical and surgical treatment of obstructive sleep apnea revisited. Sleep. 2011; 34(1):105–110

[54] Elshaug AG, Moss JR, Hiller JE, Maddern GJ. Upper airway surgery should not be first line treatment for obstructive sleep apnoea in adults.

BMJ. 2008; 336(7634):44–45

[55] Olsen S, Smith S, Oei TP. Adherence to continuous positive airway pressure therapy in obstructive sleep apnoea sufferers: a theoretical approach to treatment adherence and intervention. Clin Psychol Rev. 2008; 28(8):1355–1371

[56] Richard W, Venker J, den Herder C, et al. Acceptance and longterm compliance of nCPAP in obstructive sleep apnea. Eur Arch Otorhinolaryngol. 2007; 264(9):1081–1086

[57] Kakkar RK, Berry RB. Positive airway pressure treatment for obstructive sleep apnea. Chest. 2007; 132(3):1057–1072

[58] Rubins JB, Kunisaki KM. Contemporary issues in the diagnosis and treatment of obstructive sleep apnea. Postgrad Med. 2008; 120(2): 46–52

[59] Weaver TE, Grunstein RR. Adherence to continuous positive airway pressure therapy: the challenge to effective treatment. Proc Am Thorac Soc. 2008; 5(2):173–178

[60] Wittig RM, Romaker A, Zorick FJ, Roehrs TA, Conway WA, Roth T. Night-to-night consistency of apneas during sleep. Am Rev Respir Dis. 1984; 129(2):244–246

[61] Fietze I, Dingli K, Diefenbach K, et al. Night-to-night variation of the oxygen desaturation index in sleep apnoea syndrome. Eur Respir J. 2004; 24(6):987–993

[62] Aber WR, Block AJ, Hellard DW, Webb WB. Consistency of respiratory measurements from night to night during the sleep of elderly men. Chest. 1989; 96(4):747–751

[63] Barnes M, Houston D, Worsnop CJ, et al. A randomized controlled trial of continuous positive airway pressure in mild obstructive sleep apnea. Am J Respir Crit Care Med. 2002; 165(6): 773–780

[64] Faccenda JF, Mackay TW, Boon NA, Douglas NJ. Randomized placebo-controlled trial of continuous positive airway pressure on blood pressure in the sleep apnea-hypopnea syndrome. Am J Respir Crit Care Med. 2001; 163(2):344–348

[65] Weaver TE, Maislin G, Dinges DF, et al. Relationship between hours of CPAP use and achieving normal levels of sleepiness and daily functioning. Sleep. 2007; 30(6):711–719

[66] Stuck BA, Leitzbach S, Maurer JT. Effects of continuous positive airway pressure on apnea-hypopnea index in obstructive sleep apnea based on long-term compliance. Sleep Breath. 2012; 16(2):467–471

[67] Fujita S, Conway W, Zorick F, Roth T. Surgical correction of anatomic abnormalities in obstructive sleep apnea syndrome: uvulopalatopharyngoplasty. Otolaryngology–head and neck surgery: official journal of American Academy of Otolaryngology Head Neck Surg. 1981; 89(6):923–934

[68] Cartwright R, Ristanovic R, Diaz F, Caldarelli D, Alder G. A comparative study of treatments for positional sleep apnea. Sleep. 1991; 14(6):546–552

[69] He J, Kryger MH, Zorick FJ, Conway W, Roth T. Mortality and apnea index in obstructive sleep apnea. Experience in 385 male patients. Chest. 1988; 94(1):9–14

[70] Sher AE, Schechtman KB, Piccirillo JF. The efficacy of surgical modifications of the upper airway in adults with obstructive sleep apnea syndrome. Sleep. 1996; 19(2):156–177

[71] Elshaug AG, Moss JR, Southcott AM, Hiller JE. Redefining success in airway surgery for obstructive sleep apnea: a meta-analysis and synthesis of the evidence. Sleep. 2007; 30(4):461–467

[72] Zaghi S, Holty J-EC, Certal V, et al. Maxillomandibular advancement for treatment of obstructive sleep apnea: a metaanalysis. JAMA Otolaryngol Head Neck Surg. 2016; 142(1):58–66

[73] Ravesloot MJ, de Vries N. Reliable calculation of the efficacy of non-surgical and surgical treatment of obstructive sleep apnea revisited. Sleep. 2011; 34(1):105–110

[74] Weaver TE, Grunstein RR. Adherence to continuous positive airway pressure therapy: the challenge to effective treatment. Proc Am Thorac

Soc. 2008; 5(2):173–178

[75] Kribbs NB, Pack AI, Kline LR, et al. Objective measurement of patterns of nasal CPAP use by patients with obstructive sleep apnea. Am Rev Respir Dis. 1993; 147(4):887–895

[76] Ravesloot MJ, de Vries N, Stuck BA. Treatment adherence should be taken into account when reporting treatment outcomes in obstructive sleep apnea. Laryngoscope. 2014; 124(1):344–345

[77] Vanderveken OM, Dieltjens M, Wouters K, De Backer WA, Van de Heyning PH, Braem MJ. Objective measurement of compliance during oral appliance therapy for sleep-disordered breathing. Thorax. 2013; 68(1):91–96

[78] Boyd SB, Walters AS. Effectiveness of treatment apneahypopnea index: a mathematical estimate of the true apneahypopnea index in the home setting. J Oral Maxillofac Surg. 2013; 71(2):351–357

[79] Bianchi MT, Alameddine Y, Mojica J. Apnea burden: efficacy versus effectiveness in patients using positive airway pressure. Sleep Med. 2014; 15(12):1579–1581

[80] Eijsvogel MM, Ubbink R, Dekker J, et al. Sleep position trainer versus tennis ball technique in positional obstructive sleep apnea syndrome. J Clin Sleep Med. 2015; 11(2):139–147

[81] Kezirian EJ, Weaver EM, Criswell MA, de Vries N, Woodson BT, Piccirillo JF. Reporting results of obstructive sleep apnea syndrome surgery trials. Otolaryngol Head Neck Surg. 2011; 144(4):496–499

[82] Pang KP, Rotenberg BW. The SLEEP GOAL as a success criteria in obstructive sleep apnea therapy. Eur Arch Otorhinolaryngol. 2016; 273(5):1063–1065

[83] Weaver EM, Woodson BT, Steward DL. Polysomnography indexes are discordant with quality of life, symptoms, and reaction times in sleep apnea patients. Otolaryngol Head Neck Surg. 2005; 132(2):255–262

[84] Kezirian EJ, Malhotra A, Goldberg AN, White DP. Changes in obstructive sleep apnea severity, biomarkers, and quality of life after multilevel surgery. Laryngoscope. 2010; 120(7):1481–1488

[85] Moyer CA, Sonnad SS, Garetz SL, Helman JI, Chervin RD. Quality of life in obstructive sleep apnea: a systematic review of the literature. Sleep Med. 2001; 2(6):477–491

[86] Wright J, Johns R, Watt I, Melville A, Sheldon T. Health effects of obstructive sleep apnoea and the effectiveness of continuous positive airways pressure: a systematic review of the research evidence. BMJ. 1997; 314(7084):851–860

[87] Thong JF, Pang KP. Clinical parameters in obstructive sleep apnea: are there any correlations? J Otolaryngol Head Neck Surg. 2008; 37(6):894–900

[88] Piccirillo JF. Outcomes research and obstructive sleep apnea. Laryngoscope. 2000; 110(3 Pt 3):16–20

[89] Tam S, Woodson BT, Rotenberg B. Outcome measurements in obstructive sleep apnea: beyond the apnea-hypopnea index. Laryngoscope. 2014; 124(1):337–343

[90] Weaver TE. Outcome measurement in sleep medicine practice and research. Part 1: assessment of symptoms, subjective and objective daytime sleepiness, health-related quality of life and functional status. Sleep Med Rev. 2001; 5(2):103–128

[91] Weaver TE. Outcome measurement in sleep medicine practice and research. Part 2: assessment of neurobehavioral performance and mood. Sleep Med Rev. 2001; 5(3):223–236

[92] Johns MW. A new method for measuring daytime sleepiness: the Epworth Sleepiness Scale. Sleep. 1991; 14(6):540–545

[93] Baba RY, Mohan A, Metta VV, Mador MJ. Temperature controlled radiofrequency ablation at different sites for treatment of obstructive sleep apnea syndrome: a systematic review and meta-analysis. Sleep Breath. 2015; 19(3):891–910

[94] Song SA, Wei JM, Buttram J, et al. Hyoid surgery alone for obstructive sleep apnea: a systematic review and meta-analysis. Laryngoscope. 2016; 126(7):1702–1708

[95] Miller SC, Nguyen SA, Ong AA, Gillespie MB. Transoral robotic base of tongue reduction for obstructive sleep apnea: a systematic review and meta-analysis. Laryngoscope. 2017; 127(1):258–265

[96] Stuck BA, Ravesloot MJ, Eschenhagen T, de Vet HCW, Sommer JU. Uvulopalatopharyngoplasty with or without tonsillectomy in the treatment of adult obstructive sleep apnea–a systematic review. Sleep Med. 2018; 50:152–165

[97] Haraldsson PO, Carenfelt C, Lysdahl M, Törnros J. Long-term effect of uvulopalatopharyngoplasty on driving performance. Arch Otolaryngol Head Neck Surg. 1995; 121(1):90–94

[98] Browaldh N, Friberg D, Svanborg E, Nerfeldt P. 15–year efficacy of uvulopalatopharyngoplasty based on objective and subjective data. Acta Otolaryngol. 2011; 131(12):1303–1310

[99] Wilhelmsson B, Tegelberg A, Walker-Engström M-L, et al. A prospective randomized study of a dental appliance compared with uvulopalatopharyngoplasty in the treatment of obstructive sleep apnoea. Acta Otolaryngol. 1999; 119(4):503–509

[100] Larsson LH, Carlsson-Nordlander B, Svanborg E. Four-year follow-up after uvulopalatopharyngoplasty in 50 unselected patients with obstructive sleep apnea syndrome. Laryngoscope. 1994; 104(11 Pt 1):1362–1368

[101] Boot H, Poublon RML, Van Wegen R, et al. Uvulopalatopharyngoplasty for the obstructive sleep apnoea syndrome: value of polysomnography, Mueller manoeuvre and cephalometry in predicting surgical outcome. Clin Otolaryngol Allied Sci. 1997; 22(6):504–510

[102] Boot H, van Wegen R, Poublon RML, Bogaard JM, Schmitz PIM, van der Meché FGA. Long-term results of uvulopalatopharyngoplasty for obstructive sleep apnea syndrome. Laryngoscope. 2000; 110(3 Pt 1):469–475

[103] Yousuf A, Beigh Z, Khursheed RS, Jallu AS, Pampoori RA. Clinical predictors for successful uvulopalatopharyngoplasty in the management of obstructive sleep apnea. Int J Otolaryngol. 2013; 2013:290265

[104] Cadieux RJ, Manders EK, Manfredi RL, Bixler EO, Kales A. Uvulopalatopharyngoplasty as a treatment of obstructive sleep apnea precipitated by uvular prolapse. Ann Plast Surg. 1987; 19(6):566–571

[105] Browaldh N, Bring J, Friberg D. SKUP(3) RCT; continuous study: changes in sleepiness and quality of life after modified UPPP. Laryngoscope. 2016; 126(6):1484–1491

[106] Shin HW, Park JH, Park JW, et al. Effects of surgical vs. nonsurgical therapy on erectile dysfunction and quality of life in obstructive sleep apnea syndrome: a pilot study. J Sex Med. 2013; 10(8):2053–2059

[107] Sommer UJ, Heiser C, Gahleitner C, et al. Tonsillectomy with Uvulopalatopharyngoplasty in Obstructive Sleep Apnea. Dtsch Arztebl Int. 2016; 113(1–02):1–8

[108] Baradaranfar MH, Edalatkhah M, Dadgarnia MH, et al. The effect of uvulopalatopharyngoplasty with tonsillectomy in patients with obstructive sleep apnea. Indian J Otolaryngol Head Neck Surg. 2015; 67(1, Suppl 1):29–33

[109] Lundkvist K, Januszkiewicz A, Friberg D. Uvulopalatopharyngo-plasty in 158 OSAS patients failing non-surgical treatment. Acta Otolaryngol. 2009; 129(11):1280–1286

[110] Boudewyns A, Mariën S, Wuyts F, De Backer W, Van de Heyning P. Short-and long-term outcomes of uvulopalatopharyngoplasty in nonapneic snorers and obstructive sleep apnea patients. Oto- Rhino-Laryngologia Nova. 2000; 10(3–4):172–179

[111] Boudewyns AN, De Backer WA, Van de Heyning PH. Pattern of upper airway obstruction during sleep before and after uvulopalatopharyngoplasty in patients with obstructive sleep apnea. Sleep Med. 2001; 2(4):309–315

[112] Bakan E, Fidan V, Alp HH, Baygutalp NK, Cokluk E. Effect of modified Fujita technique uvulopalatoplasty on oxidative DNA damage levels in patients with obstructive sleep apnea syndrome. J Craniofac Surg. 2015; 26(5):e392–e396

[113] Hsu PP, Tan AK, Tan BY, et al. Uvulopalatopharyngoplasty outcome assessment with quantitative computer-assisted videoendoscopic airway analysis. Acta Otolaryngol. 2007; 127(1): 65–70

[114] Weaver EM, Woodson BT, Yueh B, et al. SLEEP Study Investigators. Studying Life Effects & Effectiveness of Palatopharyngoplasty (SLEEP) study: subjective outcomes of isolated uvulopalatopharyngoplasty. Otolaryngol Head Neck Surg. 2011; 144(4):623–631

[115] Walker-Engström ML, Wilhelmsson B, Tegelberg A, Dimenäs E, Ringqvist I. Quality of life assessment of treatment with dental appliance or UPPP in patients with mild to moderate obstructive sleep apnoea. A prospective randomized 1–year follow-up study. J Sleep Res. 2000; 9(3):303–308

[116] Dahlöf P, Ejnell H, Hällström T, Hedner J. Surgical treatment of the sleep apnea syndrome reduces associated major depression. Int J Behav Med. 2000; 7(1):73–88

[117] Santamaria JD, Prior JC, Fleetham JA. Reversible reproductive dysfunction in men with obstructive sleep apnoea. Clin Endocrinol (Oxf). 1988; 28(5):461–470

[118] Zohar Y, Talmi YP, Frenkel H, et al. Cardiac function in obstructive sleep apnea patients following uvulopalatopharyngoplasty. Otolaryngol Head Neck Surg. 1992; 107(3):390–394

[119] Jiang GF, Sun W, Li N, Sun Y, Zhang NK. Treatment effect of uvulopalatopharyngoplasty on autonomic nervous activity during sleep in patients with obstructive sleep apnea syndrome. Chin Med J (Engl). 2004; 117(5):761–763

[120] Keenan SP, Burt H, Ryan CF, Fleetham JA. Long-term survival of patients with obstructive sleep apnea treated by uvulopalatopharyngoplasty or nasal CPAP. Chest. 1994; 105(1):155–159

[121] Epstein LJ, Kristo D, Strollo PJ Jr, et al. Adult Obstructive Sleep Apnea Task Force of the American Academy of Sleep Medicine. Clinical guideline for the evaluation, management and longterm care of obstructive sleep apnea in adults. J Clin Sleep Med. 2009; 5(3):263–276

[122] Grote L, Hedner J, Grunstein R, Kraiczi H. Therapy with nCPAP: incomplete elimination of Sleep Related Breathing Disorder. Eur Respir J. 2000; 16(5):921–927

[123] Kushida CA, Littner MR, Hirshkowitz M, et al. American Academy of Sleep Medicine. Practice parameters for the use of continuous and bilevel positive airway pressure devices to treat adult patients with sleep-related breathing disorders. Sleep. 2006; 29(3):375–380

[124] McArdle N, Devereux G, Heidarnejad H, Engleman HM, Mackay TW, Douglas NJ. Long-term use of CPAP therapy for sleep apnea/hypopnea syndrome. Am J Respir Crit Care Med. 1999; 159(4 Pt 1):1108–1114

[125] Engleman HM, McDonald JP, Graham D, et al. Randomized crossover trial of two treatments for sleep apnea/hypopnea syndrome: continuous positive airway pressure and mandibular repositioning splint. Am J Respir Crit Care Med. 2002; 166(6):855–859

[126] Hudgel DW, Fung C. A long-term randomized, cross-over comparison of auto-titrating and standard nasal continuous airway pressure. Sleep. 2000; 23(5):645–648

[127] Lankford DA, Proctor CD, Richard R. Continuous positive airway pressure (CPAP) changes in bariatric surgery patients undergoing rapid weight loss. Obes Surg. 2005; 15(3):336–341

[128] El-Solh AA, Moitheennazima B, Akinnusi ME, Churder PM, Lafornara AM. Combined oral appliance and positive airway pressure therapy for obstructive sleep apnea: a pilot study. Sleep Breath. 2011; 15(2):203–208

[129] Fleetham JA, de Almeida FR. Oral appliances. In: McNicholas WT, Bonsignore MR, eds. European Respiratory Monograph. Plymouth; 2010:267–285

[130] Chan AS, Cistulli PA. Oral appliance treatment of obstructive sleep

apnea: an update. Curr Opin Pulm Med. 2009; 15(6):591–596

[131] Tsuiki S, Lowe AA, Almeida FR, Kawahata N, Fleetham JA. Effects of mandibular advancement on airway curvature and obstructive sleep apnoea severity. Eur Respir J. 2004; 23(2):263–268

[132] Ng A, Gotsopoulos H, Darendeliler AM, Cistulli PA. Oral appliance therapy for obstructive sleep apnea. Treat Respir Med. 2005; 4(6):409–422

[133] Clark GT, Arand D, Chung E, Tong D. Effect of anterior mandibular positioning on obstructive sleep apnea. Am Rev Respir Dis. 1993; 147(3):624–629

[134] Sutherland K, Deane SA, Chan AS, et al. Comparative effects of two oral appliances on upper airway structure in obstructive sleep apnea. Sleep. 2011; 34(4):469–477

[135] Dieltjens M, Braem MJ, Vroegop AVMT, et al. Objectively measured vs self-reported compliance during oral appliance therapy for sleep-disordered breathing. Chest. 2013; 144(5): 1495–1502

[136] Dort L, Remmers J. A combination appliance for obstructive sleep apnea: the effectiveness of mandibular advancement and tongue retention. J Clin Sleep Med. 2012; 8(3):265–269

[137] Millman RP, Rosenberg CL, Carlisle CC, Kramer NR, Kahn DM, Bonitati AE. The efficacy of oral appliances in the treatment of persistent sleep apnea after uvulopalatopharyngoplasty. Chest. 1998; 113(4):992–996

[138] Joosten SA, Hamza K, Sands S, Turton A, Berger P, Hamilton G. Phenotypes of patients with mild to moderate obstructive sleep apnoea as confirmed by cluster analysis. Respirology. 2012; 17(1):99–107

[139] Oksenberg A, Khamaysi I, Silverberg DS, Tarasiuk A. Association of body position with severity of apneic events in patients with severe nonpositional obstructive sleep apnea. Chest. 2000; 118(4): 1018–1024

[140] Oksenberg A, Silverberg D, Offenbach D, Arons E. Positional therapy for obstructive sleep apnea patients: A 6–month followup study. Laryngoscope. 2006; 116(11):1995–2000

[141] Oksenberg A, Silverberg DS, Arons E, Radwan H. Positional vs nonpositional obstructive sleep apnea patients: anthropomorphic, nocturnal polysomnographic, and multiple sleep latency test data. Chest. 1997; 112(3):629–639

[142] Cartwright RD. Effect of sleep position on sleep apnea severity. Sleep. 1984; 7(2):110–114

[143] Richard W, Kox D, den Herder C, Laman M, van Tinteren H, de Vries N. The role of sleep position in obstructive sleep apnea syndrome. Eur Arch Otorhinolaryngol. 2006; 263(10):946–950

[144] Mador MJ, Kufel TJ, Magalang UJ, Rajesh SK, Watwe V, Grant BJ. Prevalence of positional sleep apnea in patients undergoing polysomnography. Chest. 2005; 128(4):2130–2137

[145] Bignold JJ, Deans-Costi G, Goldsworthy MR, et al. Poor long-term patient compliance with the tennis ball technique for treating positional obstructive sleep apnea. J Clin Sleep Med. 2009; 5(5): 428–430

[146] Jokic R, Klimaszewski A, Crossley M, Sridhar G, Fitzpatrick MF. Positional treatment vs continuous positive airway pressure in

patients with positional obstructive sleep apnea syndrome. Chest. 1999; 115(3):771–781

[147] Permut I, Diaz-Abad M, Chatila W, et al. Comparison of positional therapy to CPAP in patients with positional obstructive sleep apnea. J Clin Sleep Med. 2010; 6(3):238–243

[148] Loord H, Hultcrantz E. Positioner–a method for preventing sleep apnea. Acta Otolaryngol. 2007; 127(8):861–868

[149] Ravesloot MJ, van Maanen JP, Dun L, de Vries N. The undervalued potential of positional therapy in position-dependent snoring and obstructive sleep apnea-a review of the literature. Sleep Breath. 2013; 17(1):39–49

[150] van Maanen JP, Meester KA, Dun LN, et al. The sleep position trainer: a new treatment for positional obstructive sleep apnoea. Sleep Breath. 2013; 17(2):771–779

[151] Bignold JJ, Mercer JD, Antic NA, McEvoy RD, Catcheside PG. Accurate position monitoring and improved supine-dependent obstructive sleep apnea with a new position recording and supine avoidance device. J Clin Sleep Med. 2011; 7(4):376–383

[152] Oksenberg A, Dynia A, Nasser K, Gadoth N. Obstructive sleep apnoea in adults: body postures and weight changes interactions. J Sleep Res. 2012; 21(4):402–409

[153] Oksenberg A, Silverberg DS, Arons E, Radwan H. The sleep supine position has a major effect on optimal nasal continuous positive airway pressure: relationship with rapid eye movements and non-rapid eye movements sleep, body mass index, respiratory disturbance index, and age. Chest. 1999; 116(4):1000–1006

[154] Pevernagie DA, Shepard JW, Jr. Relations between sleep stage, posture and effective nasal CPAP levels in OSA. Sleep. 1992; 15(2):162–167

[155] Sériès F, Marc I. Importance of sleep stage- and body positiondependence of sleep apnoea in determining benefits to auto- CPAP therapy. Eur Respir J. 2001; 18(1):170–175

[156] Dieltjens M, Braem MJ, Van de Heyning PH, Wouters K, Vanderveken OM. Prevalence and clinical significance of supinedependent obstructive sleep apnea in patients using oral appliance therapy. J Clin Sleep Med. 2014; 10(9):959–964

[157] Dieltjens M, Vroegop AV, Verbruggen AE, et al. A promising concept of combination therapy for positional obstructive sleep apnea. Sleep Breath. 2014

[158] Katsantonis GP, Miyazaki S, Walsh JK. Effects of uvulopalatopharyngoplasty on sleep architecture and patterns of obstructed breathing. Laryngoscope. 1990; 100(10 Pt 1):1068–1072

[159] Lee CH, Shin HW, Han DH, et al. The implication of sleep position in the evaluation of surgical outcomes in obstructive sleep apnea. Otolaryngol Head Neck Surg. 2009; 140(4):531–535

[160] Lee CH, Kim SW, Han K, et al. Effect of uvulopalatopharyngoplasty on positional dependency in obstructive sleep apnea. Arch Otolaryngol Head Neck Surg. 2011; 137(7):675–679

[161] Benoist LBL, Verhagen M, Torensma B, van Maanen JP, de Vries N. Positional therapy in patients with residual positional obstructive sleep apnea after upper airway surgery. Sleep Breath. 2017; 21(2):279–288

推 荐 阅 读

[1] Zorick FJ, Roehrs T, Conway W, Potts G, Roth T. Response to CPAP and UPPP in apnea. Henry Ford Hosp Med J. 1990; 38(4):223–226

第6章 儿童阻塞性睡眠呼吸暂停
Pediatric Obstructive Sleep Apnea

摘 要

儿童阻塞性睡眠呼吸暂停（obstructive sleep apnea，OSA）与成人OSA一样，其特征是在睡眠期间上气道发生部分或完全性阻塞。不过，儿童OSA的定义、患病率、病理生理机制及诊断流程与成人的标准有显著差异。儿童OSA与多种不良的神经发育和心血管代谢结果相关联，且在健康儿童中也相对常见，特别是在肥胖儿童及患有综合征、神经系统或颅颌面疾病的儿童中，其发病率更高。

治疗儿童OSA的方法包括减重、使用鼻用皮质类固醇以及其他抗过敏疗法。此外，口腔器械和持续气道正压通气（continuous positive airway pressure，CPAP）也是可行的治疗选择。腺样体和扁桃体切除术（adenoidectomy and tonsillectomy，T&A）是儿童OSA的一线治疗方法。作为一线治疗的T&A在大多数儿童患者中显示出良好的疗效。部分扁桃体切除术与全扁桃体切除术相比，疗效相近，但可以减少术后疼痛、二次入院率及术后并发症的风险。然而，对于肥胖、存在潜在颅颌面畸形或其他严重综合征的儿童，T&A后可能仍会出现持续性OSA。在这些情况下，考虑其他类型的手术治疗可能更为有益。

关键词

打鼾；睡眠呼吸暂停；儿童；定义；患病率；诊断；治疗

一、诊断

（一）概述

Kerstin Rohde　Thomas Verse　**著**

阻塞性睡眠呼吸障碍（obstructive sleep-disordered breathing，SDB）是一种于睡眠中发生上气道功能障碍的综合征，其特征是继发于上气道阻力增加和咽部塌陷导致的鼾声和（或）呼吸努力。它包括一系列临床症状，如原发性鼾症、上气道阻力综合征、阻塞性通气不足和OSA[1]（表6-1）。

当儿童在睡眠中出现间歇性上气道阻塞症状，但气道阻塞的严重程度尚未通过多导睡眠图等客观测量方法进行界定时，就会使用儿童阻塞性睡眠呼吸障碍这一术语[2]。

OSA的特征是睡眠期间出现反复发作的上气道阻塞，通常伴有血氧饱和度降低[3]。成人及儿童均可罹患OSA。

相比之下，单纯打鼾通常不伴随上呼吸道的反复阻塞，其呼吸事件少于5次/时，并且不会导致动脉血中血氧饱和度的降低。习惯性打鼾的最常见定义是：个体在大多数夜晚，即每周超过3～4夜，持续出现打鼾现象[4]。

（二）患病率

原发性鼾症和OSA是儿童中的常见疾病。儿童原发性鼾症的患病率为8%～27%[5]。Lumeng和Chervin的Meta分析[4]认为，习惯性鼾症的患病率为7.45%（95%CI 5.75～9.61）。儿童OSA不多见，其患病率为1%～5%[6]。

表 6–1　儿童阻塞性睡眠呼吸障碍的定义及其临床分类

定义

阻塞性 SDB	一种睡眠期间上气道功能障碍的综合征，其特征是由上气道阻力增加和咽部塌陷所导致的打鼾和（或）呼吸努力

阻塞性 SDB 临床分类

原发性鼾症	习惯性打鼾（＞3 晚 / 周），无呼吸暂停、低通气、睡眠中频繁觉醒或气体交换异常
上气道阻力综合征	打鼾、呼吸用功增加、频繁觉醒，但未发现阻塞性事件或气体交换异常
阻塞性低通气	打鼾和呼气末二氧化碳分压异常升高，无可识别的阻塞性呼吸事件
阻塞性睡眠呼吸暂停	部分或完全上气道阻塞性呼吸事件（低通气、阻塞性或混合性呼吸暂停）伴有正常氧合、通气和睡眠模式的中断

SDB. 睡眠呼吸障碍（引自 Kaditis et al[1].）

（三）临床表现

儿童阻塞性 SDB 的临床表现为睡眠期间打鼾、盗汗、经口呼吸、呼吸暂停和呼吸费力；睡眠时头部伸展，颈部屈曲；打鼾常伴有间歇性停顿、喷气或喘息。

日间嗜睡通常并非儿童阻塞性 SDB 的主要症状。与之相关联的是一系列更为严重的问题，包括生长发育迟缓、高血压、心脏功能障碍，以及全身性炎症等状况，这些问题均与 OSA 有密切的联系（表 6–2）。

（四）体格检查

1. 扁桃体和腺样体组织肥大

扁桃体和腺样体组织肥大似乎是儿童原发性鼾症和 OSA 的最常见原因。扁桃体和腺样体肥大引起咽部肌肉在睡眠中松弛时气道变窄。这导致气道部分或完全阻塞[7]。MRI 研究表明，与健康对照组相比，OSA 患儿腺样体和扁桃体明显增大[8]。研究发现 OSA 患儿睡眠时上气道塌陷明显多于非 OSA 患儿[9]。

2. 过敏性鼻炎和鼻甲肥大

过敏性鼻炎可能与 SDB 有关；鼻甲肥大会增加轻度 OSA 的风险[10]。

3. 颅颌面形态特征

在一项 Meta 分析中，Flores-Mir 等[11] 认为下颌平面陡峭、颅颌面垂直向发育、下颌后缩等颅

表 6–2　阻塞性睡眠呼吸暂停综合征的症状和体征

病史

- 经常打鼾（≥3 晚 / 周）
- 睡眠期间用力呼吸
- 喘息 / 打鼾 / 可观察到的呼吸暂停发生
- 睡眠性遗尿症（尤其是继发性遗尿症）
- 以坐姿睡觉或睡觉时颈部过度伸展
- 发绀
- 醒时头痛
- 白天嗜睡
- 注意缺陷 / 多动障碍
- 学习问题

体格检查

- 体重过轻或超重
- 扁桃体肥大
- 腺样体面容
- 小颌 / 颌后缩
- 高腭弓
- 发育停滞
- 高血压

引自 Marcus et al[5].

颌面特征与 OSA 有关。然而，同年的另一项 Meta 分析[12] 表明，SDB 儿童和对照组之间差异的临床意义较小。

4. 颅中面发育不足综合征与下颌骨发育不全

Apert 综合征、Crouzon 综合征、Pfeiffer 综

合征和未修复或修复的腭裂等颅中面发育缺陷综合征，以及明显的下颌骨发育不全（Pierre Robin 序列征、Treacher Collins 综合征、Nager 综合征、Stickler 综合征和幼年型特发性关节炎）与阻塞性 SDB 风险增加相关[1]。

神经肌肉疾病和未受控制的癫痫与 OSA 和夜间通气不足的高风险相关[13]。

复杂性畸形（软骨发育不全、Chiari 畸形、唐氏综合征、Ehlers-Danlos 综合征、黏多糖贮积症和 Prader-Willi 综合征）与 OSA 和肺泡低通气有关[1]。

5. 唐氏综合征

唐氏综合征患儿因面中部及下颌发育不全，腭部缩短，相对巨舌，鼻咽腔狭窄，咽部肌张力低下，易患 OSA 和低通气。父母可能不会报告 SDB 症状。唐氏综合征患儿发生 OSA 的主要危险因素包括年龄 <8 岁、男性、扁桃体肥大等[14]。

6. 肥胖

肥胖是儿童 SDB 公认的危险因素。儿童肥胖是指体重指数（body mass index，BMI）超过同年龄性别的其他儿童第 95 百分位[6]。肥胖是儿童日益严重的健康问题。自 1980 年以来，发达国家超重和肥胖的患病率显著增加，2013 年，23.8% 的男孩和 22.6% 的女孩超重或肥胖，而 1980 年，9%～16% 的男孩和 2%～16% 的女孩超重或肥胖[15]。

NANO 研究是一项横向、前瞻性多中心研究，评估了肥胖和腺样体扁桃体肥大在儿童 OSA 中的作用，发现其社区中 6%～46% 的肥胖儿童每次睡眠的呼吸暂停低通气指数（apnea-hypopnea index，AHI）超过 1 次 / 时[16]。其他研究中，肥胖儿童中儿童 OSA 的患病率为 19%～61%[17]。在青春期后的青少年中，OSA 与代谢综合征相关[18]。

7. 血压

与正常对照组相比，OSA 儿童在觉醒和睡眠期间的平均血压（blood pressure，BP）变异性更大，夜间 / 日间 BP 比值更高，夜间下降减少[19]。

但 Zintzaras 和 Kaditis 的 Meta 分析[20] 中未证明 OSA 和 BP 之间的相关性。

8. 全身炎症

越来越多的证据表明，OSA 是一种伴有慢性轻度全身性炎症和氧化应激增多的疾病，可能导致终末器官疾病[13]。相较于健康对照组，原发性鼾症和 OSAS 患儿中的气道炎症标志物鼻一氧化氮（nasal nitric oxide，nNO）更高。nNO 水平与疾病严重程度无关。可能是由于局部机制所致[21]。外周 Th17/Treg 平衡偏向于 Th17 占优势，进一步提示 OSA 存在系统性促炎环境。Th17/Treg 比值与 OSA 的严重程度相关。T&A 可逆转这种 Th17/Treg 失衡，降低血清炎症细胞因子水平[22]。研究发现，与无 OSA 的肥胖儿童相比，OSA 肥胖儿童的纤溶酶原激活物抑制剂 1 的水平和单核细胞趋化蛋白 1 的水平显著升高[16]。

Loffredo 等[23] 认为，与健康对照组相比，即使是原发性鼾症儿童，血清异前列腺素和可溶性 NOX2-dp 水平也显著升高，并显示内皮功能障碍的迹象。

9. 早产儿和阻塞性睡眠呼吸暂停家族史

早产史与 OSA 风险增加相关，有证据表明 OSA 家族史也可能是一个危险因素[1]。

10. 行为和神经认知发病率

OSA 儿童与行为和神经认知疾病有关[24]。Tucson 儿童睡眠呼吸暂停评估研究（TuCASA 研究）的已发表数据显示，即使是轻度 OSA 和原发性鼾症也与多动、注意力不集中、注意力问题和冲动相关[25]。TuCASA 研究结果显示 SDB 与行为问题［攻击性行为、社会能力较低、沟通较差和（或）适应技能减弱］显著相关。

11. 夜间遗尿

遗尿症儿童中 OSAS 的患病率显著。夜间遗尿是指大于或等于 5 岁的儿童在睡眠中排尿，而该年龄阶段的儿童本应在发育中逐渐可以夜间膀胱控尿。遗尿可发生在睡眠的任何阶段和夜间的任何时间[26, 27]。Brooks 和 Topol 发现[28]，与呼吸紊乱指数（respiratory disturbance index，RDI）小于或等于 1 次 / 时的儿童（17%）相比，在 RDI 大于 1 次 / 时的儿童中，因疑似 SDB 转诊的儿童遗尿症的患病率更高（47%）。

遗尿的原因可能是 OSA 对膀胱压力变化引起的觉醒反应的抑制作用，或脑钠肽（brain natriuretic peptide，BNP）水平升高的影响，其影响血管紧张素通路、升压素以及钠和水的排泄[29]。

遗尿症儿童，尤其是肥胖或标准治疗效果差的儿童，应评估提示 SDB 的症状和体格检查结果，如果存在任何症状，建议进行 PSG[27]。

12. 生活质量

OSA 儿童在儿童健康问卷中的得分比健康儿童差。OSA 患儿的评分与幼年型类风湿关节炎患者相似[30]。

（五）诊断检查

1. 患者既往病历

美国儿科学会在其临床实践指南中推荐，儿科医生在每次儿童健康体检时都应询问有关打鼾的情况。这种方法是一个灵敏度较高但缺乏特异度的初步筛查工具，不过具有操作简便快捷的优点[5]。为了更精确地识别，建议在询问打鼾情况的基础上增加其他相关症状的提问（表 6-2），以帮助缩小需要进一步评估的打鼾儿童群体。然而，仅依靠临床评估并不足以确立诊断。临床症状和体征并不能完全准确地预测儿童 OSA。与 PSG 相比，仅通过询问病史的诊断预测准确率大约为 65%[31]。

父母填写的问卷用于评估 2—18 岁儿童是否患有 OSA，涵盖的症状包括打鼾、日间过度嗜睡、注意力不集中及多动行为等问题。该问卷在诊断健康儿童 OSA 方面的灵敏度和特异度分别达到了 78% 和 72%。此外，调查问卷的结果可能有助于预测儿童在进行腺样体扁桃体切除术（adenoten-sillectomy，ATE）后 OSA 相关神经行为问题的发生及其潜在的改善情况[32]。

儿童清醒时查体可能提示为正常结果，扁桃体大小不能用于预测是否存在 OSAS。单独临床检查的预测值不高于 46%[31]。

其他临床参数，如人口统计学、体格检查结果和父母报告的问卷也不能替代 PSG 对 OSAS

严重程度的诊断[33]。

美国儿科学会的进一步建议[5]如下：如果儿童或青少年经常打鼾并且有表 6-2 中所示的任何症状和体征，临床医生应建议行 PSG（证据质量 A 级，关键行动强度：推荐），或将患者转诊至睡眠专家或耳鼻咽喉科医生进行更全面的评估（证据质量 D 级，关键行动强度：可选）。

2. 检测技术

至今，PSG 作为诊断 OSA 的黄金标准，通常需要在睡眠实验室中进行一整夜的全程值守监测。然而，具备儿科专业能力的睡眠实验室资源依然不足。PSG 并非在所有地区都能普遍实施，即便在一些工业发达的国家也是如此。儿童 PSG 的实验室检查成本较高，加之家长和他们的孩子，特别是学龄儿童，通常对在不熟悉的睡眠实验室环境中过夜感到不适。为了简化诊断流程并提高其可及性和便利性，一些无人监护的多通道睡眠监测设备已经得到了评估[34]（表 6-3）。

根据美国睡眠医学会（American Academy of Sleep Medicine，AASM）指南，便携式设备为多导联 2 型或 3 型设备。可使用 2 型检测设备在实验室外进行完整的 PSG 检测[35]。2 型和 3 型设备与 1 型设备之间的主要差别是前两种类型不需要技术人员。3 型监测设备［呼吸性多导生理记录仪（respiratory polygraphy，RP）］不记录确定睡眠结构所需的信号。其导联包括两个呼吸变量（例如，呼吸运动和气流）、一个心脏变量（例如，心率或心电图）和一个动脉血氧饱和度。AHI 有可能遭到低估，原因是遗漏低通气而导致的觉醒。4 型监测设备也称为连续单生物或双生物参数设备，通常只记录一个或两个变量（通常是动脉血氧饱和度和气流），也可以在没有技术人员的情况下使用。血氧测定研究在诊断儿童 OSA 方面具有较高的特异性，但敏感性较低。产生假阴性或不确定结果的比率较高[36]。

在关于便携式 2 型和 3 型设备的 Meta 分析中，Certal 等[37]描述了与黄金准则（全导联 PSG1 型设备）相比，便携式多通道设备的总体诊断准确性令人满意。认为这些 2 型和 3 型设备是儿童 OSA

筛查的有用和有效工具。2 型和 3 型设备在理论上可以受到广泛应用，并且更具成本效益。其结果可能更好地代表孩子在家时的夜间睡眠。认为使用便携式设备进行动态监测是诊断特定患者群体 OSA 的可靠方法。

然而，便携式 2 型和 3 型设备的诊断价值低于 PSG 的诊断价值。如果替代检测未能诊断有高度 OSAS 风险的患者，应寻求全导联的 PSG 检测[37]。

整夜、全程的实验室 PSG 检测项目包括脑电图、脉搏血氧饱和度、口鼻气流、腹部和胸壁运动、二氧化碳分压及视频记录（表 6-4）。根据 AASM 的标准，儿童 PSG 呼吸适应证完整列表见表 6-5，适用水平分为标准、指南和可选三类。标准推荐水平使用 1 级证据或压倒性 2 级证据，具有高度临床确定性，指南具有中度临床确定性，而可选的临床用途不确定[38]。美国耳鼻咽喉科 / 头颈外科学会（American Academy of Otolaryngology/ Head and Neck Surgery，AAO/HNS）为进行 PSG 检测提供了更多的选择性政策（表 6-6）[39]。

对于操作说明 1，基本原理是避免对手术风险较高的儿童进行不必要的干预，并促进术后计划。对于操作说明 2，目的是将治疗过度或治疗不足的风险降至最低。AAO/HNS 关于术后监测的建议在操作说明 4 中讨论，但仅基于观察性研究。

应根据 AASM 手册中有关睡眠和相关事件评分的建议进行儿童 PSG 并解释[40]。

根据最新版本的国际睡眠障碍分类（ICSD-3），PSG 诊断标准为每小时睡眠中出现一种或多种阻塞性事件（阻塞性或混合性呼吸暂停或阻塞性低通气）或出现阻塞性低通气，表现为 25% 的睡眠时间中二氧化碳分压（partial pressure of carbon dioxide，$PaCO_2$）超过 50mmHg，并伴有打鼾、胸腹矛盾呼吸或鼻气道压力波形变平，该表现意味气流受限[3]。国际上，睡眠呼吸研究中，AHI 的定义差异很大，AHI 阈值存在争议。

定义 OSA 的 AHI 临界值范围为每小时发作 1~5 次。大多数研究采用的标准为每小时发作 ≥2 次但 ≤5 次[17]。目前，儿童 OSA 的定义和文献中使

表 6–3　诊断检查	
诊断检查	效　价
既往病史	预测值为 65%[31]
家属填写问卷	灵敏度 78%，特异度 72%[32]
临床检查	预测值为 46%[31]
4 型便携式监测设备（连续单或双生物参数设备；如动脉血氧饱和度和气流）	• 特异度高但灵敏度低 • 出现假阴性或不确定结果的概率较高[36]
3 型便携式监测设备（不含 EEG、EMG 或 EOG 传感器的 RP）	优点 • 与实验室 PSG 高度一致 • 更便宜 • 代表孩子平常在家的夜间睡眠 • 容易获得 缺点 • 遗漏低通气导致微觉醒而血氧饱和度未下降的情况，可能低估 AHI • 阳性和阴性预测值弱于 PSG
2 型便携式监测设备（没有技术人员的门诊 PSG）	优点 • 与实验室 PSG 高度一致 • 更便宜 • 代表孩子平常在家的夜间睡眠 • 容易获得 缺点 • 阳性和阴性预测值弱于 PSG
1 型参与式监测设备（夜间、全面参与、实验室 PSG）	优点 • 诊断 OSA 的金标准 缺点 • 有些地方难以获得 • 昂贵

AHI. 呼吸暂停低通气指数；EEG. 脑电图；EMG. 肌电图；EOG. 眼电描记术；OSA. 阻塞性睡眠呼吸暂停综合征；PSG. 多导睡眠图；RP. 呼吸性多导睡眠图

用的术语缺乏一致性。大多数睡眠中心认为总睡眠时间（total sleeping time，TST）阻塞性 AHI≤1 次 / 时为正常，1 次 / 时 <AHI≤5 次 / 时为轻度 OSA，5 次 / 时 <AHI≤10 次 / 时为中度 OSA，AHI>10 次 / 时每 TST 为重度 OSA（表 6–7）。

表 6-4　美国睡眠医学会发布的多导睡眠监测（1 型监测设备）记录质量标准

儿童 PSG 记录参数	推荐水平
EEG	推荐
EOG	推荐
颏 EMG	推荐
ECG	推荐
气流	
• 鼻压	推荐
• 热电偶 / 温控器	
血氧计	推荐
呼吸做功	
• 胸部和腹部呼吸感应性体表描记法	推荐
• 食管内压	替代方案
体位	推荐
鼾声——麦克风	推荐
CO_2 测量	
• 经皮 CO_2	推荐（至少使用这两种中的一种）
• 呼气末 CO_2	

CO_2. 二氧化碳；EEG. 脑电图；EMG. 肌电图；EOG. 眼电图（引自 American Academy of Sleep Medicine[40]. ）

国际文献一致认为，每小时 AHI 超过 5 次表明需要进行治疗。

3. 药物诱导睡眠内镜检查

首例儿童药物诱导睡眠内镜（drug-induced sleep endoscopy，DISE）于 1990 年发表[42]。在文献中，关于适应证和应如何进行的方式存在较大差异。最近 Friedman[43] 发表了一项关于目前儿童 DISE 的多中心研究，大多数受访者要求在 DISE 之前进行 PSG。DISE 的主要适应证是 ATE 后残留的 OSA。最近的证据表明，高达 30% 接受 ATE 治疗的 OSA 儿童有显著的残留疾病，可能是由于扁桃体或腺样体以外的部位阻塞所致[44]。多种麻醉方案和药物被用于 DISE，没有一种药物能充分模拟快速眼动（rapid eye movement，REM）睡

表 6-5　基于美国睡眠医学会儿童多导睡眠图的呼吸适应证

I . 标准

- 临床评估提示儿童 OSA 诊断
- 术前轻度 OSA 儿童如果有 OSA 残留症状，应术后进行 PSG 检查
- 术后 PSG 适用于评估术前有中度至重度 OSA、肥胖、阻塞上气道的颅面异常和神经系统疾病（如唐氏综合征、Prader-Willi 综合征和脊髓脊膜膨出）的儿童
- OSAS 儿童开始 PAP 治疗

II . 指南

- 临床评估提示诊断为先天性中枢性肺泡低通气综合征或者神经肌肉障碍或胸壁畸形所致的睡眠相关低通气
- 有临床证据表明睡眠相关呼吸障碍明显威胁婴儿生命的事件
- 考虑进行腺样体扁桃体切除术治疗 OSA 的儿童
- 接受长期 PAP 支持的儿童中，确定压力需求是否因儿童的生长和发育而改变，在 PAP 治疗期间症状是否复发或是否开始额外或替代治疗

III . 可选

- 在快速上颌扩张术治疗后，评估残留病变的水平，并确定是否有必要进行额外的治疗
- 用口腔矫治器治疗 OSA 以评估治疗反应
- 在其他睡眠相关呼吸障碍儿童中使用无创正压通气并逐步调整
- 接受机械通气治疗的儿童可能受益于 PSG 的定期评价（为调整呼吸机设置）
- 作为接受气管造口术治疗睡眠相关呼吸障碍的儿童拔管前评价的一部分
- 在以下呼吸系统疾病中，仅在临床怀疑伴随睡眠相关呼吸障碍时使用：慢性哮喘、囊性纤维化、肺动脉高压、支气管肺发育不良或胸壁异常，如脊柱后凸侧弯

OSA. 阻塞性睡眠呼吸暂停；PAP. 气道正压通气；PSG. 多导睡眠图（引自 Aurora et al[38]. ）

眠[45]。在 DISE 期间，依次检查从鼻腔到声门的气道部位，而无须检查气管支气管[43]。在检查过程中，常会采用一些辅助操作，例如，抬头举颏法来模拟闭口呼吸的情况，以及双手托颌法来模拟下颌前移装置的效果[46]。虽然已经出现了一些 DISE 评分系统，但都还没有得到公认[44, 47]。DISE 既可以作为单独的检查手段进行，也可以与睡眠

表 6-6　美国耳鼻咽喉 – 头颈外科学会对多导睡眠图适应证的规定

操作声明 1

在进行扁桃体切除术之前，如果 SDB 儿童表现出以下任何一种情况，临床医生应将其转诊进行 PSG：肥胖、唐氏综合征、颅面功能障碍、镰状细胞病或黏多糖贮积症

操作声明 2

对于未患有声明 1 中列出的任何合并症、手术需求不确定或体格检查显示扁桃体大小与报告的 SDB 严重程度不一致的儿童，临床医生应在对 SDB 儿童进行扁桃体切除术之前进行 PSG

操作声明 4

如果年龄＜3 岁或患有重度 OSA（AHI≥10 次 / 时，血氧饱和度最低值＜80% 或两者兼有），临床医生应将 PSG 结果中记录 OSA 的儿童收治住院，并在扁桃体切除术后进行整夜监测

AHI. 呼吸暂停低通气指数；OSA. 阻塞性睡眠呼吸暂停；PSG. 多导睡眠图；SDB. 睡眠呼吸障碍（引自 Roland et al[39]. ）

表 6-7　阻塞性睡眠呼吸暂停的严重程度：成人和儿童

OSA 的严重程度	成人 AHI（次 / 时）	儿童 AHI（次 / 时）
无	0～5	0
轻度	6～20	1～5
中度	21～40	6～10
重度	＞40	＞10

AHI. 呼吸暂停低通气指数；OSA. 阻塞性睡眠呼吸暂停（引自 Amrican Society of Anesthesiologists Task Force on Perioperative Manegement of patients with obstructive sleepapnea[41]. ）

手术结合进行，在后一种情况下，手术方式将根据 DISE 结果来选择。采用分期手术的方法，使得医生和患者能够对接下来要做的睡眠外科手术进行详尽的讨论，这不仅有助于深入理解手术的独特疗效，也增加了分享治疗结果的机会[43]。然而，有些患者及其家属可能更倾向于在 DISE 检查时即刻进行干预。在这种情况下，外科医生有责任认真讨论并充分沟通每种潜在的睡眠检查流程所涉及的风险与益处，同时患者也必须准备好接受手术当天可能存在的手术方式不确定性。

二、治疗

（一）概述

治疗儿童 OSA 的方法多样，包括药物治疗和手术治疗等不同干预手段。治疗过程通常是序贯

要　点

- 儿童鼾症的发病率为 8%～27%，儿童 OSA 发病率为 1%～5%
- 儿童 OSA 与各种健康问题有关
- 肥胖和腺样体扁桃体肥大与儿童 OSA 有关，然而，仅仅只凭体格检查不足以诊断儿童 OSA
- 一些家长的问卷调查报告有助于筛查儿童 OSA
- 睡眠监测对于诊断 OSA 的必要性是毫无疑问的。不幸的是，儿童 PSG 既复杂又难以获得。这就是为什么可以使用无人监护的多通道睡眠监测的原因
- 对于简单病例，通过典型特征的病史采集和体格检查确诊腺样体扁桃体肥大，可直接选择腺样体扁桃体切除术（adenotonsillectomy, ATE）作为儿童 OSA 的主要治疗方法，而不强制要求睡眠检测诊断
- 其他病例，以及 ATE 后复发或症状持续的病例，需要在（修正）手术前进行睡眠检测

进行的，直至彻底消除睡眠期间的呼吸暂停现象。依据儿童睡眠时上气道阻塞的严重程度及伴随的潜在疾病，医生可能会综合运用多种治疗方法，以达到最佳治疗效果。

（二）医学干预

1. 减重

对于患有 OSA 的肥胖青少年，显著的体重减轻（BMI z- 评分下降超过 0.5）已被证实为一种有效的治疗手段。然而，关于体重减轻对肥胖儿童 OSA 治疗效果的证据尚不充分[48]。目前，学术界还没有关于减重作为低龄儿童 OSA 患者治疗方法的有效性研究。尽管如此，普遍认为减重对于这一群体应该是有益的。

2. 抗生素

尽管急性扁桃体炎时广谱抗生素可以使扁桃体短期内缩小，但是抗生素对长期改善扁桃体肥大并没有效果；一项研究显示长期随访只有 15% 的患者避免了手术[49]。

3. 鼻用糖皮质激素和（或）口服孟鲁司特

如果腺样体肥大是主要病因，鼻腔内使用糖皮质激素对轻度 OSA 有效[50]。鼻内应用糖皮质激素和口服孟鲁司特的有效的原因可能是由于腺样体体积缩小[50]。如果 ATE 后仍有睡眠呼吸暂停（AHI 1～5 次 / 时），鼻内应用糖皮质激素和口服孟鲁司特可以改善和（或）使呼吸和睡眠障碍正常化[51]。迄今为止，尚无这些药物的长期疗效和不良反应的研究，这是它们使用的局限性[52]。

（三）口腔矫治器

口腔矫治器对于存在呼吸暂停危险因素的颅面畸形儿童，如下颌后缩或咬合不正，可能是一种有益的治疗手段[53]。这种治疗方式相关的并发症通常是轻微的，例如可能导致的过度流涎现象。快速上颌扩张（rapid maxillary expansion，RME）是一种通过每日调整口腔矫治器来增加上腭宽度的技术，它为那些硬腭高拱、鼻阻力增加及轻度 OSA 的儿童患者提供了另一种治疗选择。硬腭高拱的情况有时也与舌后缩相关，这可能导致舌后

气道的狭窄。RME 在腭中缝未闭合的青春期前儿童中尤为有效。在 Guilleminault 等进行的一项试点研究中[54]，RME 与 ATE 的联合使用显示出对改善鼻腔和口腔呼吸道狭窄具有积极的效果。

持续气道正压通气 / 无创正压通气

持续气道正压通气（continuous positive airway pressure，CPAP）的指征通常是 ATE 后残留 OSA（AHI＞5 次 / 时，与肥胖、颅面异常和神经肌肉紊乱有关的 OSA）[55, 56]。

如果发生夜间通气不足［例如，呼气末二氧化碳分压（end-tidal carbon dioxide tension，PCO_2）＞50mmHg 达到总睡眠时间的 25% 或呼气末 PCO_2 峰值≥55mmHg］，使用无创正压通气（noninvasive positive-pressure ventilation，NPPV）是首选[56]。

Marcus 等[57] 发现 CPAP 和 NPPV 治疗对学校表现、生活质量和神经行为结果有积极影响。

儿童 CPAP 和 NPPV 治疗的潜在并发症是戴面罩导致的面部皮肤红斑、鼻塞、鼻衄、流涕和面中部后缩[57]。

无论是否使用 CPAP 或 NPPV，不同国际研究中关于患者治疗依从性的数据从低到高（70% 的患者每晚超过 8h）各不相同[56, 57]。

影响患者依从性的相关因素包括 AHI 的改善程度、对治疗获益的总体看法以及母亲的教育程度[58]。

（四）手术干预

腺样体扁桃体切除

(1) 适应证、禁忌证、患者选择：ATE 是大多数 OSA 儿童的一线治疗方法。ATE 适用于患有 OSA 和腺样体扁桃体肥大的儿童（图 6-1 和图 6-2）[5]。虽然肥胖儿童的治疗结果可能不太令人满意，但多数儿童可以通过 ATE 获得充分的治疗[5]。美国儿科学会的建议是扁桃体伴腺样体切除手术。单独的腺样体切除术或扁桃体切除术可能是不够的，因为残留的淋巴组织可能会导致持续性梗阻[5]。表 6-8 列出了 ATE 的禁忌证。

对于原发性打鼾，治疗适应证是不同的。有证据显示原发性打鼾常伴随着认知障碍和行为异

常以及夜间舒张压升高，但还没有对干预治疗有效性的研究[59]。目前尚不清楚原发性打鼾儿童是否从治疗干预中获益。

(2) 诊断检查：作者认为，与成人不同，健康的儿童在 ATE 之前不需要进行睡眠监测。如果具有 SDB 的典型病史，并且临床检查显示扁桃体腺样体肥大，则需要进行 ATE。患有综合征性疾病、超重或其他严重合并症的患儿应进行睡眠监测。

作者强烈建议使用标准化程序来记录和书写临床发现，作者根据由父母填写的特定问卷来筛查凝血障碍。更多详细信息，请参阅第 6 章诊断。

(3) 具体风险、患者信息、知情同意：需要阐述手术的一般风险，例如疼痛、瘢痕、感染、伤口愈合问题和术后出血。

除了上述内容，需要告知父母术后可能需要使用数天镇痛药。术后疼痛具有明显的个体差异，并且儿童当中经常难以确定其程度。作者强烈推荐使用视觉模拟评分（visual analogue scale，VAS）来评估术后疼痛。这个儿童版 VAS（图 6-3）用面部表情代替数字来将疼痛程度数字化。推荐术前确认药物是否耐受。术后疼痛程度取决于控制血液的热能的总量[60,61]，这个需要在术中注意。

术后出血是腺样体扁桃体切除术后最常见的并发症。建议核实患者既往出血或出血倾向的情况。扁桃体完全切除往往需要离断扁桃休包膜较大的血管。扁桃体部分切除或扁桃体囊内切除避免了这种风险，但是切除大部分淋巴组织后也可以导致上呼吸道直径的扩大。这些手术技术与扁桃体全切相比，明显地降低了术后出血和疼痛的发生率[62-66]。与成人相比儿童术后出血更加危险，作者倾向于选择扁桃体部分切除而不是扁桃体全切来治疗儿童 OSA。

手术结束建议检查孩子的张口能力和牙齿情况。解决牙齿的损伤和舌体的血肿以及暂时的味觉丧失，这些都是由开口器引起的潜在损伤。极少数情况下严重的伤口愈合障碍或因为术后出血而再次手术可能导致鼻咽狭窄或腭咽功能不全。

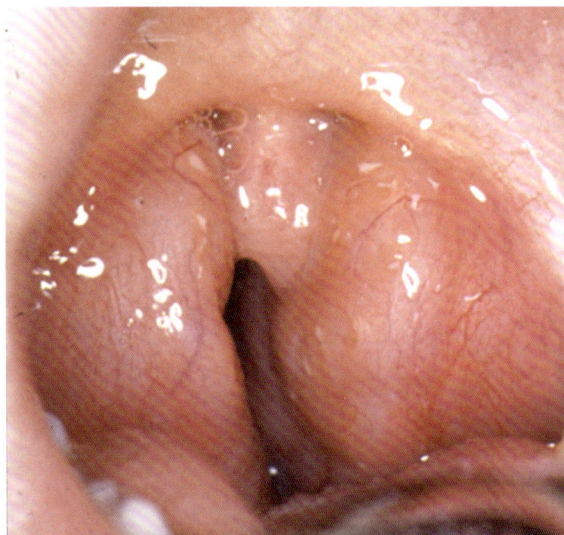

▲ 图 6-1　腺样体扁桃体肥大

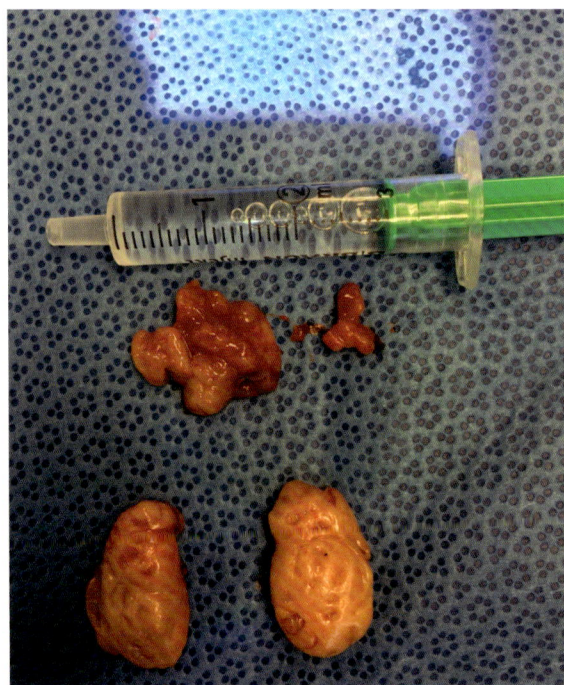

▲ 图 6-2　儿童腺样体扁桃体切除术的扁桃体和腺样体标本

（五）麻醉与体位

对于 25～30kg 以下的儿童，可以在吸入麻醉下进行 ATE。然而，对于 OSA 儿童，通常建议在全身麻醉下进行 ATE，儿童经口插管，仰卧位，头部略微伸展。大多数开口器都有一个凹槽来固定插管。这就是为什么气管插管需要放置在中线的原因。

设备

传统的手术器械已足够应对冷钢器械扁桃体切除术的需求。然而，现代手术仪器，如激光、高频电刀（Bovie 电刀）、单极电凝设备、刨削器系统（Coblator 系统）及其他高科技手术工具，也为扁桃体切除提供了多样化的选择。在进行扁桃体部分切除术时，我们更倾向于采用之前视频（视频 6-1）中描述过的氩等离子体凝固技术[67]。氩等离子体技术在切割组织时能够创造一个无氧环境，有效降低组织的温度，从而减轻术后疼痛感。

（六）手术技巧 / 步骤

1. 扁桃体切除术

多种技术和设备均可用来进行扁桃体切除术，这由外科医生的偏好和训练过程中的接触以及操作者的经验决定。患者术后恢复时间、术后并发

症发生率以及与设备相关的成本也是影响设备选择的重要因素。目前还没有对什么是术后并发症发生率最低的最佳技术达成共识[49]。最常用的技术包括传统的冷钢器械切除方法和现代能量平台外科切除技术。

在冷钢器械切除过程中，抓住扁桃体，在识别扁桃体囊后，将扁桃体圈套并取出。电烙术通常用于止血。能量平台外科切除利用热能通过单极或双极尖端切除组织。能量平台外科切除技术的失血量最小（图 6-4）。

所有技术都有相似的术后出血（1.2%～2.1%）、吞咽困难和耳痛的发生率[68]。等离子外科切除通过产生带有射频电流的电离等离子层来破坏和凝固软组织，从而破坏分子键，产生熔化组织的效应。许多研究表明，与其他扁桃体切除术相比，这种技术可以减轻疼痛，缩短恢复期，并且术后麻醉药使用更少[69]。Harmonic 手术刀使用超声波能量来振动其刀片，同时切割和凝固组织。使用 Harmonic 手术刀，术后出血和术中失血量较少[70]。但是关于扁桃体切除术后疼痛研究的结果并不一致[71]。

2. 部分扁桃体切除术和扁桃体囊内切除术

扁桃体部分切除术，也称为扁桃体切开术或囊内扁桃体切除术，可用于治疗扁桃体肥大伴 SDB/OSA。

扁桃体部分切除术的前提是在保留扁桃体包膜的同时减少阻塞性扁桃体组织，从而防止显露下面的咽肌，减少术后出血和疼痛。用于部分扁桃体切除术的技术包括微型清创器或射频设备。

表 6-8 腺样体扁桃体切除术的禁忌证

绝对禁忌证
- 没有腺样体扁桃体（组织已被手术切除）

相对禁忌证
- 扁桃体 / 腺样体非常小
- 病态肥胖并且扁桃体 / 腺样体小
- 难治的出血性疾病
- 黏膜下腭裂
- 其他使患者身体状况不稳定而无法进行手术的临床情况

引自 Marcus et al[5].

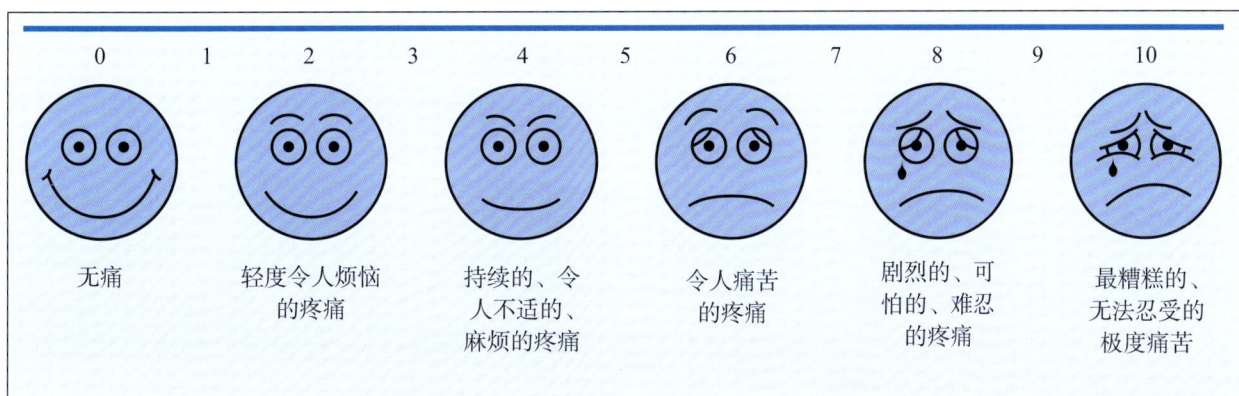

0	1	2	3	4	5	6	7	8	9	10
无痛		轻度令人烦恼的疼痛		持续的、令人不适的、麻烦的疼痛		令人痛苦的疼痛		剧烈的、可怕的、难忍的疼痛		最糟糕的、无法忍受的极度痛苦

▲ 图 6-3 视觉模拟评分用于评估儿童术后疼痛

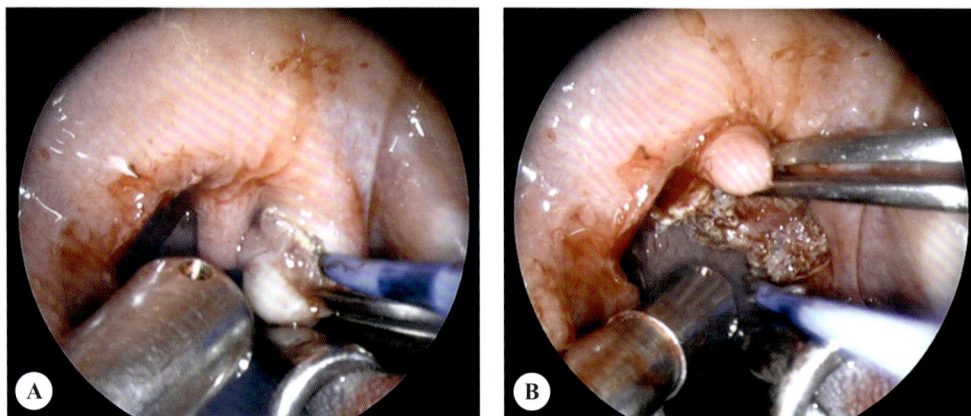

▲ 图 6-4 4 岁女孩的氩等离子刀辅助囊内扁桃体切除术

扁桃体部分切除术的一个优点是术后出血率较低，然而，术中出血的增加有时可能会妨碍术野[72]。与已确立的手术方法相比，部分扁桃体切除术的长期疗效的研究很少，但具有很好的研究前景[73]。

3. 腺样体切除术

腺样体切除术可以使用多种设备进行，主要是通过经口方法。设备包括用于切除的腺样体刮匙、单极吸引烧灼设备、微型动力系统、coblation 和等离子设备。二次腺样体切除手术的发生率 1.3%[74]。再次手术的原因包括持续性症状伴腺样体再肥大、慢性腺样体炎和反复发作中耳炎。

风险、提示和技巧

- 嘴张得足够大。使用开口器分别显露每侧扁桃体可能会有帮助
- 尽可能保留更多的黏膜和肌肉组织
- 避免大量使用热能，以尽量减少术后疼痛
- 能量平台外科切除技术可以帮助减少术后疼痛和药物治疗

（七）并发症（包括针对特定并发症的措施）

ATE 后的次要并发症包括脱水、恶心和呕吐。主要并发症则涉及局部出血和上呼吸道梗阻。ATE 手术最常见的并发症通常与麻醉相关风险、呼吸问题、疼痛、耳痛及出血等因素有关（表 6-9）。脱水的发生可能与疼痛控制不足、患儿拒绝进食、恶心反应，以及麻醉药物引发的呕吐有关[75]。据研究报道，局部创面出血的发生率大约为 3%[76]。

扁桃体切除术的罕见并发症包括皮下气肿、纵隔气肿和由于舌咽神经舌支损伤引起的味觉障碍[75]。鼻咽狭窄也是一种少见的结果，是由于愈合过程中瘢痕收缩造成的[75]。建议有一种或多种危险因素的儿童应住院密切监测（表 6-10）[1, 5]。

（八）术后管理（包括药物和引流）

扁桃体切除术后疼痛的管理至关重要，但与其他适应证的扁桃体切除术没有区别。作者认为，布洛芬和对乙酰氨基酚口服（剂量取决于体重）的基本治疗对儿童来说效果很好。然而，存在巨大的个体差异，需根据个体调整用量。如上所述，建议使用儿童应专用 VAS（图 6-2）评分来评估术后疼痛。

在腺样体切除术后，建议患者短期使用鼻腔减充血药水，以减轻术后症状。药物的具体剂量应根据患者的年龄来确定，并遵循医嘱。

在每次治疗干预后 6 周至 12 个月时进行一次随访。临床访视应包括：症状、客观评估 SDB 的严重程度、生活质量、心血管和中枢神经系统的发病率、遗尿和生长速度[57, 77]。对于 ATE 后仍有持续性 OSA 风险的儿童、术后持续性 SDB 综合征的患者，或接受鼻用皮质类固醇和（或）孟鲁司特治疗的轻度 OSA 患者，应重复进行多导监测（polygraphy，PG）或 PSG。大多数研究建议在 ATE 后 6 周或更长时间，或在使用鼻用皮质类固醇和（或）孟鲁司特 12 周后重复 PSG 或 PG。在诊断过程中，PSG 是在干预治疗后检测残留 OSA

表 6-9　腺样体扁桃体切除术的并发症

少见风险

- 疼痛
- 因术后恶心（呕吐和进食不足）导致的脱水

主要风险

- 麻醉并发症
- 麻醉诱导或苏醒期间的急性上呼吸道阻塞
- 术后呼吸窘迫
- 出血
- 腭咽功能不全
- 鼻咽狭窄
- 死亡

引自 Marcus et al[5].

表 6-10　儿童 OSAS 扁桃体切除术后呼吸道并发症危险因素

- PSG 显示严重 OSAS：AHI>26 次 / 时
- 血氧饱和度记录 3 次或更多的血氧饱和度下降事件（≤4%）和至少 3 次血氧饱和度<90%
- 年龄<3 岁
- 肥胖、低体重
- 神经肌肉疾病、颅颌面畸形或基因疾病

AHI. 呼吸暂停低通气指数；OSAS. 阻塞性睡眠呼吸暂停综合征；PSG. 多导睡眠图（引自 Marcus et al and Kaditis et al[1, 5].）

的首选客观方法。如果 PSG 不可行，可以考虑替代方法，例如 PG 监测[78]。

PSG 用于 CPAP 或 NPPV 的压力滴定。关于接受 CPAP 或 NPPV 的儿童的最佳呼吸监测方法的临床证据很少[55]。2016 年 ERS 发表的建议是，如果有临床指征，应至少每年或更短时间内重复监测 PSG 或 PG[1]。

当根据症状和（或）PSG 证实存在持续性 SDB 时，进一步检查（例如鼻咽镜检查、药物诱导睡眠内镜检查或 MRI）可能有助于鉴别其他上气道异常（例如，喉软化、腺样体组织再生、舌根阻塞或咽部塌陷）[79, 80]。

Tagaya 等[81] 使用鼻咽镜发现了 12.2% 的非肥胖 OSA 儿童在 ATE 后 1.5 年腺样体复发。

（九）效果（包括 AHI 和 ESS 的 EBM 数据）

最近的一项美国多中心研究证明了 ATE 比观察等待更有优势[7]。表 6-11 总结了 ATE 前后的 PSG 数据，这些数据来自于对照研究。表 6-11 的信息支持 ATE 作为儿童 OSA 伴有腺样体扁桃体肥大的标准治疗方案。

然而，ATE 在儿童 OSA 中的手术成功率取决于所使用的定义，有效率为 70%～80%，这意味着一些儿童在 ATE 后仍有残留的 OSA[96]。为了及早发现这些情况，重要的是使用 PSG、PG 或 2 或 3 型便携式多通道设备进行后续睡眠监测[37]。大多数改善发生在 AHI≥5 次 / 时的 OSA 患者中[97]。Huang 等[98] 在一项前瞻性队列研究中提出了 ATE 术后 OSA 在 3 年内可能复发的证据。持续性 SDB 持续存在的危险因素列于表 6-12。

腺样体扁桃体切除术后的其他改善

患有 OSA 的儿童在生活质量量表评估中得分较低。ATE 后，一般性和疾病相关的特定生活质量指标均有所改善[59]。

用 ATE 治疗 OSA 后，SDB 和 SDB 相关并发症的症状（即生长延迟、遗尿频率、肺动脉高压、肺心病、发热率增加和中枢神经系统发病率）有所改善[1]。

CHAT 研究提供了生长速度加快和遗尿症得到解决的证据[33]。Gozal 等[99] 表明，在大多数 OSA 儿童经过 ATE 治疗后内皮功能障碍有所改善，然而，在有明显心血管疾病家族史的儿童中，它仍然是异常的，再次表明遗传和环境因素对表型表达的影响。在幼儿中，OSA 已被证明与肥胖儿童的胰岛素敏感性降低有关，OSA 得到治疗后情况有所改善[91]。

ATE 术后嗜睡、注意力缺陷、行为问题、多动症状、神经认知技能、生活质量评分的改善与阻塞性 SDB 的术前严重程度无关[33, 59]。

（十）其他小儿阻塞性睡眠呼吸暂停手术

1. 多平面阻塞手术

可能会发现涉及鼻、鼻咽、口和下咽或喉解

表 6-11　小儿阻塞性睡眠呼吸暂停腺样体扁桃体切除术的疗效

作 者	样本量	随访（个月）	年龄（岁）	手 术	术前 AHI（次/时）	术后 AHI（次/时）	成功（AHI＜5次/时）	EBM 等级	对照组
Stradling 等（1990）[82]	61	6	2—14	ATE	3.6	1.5	无数据	3b	N=31 未治疗
Ali 等（1996）[83]	12	3~6	6—12	ATE	3	1.4	无数据	3b	N=11 未治疗
Nieminen 等（2000）[84]	27	6	2—10	ATE	6.9	0.3	77.8%	3b	N=30 未治疗
Montgomery-Downs 等（2005）[85]	19	4	4.4	ATE	10.1	1	100%	2b	N=19 未治疗
Chervin 等（2006）[86]	78	12	5—13	ATE	7.3	1.1	无数据	3b	N=27 未治疗
Coticchia 等（2006）[87]	10	3	2.6—12.5	ATE	7.7	0.3	无数据	2b	N=13 RFT 扁桃体 +AT
Tauman 等（2007）[88]	110	1~15	1—16	ATE	22	6	71.0%	3b	N=20 未治疗
Mitchell 和 Kelly（2007）[89]	72		3—17		24.1	4.1	80.6%		
• 肥胖	33	5, 1	3—17	ATE	31	6	69.7%	3b	N=33 肥胖 vs. N=39 非肥胖
• 非肥胖	39	5, 1	3.1—15.6		17.1	2.4	72.0%		
Dillon 等（2007）[90]	40	10~15	7.8	ATE	5.6	0.2	无数据	3b	N=38 ATE 不伴有 OSA，N=27 其他手术
Gozal 等（2008）[91]	62		3—12		16.7	4.1	75.8%	3b	
• 肥胖	37	7, 9	7.9	ATE	19.2	5.5	59.5%	3b	N=37 肥胖 vs. N=25 非肥胖
• 非肥胖	25	8, 4	6.6		12.9	1.9	100%		
Amin 等（2008）[19]	40	12	10	ATE	9.2	1.4	50%（AHI＜3）	3b	N=30 未治疗的正常对照
Marcus 等（2013）[7]	194	7	6.5	ATE	4.8	1.3	79%（AHI＜2+ ODI＜2）	2b	N=203 OSA，观望

（续表）

作 者	样本量	随访（个月）	年龄（岁）	手 术	术前 AHI（次/时）	术后 AHI（次/时）	成功（AHI＜5次/时）	EBM 等级	对照组
Chiu 等（2013）[92]	24		6.9	ATE	11.5	2.5	70.8%		N=12 ATE 术中缝合 vs. N=12 ATE 未缝合
• 缝合	12	3~4	6.9	术中缝合	14.6	1.6	91.6%	3b	
• 未缝合	12	3~4	6.9	未缝合	8.3	3.3	50.0%		
Villa 等（2014）[93]	25	12	5.0	ATE	17.3	1.8	无数据	3b	N=22 OSA，快速上颌扩张
Kuo 等（2015）[94]	78		9.2		18.1	2.3	无数据		
• 肥胖	39	3	8.9	ATE	18	2.0	无数据	3b	N=39 肥胖 vs. N=39 非肥胖
• 非肥胖	39	3	9.4		18.1	2.5	无数据		
Tang 等（2015）[95]	70		1—18		11.8	2.0	40%（AHI＜1）		
T2+	20	<12	4.8		6.2	2.9	25%（AHI＜1）		ATE，不同扁桃体肥大程度
T3+	36	<12	5.7	ATE	10.9	1.1	50%（AHI＜1）	3b	
T4+	40	<12	7.7		15.5	1.9	35.7%（AHI＜1）		
合计	922	1~15	1—18	ATE	12.20	2.38		A	

AHI. 呼吸暂停低通气指数；AT. 腺样体切除；EBM. 循证医学证据水平；ODI. 氧饱和度下降指数；RFT. 射频治疗；ATE. 腺样体扁桃体切除术（数据仅来自对照研究）

表 6–12　导致未经治疗的睡眠呼吸障碍持续存在的危险因素
• 肥胖和 BMI 增加
• 男性
• OSAS 严重程度（AHI＞5 次 / 时）
• 非裔美国人
• 持续性扁桃体肥大和下颌狭窄
• 反殆
• 哮喘病史
• 下鼻甲肥大
• 鼻中隔偏曲
• Mallampati 评分 3 分或 4 分
• Prader-Willi 综合征
• 综合征性颅缝早闭（面中发育不全）
• 唐氏综合征
• 软骨发育不全
• 大脑性瘫痪

AHI. 呼吸暂停低通气指数；BMI. 体重指数；OSAS. 阻塞性睡眠呼吸暂停综合征（引自 Marcus et al and Kaditis et al [1, 7] .）

剖结构的多平面阻塞。某些人群易患多平面气道塌陷，包括患有肥胖症、鼻塞、神经功能障碍、喉气管软化、喉气管或支气管狭窄以及颅面畸形的儿童，例如 Pierre Robin 序列和唐氏综合征[100]。详细的病史采集和体格检查可能无法了解动态气道塌陷的确切性质，因此进行的动态 MRI 和纤维内镜检查可能有助于识别阻塞的解剖平面[101]。关于儿童多平面 OSA 手术的现有证据很少。由于缺乏客观的 PSG 标准来比较手术治疗方案以及手术干预的性质，因此难以进行盲法研究[49]。应考虑在儿童中采用分阶段手术的方案；Prager 等[102] 描述了 48 名接受多平面手术（包括舌扁桃体切除术治疗 OSA）的儿童口咽瘢痕形成和狭窄的发生率为 8.2%。

2. 鼻部手术

在儿童中，鼻中隔偏曲很少见。它可能发生在面中部损伤后。更常见的是鼻甲肥大导致的鼻气道阻塞。在儿童停止生长之前最好避免进行鼻中隔成形术，但如果确实需要，应慎重选择患者并使用特定手术方法。鼻中隔成形术可能有助于提高 CPAP 耐受性，尤其是在年龄较大的儿童中。

有两种减少鼻甲体积的主要技术：射频消融术和微型吸切器辅助减容术。一项比较这两种儿童鼻甲手术的综述显示这两种技术都是有效的，但是，使用微型吸切器辅助技术在 3 年内保持改善效果更好[103]。预计在手术后的第一周内会出现轻度至中度水肿，并伴有随后的鼻塞和黏液分泌增多。

3. 口咽手术

用于口咽水平阻塞的手术技术，例如悬雍垂腭咽成形术（uvulopalatopharyngoplasty，UPPP）、侧咽成形术和扩张括约肌咽成形术，一般不用于儿童。据报道[104]，UPPP 在治疗患有脑瘫和上气道肌肉低张力的儿童中取得了成功。

4. 舌根手术

已经报道的在儿童中用于增加舌后气道容积的外科手术有内镜辅助舌扁桃体消融术、舌体部分切除术以及舌推进和悬吊手术。

Lin 和 Koltai[105] 对 26 例进行过扁桃体切除术和腺样体切除术，经 PSG 证实仍有持续性 OSA 患者（年龄 3—20 岁）进行了内镜辅助舌扁桃体消融术。术前和术后 RDI 有统计学意义的显著降低（平均 14.7 次 / 时和 8.1 次 / 时），呼吸暂停和低通气的次数也有减少。2 例患者出现会厌与舌根粘连，但对通气或进食问题似乎没有任何影响。作者认为，内镜辅助舌扁桃体消融术治疗舌后区塌陷是安全的。

Wootten 和 Shott[106] 对 31 例 ATE 后仍有舌后缩、舌根塌陷和持续性 OSA 的儿童（3.1—23 岁）进行了颏舌肌前移联合射频消融术（Repose THS；美敦力耳鼻咽喉科，Jacksonville 美国佛罗里达州）。这些患儿中 61% 是唐氏综合征患者。手术成功的标准是术后 AHI 小于 5 次 / 时。平均 AHI 从 14.1 次 / 时降到 6.4 次 / 时。唐氏综合征患者的成功率为 58%，非唐氏综合征患者的成功率为 66%。作者得出结论，大多数患者受益于颏舌肌前移和射频消融术联合治疗。

在研究中，这两种手术的长期有效性还未知。

5. 喉部手术

喉软化症主要见于婴儿期，但也可能出现在年龄较大的儿童中。对于大多数患者，喉软化症可以在没有干预的情况下择期治疗。声门上成形术适用于发育不良或喂养困难的 OSA 儿童。锐器分离或激光技术用于切除多余的黏膜或切开缩短的杓会厌皱襞。尽管大多数儿童在声门上成形术后病情有所改善，但医学并发症与术后结局恶化有关[107]。

6. 颅颌面手术

已证明颅颌面手术（如牵张成骨术）在患有综合征性颅面畸形的儿童中是成功的。颅颌面手术的目的是扩大上气道的容积，改善呼吸道症状、PSG 参数和生活质量。这个手术的目的也可以利于拔管或避免气管切开。牵引成骨术（Distraction osteogenesis，DOG）是一种用于扩大先天性小颌畸形或面中部发育不全的儿童的面部骨骼的外科手术，无须进行骨移植[108]。据报道，小颌畸形和 OSA 患者下颌骨牵引成骨术的成功率为 95.6%。在 Tahiri 等[109] 进行的一项研究中，82.4% 的儿童可以拔管。这项研究还显示，在存在其他异常（例如，喉软化或声门下狭窄）或中枢性呼吸暂停的情况下，成功率较低。Taylor 等[110] 在对面中部牵引成骨术治疗面中部发育不全 / 后缩疗效的系统评价中显示，气管切开术儿童的拔管率为 65.7%。目前报道的并发症很少，但很严重。它们包括脑脊液漏、伤口部位感染、肥厚性瘢痕、假关节、腭穿孔、口裂和单侧面瘫[109, 110]。

7. 气管切开术

与其他手术干预相比，气管切开术治疗阻塞性 SBD 的疗效最高。它通常仅用于其他非手术或手术干预失败或有禁忌证时的重度 OSA。早期并发症（例如伤口感染、出血、气胸、纵隔气肿）为 3% 或更少[111]。据报道[111]，高达 40% 的病例会出现迟发性并发症，尤其是肉芽组织形成。据报道[112]，与成功进行颅颌面手术的患者相比，患有唐氏综合征、Pierre Robin 序列、神经肌肉疾病和接受气管切开术的 OSA 患者的生活质量更差。

8. 麻醉影响

对于重度 OSA 儿童，应谨慎使用术前镇静。在麻醉诱导期间，气道阻塞、氧饱和度下降和喉痉挛的风险很高[113]。重度 OSA 患者用呼吸机时对二氧化碳的反应异常，使用镇静药、麻醉镇痛药和全身麻醉药可能会更容易出现严重的呼吸抑制，并且恢复自主通气和全麻苏醒的过程可能会出现明显延长[113]。拔管后患者有拔管后梗阻、喉痉挛、血氧饱和度下降、肺水肿和呼吸停止的风险[114]。手术后应观察 3 岁以下儿童和重度 OSA（AHI≥10 次 / 时，最低氧饱和度＜80%，或两者兼有）的儿童[115]。患有非常严重的 OSA、无法在普通病房中处理的合并症以及在术后初始阶段表现出明显气道阻塞和氧饱和度下降且改变体位和（或）补充氧气不能缓解时，需要在 ICU 进行观察[39]。

OSA 儿童的围术期死亡发生频率较低。缺氧导致阿片类药物敏感性增加，并且可待因与吗啡的快速协同作用的发生率 1%～2%，表明需要用新的方法来进行术前风险评估、延长术后观察时间，并且需要替代可待因的阿片类药物[116]。

有关更多信息，请参阅第 10 章。

参 考 文 献

[1] Kaditis AG, Alonso Alvarez ML, Boudewyns A, et al. Obstructive sleep disordered breathing in 2– to 18–year-old children: diagnosis and management. Eur Respir J. 2016; 47(1):69–94

[2] Friedman NR. Pediatric sleep studies: when and how often are they necessary? Curr Opin Otolaryngol Head Neck Surg. 2013; 21(6): 557–566

[3] American Academy of Sleep Medicine. International classification of sleep disorders, revised: diagnostic and coding manual. Chicago, Illinois; 2014

[4] Lumeng JC, Chervin RD. Epidemiology of pediatric obstructive sleep apnea. Proc Am Thorac Soc. 2008; 5(2):242–252

[5] Marcus CL, Brooks LJ, Draper KA, et al. American Academy of Pediatrics. Diagnosis and management of childhood obstructive sleep apnea syndrome. Pediatrics. 2012; 130(3):576–584

[6] Shine NP, Coates HL, Lannigan FJ. Obstructive sleep apnea, morbid obesity, and adenotonsillar surgery: a review of the literature. Int J Pediatr Otorhinolaryngol. 2005; 69(11): 1475–1482

[7] Marcus CL, Moore RH, Rosen CL, et al. Childhood Adenotonsillectomy Trial (CHAT). A randomized trial of adenotonsillectomy for childhood sleep apnea. N Engl J Med. 2013; 368(25):2366–2376

[8]	Slaats MA, Van Hoorenbeeck K, Van Eyck A, et al. Upper airway imaging in pediatric obstructive sleep apnea syndrome. Sleep Med Rev. 2015; 21:59–71

[9]	Marcus CL, McColley SA, Carroll JL, Loughlin GM, Smith PL, Schwartz AR. Upper airway collapsibility in children with obstructive sleep apnea syndrome. J Appl Physiol (1985). 1994; 77(2):918–924

[10]	Lin SY, Melvin TA, Boss EF, Ishman SL. The association between allergic rhinitis and sleep-disordered breathing in children: a systematic review. Int Forum Allergy Rhinol. 2013; 3(6): 504–509

[11]	Flores-Mir C, Korayem M, Heo G, Witmans M, Major MP, Major PW. Craniofacial morphological characteristics in children with obstructive sleep apnea syndrome: a systematic review and meta-analysis. J Am Dent Assoc. 2013; 144(3):269–277

[12]	Katyal V, Pamula Y, Martin AJ, Daynes CN, Kennedy JD, Sampson WJ. Craniofacial and upper airway morphology in pediatric sleep-disordered breathing: Systematic review and meta-analysis. Am J Orthod Dentofacial Orthop. 2013; 143(1): 20–30.e3

[13]	Dehlink E, Tan HL. Update on paediatric obstructive sleep apnoea. J Thorac Dis. 2016; 8(2):224–235

[14]	de Miguel-Díez J, Villa-Asensi JR, Alvarez-Sala JL. Prevalence of sleep-disordered breathing in children with Down syndrome: polygraphic findings in 108 children. Sleep. 2003; 26(8):1006–1009

[15]	Ng M, Fleming T, Robinson M, et al. Global, regional, and national prevalence of overweight and obesity in children and adults during 1980–2013: a systematic analysis for the Global Burden of Disease Study 2013. Lancet. 2014; 384(9945):766–781

[16]	Alonso-Álvarez ML, Cordero-Guevara JA, Terán-Santos J, et al. Obstructive sleep apnea in obese community-dwelling children: the NANOS study. Sleep. 2014; 37(5):943–949

[17]	Andersen IG, Holm JC, Homøe P. Obstructive sleep apnea in obese children and adolescents, treatment methods and outcome of treatment–A systematic review. Int J Pediatr Otorhinolaryngol. 2016; 87:190–197

[18]	Redline S, Storfer-Isser A, Rosen CL, et al. Association between metabolic syndrome and sleep-disordered breathing in adolescents. Am J Respir Crit Care Med. 2007; 176(4):401–408

[19]	Amin R, Somers VK, McConnell K, et al. Activity-adjusted 24–hour ambulatory blood pressure and cardiac remodeling in children with sleep disordered breathing. Hypertension. 2008; 51(1):84–91

[20]	Zintzaras E, Kaditis AG. Sleep-disordered breathing and blood pressure in children: a meta-analysis. Arch Pediatr Adolesc Med. 2007; 161(2):172–178

[21]	Gut G, Tauman R, Greenfeld M, Armoni-Domany K, Sivan Y. Nasal nitric oxide in sleep-disordered breathing in children. Sleep Breath. 2016; 20(1):303–308

[22]	Ye J, Liu H, Li P, et al. CD4(+)T-lymphocyte subsets in nonobese children with obstructive sleep apnea syndrome. Pediatr Res. 2015; 78(2):165–173

[23]	Loffredo L, Zicari AM, Occasi F, et al. Endothelial dysfunction and oxidative stress in children with sleep disordered breathing: role of NADPH oxidase. Atherosclerosis. 2015; 240(1):222–227

[24]	Sedky SBD. Attention deficit hyperactivity disorders breathing in pediatric populations: a meta-analysis. Sleep Med Rev. 2014; 18(4):349–356

[25]	Perfect MM, Archbold K, Goodwin JL, Levine-Donnerstein D, Quan SF. Risk of behavioral and adaptive functioning difficulties in youth with previous and current sleep disordered breathing. Sleep. 2013; 36(4):517–525B

[26]	Barone JG, Hanson C, DaJusta DG, Gioia K, England SJ, Schneider D. Nocturnal enuresis and overweight are associated with obstructive sleep apnea. Pediatrics. 2009; 124(1):e53–e59

[27]	Aurora RN, Lamm CI, Zak RS, et al. Practice parameters for the

non-respiratory indications for polysomnography and multiple sleep latency testing for children. Sleep. 2012; 35(11): 1467–1473

[28]	Brooks LJ, Topol HI. Enuresis in children with sleep apnea. J Pediatr. 2003; 142(5):515–518

[29]	Sans Capdevila O, Crabtree VM, Kheirandish-Gozal L, Gozal D. Increased morning brain natriuretic peptide levels in children with nocturnal enuresis and sleep-disordered breathing: a community-based study. Pediatrics. 2008; 121(5):e1208–e1214

[30]	Baldassari CM, Mitchell RB, Schubert C, Rudnick EF. Pediatric obstructive sleep apnea and quality of life: a meta-analysis. Otolaryngol Head Neck Surg. 2008; 138(3):265–273

[31]	Certal V, Catumbela E, Winck JC, Azevedo I, Teixeira-Pinto A, Costa- Pereira A. Clinical assessment of pediatric obstructive sleep apnea: a systematic review and meta-analysis. Laryngoscope. 2012; 122(9):2105–2114

[32]	Chervin RD, Weatherly RA, Garetz SL, et al. Pediatric sleep questionnaire: prediction of sleep apnea and outcomes. Arch Otolaryngol Head Neck Surg. 2007; 133(3):216–222

[33]	Mitchell RB, Garetz S, Moore RH, et al. The use of clinical parameters to predict obstructive sleep apnea syndrome severity in children: the Childhood Adenotonsillectomy (CHAT) study randomized clinical trial. JAMA Otolaryngol Head Neck Surg. 2015; 141(2):130–136

[34]	Gozal D, Kheirandish-Gozal L. New approaches to the diagnosis of sleep-disordered breathing in children. Sleep Med. 2010; 11(7):708–713

[35]	Collop NA, Anderson WM, Boehlecke B, et al. Portable Monitoring Task Force of the American Academy of Sleep Medicine. Clinical guidelines for the use of unattended portable monitors in the diagnosis of obstructive sleep apnea in adult patients. J Clin Sleep Med. 2007; 3(7):737–747

[36]	Nixon GM, Brouillette RT. Diagnostic techniques for obstructive sleep apnoea: is polysomnography necessary? Paediatr Respir Rev. 2002; 3(1):18–24

[37]	Certal V, Camacho M, Winck JC, Capasso R, Azevedo I, Costa-Pereira A. Unattended sleep studies in pediatric OSA: a systematic review and meta-analysis. Laryngoscope. 2015; 125(1):255–262

[38]	Aurora RN, Zak RS, Karippot A, et al. American Academy of Sleep Medicine. Practice parameters for the respiratory indications for polysomnography in children. Sleep. 2011; 34(3):379–388

[39]	Roland PS, Rosenfeld RM, Brooks LJ, et al. American Academy of Otolaryngology—Head and Neck Surgery Foundation. Clinical practice guideline: Polysomnography for sleep-disordered breathing prior to tonsillectomy in children. Otolaryngol Head Neck Surg. 2011; 145(1 Suppl):S1–S15

[40]	American Academy of Sleep Medicine. The AASM manual for the scoring of sleep and associated events: rules, terminology and technical specifications. Westchester, Ill: 2007

[41]	American Society of Anesthesiologists Task Force on Perioperative Management of patients with obstructive sleep apnea. Practice guidelines for the perioperative management of patients with obstructive sleep apnea: an updated report by the American Society of Anesthesiologists Task Force on Perioperative Management of patients with obstructive sleep apnea. Anesthesiology. 2014; 120(2):268–286

[42]	Croft CB, Thomson HG, Samuels MP, Southall DP. Endoscopic evaluation and treatment of sleep-associated upper airway obstruction in infants and young children. Clin Otolaryngol Allied Sci. 1990; 15(3):209–216

[43]	Friedman NR, Parikh SR, Ishman SL, et al. The current state of pediatric drug-induced sleep endoscopy. Laryngoscope. 2017; 127(1):266–272

[44]	Lam DJ, Weaver EM, Macarthur CJ, et al. Assessment of pediatric obstructive sleep apnea using a drug-induced sleep endoscopy rating

scale. Laryngoscope. 2016; 126(6):1492–1498

[45] Ehsan Z, Mahmoud M, Shott SR, Amin RS, Ishman SL. The effects of anesthesia and opioids on the upper airway: A systematic review. Laryngoscope. 2016; 126(1):270–284

[46] Hohenhorst WRM. Drug-induced sleep endoscopy in adults with sleep-disordered breathing: Technique and the VOTE Classification system. Oper Tech Otolaryngol–Head Neck Surg. 2012; 23:11–18

[47] Chan DK, Liming BJ, Horn DL, Parikh SR. A new scoring system for upper airway pediatric sleep endoscopy. JAMA Otolaryngol Head Neck Surg. 2014; 140(7):595–602

[48] Verhulst SL, Franckx H, Van Gaal L, De Backer W, Desager K. The effect of weight loss on sleep-disordered breathing in obese teenagers. Obesity (Silver Spring). 2009; 17(6):1178–1183

[49] Sulman CG. Pediatric sleep surgery. Front Pediatr. 2014; 2:1–7

[50] Kheirandish L, Gozal D. Intranasal budesonide treatment for children with mild obstructive sleep apnea syndrome. Pediatrics. 2008; 122:149–155

[51] Kheirandish L, Goldbart AD, Gozal D. Intranasal steroids and oral leukotriene modifier therapy in residual sleep-disordered breathing after tonsillectomy and adenoidectomy in children. Pediatrics. 2006; 117(1):e61–e66

[52] Kuhle S, Urschitz MS. Anti-inflammatory medications for obstructive sleep apnea in children. Cochrane Database Syst Rev. 2011; 1(1):CD007074

[53] Carvalho FR, Lentini-Oliveira D, Machado MA, Prado GF, Prado LB, Saconato H. Oral appliances and functional orthopaedic appliances for obstructive sleep apnoea in children. Cochrane Database Syst Rev. 2007; 2(2):CD005520

[54] Guilleminault C, Monteyrol PJ, Huynh NT, Pirelli P, Quo S, Li K. Adeno-tonsillectomy and rapid maxillary distraction in pre-pubertal children, a pilot study. Sleep Breath. 2011; 15(2):173–177

[55] Amaddeo A, Caldarelli V, Fernandez-Bolanos M, et al. Polygraphic respiratory events during sleep in children treated with home continuous positive airway pressure: description and clinical consequences. Sleep Med. 2015; 16(1):107–112

[56] Ramirez A, Khirani S, Aloui S, et al. Continuous positive airway pressure and noninvasive ventilation adherence in children. Sleep Med. 2013; 14(12):1290–1294

[57] Marcus CL, Rosen G, Ward SL, et al. Adherence to and effectiveness of positive airway pressure therapy in children with obstructive sleep apnea. Pediatrics. 2006; 117(3):e442–e451

[58] DiFeo N, Meltzer LJ, Beck SE, et al. Predictors of positive airway pressure therapy adherence in children: a prospective study. J Clin Sleep Med. 2012; 8(3):279–286

[59] Garetz SL, Mitchell RB, Parker PD, et al. Quality of life and obstructive sleep apnea symptoms after pediatric adenotonsillectomy. Pediatrics. 2015; 135(2):e477–e486

[60] Cardozo AA, Hallikeri C, Lawrence H, Sankar V, Hargreaves S. Teenage and adult tonsillectomy: dose-response relationship between diathermy energy used and morbidity. Clin Otolaryngol. 2007; 32(5):366–371

[61] Habermann W, Müller W. Tissue penetration of bipolar electrosurgical currents: Joule overheating beyond the surface layer. Head Neck. 2013; 35(4):535–540

[62] Lourijsen ES, Wong Chung JE, Koopman JP, Blom HM. Post-operative morbidity and 1–year outcomes in CO_2–laser tonsillotomy versus dissection tonsillectomy. Acta Otolaryngol. 2016; 136(10):983–990

[63] Deak L, Saxton D, Johnston K, Benedek P, Katona G. Comparison of postoperative pain in children with two intracapsular tonsillotomy techniques and a standard tonsillectomy: microdebrider and radiofrequency tonsillotomies versus standard tonsillectomies. Sultan

Qaboos Univ Med J. 2014; 14(4):e500–e505

[64] Acevedo JL, Shah RK, Brietzke SE. Systematic review of complications of tonsillotomy versus tonsillectomy. Otolaryngol Head Neck Surg. 2012; 146(6):871–879

[65] Walton J, Ebner Y, Stewart MG, April MM. Systematic review of randomized controlled trials comparing intracapsular tonsillectomy with total tonsillectomy in a pediatric population. Arch Otolaryngol Head Neck Surg. 2012; 138(3):243–249

[66] Windfuhr JP, Savva K, Dahm JD, Werner JA. Tonsillotomy: facts and fiction. Eur Arch Otorhinolaryngol. 2015; 272(4):949–969

[67] Bergler WF. Argon plasma coagulation (APC) surgery in otorhinolaryngology. Surg Technol Int. 2003; 11:79–84

[68] Maddern BR. Electrosurgery for tonsillectomy. Laryngoscope. 2002; 112(8 Pt 2 Suppl 100):11–13

[69] Temple RH, Timms MS. Paediatric coblation tonsillectomy. Int J Pediatr Otorhinolaryngol. 2001; 61(3):195–198

[70] Kuhle S, Urschitz MS, Eitner S, Poets CF. Interventions for obstructive sleep apnea in children: a systematic review. Sleep Med Rev. 2009; 13(2):123–131

[71] Wiatrak BJ, Willging JP. Harmonic scalpel for tonsillectomy. Laryngoscope. 2002; 112(8 Pt 2 Suppl 100):14–16

[72] Koltai PJ, Solares CA, Mascha EJ, Xu M. Intracapsular partial tonsillectomy for tonsillar hypertrophy in children. Laryngoscope. 2002; 112(8 Pt 2 Suppl 100):17–19

[73] Eviatar E, Kessler A, Shlamkovitch N, Vaiman M, Zilber D, Gavriel H. Tonsillectomy vs. partial tonsillectomy for OSAS in children– 10 years post-surgery follow-up. Int J Pediatr Otorhinolaryngol. 2009; 73(5):637–640

[74] Grindle CR, Murray RC, Chennupati SK, Barth PC, Reilly JS. Incidence of revision adenoidectomy in children. Laryngoscope. 2011; 121(10):2128–2130

[75] Johnson LB, Elluru RG, Myer CM III. Complications of adenotonsillectomy. Laryngoscope. 2002; 112(8 Pt 2 Suppl 100):35–36

[76] Konstantinopoulou S, Gallagher P, Elden L, et al. Complications of adenotonsillectomy for obstructive sleep apnea in school-aged children. Int J Pediatr Otorhinolaryngol. 2015; 79(2):240–245

[77] Bonuck KA, Freeman K, Henderson J. Growth and growth biomarker changes after tonsillectomy: systematic review and meta-analysis. Arch Dis Child 2009:94:83–91.

[78] Wise MS, Nichols CD, Grigg-Damberger MM, et al. Executive summary of respiratory indications for polysomnography in children: an evidence-based review. Sleep. 2011; 34(3): 389–398

[79] Truong MT, Woo VG, Koltai PJ. Sleep endoscopy as a diagnostic tool in pediatric obstructive sleep apnea. Int J Pediatr Otorhinolaryngol. 2012; 76(5):722–727

[80] Fishman G, Zemel M, DeRowe A, Sadot E, Sivan Y, Koltai PJ. Fiberoptic sleep endoscopy in children with persistent obstructive sleep apnea: inter-observer correlation and comparison with awake endoscopy. Int J Pediatr Otorhinolaryngol. 2013; 77(5):752–755

[81] Tagaya M, Nakata S, Yasuma F, et al. Children with severe or moderate obstructive sleep apnoea syndrome show a high incidence of persistence after adenotonsillectomy. Acta Otolaryngol. 2012; 132(11):1208–1214

[82] Stradling JR, Thomas G, Warley AR, Williams P, Freeland A. Effect of adenotonsillectomy on nocturnal hypoxaemia, sleep disturbance, and symptoms in snoring children. Lancet. 1990; 335(8684):249–253

[83] Ali NJ, Pitson D, Stradling JR. Sleep disordered breathing: effects of adenotonsillectomy on behaviour and psychological functioning. Eur J Pediatr. 1996; 155(1):56–62

[84] Nieminen P, Tolonen U, Löppönen H. Snoring and obstructive sleep apnea in children: a 6–month follow-up study. Arch Otolaryngol Head Neck Surg. 2000; 126(4):481–486

[85] Montgomery-Downs HE, Crabtree VM, Gozal D. Cognition, sleep and respiration in at-risk children treated for obstructive sleep apnoea. Eur Respir J. 2005; 25(2):336–342

[86] Chervin RD, Ruzicka DL, Giordani BJ, et al. Sleep-disordered breathing, behavior, and cognition in children before and after adenotonsillectomy. Pediatrics. 2006; 117(4):e769–e778

[87] Coticchia JM, Yun RD, Nelson L, Koempel J. Temperature-controlled radiofrequency treatment of tonsillar hypertrophy for reduction of upper airway obstruction in pediatric patients. Arch Otolaryngol Head Neck Surg. 2006; 132(4):425–430

[88] Tauman R, Gulliver TE, Krishna J, et al. Persistence of obstructive sleep apnea syndrome in children after adenotonsillectomy. J Pediatr. 2006; 149(6):803–808

[89] Mitchell RB, Kelly J. Outcome of adenotonsillectomy for obstructive sleep apnea in obese and normal-weight children. Otolaryngol Head Neck Surg. 2007; 137(1):43–48

[90] Dillon JE, Blunden S, Ruzicka DL, et al. DSM-IV diagnoses and obstructive sleep apnea in children before and 1 year after adenotonsillectomy. J Am Acad Child Adolesc Psychiatry. 2007; 46(11):1425–1436

[91] Gozal D, Capdevila OS, Kheirandish-Gozal L. Metabolic alterations and systemic inflammation in obstructive sleep apnea among nonobese and obese prepubertal children. Am J Respir Crit Care Med. 2008; 177(10):1142–1149

[92] Chiu PH, Ramar K, Chen KC, et al. Can pillar suturing promote efficacy of adenotonsillectomy for pediatric OSAS? A prospective randomized controlled trial. Laryngoscope. 2013; 123(10): 2573–2577

[93] Villa MP, Castaldo R, Miano S, et al. Adenotonsillectomy and orthodontic therapy in pediatric obstructive sleep apnea. Sleep Breath. 2014; 18(3):533–539

[94] Kuo YL, Kang KT, Chiu SN, Weng WC, Lee PL, Hsu WC. Blood pressure after surgery among obese and nonobese children with obstructive sleep apnea. Otolaryngol Head Neck Surg. 2015; 152(5):931–940

[95] Tang A, Benke JR, Cohen AP, Ishman SL. Influence of tonsillar size on OSA improvement in children undergoing adenotonsillectomy. Otolaryngol Head Neck Surg. 2015; 153(2):281–285

[96] Brietzke SE, Gallagher D. The effectiveness of tonsillectomy and adenoidectomy in the treatment of pediatric obstructive sleep apnea/hypopnea syndrome: a meta-analysis. Otolaryngol Head Neck Surg. 2006; 134(6):979–984

[97] Friedman M, Wilson M, Lin HC, Chang HW. Updated systematic review of tonsillectomy and adenoidectomy for treatment of pediatric obstructive sleep apnea/hypopnea syndrome. Otolaryngol Head Neck Surg. 2009; 140(6):800–808

[98] Huang YS, Guilleminault C, Lee LA, Lin CH, Hwang FM. Treatment outcomes of adenotonsillectomy for children with obstructive sleep apnea: a prospective longitudinal study. Sleep. 2014; 37(1):71–76

[99] Gozal D, Kheirandish-Gozal L, Serpero LD, Sans Capdevila O, Dayyat E. Obstructive sleep apnea and endothelial function in school-aged nonobese children: effect of adenotonsillectomy. Circulation. 2007; 116(20):2307–2314

[100] Section on Pediatric Pulmonology, Subcommittee on Obstructive Sleep Apnea Syndrome. American Academy of Pediatrics. Clinical practice guideline: diagnosis and management of childhood obstructive sleep apnea syndrome. Pediatrics. 2002; 109(4):704–712

[101] Wooten CT, Shott SR. Evolving therapies to treat retroglossal and base-of-tongue obstruction on pediatric obstructive sleep apnea. Arch Otolaryngol Head Neck Surg. 2010; 136:938–7

[102] Prager JD, Hopkins BS, Propst EJ, Shott SR, Cotton RT. Oropharyngeal stenosis: a complication of multilevel, single-stage upper airway surgery in children. Arch Otolaryngol Head Neck Surg. 2010; 136(11):1111–1115

[103] Leong SC, Kubba H, White PS. A review of outcomes following inferior turbinate reduction surgery in children for chronic nasal obstruction. Int J Pediatr Otorhinolaryngol. 2010; 74(1):1–6

[104] Seid AB, Martin PJ, Pransky SM, Kearns DB. Surgical therapy of obstructive sleep apnea in children with severe mental insufficiency. Laryngoscope. 1990; 100(5):507–510

[105] Lin AC, Koltai PJ. Persistent pediatric obstructive sleep apnea and lingual tonsillectomy. Otolaryngol Head Neck Surg. 2009; 141(1):81–85

[106] Wootten CT, Shott SR. Evolving therapies to treat retroglossal and base-of-tongue obstruction in pediatric obstructive sleep apnea. Arch Otolaryngol Head Neck Surg. 2010; 136(10):983–987

[107] Mase CA, Chen ML, Horn DL, Parikh SR. Supraglottoplasty for sleep endoscopy diagnosed sleep dependent laryngomalacia. Int J Pediatr Otorhinolaryngol. 2015; 79(4):511–515

[108] Bouchard C, Troulis MJ, Kaban LB. Management of obstructive sleep apnea: role of distraction osteogenesis. Oral Maxillofac Surg Clin North Am. 2009; 21(4):459–475

[109] Tahiri Y, Viezel-Mathieu A, Aldekhayel S, Lee J, Gilardino M. The effectiveness of mandibular distraction in improving airway obstruction in the pediatric population. Plast Reconstr Surg. 2014; 133(3):352e–359e

[110] Taylor BA, Brace M, Hong P. Upper airway outcomes following midface distraction osteogenesis: a systematic review. J Plast Reconstr Aesthet Surg. 2014; 67(7):891–899

[111] Kremer B, Botos-Kremer AI, Eckel HE, Schlöndorff G. Indications, complications, and surgical techniques for pediatric tracheostomies–an update. J Pediatr Surg. 2002; 37(11):1556–1562

[112] Cohen SR, Suzman K, Simms C, Burstein FD, Riski J, Montgomery G. Sleep apnea surgery versus tracheostomy in children: an exploratory study of the comparative effects on quality of life. Plast Reconstr Surg. 1998; 102(6):1855–1864

[113] Costa DJ, Mitchell R. Adenotonsillectomy for obstructive sleep apnea in obese children: a meta-analysis. Otolaryngol Head Neck Surg. 2009; 140(4):455–460

[114] Sanders JC, King MA, Mitchell RB, Kelly JP. Perioperative complications of adenotonsillectomy in children with obstructive sleep apnea syndrome. Anesth Analg. 2006; 103(5):1115–1121

[115] Biavati MJ, Manning SC, Phillips DL. Predictive factors for respiratory complications after tonsillectomy and adenoidectomy in children. Arch Otolaryngol Head Neck Surg. 1997; 123(5):517–521

[116] Coté CJ. Anesthesiological considerations for children with obstructive sleep apnea. Curr Opin Anaesthesiol. 2015; 28 (3): 327–332

推 荐 阅 读

[1] Amin R, Anthony L, Somers V, et al. Growth velocity predicts recurrence of sleep-disordered breathing 1 year after adenotonsillectomy. Am J Respir Crit Care Med. 2008; 177(6):654–659

[2] Marcus CL, Moore RH, Rosen CL, et al. Childhood Adenotonsillectomy Trial (CHAT). A randomized trial of adenotonsillectomy for childhood sleep apnea. N Engl J Med. 2013; 368(25):2366–2376

第7章 鼻
Nose

摘 要

针对鼻阻塞症状的鼻外科手术对于改善阻塞性睡眠呼吸暂停（obstructive sleep apnea，OSA）的效果仍有争议！OSA 患者鼻阻力改善后可能出现两种截然不同的结果：一方面显著改善睡眠（积极的方面）；另一方面对于客观改善 OSA 严重程度几乎没有作用，这一矛盾可能是导致争议的主要原因。针对鼻阻塞的各种治疗方法能显著改善睡眠质量，通过生活质量量表的主观评估也能体现出极大改善，从而促进正常睡眠的恢复。然而，鼻部治疗并不能显著减轻 OSA 的严重程度。也许，鼻腔因素在 OSA 的发病机制中作用有限。然而，大量数据表明鼻外科手术能降低鼻阻力、显著改善鼻腔通气。

关键词

鼻；睡眠呼吸暂停；生活质量；睡眠恢复；鼻外科

一、背景

Thomas Verse 著

在正常的睡眠过程中，生理性呼吸是通过鼻腔进行的，仅有不足 10% 的人群主要依赖口腔呼吸模式[1-3]。因此，一旦鼻呼吸模式发生改变，便有可能引发睡眠呼吸紊乱（sleep-disordered breathing，SDB）。早在 1581 年，Lemnious[4] 就详细描述了夜间通过口腔呼吸所导致的睡眠不安。1861 年，Cattell 出版了第一本深入探讨这一主题的专著 *The Breath of Life*[5]。该书的第 2 版名为 *Shut Your Mouth and Save Your Life*，不仅阐述了顺畅鼻呼吸的益处，还在第 1 版的基础上做了显著的补充和提升。到了 1892 年，文献中报道了首例通过鼻中隔矫正术成功提高患者白天警觉性的病例[5]。自那以后，打鼾与鼻阻塞之间的关系开始受到医学界的关注[6, 7]，尽管两者之间的确切关系仍有待进一步研究明确。

二、病理生理学

Thomas Verse 著

（一）清醒时的鼻呼吸

安静鼻呼吸期间的鼻阻力（nasal resistance，Rn）为整个上气道阻力的 50%～60%[8]。换句话说，在睡眠期间，鼻部对整个上气道总阻力的贡献最大。这一点更加重要，因为鼻部代表了成人的生理呼吸途径。在一项有 10 名健康志愿者参与的研究中，吸气时口腔部分仅占 8%，而鼻腔部分为 92%[9]。清醒时的身体姿势对 Rn 也有很大影响：从坐姿到卧姿，Rn 增加，甚至 10% 的身体姿势变化就能导致 Rn 显著变化。对于有潜在鼻部疾病的患者，如过敏性或感染性鼻炎，这些差异甚至更为明显[10]。

（二）睡眠时的鼻呼吸

与清醒时相比，睡眠时 Rn 没有差异[11]。然而，整个上呼吸道的阻力在睡眠期间显著增加。这表明睡眠时上呼吸道其他部位的阻力增加了。在睡眠期间，整个上呼吸道阻力的最大部分位于咽部。这意味着睡眠期间与气道的通畅和阻力增加相关的变化发生在咽部，而不是在鼻腔。

（三）理论依据：鼻阻力增加如何导致气道塌陷

关于这一议题，共存在四种主要理论，接下来将一一讨论。

1. Starling 阻抗仪理论

首先，尽管在睡眠期，Rn 对于上气道总阻力的贡献度不如清醒时。因此，虽然上气道总阻力增加不显著，但却客观存在。相比鼻腔、喉腔和气管，咽部缺乏骨性支撑结构，还得维持气道通畅。这样的结构特征决定了咽腔在维持正常睡眠呼吸时的重要位置，睡眠中上气道维持正常呼吸的工作原理正如 Starling 阻抗仪理论一样。研究表明，Rn 的增加可能导致上气道前负荷的增加，这种增加可能增强吸气驱动力，进而引起咽部软组织的塌陷，从而阻塞上气道。实验中，通过模拟单侧鼻腔阻塞，已能在健康志愿者中诱发呼吸暂停现象。然而，这种由单侧鼻腔阻塞引发的呼吸暂停程度通常较轻，不足以达到临床意义上的 OSA 的诊断标准[12-14]。

另一项研究将变应性鼻炎作为鼻阻力与 OSA 相关性的研究对象。在花粉季节和非花粉季节分别对患者进行多导睡眠监测，结果显示花粉季节的呼吸暂停明显增多[15]。同样，研究结果具有显著性统计学意义，但睡眠呼吸暂停绝对数（呼吸暂停指数 0.7 vs. 1.7）没有显著性差异，临床上并不能诊断为 OSA。

在此背景下，部分鼻阻塞患者可能使原有的 OSA 加重，但 Rn 增加并不足以导致 OSA。

2. 代偿性口呼吸

如果发生完全性鼻阻塞，结果必然导致代偿性张口呼吸。从健康受试者中发现，张口呼吸可增加上气道临界关闭压（pcrit），从而导致上气道阻塞[16]，因此，张口呼吸是较不稳定的呼吸模式。此外，与鼻呼吸相比，口呼吸时睡眠期间上气道阻力更高[17]。Zwillich 等[18]研究发现，10 名健康受试者中有 2 名在两侧鼻腔填塞后出现具有临床意义的 OSA，而其余 8 名受试者几乎没有变化。显然，似乎只有少数患者（本研究中为 20%）鼻腔呼吸转换为张口呼吸进而导致 OSA，而大多数患者没有发生任何变化。在引用的研究中，这些受试者后期进展为阻塞性睡眠呼吸暂停综合征，并最终出现了一些并无鼻阻塞的呼吸暂停症状。

3. 鼻反射消失

由三叉神经介导的鼻反射被认为能够维持上呼吸道通畅。多项研究表明，在鼻腔内使用局部麻醉后，中枢性呼吸暂停和阻塞性呼吸暂停都会发生[19, 20]。White 等[19]的研究描述了 10 名健康受试者中有 3 名在局部麻醉后出现严重 OSA。而其他 7 名受试者完全没有表现出任何反应。使用安慰剂代替局部麻醉，没有患者发生 OSA。同样，似乎有一小部分患者的鼻反射在维持上呼吸道通畅方面起着重要作用，而在大多数受试者并没有表现出这种相关性。

4. 一氧化氮

鼻腔会产生大量的一氧化氮（nitric oxygen，NO），特别是在鼻窦内。根据鼻腔呼吸的强度，它在此与吸入的空气混合[21]。NO 是一种有效的支气管扩张药，可增加血液中的含氧量[22]。此外，NO 被认为具有多种功能，如保持肌张力、咽部的神经肌肉控制、呼吸刺激和调节睡眠。截至目前，NO 在 OSA 发病机制中的作用还没有得到足够的了解，无法得出最终结论。总之，鼻塞似乎确实与打鼾和呼吸暂停有关。然而，迄今为止还没有发现 OSA 的严重程度与鼻塞之间存在明显的相关性[23]。简言之，鼻腔相关因素在 OSA 发病机制中所起的作用甚微。

三、鼻的保守治疗

Thomas Verse　著

（一）药物

1. 鼻减充血药

在两项研究中[24, 25]，与安慰剂相比，使用赛诺唑啉并未导致 AHI 的显著变化。尽管在赛诺唑啉治疗组中观察到 Rn 显著降低。早期的研究曾报道患者主观感受到睡眠质量有所改善[24]。然而，近期的研究并未发现赛诺唑啉对睡眠质量有显著影响[25]。

2. 局部皮质类固醇

鼻腔使用皮质类固醇主客观上均可改善过敏性鼻炎患者的睡眠质量以及日间表现，其主观评估改善程度与鼻腔客观通畅程度有关[26, 27, 28]。在一项随机交叉试验中[29]，共纳入了 13 例 OSA 患者。每例患者先后接受了为期 4 周的局部氟替卡松治疗和为期 4 周的安慰剂治疗。在每轮治疗结束后，均进行了客观的睡眠监测。结果显示，使用氟替卡松治疗后，患者的呼吸暂停低通气指数（AHI）从基线时的平均（30.3±31.9）次 / 时降低至（23.3±21.3）次 / 时，而安慰剂治疗则未显示出任何效果。进一步分析发现，在由 2 例患者组成的亚组中，氟替卡松治疗带来了显著的改善，而其他患者对治疗的反应则几乎可以忽略不计。

在另一项随机对照交叉研究中[30]，共 21 例无主观鼻阻塞症状的 OSA 患者接受了曲马唑啉和地塞米松鼻喷雾剂与安慰剂的疗效比较。每次治疗 1 周，在每个治疗期开始和结束时进行睡眠监测和 Rn 测量。与安慰剂相比，试验组的 Rn 和几个呼吸参数显著降低。试验组的 AHI 从基线的 31.1 次 / 时降至治疗后的 25.0 次 / 时。安慰剂组的数据分别为 31.1 次 / 时和 29.8 次 / 时。

与之相反，第三个比较氟替卡松和安慰剂的随机对照试验（randomized controlled trial，RCT）没有显示两种治疗方法之间的任何差异[26]。Craig 等[26]进行的 RCT 表明，局部皮质类固醇能够立即降低成人的 AHI，但减少的数值很少。目前没有长期随访研究的数据。

（二）鼻扩张器

鼻扩张器有内外两种（图 7-1）。表 7-1 总结了目前客观的多导睡眠图（polyso-mnographie，PSG）的数据。总共有 194 个病例的数据。目前还没有发现鼻腔扩张器对 AHI 有显著作用。表 7-1 中引用的两项研究还提供了有关白天嗜睡的主观数据[31, 32]。在这两项研究中，患者使用鼻扩张器与未使用鼻扩张器相比，Epworth 嗜睡量表（Epworth Sleepiness Score，ESS）显著降低，但是 AHI 没有变化。

四、鼻腔手术

Thomas Verse　著

（一）适应证、禁忌证和患者选择

由于本书是关于 OSA 的外科治疗，而不是常规的鼻外科手术，因此本章将仅限于特定的睡眠医学问题。有关其他相关信息（即诊断检查、特

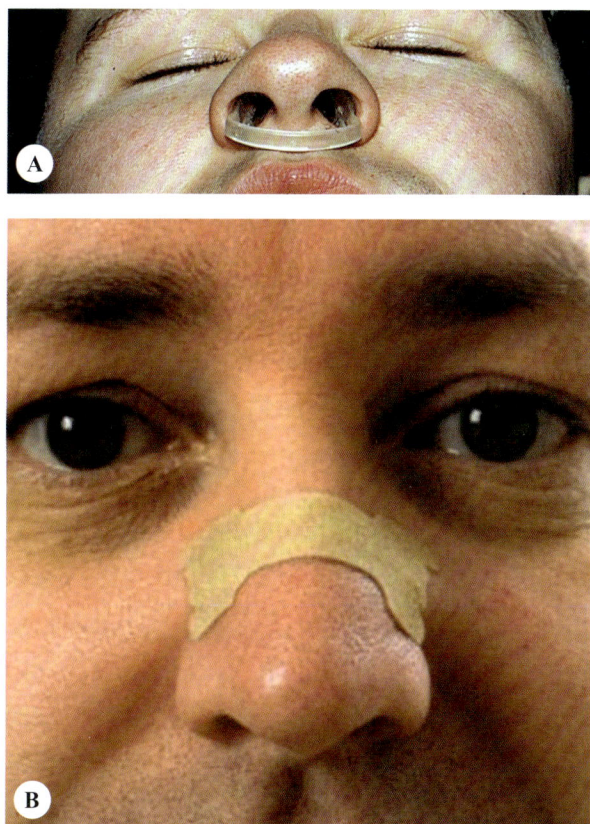

▲ 图 7-1　A. 内鼻扩张器；B. 外鼻扩张器

表 7-1　内、外鼻扩张器对 AHI 的影响

作　者	扩张器	例　数	用扩张器者 AHI（次 / 时）	不用扩张器者 AHI（次 / 时）	P 值	EBM
Höijer 等（1992）[33]	内	10	6.4	18	0.008	3b
Metes 等（1992）[34]	内	10	46	44	NS	4
Kerr 等（1992）[24]	内 +ND	10	64.9	63.2	NS	4
Hoffstein 等（1993）[35]	内	15	35.4	33.9	NS	4
Wenzel 等（1997）[36]	外	30	38.1	40	NS	3b
Todorova 等（1998）[37]	外	30	26.2	24.1	NS	4
Bahammam 等（1999）[38]	外	12	8.9	7.4	NS	1b
Gosepath 等（1999）[39]	外	26	26.3	31.7	0.031	4
Schönhofer 等（2000）[31]	内	21	37.4	36.1	NS	4
Djupesland 等（2001）[40]	外	18	12.2	9.3	<0.05	4
Amaro 等（2012）[32]	外	12	38	39	NS	3b
合计		194	30.93	30.28		B

AHI. 呼吸暂停低通气指数；EBM. 循证医学证据水平；ND. 鼻充血；NS. 无意义

定风险、患者信息、麻醉和定位、设备、手术技术、并发症和术后护理），请参阅专科文献。任何 SDB 手术都需要进行术前客观睡眠监测，以确定疾病的严重程度。没有术前睡眠监测，无法确定手术对 AHI 的影响。有时手术甚至可能使 AHI 进一步加重。如果手术后出现持续性 OSA，外科医生在没有术前睡眠监测结果的情况下，没有机会证明手术的效果。这个问题可能与医疗仲裁事务有关。除此之外，OSA 患者鼻腔手术的术前准备与其他患者的鼻腔手术的术前准备没有区别。

（二）术后护理

在鼻外科手术中，OSA 的严重程度对术后护理和监测有重大影响。这就是为什么在全身麻醉或镇静下接受手术的 OSA 患者通常会增加围术期并发症的风险[41, 42, 43]。如果手术治疗 OSA，围术期风险尤其会增加，术后出血、肿胀和鼻腔填塞也需要考虑在内。有两个报道记录了 OSA 患者术后鼻腔填塞的特殊并发症[44, 45]。所有患者均在麻醉复苏室待了数小时，所有并发症均发生在术后

最初几小时内，这就是为什么建议在复苏室对所有术后患者进行 4h 监护的原因。如果在此期间没有出现并发症，患者可以安全地转运回普通病房。相反，如果出现并发症，应对患者进行整夜监测[46]。

（三）打鼾的鼻腔手术

Thomas Verse　著

这本书是关于 OSA 的治疗。然而，许多患者希望他们的单纯打鼾在鼻腔手术后得到治愈或大大减轻。这就是为什么我们将简要介绍这个问题。

效果

打鼾是一种主观上的困扰，其干扰特性不仅取决于鼾声的物理声强，还取决于心理声学参数，如粗糙度、锐度和响度[47]。此外，打鼾的感觉取决于与患者的同寝者有关的多个参数，如睡眠质量、听力损伤、心理特征等。这就是为什么打鼾的烦恼很难用客观的方法来衡量的原因。因此，关于鼻腔手术对打鼾的客观影响几乎没有可靠的数据，这一点值得总结一下。

鉴于鼻腔通常并非鼾声的主要来源，作者根

据临床经验总结认为，相较于鼻腔手术，针对上气道其他部位的手术在治疗单纯性打鼾方面可能更为有效。事实上，大多数患者在减少打鼾频率或强度方面没有或几乎没有从鼻腔手术中获益。因此，作者建议对于仅有打鼾而无其他症状的患者，可以考虑实施鼻腔手术。如第 7 章所述，针对 OSA 患者的鼻外科手术，对于存在鼻部病变的患者，能够显著改善其睡眠质量、睡眠期间的精力恢复及日间症状。基于此，我们推荐对那些存在鼻部病变和（或）睡眠未能得到充分恢复或主诉有主观鼻阻塞感的患者进行鼻外科手术。对于仅表现为打鼾且无上述症状的患者，我们建议进行定位诊断，如药物诱导睡眠内镜检查，以确定鼾声的确切来源，进而选择更有可能成功的手术方式。

（四）鼻腔手术治疗阻塞性睡眠呼吸暂停

Thomas Verse 著

效果

共有 30 项研究已经确定，其中包括了 772 例 OSA 患者在单独的鼻腔手术前后的客观睡眠监测。在这些研究中，有四项是系列研究。表 7–2 总结了当前可用的数据。在这 30 项研究中，仅 5 项显示鼻腔手术后 AHI 发生显著变化。全部 772 例患者，平均 AHI 从基线的 33.3 下降到鼻部手术后的 30.4，疗效无显著性统计学意义。换言之，鼻腔手术对 OSA 严重程度的影响非常有限或没有影响。相应地，在我们的 70 例接受多平面手术的 OSA 患者中，我们也没有观察到鼻腔手术对 OSA 严重程度的影响效果（无鼻腔手术组 52 例，额外鼻腔手术组 18 例）[78]。在这些研究中，有一项 RCT 研究令人倍感兴趣[63]，该研究比较了手术组（N=27）和安慰剂组（假手术；N=22），两组的 AHI 均无显著变化。仅手术组的下列参数出现显著变化：坐位和仰卧位 Rn 降低，ESS 评分降低，鼻呼吸增加。在绝大多数研究中，仅通过鼻腔手术似乎不可能显著降低 AHI。同时，相同的结果也出现在其他几篇相关综述中[79, 80, 81]。

与 AHI 相比，呼吸紊乱指数（respiratory disturbance index，RDI）似乎受到鼻腔手术的影响。RDI 的计算方法是每小时睡眠中呼吸暂停、低通气和呼吸努力相关性微觉醒的总次数。也就是说，RDI 至少与 AHI 相同，但大多数情况下，RDI 更应该高于 AHI。通过两个病例系列分析了 RDI 数据变化[59, 76]，两个病例系列在接受鼻腔手术后 RDI 均有下降，分别由 39.0 降至 29.1[59] 和 28.8 降至 17.1[76]。由于两项研究之间存在较低的异质性，结果似乎有待商榷。总之，鼻腔手术可能会降低 OSA 患者的呼吸努力相关性微觉醒。关于主观评估结果，鼻腔手术显示出显著效果。共 14 项研究（N=361 例患者；表 7–2）中使用了 ESS 评估日间嗜睡程度，鼻外科手术对 OSA 患者日间嗜睡的改善有积极作用，术前术后 ESS 评分平均由 10.9 降至 7.0，表明患者白天嗜睡明显减轻。Li 及其同事[79] 发表的一篇综述也得出了类似的结论。

其他出版物使用 "snore outcome survey"[64] 或 "SF-36"[82] 报道了睡眠呼吸暂停患者接受单独鼻腔手术后生活质量指标有显著改善。最近完成的一项研究通过 NOSE 问卷、匹兹堡睡眠质量指数量表及其他评估工具，对 61 例 OSA 患者在鼻腔手术前后及术后 3 个月的情况进行了调查[83]。结果显示，患者在所有评估维度上均体验到了显著的改善。

总体而言，鼻腔手术为 OSA 患者带来了一系列可感知的主观益处，有助于改善睡眠质量。尽管如此，只有在个别病例中，手术才能够有效减轻以 AHI 为衡量标准的 OSA 严重程度。

（五）鼻腔手术改善气道正压治疗

Annemieke Beelen　Linda B.L. Benoist
Nico de Vries 著

鼻腔外科手术是睡眠医学专家们一致认可的治疗方法，可以改善和提高合并鼻阻塞症状的 OSA 患者经鼻气道正压（positive airway pressure，PAP）治疗的依从性[84]。初步研究发现鼻腔手术能有效降低经鼻持续气道正压治疗（continuous

表 7–2		单纯鼻手术对睡眠呼吸暂停患者呼吸暂停指数和呼吸暂停综合征的影响						
作 者	例 数	随访期（个月）	术前 AHI（次 / 时）	术后 AHI（次 / 时）	*P* 值	术前 ESS	术后 ESS	EBM
Rubi 等（1983）[48]	9	1～6	37.8	26.7	<0.05	无数据	无数据	4
Dayal、Phillipson（1985）[49]	6	4～44	46.8	28.2	NS	无数据	无数据	4
Caldarelli 等（1985）[50]	23	无数据	44.2	41.5	NS	无数据	无数据	4
Aubert-T 等（1989）[51]	2	2～3	47.5	48.5	—	无数据	无数据	4
Sériès 等（1992）[52]	20	2～3	39.8	36.8	NS	无数据	无数据	4
Sériès 等（1993）[53]	14	2～3	17.8	16	NS	无数据	无数据	4
Utley 等（1997）[54]	4	无数据	11.9	27	—	7.8	6.8	4
Verse 等（1998）[55]	2	3～4	14	57.7	—	6	12	4
Friedman 等（2000）[56]	22	>1.5	31.6	39.5	NS	无数据	无数据	4
Kalam（2002）[57]	21	无数据	14	11	<0.05	无数据	无数据	4
Verse 等（2002）[58]	26	3～50	31.6	28.9	NS	11.9	7.7	4
Kim 等（2004）[59]	21	1	39a	29a	<0.0001	无数据	无数据	4
Balcerzak 等（2004）[60]	22	2	48.1	48.8	NS	无数据	无数据	4
Nakata 等（2005）[61]	12	无数据	55.9	47.8	NS	11.7	3.3	4
Virkkula 等（2006）[62]	40	2～6	13.6	14.9	NS	无数据	无数据	4
Koutsourelakis 等（2008）[63]	27	3～4	31.5	31.5	NS	13.4	11.7	2b
Li 等（2008）[64]	51	3	37.4	38.1	NS	10.0	8.0	4
Nakata 等（2008）[65]	49	无数据	49.6	42.5	NS	10.6	4.5	4
Morinaga 等（2009）[66]	35	无数据	43.5	38.6	NS	无数据	无数据	4
Tosun 等（2009）[67]	27	3	6.7	5.6	NS	9.4	4.1	4
Li 等（2009）[68]	44	3	36.4	37.5	NS	10.6	7.6	3b
Bican 等（2010）[69]	20	3	43.1	24.6	<0.05	17.1	11.1	4
Choi 等（2011）[70]	22	3	28.9	26.1	NS	8.8	6.3	4
Sufioğlu 等（2012）[71]	28	3	32.5	32.4	NS	9.3	5.9	4
Victores、Takashima（2012）[72]	24	3	23.6	20.4	NS	12.3	6.6	4
Hu B 等（2013）[73]	79	6	27.7	26.3	NS	无数据	无数据	3b
Poirier 等（2014）[74]	11	6	33.2	29.4	NS	无数据	无数据	4
Yalamanchali 等（2014）[75]	56	1.5	33.5	29.4	NS	无数据	无数据	4
Park 等（2014）[76]	25	2	23.9	12.2	<0.05	9.7	5.8	4
Xiao Y 等（2016）[77]	30	3	49.7	43.1	<0.05	无数据	无数据	3b
合计	772	1～44	33.34	30.42		10.91	6.95	B

a. 在 Kim 等（2004）的研究中，只给出了 RDI 数据
AHI. 呼吸暂停低通气指数；EBM. 循证医学证据水平；ESS.Epworth 嗜睡量表；NS. 无意义

positive airway pressure，CPAP）的滴定压力水平约 2mbar（1mbar=100Pa）（表 7-3），但是这些数据均来自于缺乏对照组的研究项目，这意味着随着更高证据级别研究的出现，可能会得出不一样的结论。

1. 概述

CPAP 是中重度 OSA 患者广泛接受的治疗方式。1981 年由 Sullivan 首次引入以来，CPAP 已被证实为降低 OSA 患者 AHI 的最有效医疗手段。此外，CPAP 在提升生活质量和减少日间嗜睡方面同样表现出显著效果[95, 107]。关于 CPAP 治疗的更多详细信息，请参阅第 4 章。

CPAP 就像在 OSA 患者的上气道制造了一个空气夹板，防止它在睡眠时塌陷。该疗法的有效性主要取决于两个关键因素：一是其缓解气道塌陷的能力，即疗效；二是患者在睡眠期间使用该疗法的持续时间，即依从性[95, 108]。疗效和依从性这两个要素共同决定了平均疾病缓解程度（mean disease alleviation，MDA），MDA 是衡量整体治疗效果的一个重要指标[109]。对于持续气道正压通气（CPAP）治疗而言，MDA 的高低直接反映了依从性对治疗效果的影响，依从性不足往往会导致治疗成效不彰或疗效下降。

2. 气道正压治疗的依从性

OSA 患者 CPAP 治疗依从性不高是一个不争的事实。Crawford 等研究发现，大约 25% 的患者在头两周内就不接受或中止 CPAP。此外，OSA 患者长期使用 CPAP 方面（超过 1 个月），其依从性为 46%～89%。足够的依从性可定义为在 70% 的夜间使用超过 4h[92, 103, 110]，简言之，CPAP 是一种疗效高但依从性低的治疗方法。这与具有中等功效和高依从性的口腔矫治器形成对比。Sutherland 等[108] 提出，理论上，CPAP（高效低依从性）和口腔矫治器（中效高依从性）可以产生相似的治疗效果。可以说，CPAP 治疗的依从性是总体治疗效果的重要组成部分。中止治疗或依从性差有多种原因，这包括鼻塞、鼻漏、鼻出血、口鼻干燥、吞咽空气和皮肤刺激。影响依从性的其他原因包括面罩不适、面罩漏气、幽闭恐惧症、连接机器的不便、与伴侣的亲密度降低、难以入睡、夜间频繁醒来、缺乏症状获益、不耐受呼气高压、医疗保险未涵盖的费用，以及设备的噪声等[99, 102, 103, 110]。

3. 气道正压通气时的压力水平

在愿意尝试 CPAP 治疗的患者中，压力滴定用来将个体患者的 AHI 降低到每小时少于 5 个呼吸事件。CPAP 的压力水平要求可能会随着时间的推移而变化，这是由于多种因素造成的，如鼻塞、体重变化、药物或酒精的使用、下颌位置的变化、睡眠期模式的循环交替或体位，CPAP 治疗的持续时间也是影响因素之一[98, 99, 100, 102, 106]。

综上所述，我们可以说，功能正常的鼻腔通道对于治疗依从性和降低气道压力水平都很重要。由于下鼻甲肥大导致的鼻腔通道缩小通常被认为是 CPAP 治疗依从性差的常见原因之一。鼻腔减充血药和局部皮质类固醇有助于改善下鼻甲肥大引起的鼻腔通道阻塞（第 7 章背景）。对于因变应性鼻炎引起的鼻塞患者，研究表明，局部使用皮质类固醇可改善主观和客观的睡眠质量以及白天的工作表现[26, 27, 28]。然而，在局部皮质类固醇不够有效的情况下，需要替代治疗以减少下鼻甲肿胀。

4. 鼻腔手术提高气道正压

尽管鼻腔手术并非 OSA 的首选治疗方法，但它已被广泛认可作为解决因鼻腔通道阻塞导致的 CPAP 治疗问题的辅助手段[84]。初步研究数据显示，进行鼻腔手术后，患者成功进行 CPAP 治疗所需的滴定压力平均可减少约 2mbar（1mbar=100Pa）（表 7-3）。然而，值得注意的是，表 7-3 中的数据来源于非对照病例研究。因此，这表明未来基于更高级别证据的研究可能会对当前的评估结果产生影响。

鼻腔手术不是首选的治疗方法，因为在大多数情况下，它是在有风险的全身麻醉下进行的。此外，侵入性鼻腔手术与更严重的并发症相关，通常需要术后使用鼻腔填塞。理想的治疗方法是

表 7-3　单纯鼻手术对持续正压通气效果的影响

作　　者	例　数	术前 CPAP（cmH$_2$O）	术后 CPAP（cmH$_2$O）	*P* 值	EBM
Mayer-Brix 等（1989）[85]	3	9.7	6	无数据	4
Friedman 等（2000）[56]	6	9.3	6.7	＜0.05	4
Dorn 等（2001）[86]	5	11.8	8.6	＜0.05	4
Masdon 等（2004）[87]	35	9.7	8.9	NS	4
Nakata 等（2005）[61]	5	16.8	12	＜0.05	4
Zonato 等（2006）[88]	17	12.4	10.2	＜0.001	4
Sufioğlu 等（2012）[71]	28	11.2	10.4	NS	4
Poirier 等（2014）[74]	18	11.9	9.2	NS	4
合计	117	11.2	9.4		C

CPAP. 持续气道正压；EBM. 循证医学证据水平；NS. 无意义

对患者友好的手术，可以在门诊进行局部麻醉，不需要鼻腔填塞，没有严重并发症，并且具有持续的长期效果。

5. 射频消融治疗

黏膜下射频治疗（radiofrequency-induced thermotherapy，RFITT）是一种通过微创手术缩小鼻甲体积来改善鼻腔通道的治疗方法。一些研究表明，RFITT 后黏液纤毛功能也保持完整[90, 93, 97, 105]。与更具有创性的鼻甲部分切除手术相比，RFITT 可以在门诊局部麻醉下进行，无须鼻腔填塞，因此可以减少鼻腔填塞的痛苦、不良反应和与全身麻醉相关的风险[91]。除治疗的技术可行性外，在临床应用时，也要考虑患者的耐受性和体验。许多研究已经报道了 RFITT 的长期效果[94, 101, 104]。射频消融术已被证明是一种有效、易于使用的技术，在治疗下鼻甲肥大引起的鼻阻塞时不会导致严重并发症[93, 96]。

6. 手术操作

手术前，用蘸有赛洛唑啉 / 丁卡因（10%）的棉片对鼻腔进行表面麻醉。30min 后取出棉垫，然后在下鼻甲局部注射 1% 利多卡因 / 肾上腺素（1：200 000）。双极消融电极头（Celon ProBreath*；

图 7-1）从下鼻甲的前端插入，直到后端的黏膜下。以 15W 的设定功率从后部激活治疗电极。为了使整个长度的下鼻甲获得消融，电极头从后到前缩回约 1cm 就再次激活，该过程重复四次。每个消融的结束时有高音音频信号指示。在另一侧鼻腔重复该过程。术后观察患者约 1h，如无出血等不良反应就可以离开了。

要　点

- 睡眠状态下，咽部受到的影响远大于鼻腔，这种状态显著增加了上呼吸道咽部的可塑性。换言之，鼻腔通常不是呼吸暂停或打鼾声音产生的部位。因此，PSG 参数与鼻腔特征之间的相关性微乎其微[89]
- 改善鼻腔呼吸的保守治疗或手术对 AHI 均无显著影响。初步数据表明，鼻腔手术可能会降低 OSA 患者呼吸努力相关性微觉醒的频率
- 与此相对，改善鼻腔呼吸对生活质量指标具有显著的正面影响，主要因为它提升了睡眠质量并促进了日间精力的恢复
- 如果患者主观上存在鼻腔呼吸紊乱和（或）白天嗜睡等症状，而这种情况无法以其他方式解决，鼻腔治疗似乎是合理的
- 此外，鼻腔手术可以提高或改善 CPAP 治疗的依从性

参 考 文 献

[1] Niinimaa V, Cole P, Mintz S, Shephard RJ. Oronasal distribution of respiratory airflow. Respir Physiol. 1981; 43(1):69–75

[2] Ogura JH. Presidential address. Fundamental understanding of nasal obstruction. Laryngoscope. 1977; 87(8):1225–1232

[3] Rodenstein DO, Stănescu DC. The soft palate and breathing. Am Rev Respir Dis. 1986; 134(2):311–325

[4] Lemnious L. The touchstone of complexions. London; 1581

[5] Catlin CL. The effects of intra-nasal obstruction on the general health. Med Surg Rep. 1892; 67:259–260

[6] Stradling JR, Crosby JH. Predictors and prevalence of obstructive sleep apnoea and snoring in 1001 middle aged men. Thorax. 1991; 46(2): 85–90

[7] Deegan PC, McNicholas WT. Predictive value of clinical features for the obstructive sleep apnoea syndrome. Eur Respir J. 1996; 9(1): 117–124

[8] Ferris BG, Jr, Mead J, Opie LH. Partitioning of respiratory flow resistance in man. J Appl Physiol. 1964; 19:653–658

[9] Fitzpatrick MF, Driver HS, Chatha N, Voduc N, Girard AM. Partitioning of inhaled ventilation between the nasal and oral routes during sleep in normal subjects. J Appl Physiol (1985). 2003; 94(3):883–890

[10] Rundcrantz H. Postural variations of nasal patency. Acta Otolaryngol. 1969; 68(5):435–443

[11] Douglas NJ, White DP, Pickett CK, Weil JV, Zwillich CW. Respiration during sleep in normal man. Thorax. 1982; 37(11):840–844

[12] Lavie P, Fischel N, Zomer J, Eliaschar I. The effects of partial and complete mechanical occlusion of the nasal passages on sleep structure and breathing in sleep. Acta Otolaryngol. 1983; 95(1–2):161–166

[13] Suratt PM, Turner BL, Wilhoit SC. Effect of intranasal obstruction on breathing during sleep. Chest. 1986; 90(3):324–329

[14] Miljeteig H, Hoffstein V, Cole P. The effect of unilateral and bilateral nasal obstruction on snoring and sleep apnea. Laryngoscope. 1992; 102(10):1150–1152

[15] McNicholas WT, Tarlo S, Cole P, et al. Obstructive apneas during sleep in patients with seasonal allergic rhinitis. Am Rev Respir Dis. 1982; 126(4):625–628

[16] Meurice JC, Marc I, Carrier G, Sériès F. Effects of mouth opening on upper airway collapsibility in normal sleeping subjects. Am J Respir Crit Care Med. 1996; 153(1):255–259

[17] Fitzpatrick MF, McLean H, Urton AM, Tan A, O'Donnell D, Driver HS. Effect of nasal or oral breathing route on upper airway resistance during sleep. Eur Respir J. 2003; 22(5):827–832

[18] Zwillich CW, Pickett C, Hanson FN, Weil JV. Disturbed sleep and prolonged apnea during nasal obstruction in normal men. Am Rev Respir Dis. 1981; 124(2):158–160

[19] White DP, Cadieux RJ, Lombard RM, Bixler EO, Kales A, Zwillich CW. The effects of nasal anesthesia on breathing during sleep. Am Rev Respir Dis. 1985; 132(5):972–975

[20] McNicholas WT, Coffey M, McDonnell T, O'Regan R, Fitzgerald MX. Upper airway obstruction during sleep in normal subjects after selective topical oropharyngeal anesthesia. Am Rev Respir Dis. 1987; 135(6):1316–1319

[21] Djupesland PG, Chatkin JM, Qian W, et al. Aerodynamic influences on nasal nitric oxide output measurements. Acta Otolaryngol. 1999; 119(4):479–485

[22] Blitzer ML, Lee SD, Creager MA. Endothelium-derived nitric oxide mediates hypoxic vasodilation of resistance vessels in humans. Am J Physiol. 1996; 271(3 Pt 2):H1182–H1185

[23] Leitzen KP, Brietzke SE, Lindsay RW. Correlation between nasal anatomy and objective obstructive sleep apnea severity. Otolaryngol Head Neck Surg. 2014; 150(2):325–331

[24] Kerr P, Millar T, Buckle P, Kryger M. The importance of nasal resistance in obstructive sleep apnea syndrome. J Otolaryngol. 1992; 21(3):189–195

[25] Clarenbach CF, Kohler M, Senn O, Thurnheer R, Bloch KE. Does nasal decongestion improve obstructive sleep apnea? J Sleep Res. 2008; 17(4):444–449

[26] Craig TJ, Mende C, Hughes K, Kakumanu S, Lehman EB, Chinchilli V. The effect of topical nasal fluticasone on objective sleep testing and the symptoms of rhinitis, sleep, and daytime somnolence in perennial allergic rhinitis. Allergy Asthma Proc. 2003; 24(1):53–58

[27] Hughes K, Glass C, Ripchinski M, et al. Efficacy of the topical nasal steroid budesonide on improving sleep and daytime somnolence in patients with perennial allergic rhinitis. Allergy. 2003; 58(5):380–385

[28] Stuck BA, Czajkowski J, Hagner AE, et al. Changes in daytime sleepiness, quality of life, and objective sleep patterns in seasonal allergic rhinitis: a controlled clinical trial. J Allergy Clin Immunol. 2004; 113(4):663–668

[29] Kiely JL, Nolan P, McNicholas WT. Intranasal corticosteroid therapy for obstructive sleep apnoea in patients with co-existing rhinitis. Thorax. 2004; 59(1):50–55

[30] Koutsourelakis I, Minaritzoglou A, Zakynthinos G, Vagiakis E, Zakynthinos S. The effect of nasal tramazoline with dexamethasone in obstructive sleep apnoea patients. Eur Respir J. 2013; 42(4): 1055–1063

[31] Schönhofer B, Franklin KA, Brünig H, Wehde H, Köhler D. Effect of nasal-valve dilation on obstructive sleep apnea. Chest. 2000; 118(3):587–590

[32] Amaro ACS, Duarte FHG, Jallad RS, Bronstein MD, Redline S, Lorenzi-Filho G. The use of nasal dilator strips as a placebo for trials evaluating continuous positive airway pressure. Clinics (Sao Paulo). 2012; 67(5):469–474

[33] Höijer U, Ejnell H, Hedner J, Petruson B, Eng LB. The effects of nasal dilation on snoring and obstructive sleep apnea. Arch Otolaryngol Head Neck Surg. 1992; 118(3):281–284

[34] Metes A, Cole P, Hoffstein V, Miljeteig H. Nasal airway dilation and obstructed breathing in sleep. Laryngoscope. 1992; 102(9):1053–1055

[35] Hoffstein V, Mateika S, Metes A. Effect of nasal dilation on snoring and apneas during different stages of sleep. Sleep. 1993; 16(4): 360–365

[36] Wenzel M, Schönhofer B, Siemon K, Köhler D. [Nasal strips without effect on obstructive sleep apnea and snoring] Pneumologie. 1997; 51(12):1108–1110

[37] Todorova A, Schellenberg R, Hofmann HC, Dimpfel W. Effect of the external nasal dilator Breathe Right on snoring. Eur J Med Res. 1998; 3(8):367–379

[38] Bahammam AS, Tate R, Manfreda J, Kryger MH. Upper airway resistance syndrome: effect of nasal dilation, sleep stage, and sleep position. Sleep. 1999; 22(5):592–598

[39] Gosepath J, Amedee RG, Romantschuck S, Mann WJ. Breathe Right nasal strips and the respiratory disturbance index in sleep related breathing disorders. Am J Rhinol. 1999; 13(5): 385–389

[40] Djupesland PG, Skatvedt O, Borgersen AK. Dichotomous physiological effects of nocturnal external nasal dilation in heavy snorers: the answer to a rhinologic controversy? Am J Rhinol. 2001; 15(2):95–103

[41] Vasu TS, Grewal R, Doghramji K. Obstructive sleep apnea syndrome

and perioperative complications: a systematic review of the literature. J Clin Sleep Med. 2012; 8(2):199–207

[42] Bahammam A, Delaive K, Ronald J, Manfreda J, Roos L, Kryger MH. Health care utilization in males with obstructive sleep apnea syndrome two years after diagnosis and treatment. Sleep. 1999; 22(6):740–747

[43] McNicholas WT, Ryan S. Obstructive sleep apnoea syndrome: translating science to clinical practice. Respirology. 2006; 11(2): 136–144

[44] Kezirian EJ, Weaver EM, Yueh B, Khuri SF, Daley J, Henderson WG. Risk factors for serious complication after uvulopalatopharyngoplasty. Arch Otolaryngol Head Neck Surg. 2006; 132(10):1091–1098

[45] Regli A, von Ungern-Sternberg BS, Strobel WM, Pargger H, Welge-Luessen A, Reber A. The impact of postoperative nasal packing on sleep-disordered breathing and nocturnal oxygen saturation in patients with obstructive sleep apnea syndrome. Anesth Analg. 2006; 102(2):615–620

[46] Rösslein M, Bürkle H, Walther A, Stuck BA, Verse T. [Position Paper: perioperative management of adult patients with obstructive sleep apnea in ENT surgery] Laryngorhinootologie. 2015; 94(8):516–523

[47] Rohrmeier C, Herzog M, Haubner F, Kuehnel TS. The annoyance of snoring and psychoacoustic parameters: a step towards an objective measurement. Eur Arch Otorhinolaryngol. 2012; 269(5):1537–1543

[48] Rubin AHE, Eliaschar I, Joachim Z, Alroy G, Lavie P. Effects of nasal surgery and tonsillectomy on sleep apnea. Bull Eur Physiopathol Respir. 1983; 19(6):612–615

[49] Dayal VS, Phillipson EA. Nasal surgery in the management of sleep apnea. Ann Otol Rhinol Laryngol. 1985; 94(6 Pt 1):550–554

[50] Caldarelli DD, Cartwright RD, Lilie JK. Obstructive sleep apnea: variations in surgical management. Laryngoscope. 1985; 95(9 Pt 1):1070–1073

[51] Aubert-Tulkens G, Hamoir M, Van den Eeckhaut J, Rodenstein DO. Failure of tonsil and nose surgery in adults with long-standing severe sleep apnea syndrome. Arch Intern Med. 1989; 149(9):2118–2121

[52] Sériès F, St Pierre S, Carrier G. Effects of surgical correction of nasal obstruction in the treatment of obstructive sleep apnea. Am Rev Respir Dis. 1992; 146(5 Pt 1):1261–1265

[53] Sériès F, St Pierre S, Carrier G. Surgical correction of nasal obstruction in the treatment of mild sleep apnoea: importance of cephalometry in predicting outcome. Thorax. 1993; 48(4):360–363

[54] Utley DS, Shin EJ, Clerk AA, Terris DJ. A cost-effective and rational surgical approach to patients with snoring, upper airway resistance syndrome, or obstructive sleep apnea syndrome. Laryngoscope. 1997; 107(6):726–734

[55] Verse T, Pirsig W, Kroker B. Obstruktive Schlafapnoe und verlegende Polyposis nasi. Laryngorhinootologie. 1998; 77(3): 150–152

[56] Friedman M, Tanyeri H, Lim JW, Landsberg R, Vaidyanathan K, Caldarelli D. Effect of improved nasal breathing on obstructive sleep apnea. Otolaryngol Head Neck Surg. 2000; 122(1): 71–74

[57] Kalam I. Objective assessment of nasal obstruction in snoring and obstructive sleep apnea patients: experience of a Police Authority Hospital. Ann Saudi Med. 2002; 22(3–4):158–162

[58] Verse T, Maurer JT, Pirsig W. Effect of nasal surgery on sleep-related breathing disorders. Laryngoscope. 2002; 112(1):64–68

[59] Kim ST, Choi JH, Jeon HG, Cha HE, Kim DY, Chung YS. Polysomnographic effects of nasal surgery for snoring and obstructive sleep apnea. Acta Otolaryngol. 2004; 124(3):297–300

[60] Balcerzak J, Przybyłowski T, Bielicki P, Korczyński P, Chazan R. [Functional nasal surgery in the treatment of obstructive sleep apnea]. [in Polish] Pneumonol Alergol Pol. 2004; 72(1–2):4–8

[61] Nakata S, Noda A, Yagi H, et al. Nasal resistance for determinant factor of nasal surgery in CPAP failure patients with obstructive sleep apnea syndrome. Rhinology. 2005; 43(4):296–299

[62] Virkkula P, Bachour A, Hytönen M, et al. Snoring is not relieved by nasal surgery despite improvement in nasal resistance. Chest. 2006; 129(1):81–87

[63] Koutsourelakis I, Georgoulopoulos G, Perraki E, Vagiakis E, Roussos C, Zakynthinos SG. Randomised trial of nasal surgery for fixed nasal obstruction in obstructive sleep apnoea. Eur Respir J. 2008; 31(1):110–117

[64] Li HY, Lee LA, Wang PC, Chen NH, Lin Y, Fang TJ. Nasal surgery for snoring in patients with obstructive sleep apnea. Laryngoscope. 2008; 118(2):354–359

[65] Nakata S, Noda A, Yasuma F, et al. Effects of nasal surgery on sleep quality in obstructive sleep apnea syndrome with nasal obstruction. Am J Rhinol. 2008; 22(1):59–63

[66] Morinaga M, Nakata S, Yasuma F, et al. Pharyngeal morphology: a determinant of successful nasal surgery for sleep apnea. Laryngoscope. 2009; 119(5):1011–1016

[67] Tosun F, Kemikli K, Yetkin S, Ozgen F, Durmaz A, Gerek M. Impact of endoscopic sinus surgery on sleep quality in patients with chronic nasal obstruction due to nasal polyposis. J Craniofac Surg. 2009; 20(2):446–449

[68] Li HY, Lee LA, Wang PC, Fang TJ, Chen NH. Can nasal surgery improve obstructive sleep apnea: subjective or objective? Am J Rhinol Allergy. 2009; 23(6):e51–e55

[69] Bican A, Kahraman A, Bora I, Kahveci R, Hakyemez B. What is the efficacy of nasal surgery in patients with obstructive sleep apnea syndrome? J Craniofac Surg. 2010; 21(6):1801–1806

[70] Choi JH, Kim EJ, Kim YS, et al. Effectiveness of nasal surgery alone on sleep quality, architecture, position, and sleep-disordered breathing in obstructive sleep apnea syndrome with nasal obstruction. Am J Rhinol Allergy. 2011; 25(5):338–341

[71] Sufioğlu M, Ozmen OA, Kasapoglu F, et al. The efficacy of nasal surgery in obstructive sleep apnea syndrome: a prospective clinical study. Eur Arch Otorhinolaryngol. 2012; 269(2):487–494

[72] Victores AJ, Takashima M. Effects of nasal surgery on the upper airway: a drug-induced sleep endoscopy study. Laryngoscope. 2012; 122(11):2606–2610

[73] Hu B, Han D, Li Y, Ye J, Zang H, Wang T. Polysomnographic effect of nasal surgery on positional and non-positional obstructive sleep apnea/hypopnea patients. Acta Otolaryngol. 2013; 133(8):858–865

[74] Poirier J, George C, Rotenberg B. The effect of nasal surgery on nasal continuous positive airway pressure compliance. Laryngoscope. 2014; 124(1):317–319

[75] Yalamanchali S, Cipta S, Waxman J, Pott T, Joseph N, Friedman M. Effects of endoscopic sinus surgery and nasal surgery in patients with obstructive sleep apnea. Otolaryngol Head Neck Surg. 2014; 151(1):171–175

[76] Park CY, Hong JH, Lee JH, et al. Clinical effect of surgical correction for nasal pathology on the treatment of obstructive sleep apnea syndrome. PLoS One. 2014; 9(6):e98765

[77] Xiao Y, Han D, Zang H, Wang D. The effectiveness of nasal surgery on psychological symptoms in patients with obstructive sleep apnea and nasal obstruction. Acta Otolaryngol. 2016; 136(6):626–632

[78] Verse T, Baisch A, Maurer JT, Stuck BA, Hörmann K. Multilevel surgery for obstructive sleep apnea: short-term results. Otolaryngol Head Neck Surg. 2006; 134(4):571–577

[79] Li HY, Wang PC, Chen YP, Lee LA, Fang TJ, Lin HC. Critical appraisal and meta-analysis of nasal surgery for obstructive sleep apnea. Am J Rhinol Allergy. 2011; 25(1):45–49

[80] Rombaux P, Liistro G, Hamoir M, et al. Nasal obstruction and its impact on sleep-related breathing disorders. Rhinology. 2005; 43(4):242–250

[81] Georgalas C. The role of the nose in snoring and obstructive sleep

apnoea: an update. Eur Arch Otorhinolaryngol. 2011; 268(9): 1365–1373

[82] Li HY, Lin Y, Chen NH, Lee LA, Fang TJ, Wang PC. Improvement in quality of life after nasal surgery alone for patients with obstructive sleep apnea and nasal obstruction. Arch Otolaryngol Head Neck Surg. 2008; 134(4):429–433

[83] Stapleton AL, Chang YF, Soose RJ, Gillman GS. The impact of nasal surgery on sleep quality: a prospective outcomes study. Otolaryngol Head Neck Surg. 2014; 151(5):868–873

[84] Verse T, Hörmann K. The surgical treatment of sleep-related upper airway obstruction. Dtsch Arztebl Int. 2011; 108(13):216–221

[85] Mayer-Brix J, Müller-Marschhausen U, Becker H, Peter JH. Wie häufig sind pathologische HNO-Befunde bei Patienten mit obstruktivem Schlaf-Apnoe-Syndrom? HNO. 1989; 37(12):511–516

[86] Dorn M, Pirsig W, Verse T. Postoperatives Management nach rhinochirurgischen Eingriffen bei schwerer obstruktiver Schlafapnoe. Eine Pilotstudie. HNO. 2001; 49(8):642–645

[87] Masdon JL, Magnuson JS, Youngblood G. The effects of upper airway surgery for obstructive sleep apnea on nasal continuous positive airway pressure settings. Laryngoscope. 2004; 114(2):205–207

[88] Zonato AI, Bittencourt LR, Martinho FL, Gregório LC, Tufik S. Upper airway surgery: the effect on nasal continuous positive airway pressure titration on obstructive sleep apnea patients. Eur Arch Otorhinolaryngol. 2006; 263(5):481–486

[89] Hoffstein V, Chaban R, Cole P, Rubinstein I. Snoring and upper airway properties. Chest. 1988; 94(1):87–89

[90] Bäck LJ, Hytönen ML, Malmberg HO, Ylikoski JS. Submucosal bipolar radiofrequency thermal ablation of inferior turbinates: a long-term follow-up with subjective and objective assessment. Laryngoscope. 2002; 112(10):1806–1812

[91] Cavaliere M, Mottola G, Iemma M. Comparison of the effectiveness and safety of radiofrequency turbinoplasty and traditional surgical technique in treatment of inferior turbinate hypertrophy. Otolaryngol Head Neck Surg. 2005; 133(6): 972–978

[92] Crawford MR, Espie CA, Bartlett DJ, Grunstein RR. Integrating psychology and medicine in CPAP adherence–new concepts? Sleep Med Rev. 2014; 18(2):123–139

[93] Coste A, Yona L, Blumen M, et al. Radiofrequency is a safe and effective treatment of turbinate hypertrophy. Laryngoscope. 2001; 111(5):894–899

[94] Cukurova I, Demirhan E, Cetinkaya EA, Yigitbasi OG. Longterm clinical results of radiofrequency tissue volume reduction for inferior turbinate hypertrophy. J Laryngol Otol. 2011; 125(11):1148–1151

[95] Giles TL, Lasserson TJ, Smith BJ, White J, Wright J, Cates CJ. Continuous positive airways pressure for obstructive sleep apnoea in adults. Cochrane Database Syst Rev. 2006(1):CD001106

[96] Kezirian EJ, Powell NB, Riley RW, Hester JE. Incidence of complications in radiofrequency treatment of the upper airway. Laryngoscope. 2005; 115(7):1298–1304

[97] Means C, Camacho M, Capasso R. Long-term outcomes of radiofrequency ablation of the inferior turbinates. Indian J Otolaryngol Head Neck Surg. 2016; 68(4):424–428

[98] Oksenberg A, Silverberg DS, Arons E, Radwan H. The sleep supine position has a major effect on optimal nasal continuous positive airway pressure: relationship with rapid eye movements and non-rapid eye movements sleep, body mass index, respiratory disturbance index, and age. Chest. 1999; 116(4):1000–1006

[99] Olsen S, Smith S, Oei TPS. Adherence to continuous positive airway pressure therapy in obstructive sleep apnoea sufferers: a theoretical approach to treatment adherence and intervention. Clin Psychol Rev. 2008; 28(8):1355–1371

[100] Pevernagie DA, Shepard JW, Jr. Relations between sleep stage, posture and effective nasal CPAP levels in OSA. Sleep. 1992; 15(2):162–167

[101] Porter MW, Hales NW, Nease CJ, Krempl GA. Long-term results of inferior turbinate hypertrophy with radiofrequency treatment: a new standard of care? Laryngoscope. 2006; 116(4):554–557

[102] Ravesloot MJ, de Vries N. Reliable calculation of the efficacy of non-surgical and surgical treatment of obstructive sleep apnea revisited. Sleep. 2011; 34(1):105–110

[103] Richard W, Venker J, den Herder C, et al. Acceptance and longterm compliance of nCPAP in obstructive sleep apnea. Eur Arch Otorhinolaryngol. 2007; 264(9):1081–1086

[104] Safiruddin F, Vroegop AV, Ravesloot MJ, de Vries N. Long-term self-reported treatment effects and experience of radiofrequency- induced thermotherapy of the inferior turbinates performed under local anesthesia: a retrospective analysis. Eur Arch Otorhinolaryngol. 2012

[105] Sapçi T, Sahin B, Karavus A, Akbulut UG. Comparison of the effects of radiofrequency tissue ablation, CO2 laser ablation, and partial turbinectomy applications on nasal mucociliary functions. Laryngoscope. 2003; 113(3):514–519

[106] Sériès F, Marc I. Importance of sleep stage- and body position-dependence of sleep apnoea in determining benefits to auto-CPAP therapy. Eur Respir J. 2001; 18(1):170–175

[107] Sullivan CE, Issa FG, Berthon-Jones M, Eves L. Reversal of obstructive sleep apnoea by continuous positive airway pressure applied through the nares. Lancet. 1981; 1(8225):862–865

[108] Sutherland K, Phillips CL, Cistulli PA. Efficacy versus effectiveness in the treatment of obstructive sleep apnea: CPAP and oral appliances. Journal of Dental Sleep Medicine. 2015; 2(4):175–181

[109] Vanderveken OM, Dieltjens M, Wouters K, De Backer WA, Van de Heyning PH, Braem MJ. Objective measurement of compliance during oral appliance therapy for sleep-disordered breathing. Thorax. 2013; 68(1):91–96

[110] Weaver Terri E, Ronald R. Grunstein, Adherence to Continuous Positive Airway Pressure Therapy the Challenge to Effective Treatment, Proceedings of the American Thoracic Society Vol 5 2008

推 荐 阅 读

Verse T, Wenzel S. [Treating nasal obstruction in obstructive sleep apnea patients] HNO. 2016:64

第8章 成人手术
Surgery in Adults

摘 要

本章将全面介绍针对腭部的多种外科手术技术，起始于腭部微创手术、软腭植入术和软腭硬化术，继而涵盖扁桃体手术等腭部相关手术。接着，我们将探讨目前基于舌部的手术技术，包括舌部植入术和经口机器人手术。此外，本章还将详细讨论舌骨手术、下颌舌骨肌前移术、舌下神经刺激、喉气管手术、颌面外科手术、牵张成骨上颌扩张术及多平面手术。在讨论这些手术技术的同时，本章还将涉及各种手术的适应证与禁忌证、患者筛选标准、诊断检查流程、手术风险评估、患者教育、知情同意过程、麻醉选择、体位安排、手术方法、可能的并发症及术后护理等关键问题。

关键词

腭部手术；舌底手术；舌下神经刺激术；颌面外科

一、微创外科手术

（一）软腭射频消融术

Marc Blumen　著

1. 定义和原则

射频消融作为一种微创手术技术，由斯坦福大学团队于 1996 年引入鼾症相关手术。Powell 和 Riley 长期致力于寻找一种既能确保安全又能在必要时减小舌体积的治疗技术。在这一过程中，他们与一位首席执行官进行了关键性的会晤，该公司已成功将射频组织消融技术商业化，射频组织消融技术最初是用于前列腺等非咽部组织的治疗。这次交流极大地推动了射频技术在睡眠外科手术中的应用。研究团队首先在离体的牛舌上实施了射频消融实验，随后在活体猪舌上进行了实验。鉴于在安全性和疗效上均获得了满意的成果，他们迅速将这一技术推广至人体应用，为患者带来了新的治疗选择。

间质射频法的原理与电灼法相同，但它具有不同的频率范围波。它使用低频波，在 300～4000kHz，由射频发生器通过一个电极传输。这些射频波引起两种类型的损伤，主要包括热损伤和电损伤。

低频波产生一种分子扰动，主要在电极周围加热。热量会在细胞膜、细胞骨架、细胞代谢和细胞核的水平上引起损伤。所有这些现象将造成组织凝固性坏死病变，并具有椭圆形边界的黏膜下形状。这种病变会导致瘢痕的形成。

一些研究评估了间质射频对咽部组织的影响，特别是软腭和舌。

首个关于射频消融作用的研究是在猪舌上进行的，压电传感器放置在处理区域周围。研究者观察到 10 天后猪舌减小了 26.3% 体积[1]。射频技术对人体的影响仍然有争议，研究中并非总能发现组织体积的减小。Stuck 等没有发现任何舌体积的减小[2]。Blumen 等确实发现了舌体积的减小，但只发生在少数患者身上[3]。在第一项研究中，

Powell 等发现人软腭体积减小[4]。

主要的作用似乎与治疗组织的硬化和收缩有关。

射频技术被应用于治疗打鼾或睡眠呼吸暂停，可针对不同解剖部位进行手术，包括软腭、舌根部、下鼻甲及扁桃体。

2. 适应证、禁忌证和患者选择

该技术的主要适应证包括：①软腭作为主要振动部位的单纯性打鼾患者；②轻度至中度 OSA 患者，当软腭是阻塞的主要部位，且主要由局部组织过度顺应性引起时。

需要注意的是，该技术没有绝对禁忌证。不过，在使用单极射频电极进行治疗时，患者若装有心脏起搏器则被视为相对禁忌。

对于单纯性打鼾的治疗，若患者存在鼻腔阻塞或悬雍垂过长的情况，可能会影响治疗效果。

对于 OSA 患者，若振动或阻塞部位不涉及软腭，且伴有高 BMI 和高 AHI（＞30 次 / 时），则可能不是该技术的理想适应证。

3. 诊断检查

射频治疗不需要一个特定的术前检查流程。

单纯打鼾治疗为了取得更好疗效，需要认真挑选病例：了解同寝者如何评价其睡眠质量和因打鼾导致的相关影响，患者清醒状态的专科检查，最后通过药物诱导睡眠内镜检查来确定阻塞部位，并排除可能导致打鼾的鼻阻塞。当然，整夜多导睡眠监测是必要的检查手段，其目的是排除严重的阻塞性睡眠呼吸暂停，并进行定量诊断，从而确定治疗适应证。

4. 具体风险、患者信息和知情同意

本手术并无特定的风险。然而，患者需被告知，在手术后的 4～5 天内可能会经历轻微的不适，这种不适感通常较激光手术或软腭手术后的疼痛要轻[5]。术后约 10 天内，打鼾现象可能会暂时加重。严重的手术并发症大多在手术后 48h 内发生，这通常与术后组织的水肿反应有关。在随后的几周内，患者可能会感到异物感，这主要由舌部手术区域的触碰所致。此外，患者可能会偶尔感到

咽部干燥不适。

5. 麻醉与体位

手术在局部麻醉下进行，通常是坐位。

6. 设备

射频波由射频发生器发出。几个射频发生器可以传递不同波长的波。一项研究[6]比较了四种不同的射频发生器，它们对打鼾的疗效没有任何显著差异[6]。

射频波传递到组织的电极可以是单极的，也可以是双极的。一些系统有一个温度反向控制，控制电极尖端的温度和阻抗，以便逐步传递能量，按需调节功率。

该电极可以是一次性电极，也可以是反复消毒多次使用的。

7. 手术技巧 / 步骤

患者以坐位在治疗室或在门诊手术室中接受治疗。

去甲肾上腺素和 1% 西洛卡因在软腭内进行局部浸润麻醉。部分医生习惯要求患者使用麻醉药漱口。

注射的剂量取决于软腭的厚度。建议充盈软腭，以便增加腭部厚度，避免热扩散至软腭表面，引起黏膜水肿。

首先应在神经血管穿入软腭的进入点水平进行局部注射（图 8-1），几分钟后，麻醉药应该只覆盖治疗区域。没有必要注射悬雍垂。如果处理软腭周边，应该在顶部注射。

使用压舌板将软腭与舌体隔开。最好让患者用鼻子进行呼吸（如果可能的话），以便使软腭处于垂直角度。

电极垂直于软腭表面进入，在电极进入软腭后，应倾斜 45% 随软腭弯曲。

在开始之前，建议前后倾斜电极的尖端，以检查它是否仍在组织内。

如果尖端就在黏膜下面，最好后退点，试着在软腭前后表面的中间进行交替。在能量传递过程中，如果颈部感到疼痛，就意味着电极尖端通过软腭后表面进入咽后壁；若后气道空间

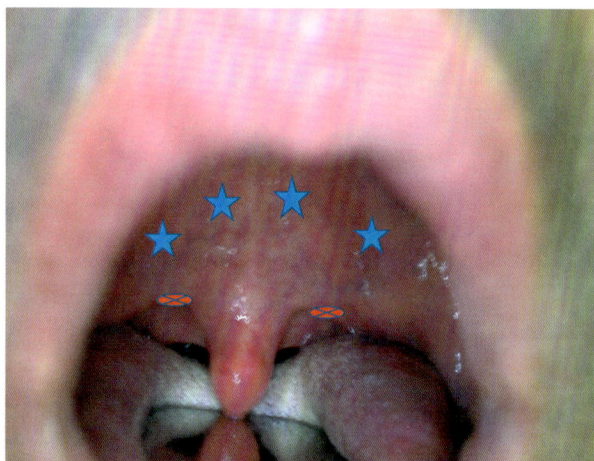

▲ 图 8-1　局部麻醉注射点

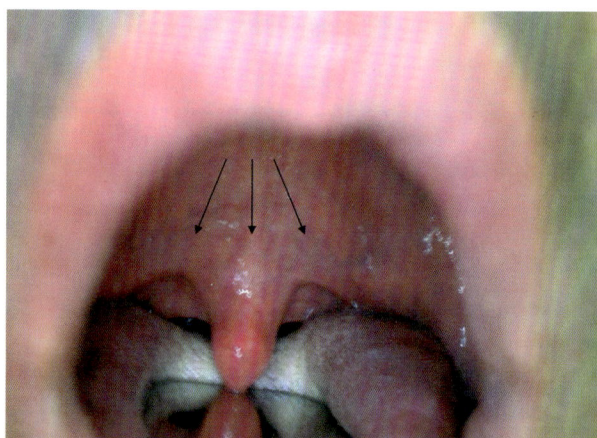

▲ 图 8-2　穿刺点：中线一次（垂直），两侧各一次（斜端）

（posterior airway space，PAS）很小，当患者进口呼吸时，就会发生这种情况。

以上介绍了几种关于电极入路的方法。最初的技术包括 3 次穿刺进针[4]：一次垂直且位于中线，另两次位置较高，略向外侧倾斜（图 8-2）。每次穿刺，都会产生一个消融点。穿刺点位于硬腭和软腭的交汇处。建议不要在悬雍垂处消融（不要使电极尖端比悬雍垂底部低 1mm 或 2mm），因为第二天晚上可能会发生严重水肿，并可能在接下来的几周内出现呼吸窘迫和（或）悬雍垂坏死。其他方法包括多孔消融或多部位消融（图 8-3）。

一些研究表明，通过更高的电极能量，扩大消融范围。尽可能多的消融从而覆盖整个软腭似乎是合乎逻辑的，或者至少在理论上覆盖了振动和（或）阻碍区域。在实践中，很难了解这些区域在清醒状态下临床检查中的具体部位。而药物诱导睡眠内镜检查（drug induced sleep endoscopy，DISE）手段可提供准确评估。

打鼾的振动通常产生于软腭水平，特别是其下缘。阻塞似乎发生于其中间和垂直方向上，但也可能涉及整个软腭，从硬 – 软腭交界处一直到软腭的下缘。因此，用射频消融覆盖这个区域似乎是合理的。如果难以很好地确定消融范围，覆盖整个软腭似乎是一个正确的选择。根据软腭解剖（长、短、宽、窄），确定每次消融次数和时长。

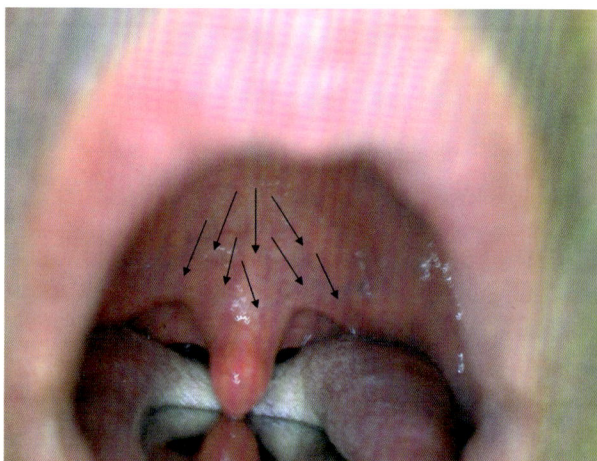

▲ 图 8-3　其他穿刺点：消融点位更多或一次消融更多部位，其目标是治疗整个软腭

大多数情况下，需要 3～5 次穿刺和一次消融多个范围，注意不要重复消融一个部位，以避免黏膜坏死。

两次消融一般间隔 6～8 周。这是为了使瘢痕能够形成，并获得更硬的组织。

间隔时间短可能会使一些患者过度治疗。间隔较长的时间似乎没有影响。

鼾声通常由软腭下部的振动引起，而该区域的塌陷可能导致上气道阻塞。在切割模式下，通过射频消融技术显著缩短舌系带，相较于单纯使用射频消融治疗，这种方法能够取得更佳的疗效[7]。

以往研究中，消融治疗的次数并非是恒定不变的。在早期，医生会进行三次或更多的射频消融。随着时间的推移，外科医生们试图减少接受射频消融的次数。一项研究试图确定能够获得满意治疗效果下，患者所需的射频消融次数。该项研究表明，患者至少需要 3 次射频消融才能获得满意的治疗效果[8]。

每次穿刺后消融 3 个部位。这 3 个部位可能会覆盖软腭的整个表面，但它可以使用更多的穿刺减少消融部位或软腭越小消融部位越少。

近期发表的一项研究探讨了因打鼾而首次进行睡眠监测的患者，其检测结果是否能预测在经历 2～3 次射频消融治疗后症状的改善。研究依据 OSA 患者上气道的解剖特征，发现当打鼾频率显著降低时，增加射频消融治疗的次数能够使得58% 的同寝者感到满意。相比之下，如果打鼾率没有显著减少，仅有 38% 的同寝者对治疗效果表示满意[9]。

风险、提示和技巧

- 手术操作不熟练，或软腭较薄时，术后可能出现黏膜坏死病变（糜烂）或深部病变（溃疡甚至软腭穿孔）
- 以往术后软腭黏膜坏死病变的发生率较高。Terris 和 Chen 发现黏膜坏死病变的发生率高达 60%[10]。近年来，术后软腭黏膜坏死病变发生率显著下降。Farrar 等[11] 在其 Meta 分析中发现，约有 2.4% 的患者会出现软腭黏膜糜烂，1.2% 的患者会出现软腭穿孔，0.3% 的患者会有脓肿形成，局部并发症发生率为 3.9%
- 为了避免软腭相关并发症的发生，可以施行 2～3 次消融以覆盖整个软腭范围，以避免穿刺点重叠
- 同样，不要太靠近软腭的前表面，尤其是软腭薄时，局部浸润麻醉不要增加软腭的厚度
- 软腭打孔消融时，须密切关注软腭黏膜是否发生凹陷，如果出现这种情况，应该立即停止操作，电极不应回撤消融，或放置在相同的水平进行消融，也不宜在更深的位置进行消融，以免造成更深的损伤，甚至增加软腭穿孔的风险
- 黏膜浅表病变在大约 15 天内能愈合，并伴有疼痛或严重不适。可以给予局部护理和镇痛药。较厚的软腭一旦形成穿孔，通常可以完全愈合而不残留空腔，不需要缝合。对于薄而软的软腭，如果不做任何处理，穿孔可能会持续存在

8. 并发症

软腭射频消融手术并未见报道术后持续性吞咽障碍、发声或言语方面障碍等并发症的发生[12]。无软腭功能不全、出血或明显感染[13] 或咽部狭窄。

9. 术后护理

术后症状可酌情处置：镇痛药的使用可缓解消融部位的疼痛，术后第一天夜晚口服类固醇药物可减轻咽喉不适感。

10. 效果

打鼾：大量研究表明：短期疗效（3 个月），软腭射频消融术明显优于安慰剂组[14]。软腭消融术后鼾声强度均显著降低，射频消融术联合 UPPP 手术更能增加其治疗打鼾的效果[15, 16]。但软腭射频消融手术治疗打鼾的疗效可随时间的推移逐步降低[17]。

症状改善的时限性：术后 1 年半，患者的打鼾次数可增加至 2 倍以上[18]；术后 3 年，打鼾复发；术后半年，评分由 3.6 分升至 5.6 分（术前评分 8.1 分），仅 25% 的患者感到满意。术后 6 年，92% 患者再次出现打鼾症状，但仍低于术前平均水平［短期内（8.1±2.9）cm 至（3.5±2.2）cm，然后增加到（5.7±2.9）cm］[19]。

短期疗效评估，69% 的研究证实射频治疗术后 Epworth 评分显著下降[16]。

单纯软腭射频消融就可以降低部分轻度至中度 OSA 患者的 RDI[20]。一项 Meta 分析[21] 显示短期平均 RDI 的改善趋势不显著（RoM 0.67，95% CI 0.43～1.03，P=0.07，I2=83%）。

BMI 是影响射频消融治疗打鼾疗效的重要因素[16]。对于 BMI<25kg/m^2 的患者，其疗效最佳，BMI>30kg/m^2 的患者疗效最差[22, 23]。长而肥厚的悬雍垂是单纯射频治疗打鼾的不利因素[24]。在一项长期研究中，融切一部分悬雍垂可减少一定程度的复发[19]。

在所有可能影响射频治疗轻中度 OSA 患者的因素（AHI、BMI、性别、年龄、打鼾评分、Epworsh 评分）中，对于正常体重人群，术前 AHI 严重程度是影响手术疗效的主要因素[25]。

- 间质射频可以降低组织顺应性，但也可能达不到软腭减容效果
- 手术医生通过腭咽平面形态结构的临床评估决定是否可以选择射频消融方法治疗打鼾：轻中度 OSA 的非肥胖患者、软腭长、软腭后无狭窄以及不存在影响腭咽狭窄的其他因素，但此类 OSA 患者并不多见
- 初学者在进行软腭射频消融术时，在技术要领的把握和学习曲线方面，首先应注意在插入电极后，迅速沿着软腭前后正中空间前行消融。如果软腭较薄，可使用局麻药逐步浸润而增加其厚度。同时也应小心操作，不能重叠穿刺，以避免出现术后黏膜坏死性病变，最终导致软腭穿孔并发症的发生
- 尽管软腭射频消融治疗打鼾的疗效得到认可。然而，长期随访结果并不理想，大量研究表明其远期复发率极高，这需要术前向患者解释和沟通。联合悬雍垂部分融切术可以减少复发率
- 如果患者选择得当，软腭射频消融治疗轻度和中度 OSA 的疗效是可以接受的

（二）软腭植入术和其他硬化术

Marina Carrasco-Llatas 著

1. 概述

正如书中前几章所讨论的，在大多数患者中，上气道软腭下缘的振动是导致巨大鼾声的主要来源。因此，医生们自然会想到如何让软腭变硬，让它变得更僵硬，从而减轻振动达到治疗打鼾的效果。然而，临床医生应该清醒地认识到，打鼾也可能起源于咽侧壁（lateral pharyngeal walls，LPW）、舌根部、会厌，甚至是咽后壁[26]。有几种旨在加强腭部的手术方式，如间质射频治疗（radiofrequency treatment，RFT）（第 8 章软腭内的间质射频消融），但在本章中，我们将介绍其他各种具有相同作用的手术方式，以便术者可以在它们之间进行选择。

在本章中，将讨论注射性鼾症成形术（injection snoreplasty，IS）和软腭植入术（palatal implants，PI）。还有另一种技术叫作烧灼辅助软腭硬化术（cautery-assisted palatal stiffening operation，CAPSO），显然也有相同的结果。使用 CAPSO，

腭黏膜被切除，腭继续愈合[27]。然而，作者认为 CAPSO 更痛苦，相比 PI 或 IS 没有优势，因此我们将不会在本节中详细讨论 CAPSO。一般来说，PI 和 IS 可以帮助减轻打鼾，但它们在减少 AHI 方面不如传统手术有用。因此，不应考虑作为中重度 OSAS 患者的一线治疗。

2. 注射性鼾症成形术

（1）定义：IS 是指在软腭黏膜下注射一种硬化剂，可产生无菌性炎症并随后发生纤维化，目的是使软腭变硬。Brietzke 和 Mair 于 2001 年首次推出该种治疗方式，作为一种廉价、无痛的治疗打鼾的方法[28]。

Brietzke 和 Mair 使用 3% 的四烷基硫酸钠作为硬化剂[28]。这种药物在一些欧洲国家并不容易获得。因此，也使用了其他药剂。在动物研究中被证明有效的药物是 50% 乙醇（混合 1ml99% 乙醇和 1ml 利多卡因）[29] 和 3% 波利多醇[30]。注射后产生黏膜下纤维化，类似于射频[28, 30] 或 CAPSO 获得的黏膜下纤维化[31]。

（2）适应证、禁忌证和患者选择：该技术可用于单纯打鼾而无 OSA 的患者，轻度 OSA 患者、小扁桃体非肥胖打鼾患者、清醒时或药物诱导睡眠内镜检查明确排除舌源性阻塞的打鼾患者。

少数临床医生建议可以把 IS 作为传统腭咽手术的前置性手术，并认为如果软腭注射硬化剂能减轻鼾声，至少说明鼾声来源于腭部[32]。

该治疗方法不适用于中度至重度 OSA 患者或巨舌症患者，特别是当改良的 Mallampati 指数达到 4 级时。此外，如果患者存在过度敏感的咽喉反射，可能会使得在局部麻醉条件下进行手术变得困难。

虽然在文献中没有描述，IS 手术可能对于悬雍垂长而肥厚打鼾患者无效。在这类的患者中，选择缩短悬雍垂的治疗方式会更有意义。

（3）诊断检查：诊断性检查包括对患者进行完整的病史采集和专科检查，或进行药物诱导睡眠内镜检查，以及诊断性睡眠研究。

（4）具体风险、患者信息和知情同意：IS 手术

操作简单、耗时短，一般在门诊就可以进行，术中基本无特殊不适。注射点可能产生黏膜溃疡是常见的手术并发症，通常会在 1 周内痊愈。术前应该告知患者，术后几天内，打鼾症状可能会因为局部炎症水肿而加重。约 1 周后，鼾声会随着局部炎症水肿的消退而逐步减轻。打鼾症状改善，但不足以令患者和同寝者满意，可以选择在 4～6 周后重复治疗。虽然缺乏术后 1.5 年的手术疗效评估研究的文献报道，但随着时间的推移，就像 RFT 手术治疗打鼾一样，远期疗效值得担忧，术前应该告知患者术后可能症状复发。

（5）麻醉与体位：IS 手术在局部麻醉下进行，硬化剂在软腭局部浸润注射麻醉过程中不会引起疼痛。患者为坐位，类似于常规上气道检查时的体位。

（6）设备：唯一需要的设备是一个胰岛素或结核菌素注射器。图 8-4 展示的是作者所使用的注射器，由于注射器很纤细，可以看着它刺入软腭。然而，它只能装满 1ml 的硬化剂，所以必须抽吸 2 次。Brietzke 和 Mair 使用的是弯曲的 3/4 英寸的 27 号的注射器。

（7）手术技巧 / 步骤。

① 10% 利多卡因或 14% 苯佐卡因喷雾剂局部麻醉上腭。

② 在上腭的硬 - 软腭连接处进行局部麻醉（利多卡因或美哌卡因），不应与硬化剂混合。通常使用 1.5～2ml 剂量的麻醉药，分为 3 个注射点。第一个位于硬腭 - 软腭交界处的中心，另外两个位于外侧，以阻断腭神经（图 8-5）。Brietzke 和 Mair 没有使用局部麻醉，而是在上腭涂抹苯佐卡因凝胶（200mg/g）5～10min。

③ 在软腭中心（黏膜下），悬雍垂 1cm 上方注射 1ml 硬化剂（图 8-6）。硬化剂必须在黏膜下形成一个局部隆起。不应进行肌内注射。

④ 在两侧黏膜下注射 0.5ml 硬化剂。这些横向注射最初被描述为第二步的注射点，但它们也可以在注射的第一天进行。

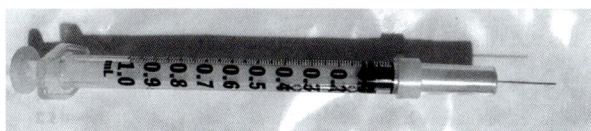
▲ 图 8-4　用于注射的注射器

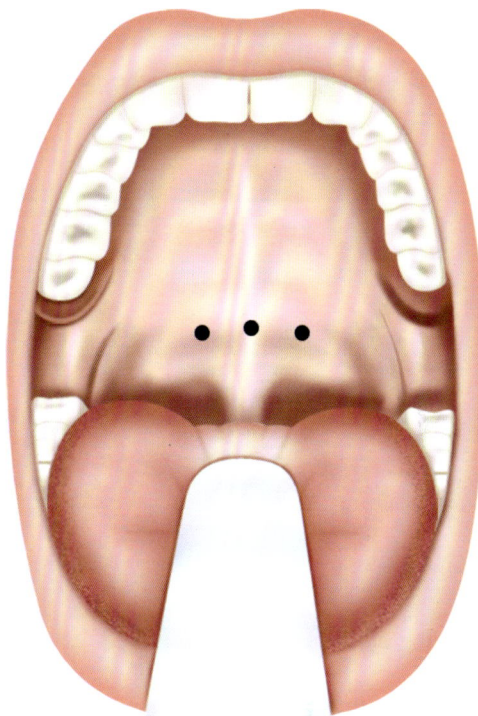
▲ 图 8-5　麻醉注射点

风险、提示和技巧
- 手术操作非常简单，正确进行软腭部位浸润麻醉，注射时注意速度缓慢，避免导致患者不适而影响配合，在软腭黏膜下准确注射硬化剂

（8）并发症：注射点黏膜溃疡是最常见的并发症，一旦发生，均可在短时间内愈合。这种溃疡会引起一些疼痛和不适，通常患者可以忍受（图 8-7）[33]。

尽管黏膜溃疡能短期内自愈，术前也应告知患者，由于手术可导致局部炎症和水肿，术后短期内（通常是 2～4 天）症状可能会加重。若注射点接近悬雍垂根部，术后患者会有肿胀感存在，可能是硬化剂浸润悬雍垂所致。因此，在悬雍垂根部上方至少 1cm 处注射至关重要。术后软腭部位的水肿会引起一些不适，但通常不会导致呼吸问题。

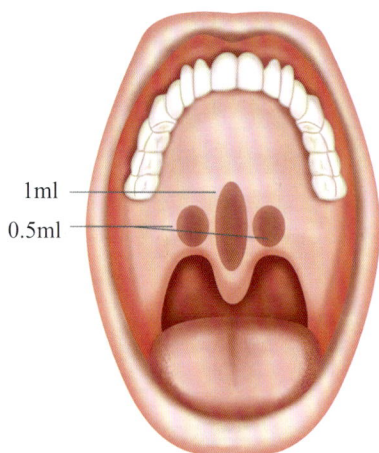

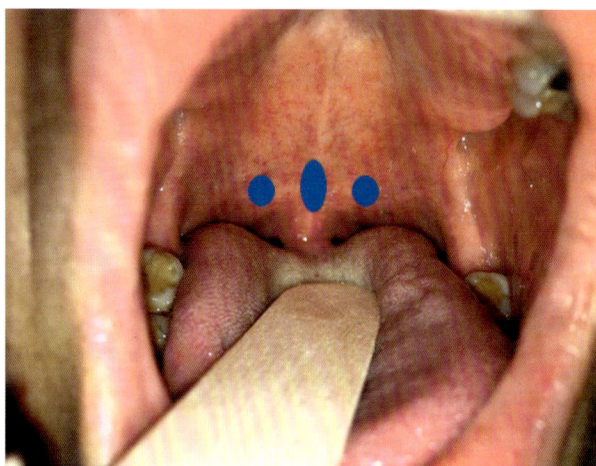

◀ 图 8-6 注射性鼾症成形术

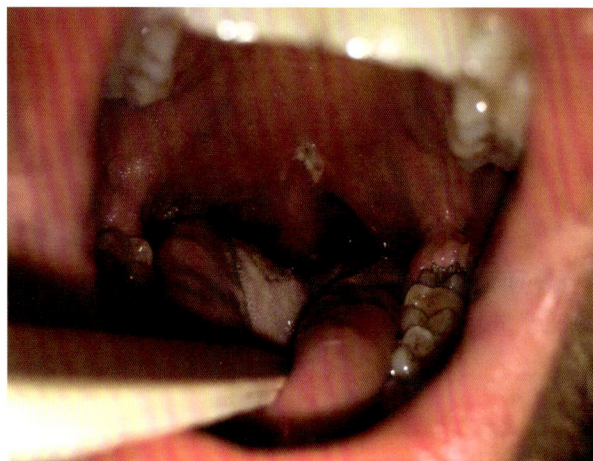

▲ 图 8-7 注射性鼾症成形术后，溃疡被纤维蛋白覆盖，尽管未对咽后壁注射硬化剂，但由于重力作用硬化剂向下移动，咽腭弓水肿。溃疡能愈合而无疼痛

术后无症状的上腭瘘偶有报道，但也能在不到 6 周的时间内自行愈合，多发生在软腭较薄的患者中，通常为女性，发生率约为 2.6%[33]。

其他轻微并发症包括软腭僵硬感，可能是在吞咽或发声时产生的一种奇怪的感觉，其发生率较为少见，常见于以前有过腭部手术史的患者。

(9) 术后护理：如果出现术后疼痛或不适，建议患者使用布洛芬、美他咪唑或对乙酰氨基酚等镇痛药。

疼痛通常不严重，视觉模拟评分（visual analog scale，VAS）上平均为 3.5 分[33]，不必使用抗生素。

(10) 效果：图 8-8 显示 IS 术后的结果。硬化剂产生的纤维化可以在悬雍垂上看到。关于 IS 发表的

相关文献有限，并且均为个案报道。一项研究比较了 IS 和软腭射频术[34]。由于使用了不同的客观和主观量表进行评估，难以将部分研究的结果整合在同一表格中。因此，作者将只对主要结果进行论述。

在 Brietzke 和 Mair 的研究中，22 例患者最长的随访期为 1 年半时间[33]。平均 AHI 指数无客观变化（术前 7.5 次 / 时到术后 8.5 次 / 时），没有提供有关 ESS 评分影响的数据，打鼾的主观改善率为 75%。Olszewska 等对 21 例患者进行了随访 6 个月。平均 AHI 变化没有显著性差异（4.6 次 / 时至 3.6 次 / 时）。治疗前后 PSG 数据比较，嗜睡（例如 ESS 评分）从 9 分减少到 5 分，打鼾时间从平均 110min 减少到 22min[35]。

Al-Jassim 和 Lesser 发现，60 例患者中有 62% 的患者认为打鼾有主观上的改善[32]。Labra 等研究表明患者的平均 AHI 从 14.5 下降到 4.1。11 例患者的打鼾指数（术前 14.9～20.4）6 个月后也有所改善，白天嗜睡 ESS 评分从 9.6 下降到 8.2[36]。Iseri 和 Balcioglu 对 30 例患者随访了 6 个月，通过 VAS 评分，打鼾从 7.8 减少到 2.9，与射频手术相比，该手术的主观满意度为 76.7%[34]。

要 点

• 对于单纯打鼾或轻度阻塞性睡眠呼吸暂停（AHI＜15）、既往接受过扁桃体切除术的非肥胖患者，或扁桃体小且 Mallampti 指数低的患者，可以考虑在软腭中央区域黏膜下进行注射

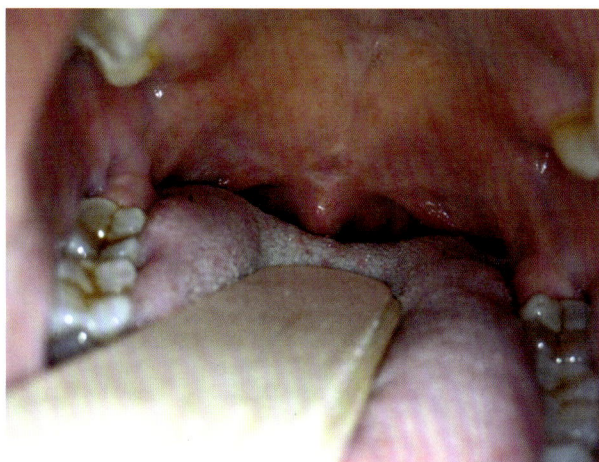

▲ 图 8-8　注射性鼾症成形术的术后效果

3. 软腭植入术

(1) 定义：2004 年，Nordgard 等首次提出软腭植入术（palatal implants，PI）[37]。植入体为聚对苯二甲酸乙二醇酯（polyethylene terephthalate，PET）编织纱线制成，长约 18mm，外径为 1.5mm。PET材料的生物学特性表现在其高生物稳定性，能够促进组织生长，并且具有优异的促纤维化效果。通常情况下，纤维包膜的形成可以在 4 周内完成[37]。PI 是一种微创治疗手段，不需要任何特定或昂贵的设备。其商业名是"Pillar"，由美敦力公司出品。

(2) 适应证、禁忌证和患者选择：PI 可以用于治疗单纯打鼾和轻度 OSAS 患者，也有医生将其作为改善悬雍垂腭咽成形术（uvulopalato-pharyngoplasty，UPPP）失败后患者打鼾的挽救性手术[38]。

选择 PI 手术前，需要考虑软腭解剖学因素：从软硬腭连接处到悬雍垂根部的长度是植入物的重要选择标准，建议长度至少 24mm，考虑植入体的固定长度为 18mm，需要在软腭中预留空间，软腭越薄越不利于植入体的放置。悬雍垂的长度，定义为悬雍垂基部至尖端之间的距离，也是需要考虑的因素，因为悬雍垂大于 15mm 的患者术后疗效不如较短的患者[39]。扁桃体大小应不超过2 度。

BMI 也是一个重要的考量因素，肥胖人群通常

不符合手术适应证，特别是当 BMI 高于 30kg/m^2 时。

(3) 诊断检查：与 IS 一样，诊断性检查包括对患者进行完整的病史采集和专科检查，或进行药物诱导睡眠内镜检查，以及诊断性睡眠研究。

(4) 具体风险、患者信息和知情同意：虽然有文献报道过上腭感染，但手术是相对安全的，并发症发生率低。最常见的并发症之一是植入体的部分挤压，有时需要被动切除。在所有针对打鼾的手术治疗中，随着时间的进展，打鼾症状可能会复发。术前的平均评分（标准差）为 9.5（0.5）分，术后第 52 周的平均评分为 5.0（1.6）分，而 4 年时的平均评分为 7.0（1.8）分[40]。因此，患者可以期待打鼾症状得到一定缓解，但也应意识到复发的可能性。

手术对患者发声的影响可以通过手术前后对字母"k"的发音进行对比评估，通常不会对发音造成影响[41]。患者对持续气道正压（CPAP）治疗的依从性、CPAP 的压力设置或吞咽功能的预期变化通常在 1 周内稳定[42, 43]。

Pillar 植入体引起中耳功能改变的患者高达26.7%，患者主诉耳痛或耳闷，但通常为暂时性，术后 1 周症状消失[44]。

(5) 麻醉与体位：手术通常在局部麻醉下进行。如果与其他上气道手术（如鼻腔手术）一期完成，可以考虑在全身麻醉下进行。局部麻醉后软腭组织出现肿胀，客观上有利于植入体的插入。为了减少出血的风险，建议混合使用利多卡因或布比卡因和肾上腺素，软腭局部浸润麻醉可减少局部浸润后的不适。

(6) 设备：植入体由制造商提供，配备为其插入设计的装置（图 8-9）。建议使用电子纤维镜，以检查植入体放置位置是否恰当，并且要避免使植入体对软腭的后部形成挤压。

(7) 手术技巧 / 步骤。

① 用氯己定等消毒溶液冲洗口腔。

② 使用局部浸润麻醉。

③ 在硬腭后缘远端约 5mm 的软腭黏膜中线处进行穿刺。

◀ 图 8-9 用于植入腭植入体的设备

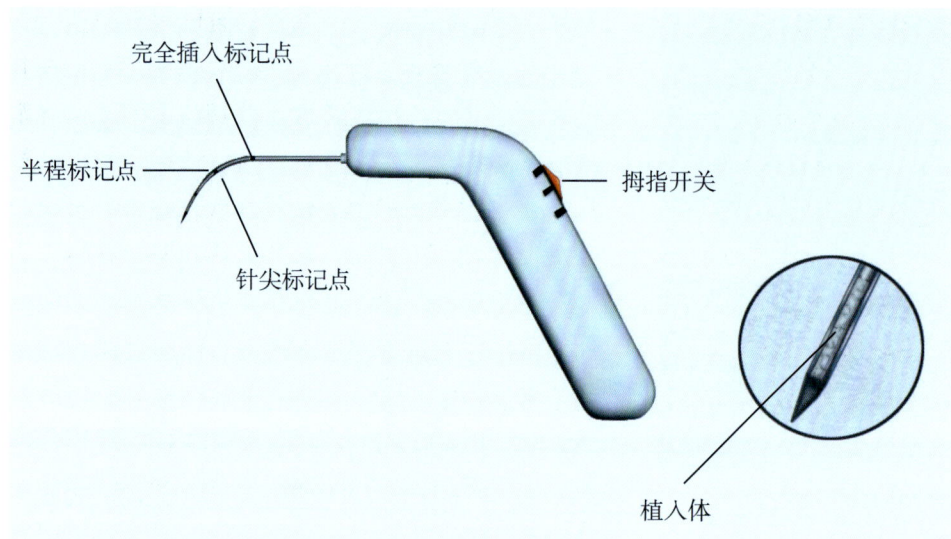

④ 必须朝向游离缘方向在肌肉层中穿行，直到植入器上的插入深度到达插入标记点。

⑤ 手柄上的拇指滑块向下拉以收回针头，而针内的闭孔器保持植入体的位置，当植入器从组织中取出时，将其保持在适当的位置。

⑥ 在第一个植入体的两侧再植入两个植入体，大约间隔2mm远，以便在它们之间建立纤维化桥，以获得最好的植入效果（图 8-10）。

⑦ 用纤维镜检查植入体放置位置是否正确，如果植入体不完全在肌层内，或对腭后侧产生了挤压，应对植入体进行调整。

(8) 并发症：最常见的并发症是对软腭的挤压，发生在 9.3% 的患者（范围 0%~25%）[43]。一旦植入体 – "Pillar" 对软腭形成挤压，应切除或取出后并植入新的植入体。对软腭挤压的发生率术后第一年最高，但有记载在第二年也有发生。疼痛和异物感通常在 1 周内消失，这些症状是自限性的。疼痛很轻微，患者在第二天就可恢复正常生活。黏膜溃疡、瘘管或感染极少报道[43]。如果发生任何感染，应移除植入体。大约 25% 的患者在植入后出现耳痛或耳闷，但这些症状通常持续不超过 1 周[44]。

(9) 术后护理：在围术期和术后都需要使用抗生素。大多数医生建议从手术当天开始使用抗生素，连续使用 4 天（共 5 天）。镇痛药是用来镇

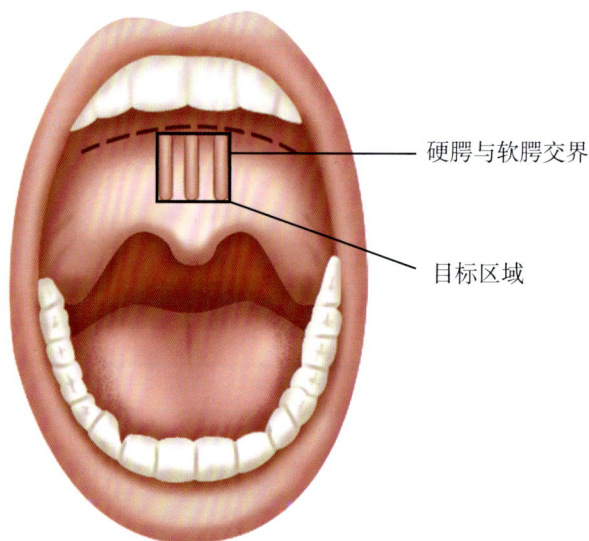

▲ 图 8-10 植入体放置位置

痛。不需要使用类固醇药物，同时应避免用其预防感染。

(10) 效果：来自 Choi 等[43] 的 Meta 分析对 2011 年 3 月之前发表的文章进行了回顾，包括 363 例 OSA 患者和 174 例打鼾者。分析显示，PI 减少了患者打鼾、困倦和 AHI。打鼾的标准差（standardized mean difference，SMD）为 -0.591，嗜睡的 SMD 为 -0.481，AHI 的 SMD 为 -0.378。SMD 的常用指标是 Cohen's d，这表明在有临床意义的前提下，植入体体积越大治疗效果越佳。在接近 ±0.20 的范围内，两个平均值之间的 SMD 被认为很小

（可能临床不显著），±0.50 被认为是效应中等，±0.80 或更大被认为是效应大（且具有临床意义）。该研究的所有 SMD 都近于 0.5，虽然属于效应中等，但具有统计学意义。因此，我们应该考虑到患者在接受植入物 – "Pillar" 后可能仍有大声打鼾、白天嗜睡或高 AHI。

Rotenberg 和 Luu[40] 报道了患者主观感觉的改善，但随着时间的推移，这种改善作用逐渐减弱，并且在术后 4 年仅维持了最低水平。不同研究的结果汇总见表 8-1。

> **要　点**
>
> • 病例选择是关键，应排除肥胖、大悬雍垂、2 度以上扁桃体、软腭短或薄，以及中重度 OSA 患者。将植入体插入距离硬软腭交界处以下 5mm 处，在腭中部，肌肉层内，将器械完全直接插入悬雍垂。接下来的两个植入体两侧各间隔 2mm

（三）腭咽成形术

Ullrich Sommer　著

1. 定义

1981 年，Fujita 首次提出采用悬雍垂腭咽成形术（UPPP）治疗 OSA，自那以后，UPPP 便成了睡眠呼吸障碍常规治疗的一部分[45]。由于 UPPP 在广泛的临床实践中显示出确切的疗效，研究者在此基础上进行了深入研究，目的是减少术后疼痛或吞咽困难等不良反应。

因此，在 1986 年，Carenfelt 引入了一种名为"激光下的腭咽成形术"（LUPP）的手术技术。与 UPPP 相反，LUPP 是对传统技术的改进，因为它第一次使用激光手段重塑软腭[46]。简而言之，LUPP 手术涉及切除扁桃体，并沿着轻微提起的折痕线进行软腭黏膜切口，然后缝合成形后的咽腔，这与 Fujita 最初提出的 UPPP 相似。根据原始出版物的记载，采用激光技术有助于减少上述不良反应。然而，LUPP 手术仍然需要进行全身麻醉。

另一种针对软腭的成形技术是由 Kamami 在 1980 年引入的，称为"激光辅助腭咽成形术"（laser-assisted uvulopalatoplasty，LAUP）。LAUP 包括沿悬雍垂两侧直接行垂直切口，然后激光消融悬雍垂[47, 48]。在文章发表后，该技术在欧洲被广泛使用，到 20 世纪 90 年代末，它在美国也开始流行起来[49]。LAUP 是在局部麻醉下进行，不需要常规缝合来重塑软腭。截至目前，已经有 120 多篇关于 LAUP 的文章发表在同行评议的杂志上。由于术后疼痛和与 LAUP 相关的具体安全问题，外科医生一直在寻求了不同的组织切割方法。即将到来的基于射频能量的切割装置似乎是理想的仪器设备。因此，术语"激光辅助腭咽成形术"（RAUP）[50, 51] 被引入到这些类型的使用射频动力切割设备切除部分软腭的手术中。软腭切除通常与间质射频消融相结合，然后又被称为 RF-UPP[52]。

2. 适应证、禁忌证和患者选择

关于 RAUP，由于射频设备的一致性较低，目前尚缺乏与适应证、禁忌证及患者选择相关的明确数据。鉴于 RAUP 的基本手术概念与 LAUP 相同，我们假设这两种手术在上述参数上没有显著差异。

鉴于降低 AHI 的效果有限，甚至在 LAUP 后患者的 AHI 可能升高，这类手术唯一可接受的适应证是单纯性打鼾[53]。对于软腭间质射频手术治疗腭弓软组织过多（如脂肪组织）和悬雍垂增生的患者，临床疗效有限，这些患者往往更适合进行 UPPP[52]。以下是 LAUP 的已知禁忌证，同样适用于 RAUP。

超重、动脉高血压、精神异常或不配合[54] 和专业的演讲者、歌手或管乐器演奏家是已知的相对禁忌证[55]。此外，打鼾声主要形成于舌后部位、扁桃体肥大、牙关紧闭、牙关畸形、颅面畸形、腭裂、巨舌症、口咽后壁有明显的折叠、严重干呕、既往存在的腭咽功能不全、松软的会厌及咽部神经肌肉疾病，均是 LAUP 或 RAUP 手术的禁忌证[54]。

表 8-1 不同腭植入体论文的结果

作者	例数	随访时间（个月）	AHI（术前）	AHI（术后）	成功率（%）	ESS（术前）	ESS（术后）	ESS（P）	EBM
Friedman 等[38]	23	6	33	26	21.7	13.2	8.7	<0.0001	4
Friedman 等, 2006, Oto HNS	29	7.5	12.7	11.5	24.1	无数据	无数据	无数据	3b
Walker 等, 2006, Oto HNS	53	3.0	25.0	22.0	20.8	11.0	6.9	<0.001	4
Nordgard 等, 2006, Oto HNS, 565	25	3.0	16.2	12.1	36.0	9.7	5.5	<0.001	4
Nordgard 等, 2007, Oto HNS	26	12.0	16.2	12.5	50.0	8.3	5.4	<0.001	4
Goessler 等, 2007, Acta	16	3.0	16.5	11.2	37.5	7.2	4.6	<0.05	4
Walker 等, 2007, Oto HNS, 137：822-7	22	14.5	19.7	18.3	59.1	11.7	8.4	无数据	4
Friedman 等, 2008, Oto HNS	29	3.0	23.8	15.9	41.9	12.7	10.2	<0.001	2b
Steward 等, 2008, Oto HNS	47	3.0	16.8	19.7	26.0	10.6	8.7	<0.01	2b
Neruntarat, 2011, Eur Arch Oto	92	26~32	21.7	10.8	52.2	12.3	7.9	<0.001	4
Huang 等, 2011, Laryngoscope	21	6.0	14.1	9.0	63.8	无数据	无数据		3b
Maurer, 2012, Eur Arch Otorhinolaryngol 2012；269：1851-1856	10	3.0	19.1	8.4	无数据	7.1	6.9	n.s.	2b
Choi JH 等, Laryngoscope, 2015；125：1239-1243	11	4~6	8.4	6.3	无数据	9.1	7.1	0.031	4
合计	404	4.6	19.9	14.9	37.7	11.3	7.8		B

AHI. 呼吸暂停低通气指数（单位为次/时）；ESS.Epworth 嗜睡量表；EBM. 循证医学证据水平

3. 诊断检查

根据 AASM 的"实践标准委员会"[……]LAUP 治疗打鼾的手术患者应进行术前临床评估和 PSG 或心肺检查，以确定患者是否患有睡眠相关呼吸障碍（sleep-related breathing disorder，SRBD），包括阻塞性睡眠呼吸暂停（标准）……][47]。此外，术前和术后均应记录患者的不适症状。使用关于打鼾的 VAS 问卷似乎是合适的[56]。

4. 具体风险、患者信息和知情同意

知情同意应包括严重的术后疼痛，异物感（8%～25% 的患者），声音变化（0%～17.2% 的患者），以及口干的发病率为 16%～42%[57-60]。另外，应考虑镇静和局部麻醉的风险。

5. 麻醉与体位

LAUP 和 RAUP 通常在局麻醉下进行，患者可以舒适地坐在椅子上或手术台上。该手术一般不需要镇静，对于需要的患者，可以通过静脉滴定咪达唑仑或丙泊酚来达到所需镇静水平，也可直接在手术部位使用 5ml 2% 丙洛卡因和 0.01% 肾上腺素进行局部麻醉。

6. 设备

对于 LAUP，二氧化碳激光器最常用，但一些文献报道了使用 NdYAG 或 KTP 激光器[61, 62]。在文献中还没有发现不同激光类型之间差异的比较信息[63]。对于 RAUP，需要输出频率在兆赫兹范围内的射频发生器，如 Sutter Curis 或 Olympus Celon ProCut 系列，以最大限度地减少对周围组织的热损伤，同时实现充分的凝固。作为切割设备，

应使用直径为 0.2～0.4mm 的针型电刀（图 8-11）。此过程不需要进行氦气屏蔽。

7. 手术技巧 / 步骤

（1）LAUP：在放置合适的开口器（可能不需要，主要取决于镇静水平）和压舌板后，必须插入一个背板以保护咽后壁不受激光束的伤害。二氧化碳激光器被设置为 8W，连续波模式和超脉冲模式。二氧化碳激光器应设置为 8W，采用连续波和超脉冲模式。为避免术后腭咽功能不全和减少并发症，应优化激光束的方向，并改进 Kamami 线后的单极技术。具体操作为在悬雍垂两侧进行反向 V 形切口，切除约 5mm 的前支柱软腭组织（图 8-12）。

随后，使用镊子轻轻夹起多余的组织，并将悬雍垂向下牵引，以便悬雍垂肌肉得以显露。在这一步骤中，应尽可能保留悬雍垂肌肉。切除肌

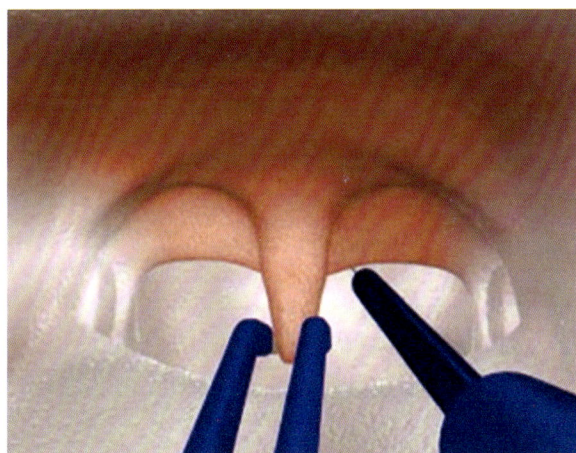
▲ 图 8-11 用于射频辅助腭咽成形术的切割系统

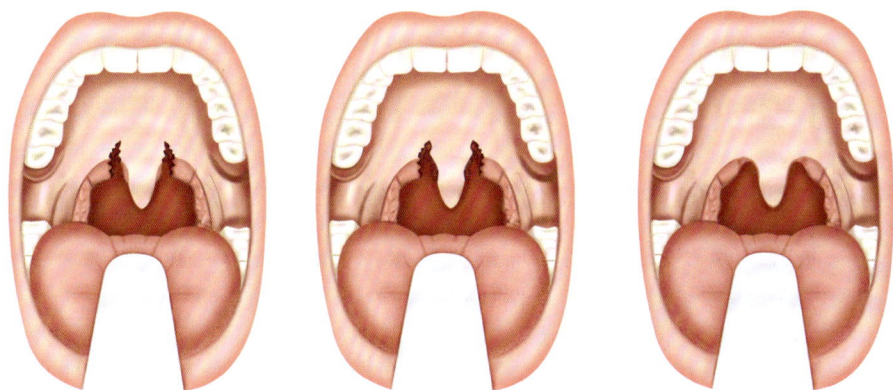
◀ 图 8-12 激光辅助腭咽成形术

173

肉组织中多余的黏膜后，需要特别注意控制可能出现的出血，并进行电凝止血处理。这一过程可以根据需要重复进行，每次操作间隔建议为6～8周，直到实现预期的治疗效果。图 8-13 展示了典型的手术情况，其中黄色标记指示了切割线。

(2) RAUP：如果使用 Olympus Celon 射频电极，射频发生器应设置为 20W。对于其他设备，功率必须进行相应调整。然后在悬雍垂两侧做一三角形切口，并向软腭前柱延伸约 5mm。软腭后弓和悬雍垂间的任何肥厚黏膜也用电极切除（图 8-14）。无论如何，腭肌都应保持完整。此外，RAUP 可以重复多次，直到达到预期效果。

> **风险、提示和技巧**
>
> - UPP 是一种不适合治疗 OSA 的方法
> - 在治疗打鼾时，RAUP 优于 LAUP，因为它有更好的安全性
> - 不要将切口延伸至软腭肌肉组织深处
> - 稳步推进，通常重复手术比引起并发症好
> - LAUP 在缓解患者主观打鼾方面似乎与 UPPP 相当

8. 并发症

正如在具体风险部分所写到的一样，这种手术最常见的并发症之一是异物感。这种并发症通常很难治疗，并严重影响患者的生活质量[57-60]。为了防止这类并发症发生，最重要的是不要将垂直的切口延伸到软腭肌肉组织并因此对患者进行反复治疗。同样对于鼻咽狭窄，很可能也是由于软腭处圆形切除部分过多导致。感觉紊乱和鼻后分泌物可能是暂时性的。对于使用或将要使用鼻CPAP 的患者，有些情况下，软腭延长手术导致无法进一步使用 CPAP 设备。然而，根据医生自己的经验，如果仔细切除软腭，并进行多次治疗，这种并发症很可能永远不会出现。

9. 术后护理

在使用咪达唑仑镇静后，患者需要接受专业医疗人员或指定主管医师至少 12h 的监督。在此期间，患者将不能在公共道路交通上驾车行驶。术中或术后不需要预防性使用抗生素[64]。术后疼痛严重程度通常与术后疼痛的处理有关，这是软腭手术后至关重要的一个环节。根据我们的经验，布洛芬（4 次，400～600mg）加美咪唑（4 次，0.5～600mg）对大多数患者来说足够了。用于疼痛管理的阿片类药物只在极少数情况下才需要使用。为了判断一个适当的愈合过程，图 8-15 为术后 2 周的典型愈合状态，图 8-16 为术后 3 个月的典型愈合状态。

10. 效果

截至目前，有两项关于 LAUP 的高质量研究已经发表。其中一篇文章由 Ferguson 于 2003 年发

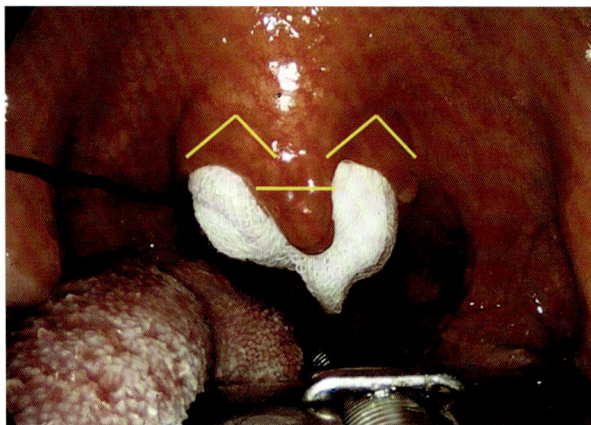

▲ 图 8-13 典型的术中激光辅助腭咽成形术，切割线用黄色标记

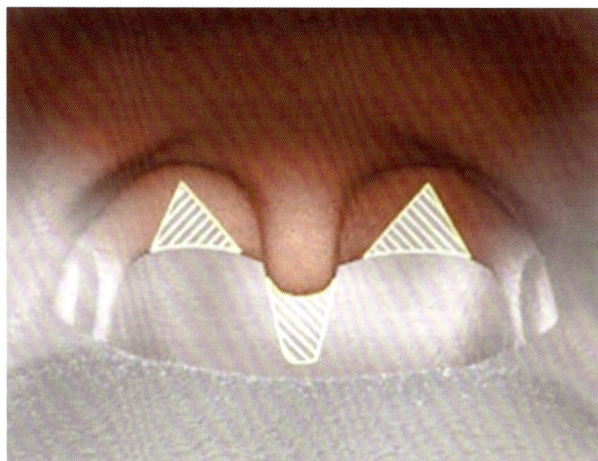

▲ 图 8-14 射频辅助腭咽成形术切除的组织量

表[65]。46 例 AHI 为 10～27 次 / 时的患者被随机分为两组。试验组采用 LAUP 治疗；对照组未接受任何手术干预。7 个月后，试验组的 AHI 从 19 次 / 时下降到 15 次 / 时；对照组的 AHI 从 16 次 / 时上升到 23 次 / 时。2004 年发表的来自 Larrosa 的第二篇文章将 28 例 AHI＜30 次 / 时的患者随机分为试验组和假手术组[66]。两组之间没有差异。表 8-2 提供了关于现有研究的概述[53]。

上述两个随机对照试验（RCT）列在表的顶部。除此之外，诸如回顾性或前瞻性队列研究（RCS/PCS）等研究也有发表（表 8-2）。

由于激光辅助软腭手术中这些不同的结果参数，美国睡眠医学会（American Academy of Sleep Medicine，AASM）指南（2001 年）发布了以下患者选择建议[47]。

① LAUP 不推荐用于包括 OSA 在内的 SRBD 的治疗。

② 在治疗包括 OSA 在内的 SRBD 时，不推荐 LAUP 替代 UPPP。

③ LAUP 在缓解患者主观打鼾方面似乎与 UPPP 相当。

目前，医学界已就不建议在 OSA 患者中实施 LAUP 手术达成共识[63, 67]。

然而，LAUP 似乎是一种治疗单纯性打鼾的适当方式。在最近的一项 Meta 分析中发现，患者接受 LAUP 后打鼾强度降低，正如作者所说，很可能是继发于瘢痕组织导致的软腭硬化[53]。对 14 项研究和 429 例患者的打鼾结果进行了量化。数据呈现方式存在显著的差异，其中使用 0～10 分量表的 VAS 的研究数量最多。158 例患者的 LAUP 前和 LAUP 后 VAS 分别为 8.4 ± 1.2 和 5.2+2.2。在大多数研究中，患者打鼾减少了[53]。因此，AASM 临床实践指南针对 LAUP 指出，LAUP 和 UPPP 在缓解打鼾方面具有可比性[47]。

对于治疗打鼾，由于长期并发症稍好转，RAUP 可能治疗效果更佳[58, 68]。RAUP 对于单纯性打鼾患者的治疗效果见表 8-3。

二、侵入性手术

（一）软腭和扁桃体

1. 扁桃体切除术和扁桃体部分切除术

Thomas Verse　著

(1) 扁桃体切除术。

① 定义：扁桃体切除术是指完全切除腭扁桃体的所有淋巴组织。这种手术通常被称为"囊外扁桃体切除术"。在进行这项手术时，必须切断扁桃体囊外侧较大的血管，并在术后通过缝合或电外科手术进行闭合处理[69]。"热扁桃体切除术"是指使用激光或射频仪器。组织损伤的深度和术后疼痛取决于施加到组织的能量大小。"冷扁桃体切除术"则是指不使用电能或热能进行止血。

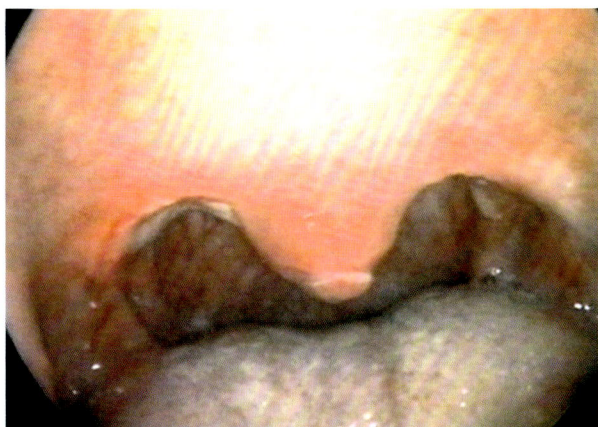

▲ 图 8-15　激光辅助腭咽成形术 2 周后术区愈合情况

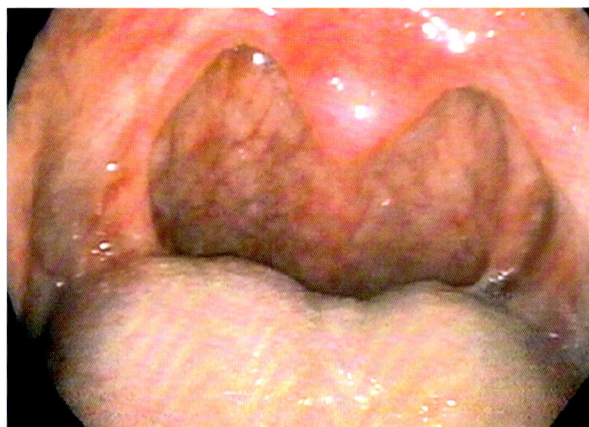

▲ 图 8-16　激光辅助腭咽成形术 3 个月后术区愈合情况

② 适应证、禁忌证和患者选择：对于有睡眠呼吸障碍和扁桃体肿大的儿童，我们进行扁桃体部分切除术（见下文）。不接触扁桃体囊及其较大血管的部分扁桃体切除技术能够显著减少儿童术后疼痛和出血[70-74]。由于与成人相比，儿童术后出血的危险性要大得多，因此我们仅对经常复发急性扁桃体炎的儿童进行扁桃体切除术。为了治疗 SRBD，我们更偏向扁桃体部分切除术。

在成人中，我们仅对 OSA 患者进行扁桃体切除术。对于单纯打鼾的成人，有一些侵入性较

表 8-2 关于 LAUP 的所有研究

作 者	研究设计	年 份	例 数	年龄（岁）	BMI（kg/m²）	术前 AHI	术后 AHI	AHI 变化值
Larrosa	RCT	2004	13	—	27 ± 2	14 ± 8	15 ± 18	11%
Ferguson	RCT	2003	21	—	—	19 ± 4	15 ± 8	−21%
Goktas	RCS	2014	23	63	30 ± 4	28 ± 17	25 ± 20	−12%
Peng	RCS	2009	96	49	—	7～89	5～42	—
Abdullah	RCS	2008	1	—	—	67	41	−39%
Kern	RCS	2003	64	43 ± 11	27 ± 4	51 ± 31	26 ± 21	−49%
Walker	RCS	1999	40	53 ± 2	31 ± 1	25 ± 3	15 ± 3	−39%
Chisholm	PCS	2007	20	—	32（28～38）	48 ± 20	13 ± 11	−73%
Pavelec	PCS	2006	63	20—67	—	7 ± 6	5 ± 4	−32%
Atef	PCS	2005	62	—	—	26 ± 10	11 ± 10	−58%
Berger	PCS	2003	25	50 ± 10	28 ± 3	25 ± 14	33 ± 23	31%
Finkelstein	PCS	2002	26	53 ± 10	28 ± 3	30 ± 22	25 ± 19	−16%
Lin	PCS	2002	25	41 ± 6	28 ± 2	40 ± 7	32 ± 14	−21%
Seemann	PCS	2002	10	49	35	52 ± 25	45 ± 28	−13%
Berger	PCS	2001	7	54 ± 7	26 ± 3	5 ± 0	7 ± 5	29%
Ryan	PCS	2000	44	49 ± 11	30 ± 4	29 ± 17	19 ± 15	−34%
Berger	PCS	1999	10	49（25—71）	29	13 ± 10	24 ± 10	83%
Mickelson	PCS	1999	36	52 ± 11	31 ± 8	28 ± 17	18 ± 14	−36%
Lauretano	PCS	1997	17	—	—	27 ± 10	29 ± 10	7%
Hanada	PCS	1996	64	54 ± 10	—	14 ± 11[a]	9 ± 10[a]	−39%
Skatvedt	PCS	1996	13	48（26—63）	27（21～37）	22 ± 24	8 ± 11	−75%
Terris	PCS	1996	7	41 ± 13	—	11 ± 11	22 ± 10	92%
Petri	PCS	1994	30	47（31—63）	28（20～37）	26（15～48）[a]	7（2～23）[a]	−70%

a. 仅有呼吸暂停指数；AHI. 呼吸暂停低通气指数；BMI. 体重指数；PCS. 前瞻性队列研究；RCS. 回顾性队列研究；RCT. 随机对照研究（改编自 Camacho[53]）

小的技术也可以有效减少打鼾。我们发现，扁桃体的间质 RFT 与软腭和（或）舌根的射频治疗相结合效果很好。RFT 治疗侵入性较小，并发症少 [13, 75]。为了尽可能减少并发症的发生，对于单纯打鼾的患者，我们更倾向于使用微创技术而不是进行完全的扁桃体切除术。

相比之下，睡眠呼吸暂停患者面临多种健康损害的风险，如脑卒中、心脏病、其他血管损伤、全身炎症、代谢失调及其他健康损害 [76, 77, 78, 79]。因此，睡眠呼吸暂停患者的预处理情况与原发性打鼾者（其他方面都很健康）不同，这种差异允许进行更具侵入性的手术。

与扁桃体部分切除术相比，扁桃体全切可获得更大的气道容积，这就是为什么我们建议睡眠呼吸暂停患者进行扁桃体全切术。前提是患者的扁桃体仍然存在于咽部内，并且阻塞部位位于口咽部，同时患者希望接受手术治疗。

治疗 OSA 的 UPPP 手术应始终与扁桃体切除术相结合，因为扁桃体切除术可使 UPPP 手术的成功率翻倍 [80]。由于额外的 UPPP 不会给接受扁桃体切除术的患者增加太多不便，我们很少进行单纯的扁桃体切除术，而是同时进行 UPPP 手术和扁桃体切除术者，除了 UPPP 缝合线可能需要在手术后几天拆除，两者术后的不适几乎相同。显然，大多数睡眠外科医生都有同样的感觉，因为关于治疗 OSA 的单纯扁桃体切除术的可用数据既稀少又过时（表 8-4）。

在我们的以往的研究中，显示扁桃体大小（以毫升为单位）与 OSA 的严重程度（未发表的自有数据）之间存在显著相关性 [94]。换句话说，扁桃体越大，导致 OSA 严重程度的可能性越大，扁桃体切除术对降低 AHI 的影响越大。UPPP 与扁桃体切除同时进行也存在同样的相关性 [95, 96]。这使我们认为，与扁桃体部分切除术相比，扁桃体全切术可以提供更好的疗效。然而，扁桃体全切术相对于扁桃体部分切除术的优势至今尚未在成人中体现出来。

当然，患者足够张口度来插入开口器和手术器械。很多情况下，口腔疾病可能会干扰开口器的放置。这一点需要术前仔细检查，并在知情同意书中说明此问题。所有的睡眠呼吸暂停病例，都需要排除严重的基础疾病。患者必须适合在全身麻醉下进行手术。

由于扁桃体切除术术后有高达 11% 的病例有出血风险 [97]，介于此影响，我们不会对有血液凝固障碍的患者或在围术期内无法停用抗凝血药的患者进行手术，我们建议术前详细询问病史。

像 UPPP 一样，扁桃体切除术可能会影响声音的基频 [98]。因此，专业歌手和演讲者进行扁桃体切除术的手术指征应非常谨慎。曾有一个电台主持人做扁桃体切除术的案例，术后，他的一些听众再也分辨不出他的声音了！

扁桃体切除术的罕见并发症是味觉障碍，尤其是持续感知苦味的问题。因此，对于专业厨师，这个问题需要术前与其进行讨论。

表 8-3　RAUP 对于单纯性打鼾患者的治疗效果

作　者	研究设计	年　份	例　数	随访时间（个月）	VAS	VAS（术前）	VAS（术后）
Wedman	PCS	2002	40	3	0～10	8.4	2.3
Cincik	RCT	2006	18	1.5	0～4	3.1	0.4
Belloso	RCT	2006	17	12	1～10	7.1	4
Lim	PCS	2007	24	6	1～10	7.9	3.3

PCS. 前瞻性队列研究；RAUP. 激光辅助腭咽成形术；RCT. 随机对照研究；VAS. 视觉模拟量表（改编自 Hörmann and Verse [63].）

作　者	例　数	随访时间（个月）	AHI（术前）	AHI（术后）	成功率（%）	ESS（前）	ESS（后）	EBM
表 8-4　单纯扁桃体切除术对 AHI 的影响								
Orr 和 Martin[81]	3	1～30	55.5	9.8	100.0	没有数据	没有数据	4
Rubin 等[82]	5	2～6	50.9	26.6	40.0	没有数据	没有数据	4
Moser 等[83]	4	2～43	20.1	7.5	75.0	没有数据	没有数据	4
Aubert-Tulkens 等[84]	2	1～15	31.1	18.9	50.0	没有数据	没有数据	4
Houghton 等[85]	5	1～3	54.6	3.6	100.0	没有数据	没有数据	4
Miyazaki 等[86]	10	没有数据	14.0	3.0	没有数据	没有数据	没有数据	4
Verse 等[87]	9	3～14	46.6	10.1	88.9	没有数据	没有数据	4
Martinho 等[88]	7	3	81.0	23.0	85.7	没有数据	没有数据	4
Nakata 等[89]	30	6	69.0	30.1	60.0	12.1	4.8	4
Nakata 等[90]	20	6	55.7	21.2	没有数据	11.5	5.4	4
Stow 等[91]	13	2	31.7	5.5	92.3	没有数据	没有数据	4
Tan 等[92]	34	3	42.2	13.1	73.5	没有数据	没有数据	4
Senchak 等[93]	19	2～6	18	3.2	94.7	12	9	4
合计	161	1～43	45.56	15.12	77.09	11.9	6.13	C

AHI. 呼吸暂停低通气指数；ESS.Epworth 嗜睡量表；EBM. 循证医学证据水平

③ 诊断检查：任何类型的睡眠呼吸暂停手术都需要客观的术前睡眠监测。如果没有术前睡眠监测，就无法在手术后确定手术对 AHI 的影响。除此之外，需要在术前和术后记录主诉。请参阅第 5 章以查找可用于此目的的工具。

我们强烈建议使用标准化方案来记录和书写临床文书。关于扁桃体，我们使用 Friedman 临床分级系统[99]，该系统提供 0～Ⅳ度五种不同扁桃体大小分度（图 8-17）。

为了筛查凝血障碍，我们则使用特定的问卷。此外，我们会定期测试嗅觉和味觉功能，以确定术前即已存在的味觉障碍。

④ 具体风险、患者信息和知情同意：需要解决手术的一般风险（即疼痛、瘢痕、感染、伤口愈合问题和术后出血）。悬雍垂水肿经常发生，可能会引起咽部异常感觉甚至呼吸困难。这种水肿通常使用皮质类固醇进行治疗和控制。

除此之外，需要告知患者术后平均需要服用镇痛药 12 天。术后疼痛因人而异，所以在手术前就需要明确患者疼痛的不耐受。术后疼痛的强度取决于用于术中止血的热能量损伤[100, 101]，故在手术过程中需注意这一点。

出血是扁桃体切除术后最常见的并发症。采用的扁桃体切除方法对术后出血的发生率没有实质性影响[102, 103]。需术前检查患者既往出血史和（或）出血倾向，扁桃体向前膨出或搏动可能表明颈外动脉的某个分支走行异常[104]。

术前需确认患者是否能够张开嘴并查看牙齿情况，将牙齿的损伤和舌头内的血肿作为开口器引起的潜在并发症进行处理。有时，由于开口器

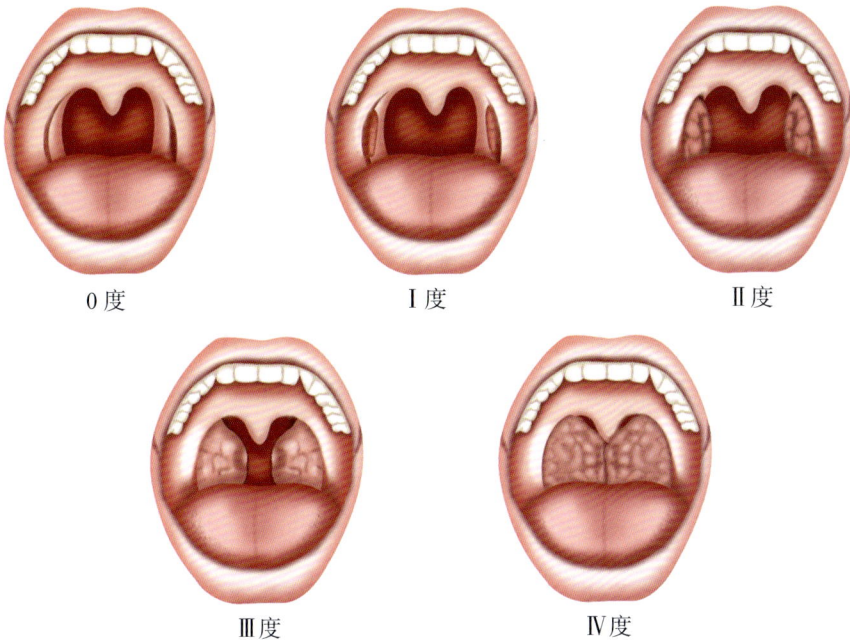

0 度　　　　Ⅰ度　　　　Ⅱ度

Ⅲ度　　　　Ⅳ度

引起的压力，甚至可能会出现部分舌头的感觉减退，但是多数感觉减退可自行恢复。

如上所述，术前需要告知患者潜在的味觉减退和声音障碍的风险。严重的伤口愈合缺陷或为控制术后出血而进行的再次手术可能导致罕见的鼻咽狭窄或腭咽功能不全。

⑤ 麻醉与体位：我们通常在全身麻醉下进行扁桃体切除术，患者经口插管并仰卧位，头部略微伸展。大多数开口器都有一个峡部用来固定插管。这就是为什么管子需要放置在中线的原因。

局部麻醉下的扁桃体切除术仍然可行，但会给患者带来很多不适，并且给医生带来更多的工作量。因此，仅在患者是成人并且不想和（或）不能在全身麻醉下进行扁桃体切除术时，才会尝试在局部麻醉下进行扁桃体切除术。

⑥ 设备：对于冷器械扁桃体切除术，标准手术器械就足够了。现代仪器也可用于组织切除，如激光、电灼刀或其他单极仪器、低温等离子系统或其他。

⑦ 手术技巧 / 步骤。

• 经口入路：插入开口器。通常，通过可将舌头推到另一侧来完全显露单侧扁桃体。舌头由合适的压舌板固定在某个位置（图 8-18）。在扁桃

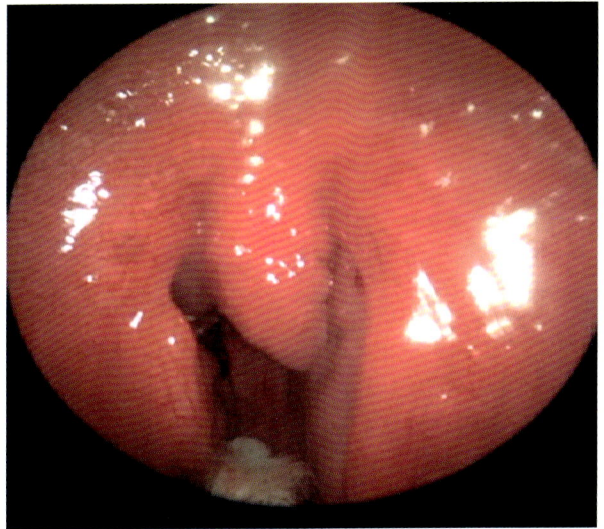

▲ 图 8-18　术前情况
扁桃体切除术中显露的扁桃体

体的上极周围进行切口。

• 扁桃体囊的显露：用手术钳或夹子夹住上扁桃体后，将扁桃体向内拉并沿其囊膜解剖，同时尽可能少地损伤咽部肌肉。在有瘢痕的情况下，为了保存扁桃体周围组织，建议使用锐性而不是钝性解剖。

为了止血，我们建议用棉球按压 5min。之后，我们小心地进行灼烧止血。结扎缝合仅用于严重出血的情况，因为缝合线会增加术后疼痛程度。

风险、提示和技巧

- 张大嘴巴，使用开口器分别显露每个扁桃体
- 尽可能多地保存黏膜和肌肉组织
- 避免大量使用热能设备以尽量减少术后疼痛
- 如果瘢痕增生严重，请使用锋利的器械进行解剖
- 长效局部麻醉有助于减轻扁桃体切除术后1～3天内的疼痛
- 术中冰敷伤口也一定程度上可减轻术后疼痛
- 小心地切除悬雍垂尖端的黏膜可减少术后的悬雍垂水肿
- 皮质类固醇的使用可减轻术后悬雍垂的水肿
- 热扁桃体切除术有助于减少术中出血

⑧ 并发症。

• 术后疼痛：根据我们的数据，术后镇痛药物的平均使用为12天。在药物治疗下，患者仅在吞咽时才会感觉疼痛。使用 VAS 评分量表，分别用于吞咽和不吞咽时，以记录治疗是否成功。在儿童中，应使用面部疼痛评估量表而不是数字分级量表来获取信息。术后1～2周内忌烫、辣和酸的饮食。

• 出血：如前所述，术后出血是最常见且具有潜在危险的并发症。应建议患者避免体力劳动、桑拿、热水淋浴或泡澡，以及其他可能增加头颈部血流量的活动。

• 伤口感染：尽管口腔中始终存在各种微生物，但伤口感染并不经常发生。这就是为什么我们不将抗生素作为常规使用，而只是在感染的情况下使用。患者可以刷他们的门牙。此外，我们提供局部消毒口腔解决方案，以改善口腔卫生。

一些外科医生通过使用生理盐水或其他药剂冲洗扁桃体伤口来减少纤维蛋白膜。

⑨ 术后护理：与任何其他睡眠呼吸暂停手术一样，OSA 的严重程度对术后护理和监测有重大影响。这就是为什么在全身麻醉或镇静状态下接受手术的睡眠呼吸暂停患者通常在围术期中并发症的风险会有所增加[105-107]。

如果通过手术治疗 OSA，这种围术期风险会显著增加，因为需要考虑术后出血和咽部的肿胀

所带来的影响。根据一项综述[108]的讨论结果，术后出血及肿胀等并发症很少见，一般发生在拔管后的最初 4h 内。这一结果与我们自己的经验是一致的。因此，我们应在拔管后将睡眠呼吸暂停术后患者留在恢复室观察 4h。如果没有并发症，患者被认为是安全的并将其转出到普通病房。一旦发生并发症，对患者进行整夜监测[109]。

扁桃体切除术后疼痛的管理至关重要，但与其他适应证的扁桃体切除术的术后管理没有区别。布洛芬（4次，每次 400～600mg）和安乃近（4次，每次 0.5～1g）的基本治疗对成人效果很好，但是也会存在巨大的个体差异，需要个体适应。如果基础治疗效果不佳，需及时添加阿片类药物（例如 10mg 羟考酮 3 次）。有关术后护理和药物治疗的更多信息，请参阅第 10 章围术期管理。

一些作者建议术中使用长效局部麻醉（如布比卡因）。我们在应用中没有获得实质性的效果。有作者[110]建议在术中使用冰块冷却伤口，但是这个技巧在我们的患者身上并没有显示出任何显著的效果。因此，我们不进行术中冷却治疗。

围术期不强制使用抗生素，围术期也不常规应用抗生素进行预防。

皮质类固醇在术后可能突发的气道受限时进行使用，尤其是在 OSA 患者中。至少在儿科人群中，使用皮质类固醇并未显示术后出血增加[111]。因此，如有必要，可以使用类固醇。

⑩ 效果：扁桃体切除术很少作为单独的手术来治疗 OSA，因此缺乏客观结果数据。这有 13 项病例系列研究的结果，共包括 161 例提供术前和术后 PSG 数据的患者（表 8-4）。因为没有标准仪器来描述扁桃体大小，所以各项研究关于扁桃体大小的数据不一致。看完这些研究后，笔者认为大多数但不是所有的患者都是因为他们在手术前扁桃体肥大而被选中的。这意味着患者群体中可能存在选择偏移，因为与普通人群相比，患者的扁桃体可能更大。

随访时间为1～43个月，主要是短期随访。AHI 的平均值从基线时的 45.6 下降到手术后的

15.1（–66.9%），手术成功率在 40%～100%。最近的研究使用的是 Sher 标准（AHI 至少减少 50%，且术后 AHI 低于 20）。

只有三个病例系列研究（69 例患者）提供了使用 ESS 测量有关白天嗜睡的数据，ESS 评分从手术前的 11.9 降至手术后的 6.1（–48.7%）。

总之，数据很难比较。因为数据仅来自病例系列研究，证据级别低，而且患者总数有限。然而，数据显示，至少在短期内，扁桃体切除术对 AHI 和 ESS 的影响巨大（表 8-5）。

此外，有一些研究表明，与没有同时进行扁桃体切除术的患者相比，UPPP 联合扁桃体切除术的效果更好，因为他们在 UPPP 之前接受了扁桃体切除术[80]。

(2) 扁桃体部分切除术。

① 定义：扁桃体部分切除术是指在不触及扁桃体囊外侧较大血管的情况下，部分切除腭扁桃体的淋巴组织。同义词是：囊内扁桃体切除术或部分扁桃体切除术。通常只有少量出血，不需要缝合或电凝止血。

② 适应证、禁忌证和患者选择：如上所述，对于睡眠呼吸障碍的儿童，我们总是进行扁桃体部分切除术而不是扁桃体切除术，因为这样可以降低术后出血和疼痛的风险[70-74]。由于与成人相比，儿童术后出血的危险性更大，我们只对经常复发的急性扁桃体炎的儿童进行扁桃体切除术。

在患有单纯打鼾的成人中，优先微创手术，例如扁桃体间质 RFT，或结合软腭部和（或）舌根的 RFT 或 UPPS。这些手术可以在局部麻醉下进行，也可以在门诊进行。对于单纯鼾症的成人，我们既不做扁桃体切除术，也不做扁桃体部分切除术。

在成人中，截至目前还没有足够的数据来证明扁桃体部分切除术在治疗 OSA 方面的有效性。可以估计，淋巴组织的次全切除将具有与完全切除相似的效果。然而，这一点还没有表现出来。

因此，扁桃体部分切除术是一种仅为儿童的外科手术。有关儿童 OSA 的治疗详情，请参阅第 6 章。

要　点

- 在儿童中，（腺）扁桃体切除术仍然是治疗儿童 OSA 的标准手术方式。由于术后出血风险降低，术后疼痛显著减轻，应首选不触及大血管的扁桃体囊的扁桃体次全切除术（扁桃体部分切除术、囊内扁桃体切除术）。有关儿科 OSA 的更多信息，请参阅第 6 章
- 在成人中，扁桃体切除术很少作为孤立的手术进行。因此，相关数据有限。然而，扁桃体切除术对 AHI 和白天嗜睡的影响显著，扁桃体越大，对 AHI 的影响越大。在 UPPP 手术中，伴随的扁桃体切除术使腭手术的成功率加倍
- 关于手术本身及其并发症，除了 OSA 患者气道受限的风险普遍增加外，OSA 患者的扁桃体切除术与其他适应证的扁桃体切除术没有区别
- 由于这个事实，接受手术的 OSA 患者需要特殊的围术期管理（请参阅第 10 章了解详细信息）

表 8-5　睡眠呼吸暂停患者单纯鼻部手术对 AHI 和 ESS 的影响

作　者	例　数	成功的标准	不联合 TE 的成功率（%）	联合 TE 的成功率（%）
Stevenson 等[100]	84	AHI 降低＞50%	21/48	24/36
Schwartz 等[112]	13	非快速眼动期间 AHI＜10 次 / 时	2/7	4/6
McGuirt 等[113]	79	AHI＜5 次 / 时 + 降低＞50%	2/27	27/52
Boot 等[114]	38	ODI 降低＞50%	2/14	11/24
Hessel 和 de Vries[115]	55	AHI＜20 次 / 时 + 降低＞50%	7/18	25/37
合计	269		30%	59%

AHI. 呼吸暂停低通气指数；ESS.Epworth 嗜睡量表；ODI. 氧饱和度下降指数；TE. 扁桃体切除术

2. 悬雍垂腭咽成形术

Boris A. Stuck   Madeline Ravesloot   著

(1) 定 义：UPPP 联合扁桃体切除术是治疗 OSA 患者最常用的外科手术。1979 年 Fujita 等首次提出，在引入 CPAP 疗法之前，它是成人阻塞性睡眠呼吸暂停综合征除气管切开术外唯一可用的治疗方法。该技术是 Ikematsu 在 1963 年引入的用于治疗打鼾的类似手术的改进版，是 OSA 最常用的外科手术 [116-118]。该手术的目的是通过切除悬雍垂和软腭游离缘多余的黏膜，然后缝合扁桃体切除术后的前后腭弓，来增宽腭后气道并减少咽部的塌陷 [119, 120]。

UPPP 技术随着时间的推移而不断变化，但仍然缺乏标准化。一般而言，有一种倾向于不那么激进的手术，至少保留部分悬雍垂和前后腭弓的肌肉组织。这种向侵袭性较小的技术的发展是因为，在 20 世纪 80 年代和 90 年代进行的软组织完全切除与长期显著并发症发生率相关，并且其术后效果并不优于肌肉保留技术。

一般来说，UPPP 会联合进行扁桃体切除术。然而，UPPP 也可以不联合进行扁桃体切除术，特别是已经行扁桃体切除术的患者。在早期文献中，UPPP 是否同时进行扁桃体切除术通常不明确，但是在最近的文献和随后的章节中，除非另有说明，否则 UPPP 被定义为带有扁桃体切除术的 UPPP。

(2) 适应证、禁忌证和患者选择：只要个体解剖结构合适，任何程度的 OSA 患者都可以考虑采用 UPPP。在某些情况下，也可以考虑使用 UPPP 来治疗单纯打鼾，但是应权衡手术的侵袭性与单纯鼾症相对无害的性质。

UPPP 经常在没有充分评估阻塞部位，也不管预测因素如何的情况下被误用作 OSA 的一线手术治疗 [121]。然而，阻塞部位的评估对于手术是否成功至关重要。关于上气道解剖结构情况，应该是存在软腭和（或）口咽水平的阻塞，通常表现为悬雍垂增厚、软腭腭咽弓黏膜过多和扁桃体肥大（图 8-19）。

在目前的文献中，有一些证据表明 UPPP 的疗

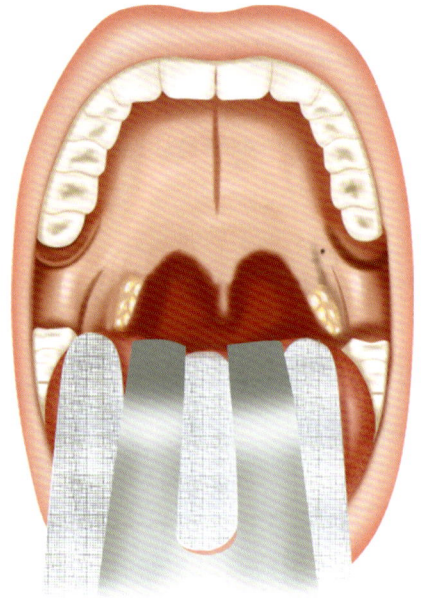

▲ 图 8-19   悬雍垂腭咽成形术的术前视图

效与扁桃体大小有关，扁桃体较大所导致打鼾的患者术后效果更好 [95, 96, 100, 122-125]。尽管 UPPP 可以与其他手术入路相结合，是多平面上气道手术的重要组成部分，但只要 UPPP 是一个单独的手术，就应该排除上气道其他水平的相关阻塞。

与其他手术方法一样，手术效果与疾病的严重程度和个体的 BMI 相关。轻度至中度 OSA 和有限肥胖的患者是更好的手术候选人 [126-128]。对于 BMI 超过 32 的患者，治疗效果通常有限。然而，对于扁桃体非常大的患者，很难确定最大 AHI，因为扁桃体导致口咽部几乎完全阻塞；无论基线 AHI 如何，UPPP 通常都会显著改善 AHI。

在专业演讲者和歌手中应谨慎使用 UPPP，因为在术后可能会发生声音的变化。此外，必须牢记所选辅音发音的潜在变化。此外，扁桃体切除术可能会发生味觉变化，尽管这一般是暂时的，会随着时间的推移而消失 [129]。不过，术前应咨询专业的"品尝师"（厨师）。既往存在的腭咽功能障碍 / 功能不全是 UPPP 的禁忌证。与其他外科手术一样，需要考虑手术的一般禁忌证。因为出血是扁桃体切除术的主要并发症，应特别注意通过病史和（或）有针对性的凝血测试排除相关凝血障碍。

由于软腭和口咽水平的解剖结构可以通过临床检查直接评估，因此已经提出了几种临床分期系统用于治疗选择，主要基于扁桃体的大小和软腭的位置[95, 96, 100, 122, 125, 127]。根据这些临床标准定义上气道阻塞的患者被证明取得了不错的手术效果。此外，建议将上气道测压和 DISE 用于上气道评估，以识别上气道阻塞的患者[115, 130-133]。与上气道测压或 DISE 定义的混合或下气道阻塞相比，上气道阻塞患者的手术效果更好。然而，这些额外的诊断措施是否优于临床分期 / 临床评估仍不清楚。

(3) 诊断检查：为了评估 OSA 的严重程度，需要 PSG 或中心外睡眠测试（out-of-center sleep testing，OCST）。临床评估对于治疗选择至关重要，应该存在软腭和扁桃体水平的阻塞。临床评估和分期系统的标准化方案（例如，扁桃体大小和舌位）可用于记录目的和改进治疗方式。在此水平有明显阻塞的情况下，上气道压力测量或 DISE 等进一步测试不是强制性的，但在不清楚的情况下可以考虑或排除其他相关级别的阻塞。病史应确定是否是专业语音使用者、厨师以及既往存在腭咽功能障碍 / 功能不全的患者。应评估 BMI，以就预期的手术结果和减轻体重的潜在必要性与患者沟通。

关于术后味觉短暂改变的风险，可以考虑在术前测试味觉功能（例如，借助味觉试纸等）。

全面病史对于确定围术期危险因素很重要，应包括凝血障碍的临床体征和目前在使用的药物，以确定干扰血液凝固的潜在药物。特别是在已知或疑似血液病或有相应药物治疗的患者中，应常规进行凝血试验。

(4) 具体风险、患者信息和知情同意：与其他手术一样，应告知患者不能保证手术一定成功，而且很难预测个体的手术成功情况。术后早期可能会发生包括鼻腔液体反流在内的腭咽功能障碍，不过通过保留肌肉、不太激进的手术方式基本上可以保留腭咽功能。虽然有报道说术后出现了持续性腭咽功能不全（velopharyngeal insufficiency，VPI）或术后腭咽狭窄，但通常是激进的手术方式

切除了肌肉的结果，应注意避免。必须告知患者预期成功率在 60%～70%[134]。

术后疼痛通常很严重，比单纯扁桃体切除术更痛。疼痛管理必不可少，尤其是在术后早期。然而，最相关的术后早期并发症是扁桃体切除部位出血（见本节并发症）。

需要告知患者，由于术后水肿，打鼾和阻塞性事件可能会在术后早期持续存在，并且在 4～6 周之前无法评估术后结果。如果患者在手术前接受 CPAP 治疗，则建议在此期间持续使用 CPAP，直到使用 PSG 或 OCST 评估手术效果后。

(5) 麻醉与体位：UPPP 需要全身麻醉。头部位置为轻微的过度伸展位，与气管导管的中线位置向下的标准的扁桃体切除术一致。

(6) 设备：对于 UPPP，一套标准的扁桃体切除装置就足够了。对于选择可吸收的缝合线，则使用 Vicryl 2.0 或类似材料。

(7) 手术步骤：手术在全身麻醉下进行，经口插管，并放置于中线。患者仰卧位，头部略微伸展。放置合适的开口器，最佳地显露口咽。如果以前没有进行过扁桃体切除术，则 UPPP 从扁桃体切除术开始。就 UPPP 而言，扁桃体切除术尚无首选的手术方法，术式的选择由外科医生自行决定。然而，应特别注意在扁桃体切除术结束时适当的止血。如果使用电灼，应小心使用，以免对周围组织造成重大热损伤。

在腭咽弓黏膜游离缘的两侧、悬雍垂外侧约 5mm 处切开，然后将腭咽弓移位并向前和向外拉动，用可吸收缝合线重建口咽部。我们建议在两侧缝 3～4 针。对于这些缝合线，针穿过腭舌弓和扁桃体窝，然后穿过腭咽弓（右侧）。在术后期间可能会出现缝合线丢失和两腭弓意外分离的情况，将缝合线两次穿过所有 3 个结构有助于防止在术后期间缝合线丢失。为防止缝合线丢失，应确保缝合线中包含足够的软组织（不仅是黏膜接近，还有软组织重新定位）。对于左侧，通常首选从腭咽弓开始（对于惯用右手的外科医生）。建议避免缝合太紧，因为有狭窄的风险。在腭弓缝合后，

通过切除过多的软组织来缩短悬雍垂。我们建议不要完全切除悬雍垂，以保留其在腭咽闭合中的最重要功能。悬雍垂残端和悬雍垂旁区域的腭弓黏膜用缝合线缝合。也可以从修整悬雍垂开始，然后重新处理腭弓。术前和术后视图见图 8-19 和图 8-20。

风险、提示和技巧
• 使用适当大小的开口器以获得最佳显露
• 扁桃体切除术应小心进行，以免损坏周围结构
• 尽量减少电灼进行止血
• 避免切除或切开腭肌组织
• 腭咽弓黏膜切开时，与悬雍垂保持 2～3mm 的距离，以免悬雍垂过度肿胀
• 确保在缝合软腭时缝合足够的软组织，否则缝合线会切穿伤口边缘
• 缝合要小心，如果结太紧，缝合线易切断前后腭弓

(8) 并发症：最相关的并发症是与扁桃体切除术相关的术后出血，并且预期与术后出血相关的并发症发生率相当。另一个相关并发症是高达 8% 的患者在术后早期可能出现腭咽功能障碍，并且有报道称其甚至会出现持续性 VPI。此外，由于术后水肿导致的气道受限也有报道。然而，一般而言，术后并发症发生率相对较低。在较大样本量（＞50）的研究中，据报道术后出血、气道受损或腭咽功能障碍的并发症发生率约为 2%[124, 135, 136]。在 Kezirian 等[137] 的大样本中，包括 1570 例 UPPP 患者，总体术后并发症发生率为 1.3%。

此外，应提及与使用开口器相关的并发症（牙齿损伤、舌头麻木、血肿）（另见本章前面关于扁桃体切除术的部分）。短暂的味觉障碍并不少见，但通常会随着时间的推移而消失。持续的味觉变化很罕见。

(9) 术后护理：大多数患者可以在术后第三天出院，尽管不同医疗保健系统的住院时间差异很大，尤其是扁桃体切除术后。可吸收缝合线可能会在数周后进行拆线，但通常会留在原处直到自行吸收。围术期不强制使用抗生素，且围术期抗

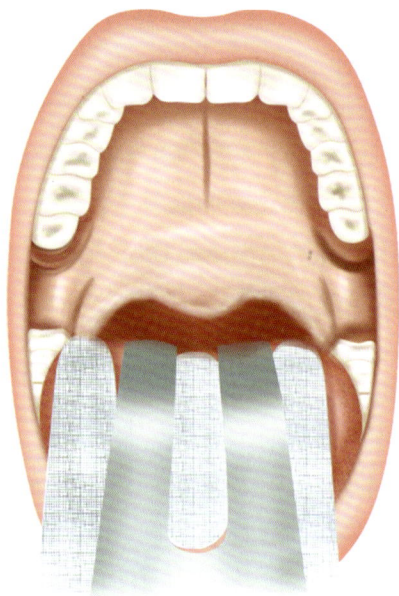

▲ 图 8-20　悬雍垂腭咽成形术的术后视图

生素预防性使用并非常规。在明显水肿的情况下，可在术后早期给予皮质类固醇。给予足够的镇痛药是有必要的，并且通常以口服抗炎药为基础，例如布洛芬或安乃近。根据个人需要，可能需要口服阿片类药物，但对严重 OSA 患者应谨慎使用。

(10) 效果：作为最早的 OSA 手术技术之一，有大量关于 UPPP 的文献可供使用，可以假设 UPPP 是睡眠医学中研究最好的手术方法之一。关于 OSA 的治疗，已有 1000 多篇关于 UPPP 的文章发表。然而，由于这些研究中的大多数没有提供关于 OSA 的单独行 UPPP 的客观数据，因此对手术结果的评估受到了影响。尤其是在早期的出版物中，OSA 患者与打鼾的受试者混合在一起或描述了联合手术，往往缺乏足够的 OSA 诊断措施[134]。

已发表的文献包含回顾性病例系列和前瞻性研究，包括数量有限的对照和随机对照试验。尽管大多数试验仅报道了短期和中期随访，但也存在长达 10 年的长期随访研究的文献发表。在 RCT 中，三项研究比较了 UPPP 与未治疗的对照组[138, 139, 140]，其中两项报道了相同的队列，但结果数据不同。在最近的一项系统评价[134] 中，使用现有 RCT 的数据进行了两项 Meta 分析（图 8-21）。

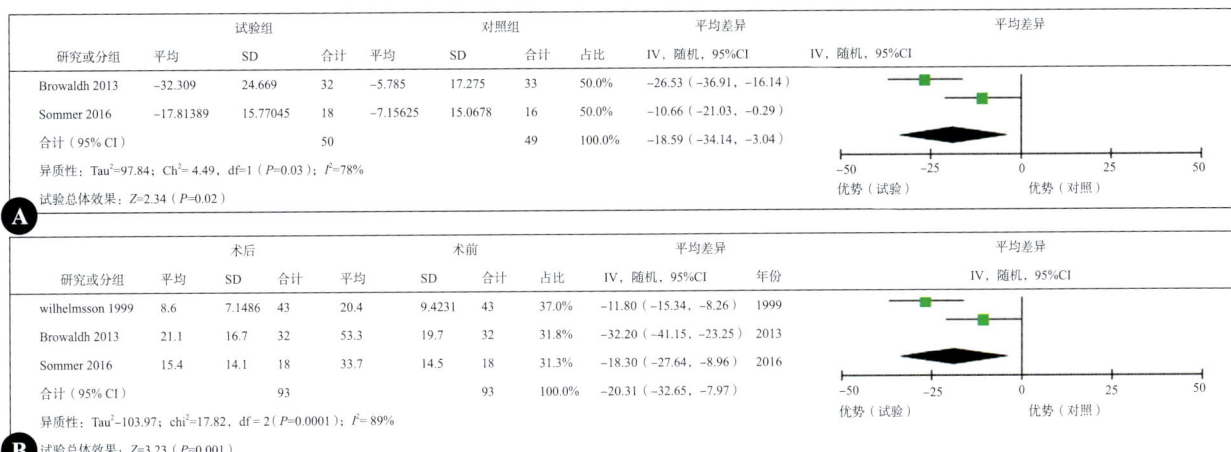

▲ 图 8-21　呼吸暂停低通气指数的 Meta 分析

A. Meta 分析证明了 2 项随机对照试验中 AHI 的平均差异，这些试验将 UPPP 与未治疗的对照组进行了比较；
B. Meta 分析显示 3 项随机对照试验中 AHI 的平均差异，并比较了 UPPP 前后的结果。AHI. 呼吸暂停低通气指数；
CI. 置信区间；SD. 标准偏差；UPPP. 悬雍垂腭咽成形术（引自 Stuck et al[134].）

关于客观结果测量（呼吸事件 /AHI），这些 Meta 分析表明 UPPP 在降低 AHI 方面比没有其他治疗（效应显著）或与基线相比（效应显著）更有效[139, 140, 141]。各种研究提供了成功或响应率，尽管使用了各种成功定义。成功 / 响应率为 31.3%～96.0%。报道长期结果的研究表明，随着时间的推移，初始效果有减弱的趋势，但研究结果相互矛盾。

此外，UPPP 对白天嗜睡和白天行为表现有显著影响。同样，Stuck 等[134] 做了一项 Meta 分析，该分析表明，与不治疗相比，UPPP 显著降低 ESS 评分。此外，还描述了有关 UPPP 的其他一些有益效果。在 Santamaria 等[142] 的研究中，UPPP 可以增加基线睾酮水平，Shin 等[143] 能够证明国际勃起功能指数改善（international index of erectile function，FIEF5）有统计学意义。关于不同的睡眠分期，在一些试验中得到了改善[126, 144]。最后，在一项从 1994 年开始的回顾性研究中[145]，将 149 例接受 UPPP 的患者的生存率与接受 CPAP 的 208 例患者的生存率进行了比较，平均随访时间为（43±13）个月，两组之间的 5 年生存率没有差异。在瑞典 Browaldh 等[146] 的最长随访期约为 15 年的研究中，将研究人群与瑞典一般人群的标准化死亡率进行了比较，标准化死亡率没有差异。

要　点

- UPPP 仍然是 OSA 最常用的外科手术。UPPP 的技术随着时间的推移而在变化，且仍然缺乏标准化；在本章中，UPPP 被定义为带有扁桃体切除术的 UPPP。UPPP 可以与其他手术方法相结合，是多平面上气道手术的重要组成部分。只要个体解剖结构看起来合适，任何程度的 OSA 患者都可以考虑使用它。UPPP 的结果与扁桃体大小、疾病严重程度和 BMI 有关，轻度至中度 OSA 和轻度肥胖的患者是更适合进行该手术的人群。专业演讲者和歌手应谨慎使用 UPPP；禁用于先前存在腭咽功能障碍的患者。几种临床分期系统被建议用于治疗选择，主要基于扁桃体大小和软腭位置。上气道压力测量和 DISE 也被建议用于上气道评估，以识别上气道阻塞的患者，但这些额外的诊断措施是否优于临床分期 / 临床评估仍不清楚。最相关的并发症是与扁桃体切除术和腭咽功能障碍相关的术后出血。此外，已经描述了由于术后水肿导致的气道损害。然而，一般来说，术后并发症发生率相对较低；在样本量较大的研究中，它们的发病率约为 2%。关于手术疗效，有大量关于 UPPP 的文献可供使用，已发表的文献包含回顾性病例系列和前瞻性研究，包括数量有限的对照和 RCT。关于客观结果测量（呼吸事件 /AHI），目前的 Meta 分析表明，与不治疗相比，UPPP 在降低 AHI 方面明显更有效。在不同的标准定义中，成功 / 有效率为 31.3%～96.0%。此外，UPPP 对白天嗜睡和白天各个方面的表现都有显著影响

3. UPPP 的变革

(1) 悬雍垂软腭瓣术。

Thomas Verse **著**

① 定义：Powell 等[147] 于 1996 年首次将"悬雍垂软腭瓣"（uvulopalatal flap，UPF）描述为传统 UPPP 的可逆替代品。其基本思想是仅在腭的口腔侧去除菱形的黏膜、脂肪和唾液腺，不切除肌肉。菱形的下边缘向上隆起，折叠这部分菱形组织，用缝合线缝合缺损。UPF 的这个原始版本是在没有扁桃体切除术的情况下进行的。作者声称这种手术是可逆的；然而，事实证明并非如此。

其他作者通过增加扁桃体切除术改进了该技术。这种新的发展被称为扩展悬雍垂腭瓣（extended uvulopalatal flap，EUPF），并由 Li 等[148] 首次于 2003 年描述。

所有皮瓣技术都不会留下可见的悬雍垂，手术后口干症增加与此有关。

② 适应证、禁忌证和患者选择：UPF 是一种针对单纯打鼾和 OSA 患者的软腭阻塞（前后方向，以及与扁桃体切除术相结合）的技术。UPF 手术可以很容易地在早期接受过扁桃体切除术的患者中进行。在这类患者中，作者更喜欢 UPF，而不是传统的 UPPP。因为在 UPF 手术中，没有必要重新打开扁桃体窝，它减少了手术时间和手术后的发病率。

患者需要能够张开足够大的嘴以插入开口器和手术器械。有时存在可能会干扰插入开口器的牙齿病变，需要行术前检查并解决此问题，同时记录在知情同意书中。

与其他睡眠呼吸暂停病例一样，需要排除严重的合并症。患者必须适合在全身麻醉下进行手术。

由于扁桃体切除术受到术后出血风险的影响（取决于所使用的定义），在高达 11% 的病例中，我们不会对患有凝血障碍的患者以及在围术期需要抗凝药物治疗的患者中进行手术。我们建议术前使用问卷，询问凝血障碍（本章前面的扁桃体切除术和扁桃体部分切除术）。

与任何类型的软腭手术一样，UPS 可能会影响声音的基频。因此，对于专业歌手和演讲者的扁桃体切除指征，需要非常谨慎。

扁桃体切除术的罕见并发症是味觉障碍。这个问题需要与专业厨师进行讨论。此外，神经肌肉疾病、需要治疗的神经或精神疾病、腭裂、慢性酒精中毒、催眠药物滥用、严重的咬合错位、既往存在的腭咽狭窄或功能不全，以及严重的某些颅面畸形被视为禁忌证。

③ 诊断检查：与任何类型的睡眠呼吸暂停手术一样，UPF 需要客观的术前睡眠研究。如果没有术前睡眠研究，则无法在术后确定手术对 AHI 和其他客观参数的影响。除此之外，需要在术前和术后记录主诉。请参阅第 5 章查找可用于此目的的工具。

请在手术前筛查吞咽困难、味觉和言语障碍。我们使用特定的问卷筛查凝血障碍。此外，我们定期测试嗅觉和味觉功能，以识别既往存在的味觉障碍。

④ 具体风险、患者信息和知情同意：需要说明手术的一般风险（即疼痛、瘢痕、感染、伤口愈合问题和术后出血）。可能会出现软腭水肿或血肿，并可能引起异物感甚至呼吸困难。不过这种水肿通常对皮质类固醇反应良好。

如前所述，口干症是 UPS 手术后的常见问题。由于手术后没有可见的悬雍垂残留，会干扰咽部的湿润，这可能对需要进行言语工作的患者造成重大影响。务必向该类患者告知发生此种情况的可能性。

除此之外，需要告知患者术后平均需要服用镇痛药 12 天。术后疼痛因个体而异，手术前检查是否有不耐受疼痛的情况。术后疼痛的强度取决于用于止血的热能量，因此在手术过程中需注意这一点[100, 101]。

出血是扁桃体切除术后最常见的并发症。在没有合并扁桃体切除术的原始术式中，我们几乎从未见过相关的术后出血。

术前确认患者可以张开嘴，并查看其牙齿。将牙齿损伤和舌头内的血肿作为口腔堵塞引起的潜在风险。有时，由于开口器的压迫，甚至可能会出现舌头的部分感觉减退。但是，此类感觉迟钝大多是暂时的。

如上所述，需要告知患者潜在的吞咽、味觉和声音障碍。

我们使用的是可吸收缝合线，这些缝合线会持续几个星期。为了减少不适，我们会在术后10～12天拆线。

⑤ 麻醉与体位：我们通常在全身麻醉下进行UPS，患者经口插管，仰卧位，头部略微伸展。大多数开口器都有一个峡部来固定插管，所以需要将管子放置在中线位置。

也有文献[149]报道称 UPF 手术可在局部麻醉下进行。

⑥ 设备：对于冷器械扁桃体切除术，标准手术器械就足够了。现代仪器也可用于切除，如激光、电灼刀或其他单极仪器、等离子系统或其他。

⑦ 手术技巧 / 步骤。

• 经口入路：插入开口器。先使用氯己定溶液（0.2%）对口腔黏膜进行局部消毒。

对于原始 UPF，首先切除悬雍垂尖端的多余黏膜。然后抓住悬雍垂的剩余尖端并将其向上拉以确定需要切除口腔黏膜的菱形区域大小（图8-22）。需要通过侧向切开悬雍垂的连接组织以便将 UPF 向上旋转。建议用记号笔标记。

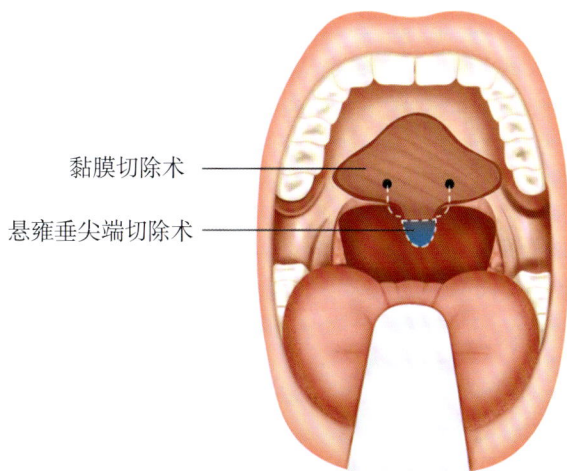

使用电灼刀切除皮瓣口腔侧的黏膜以及所有脂肪和腺体，而不会损伤下面的黏膜。强烈建议仔细止血以避免术后感染和缝合不充分。

现在，将皮瓣的下缘旋转到缺损处，并用 2-0 可吸收缝合线缝合伤口（图 8-23）。

如果同时进行扁桃体切除术，我们建议先进行扁桃体切除术（关于扁桃体切除术，请参阅本章前面的扁桃体切除术和扁桃体切开术部分）。扁桃体切除术后可以让腭咽瓣在前面和侧面都打开（图 8-24）。

风险、提示和技巧

• 把嘴张得足够大
• 最初，小心切除悬雍垂尖端
• 用笔标记从前部软腭切除的黏膜量
• 有时需要对组织进行侧向切割以使皮瓣充分翻动
• 使用足够坚固的缝合材料（2-0）和足够的缝合线（≥7）
• 10～12 天后拆线
• 参见本章前面关于扁桃体切除术的部分

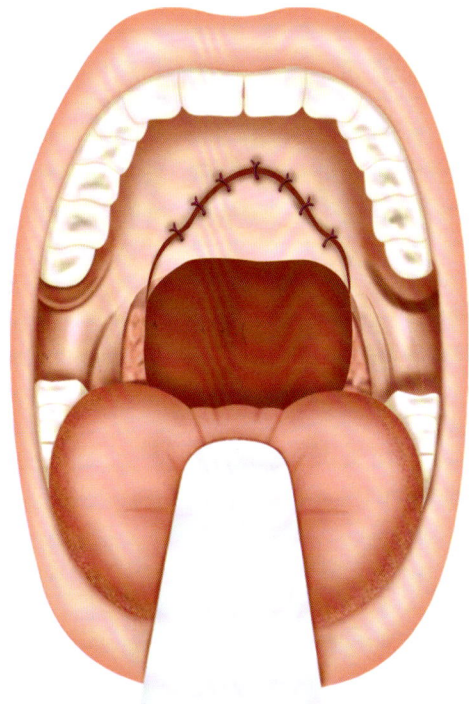

黏膜切除术 ——

悬雍垂尖端切除术 ——

▲ 图 8-22 软腭口侧悬雍垂软腭瓣切除的组织量

▲ 图 8-23 悬雍垂软腭瓣至少缝合 7 条线（2-0 可吸收缝合线）

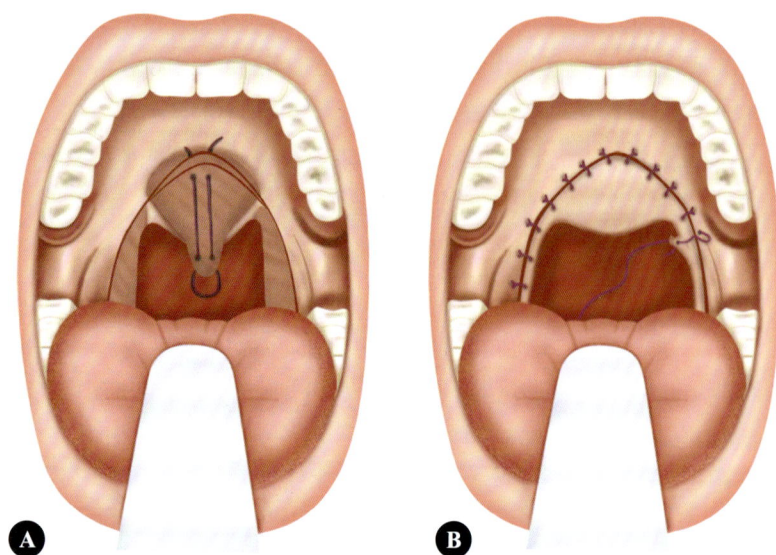

◀ 图 8-24　扩大的悬雍垂软腭瓣
A. 切除的组织量；B. 手术完成

⑧ 并发症。

• 术后疼痛：与任何一种软腭手术一样，UPF 会引起明显的术后疼痛。根据我们的数据，术后平均需要 12 天使用镇痛药物，个体间差异很大。除了吞咽的时候，服药期间患者应该没有疼痛。使用 VAS 评分量表分别对吞咽和不吞咽时进行评分，以记录治疗成功情况。

手术后的前 1~2 周内不建议食用热、辛辣和酸的食物和饮料。

• 出血：如前所述，只要不是合并切除扁桃体，术后出血就不是 UPF 手术中的常见问题。然而，在合并扁桃体切除术的情况下，它是最常见和潜在危险的并发症。应建议患者避免体力劳动、桑拿、热水淋浴或沐浴，以及其他可能增加头颈部血流的活动。

• 伤口感染：尽管口腔被各种微生物污染，但伤口感染并不经常发生。这就是为什么我们通常不常规使用抗生素，只是在感染的情况下使用。对于刷牙，可以允许患者刷门牙。此外，我们提供局部消毒口腔溶液（如氯己定溶液），以改善患者的口腔卫生。

由于我们使用可吸收缝合线，需要在手术后 10~12 天内拆线。

⑨ 术后护理：与其他睡眠呼吸暂停手术一样，OSA 的严重程度对术后护理和监测有重大影响，因此全身麻醉或镇静下接受手术的睡眠呼吸暂停患者围术期并发症的风险增加。

如果通过手术治疗 OSA，围术期风险增加，因为需要考虑术后出血和咽部肿胀。根据我们的经验回顾分析发现术后并发症很少发生，一般发生在拔管后的前 4h 内。因此，我们在拔管后将睡眠呼吸暂停患者留在恢复室 4h。如果没有并发症，患者会被认为是安全的，可以转到普通病房。在出现并发症的情况下，将对患者进行过夜监护[109]。

如前所述，软腭手术后的术后疼痛管理至关重要。布洛芬（4 次 400~600mg）和安乃近（4 次 0.5~1g）的基本治疗对成人效果很好。然而，存在巨大的个体差异，需要个体适应。如果基础治疗效果不佳，则应及时添加阿片类药物（例如，3 次 10mg 羟考酮）。有关术后护理和药物治疗的更多信息，请参阅第 10 章围术期管理。

围术期不强制使用抗生素，围术期也不常规应用抗生素预防。

⑩ 效果：截至目前，只有两个病例系列发表了关于 OSA 患者在不切除扁桃体的情况下单独使用 UPF 的客观数据[150, 151]。先前的研究[150]报道了大约 30 例患者，该组的平均 AHI 从基线时的 19.2 次 / 时显著降低至术后 2 个月的 8.2 次 / 时。最近的研究[151]包括 83 例 OSA 患者，平均随访时间为 54 个月，AHI 从 45.6 次 / 时下降到 19.4 次 / 时。

在这两项研究中，患者日间疲劳术后都得到了改善。在 Hörmann 的研究中，ESS 评分从 5.5 分下降到 3.0 分。在 Nerunturat 的研究中，ESS 评分从 16.4 分下降到 7.7 分。

UPF 加扁桃体切除术（例如 EUPF）有更多可用的数据。然而，除一项研究外，所有研究均由同一工作组发表。表 8-6 总结了有关 UPF 和 EUPF 有效性的最新可用客观 PSG 数据[152]。根据表 8-6，有关 EUPF 的数据显示非常同质的结果，成功率超过 75%，这与任何其他类型的软腭手术一样。我们无法重现这些有利的结果。

要 点

- UPF 是一种解决腭阻塞简单快速的技术，我们经常在以前做过扁桃体切除术后的患者身上使用这种技术。然而，UPF 后频繁和令人不适的口干导致接受这种技术治疗的患者数量减少
- 联合扁桃体切除术，UPF 扩大了口咽前后和横向尺寸

---

(2) Z- 腭咽成形术。

Hsin-Ching Lin　Michael Friedman　著

① 定义：临床上，许多不能耐受或不愿意接受 CPAP 治疗作为长期治疗的 OSA/ 低通气综合征个体将考虑替代方案，包括上气道手术。对于这组患者，OSA 手术的益处已经得到证实[159]。传统的 UPPP 方法仍然是治疗 OSA 最常见的外科手术，但经常出现手术效果不佳。综述报道 UPPP 在非选择性 OSA 患者中的成功率约为 40.7%[160]。鉴于其在治疗 OSA 方面的成功率有限，已提出同时或依次进行许多辅助或改良手术以减轻上气道阻塞。OSA 的手术治疗已经取得了一些进展，并且随着最近十年的改进而引起了人们相当大的兴趣[147, 161-163]。

Z- 腭咽成形术（Z-palatopharyngoplasty，ZPPP）的概念是由 Friedman 等[3] 于 2004 年首次提出的，是对传统的 Z- 腭咽成形术和咽成形术的改

作　者	例　数	技　术	随访时间（个月）	AHI（术前）	AHI（术后）	成功率（%）	ESS（术前）	ESS（术后）	EBM
Hörmann 等[150]	30	悬雍垂腭瓣	2	19.2	8.2	46.7	5.5	3	4
Neruntarat[151]	83	悬雍垂腭瓣	54	45.6	19.4	51.8	16.4	7.7	4
Elbassiouny[153]	28	SPWF	6	46	11	没有数据	没有数据	没有数据	4
Li 等[148]	33	EUPF	6	41.6	12.5	81.8	没有数据	没有数据	4
Li 等[154]	105	EUPF	12	43.8	15	80	没有数据	没有数据	4
Li 等[155]	55	EUPF	6	43.6	21.1	82	11.8	7.5	4
Li 等[156]	84	EUPF	6	46.5	14.6	没有数据	11	7.2	4
Li 等[157]	50	EUPF	6	44.5	13.4	84	没有数据	没有数据	4
Li 等[122]	110	EUPF	6	44.4	15	78.2	没有数据	没有数据	3b
Lin 等[158]	55	EUPF	6	43.6	12.1	没有数据	11.8	7.3	3b
合计	1070		10.14	43.07	15.55	70.92	11.52	6.09	B

表 8-6　UPPP 改良手术不合并舌根部手术的客观结果

AHI. 呼吸暂停低通气指数（单位为次 / 时）；ESS.Epworth 嗜睡量表；EUPF. 扩展悬雍垂软腭瓣术；SPWF. 软腭带状皮瓣；UPPP. 悬雍垂腭咽成形术；EBM. 循证医学证据水平

进。最初的文献描述了它在没有扁桃体的 OSA 患者中的用途。该技术的关键是不去除腭咽肌肉组织以扩大腭咽间隙；相反，Z 形皮瓣将产生必要的上前外侧张力以扩大咽部，并改善传统 UPPP 的一些可能并发症。ZPPP 背后的理论代表双 Z 成形术，是将瘢痕收缩张力方向更改为前横向矢量（与经典 UPPP 中的前内侧拉力相比）。这种变化有助于扩大在腭咽水平的前后和侧口咽部空间。ZPPP 技术还通过去除笨重的咽侧壁组织，使其并保持足够的张力以防止其在特定的 OSA 患者中塌陷。

最初研究的结果显示，使用 ZPPP 的 OSA 患者比使用 UPPP 的 OSA 患者获得了更多的成功，并具有可接受的并发症发病率。随后的出版物讨论了针对 OSA 患者的进一步改良 [164-168]。这些文献将 ZPPP 描述为一种相对激进的外科手术。然而，它提高了 OSA 患者的手术成功率。

任何新的手术技术都必须由多名外科医生进行，积累更多的经验，以验证其安全性和有效性。已经有研究报道了 ZPPP 联合舌根组织减容治疗气道解剖不良的中 / 重度 OSA 的安全性和有效性 [165, 169, 170]。

② 适应证、禁忌证和患者选择。

● 适应证包括以下几点。

❑ 年龄≥20 岁。

❑ 习惯性打鼾和（或）白天过度嗜睡。

❑ 中度 / 重度 OSA。

❑ 尝试保守治疗失败或拒绝，例如口腔矫治器或 CPAP。

❑ Friedman 舌位分级（Friedman Tongue Position，FTP）≥Ⅲ [96, 99]。

❑ 通过纤维镜采用 / 不采用 Mueller 或 DISE 手法确定的 RP 和（或）LPW 阻塞。

❑ 选择性腭部修复手术。

❑ BMI＜35kg/m^2。

● 禁忌证包括以下几点。

❑ DISE 期间无软腭部阻塞。

❑ 专业语音用户和患者不愿意接受 VPI 风险。

❑ 既往腭缺损重建手术。

❑ Friedman 分级 I 期的 OSA 患者。

由于 ZPPP 是一种相对激进的 OSA 软腭手术，它通常适用于经常出现上气道多平面阻塞的中度 / 重度 OSA 患者。因此，可以同时进行额外的鼻中隔成形术，或不带鼻腔填塞的内镜鼻窦手术和（或）舌根手术，例如舌根射频消融术（radiofrequency reduction of the tongue base，RFBOT）或经口内镜等离子开放式舌根切除术（transoral endoscopic coblator open tongue base resection，Eco-TBR）分期手术治疗其他的阻塞部位。

③ 诊断检查：夜间应在温度受控且隔音的房间内进行综合诊断性睡眠研究（例如 PSG）。应评估患者进行常规全身麻醉的风险。根据 Friedman 的 OSA 分期系统检查上气道塌陷 / 阻塞的严重程度，并通过有 / 没有 Mueller 或 DISE 的纤维镜检查来确定。

④ 具体风险、患者信息和知情同意：必须告知患者预期的成功率（约 60%）以及联合其他外科手术［例如鼻部和（或）下咽部手术］的可能性。吞咽问题可能会持续几天，最常见的是最初的 3～5 天。经常喝水可能有助于加快恢复过程。最初可能会发生声音变化，但通常不会持续很久。最初也可能出现味觉障碍和 VPI。

疼痛：在 ZPPP 作为单一手术或与其他手术结合的情况下，可以预见到疼痛的发生。多种口服和（或）局部麻醉药的组合应用可能有助于减轻疼痛。

⑤ 麻醉与体位：作者（H-C.L.）更喜欢选择全身麻醉，常规经口气管插管。颈部应该略微过度伸展（肩部垫枕头），使用标准的张口器进行显露。

⑥ 设备：标准的扁桃体切除术 /UPPP 器械。

⑦ 手术技巧 / 步骤：手术技巧（图 8-25 至图 8-32；视频 8-1）如下所示。手术从双侧扁桃体切除术开始，尽可能多地保留黏膜；扁桃体切除后，进行悬雍垂次全切除术（必要时）；软腭部勾勒出两个相邻的皮瓣；仅切除两个 Zetaplasty（ZPP）

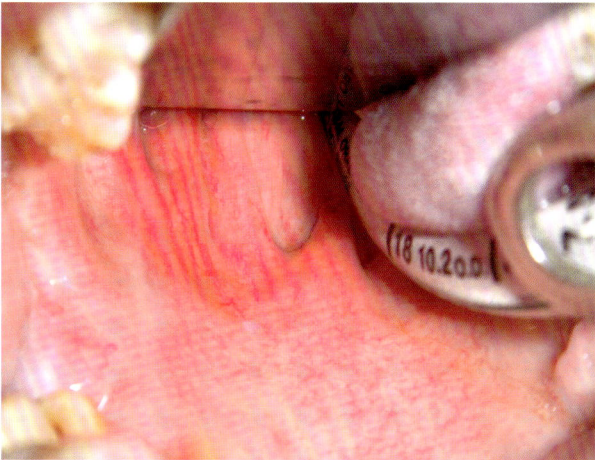

▲ 图 8-25　术前视图

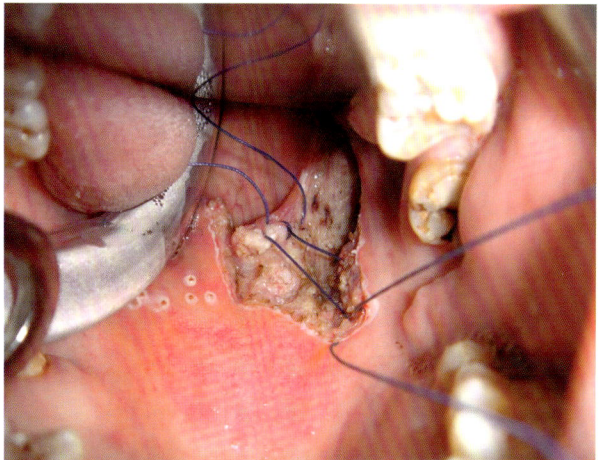

▲ 图 8-28　黏膜下缝合非常重要

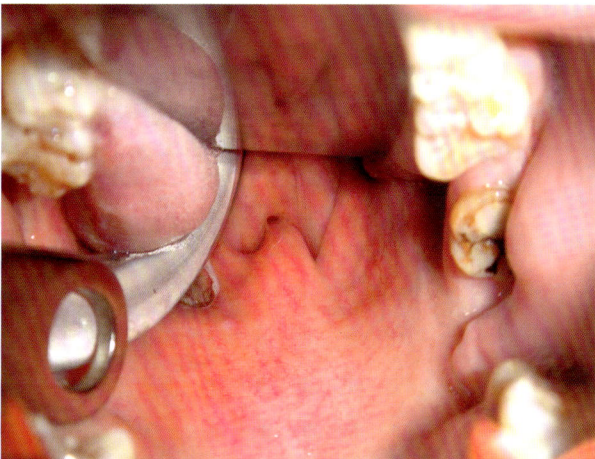

▲ 图 8-26　已完成左侧扁桃体切除术

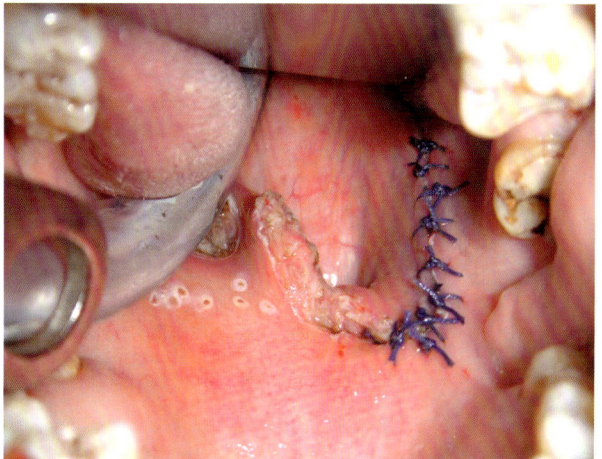

▲ 图 8-29　悬雍垂瓣连同软腭在软腭上方横向反折回来
腭咽瓣和咽外侧切口的两层黏膜下闭合

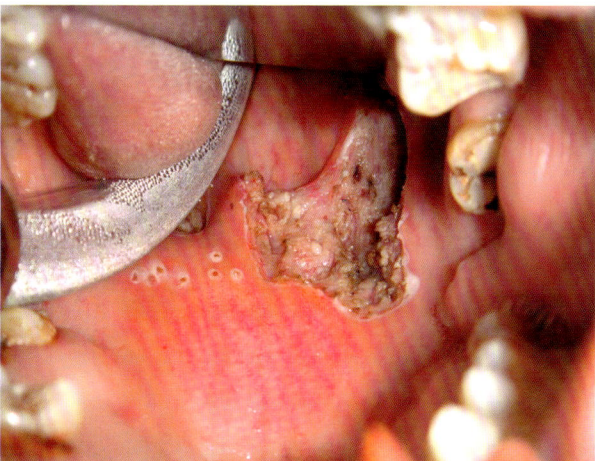

▲ 图 8-27　如果悬雍垂＞ 1cm，则与该手术一起进行部分悬雍垂切除术

腭咽瓣的切口被标记。去除右侧腭咽瓣上的黏膜，显露腭部肌肉组织。软腭和缩短的悬雍垂在中线分开。如果有必要，切开腭舌肌

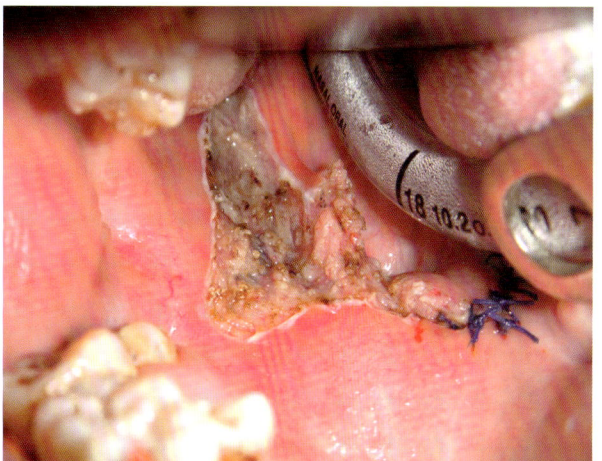

▲ 图 8-30　去除左侧腭咽瓣上的黏膜，露出腭部肌肉组织

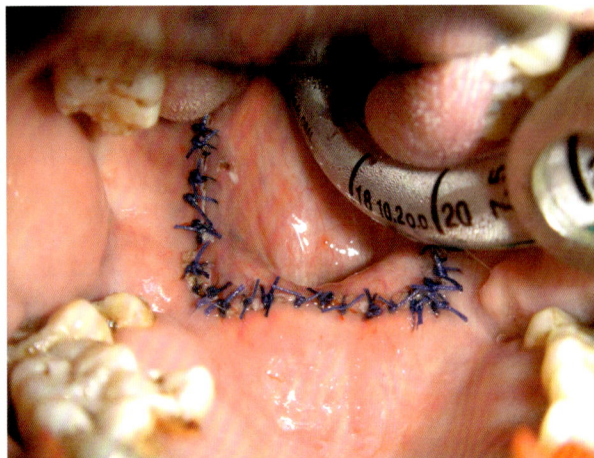

▲ 图 8-31 缝合腭咽瓣和咽外侧切口的双层黏膜

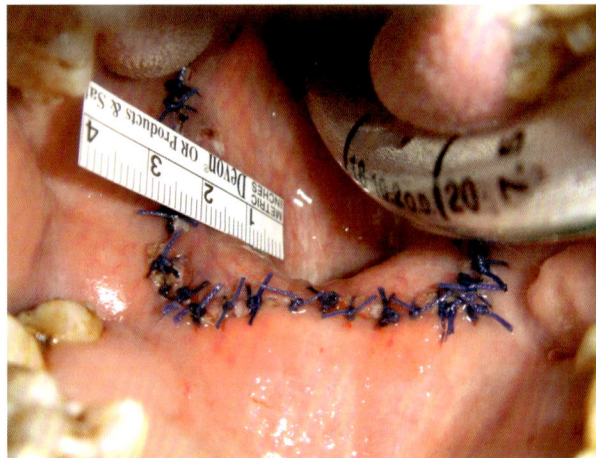

▲ 图 8-32 Z- 腭咽成形术可扩大腭咽水平的前后和外侧空间

皮瓣前部的黏膜；通过沿中线切开腭，将两个皮瓣分开；必要时切除腭舌肌，以使空间横向扩张；非常细致的两层缝合（用 Vicryl 缝合线 2-0 和 3-0），将中线一直带到软腭前外侧边缘，完成扁桃体窝缝合。目的是通过切除最少的组织来增加鼻咽和口咽气道前后空间并维持软腭的形状。此外，ZPPP 手术通常可以纠正存在的明显鼻咽狭窄。根据疾病的严重程度和解剖结构，也可以同时进行舌根组织减容术或舌根悬吊术。

> **风险、提示和技巧**
>
> - 鼓励手术前维持口腔卫生
> - 为 ZPPP 选择合适的 OSA 患者，例如张口度好和牙好
> - 在手术过程中使用冷或低温器械
> - 避免损伤过多的腭和口咽黏膜
> - 彻底止血并确保 ZPPP 伤口非常细致的两层缝合
> - 在完成手术前，将患者的收缩压提高到 100mmHg 以上以检查伤口状态
> - 手术和麻醉团队在手术恢复间唤醒患者

⑧ 并发症：根据我们的经验，没有围术期并发症或术后即刻出现气道阻塞的病例。使用麻醉镇痛药（布洛芬，400mg，口服，每日 4 次）的天数为 4~16 天。Difflam 喷雾剂（盐酸苄达明，3mg/ml）每 2~4 小时喷 2~4 喷到疼痛区域，可用于缓解局部疼痛和炎症。我们没有任何患者因口咽伤口出现严重的术后出血并需要返回手术室进行止血。

根据我们的经验，大约 40% 的患者出现临时术后 VPI。VPI 持续 3 天至 1 个月，在手术后的第一周似乎对患者的困扰最为明显。根据我们患者的报告，VPI 的严重程度通常在第一周后下降，此后仅在快速饮水或试图在说话时吞咽食物或液体时偶尔发生。没有一个病例有困扰日常生活的永久性的 VPI。大约 30% 的一些患者在术后报告了暂时的耳朵充盈或压力感，但这种不适不会超过 2 周。遇到的大多数轻微并发症与术后咽喉不适有关，例如咽喉有肿块感、咽喉干燥和经常清嗓。然而，典型的不适包括无法清除痰液、吞咽变化和咽喉紧缩感。患者在选择这种手术治疗时必须愿意接受这些可能出现的变化。没有患者出现 ZPPP 后需要额外手术的腭瘘或感染。

由于 ZPPP 产生了前向和侧向力来增加口咽空间，这可能会导致一些患者由于在睡眠中失去原始软腭或口咽框架的一些支持而导致继发性舌根塌陷。术前应充分告知患者这种潜在风险。手术和麻醉相关的其他并发症和风险也有发生。

⑨ 术后护理：患者在手术室麻醉完全苏醒后拔管。我们没有遇到需要重新插管的突发急性气

道阻塞和拔管后急性手术伤口出血的情况。

　　患者需要处于仰卧位，背抬高 30°～45°，尤其是在手术后的第一个晚上注意保持这个体位。术后静脉注射抗生素（头孢唑啉），术后口服抗生素（头孢羟氨苄）5 天，服用低剂量皮质类固醇 5 天。非甾体抗炎药（NSAID，布洛芬，口服，每 6 小时 400mg）、质子泵抑制药或 H_2 受体拮抗药，以及氯己定稀释的聚维酮碘漱口持续 1 周。手术后 4～6h 可以进食冷流质或软食。应鼓励进食软食，如冰淇淋、果子露、酸奶、布丁、苹果酱和果冻。然而，与大多数腭部手术类似，在 ZPPP 后会出现明显的术后咽喉痛和吞咽困难。夜间疼痛通常更严重，可能需要额外的镇痛药。冰项圈对术后咽喉疼痛也有效果。出院后使用 5～14 天的口服麻醉药。患者通常能够在 14 天后恢复正常饮食。手术后 10～14 天不鼓励进行剧烈的体力活动。

　　⑩ 效果：截至目前，文献中关于独立的 ZPPP 手术效果的信息并不多。有 9 篇文章[164-172] 报道了与 ZPP（P）相关的问题，只有 7 个研究[164-169] 共 203 例患者可以总结手术结果（表 8-7）。

　　相关研究随访时间短，持续时间不超过 6 个月。客观和主观数据均显示 OSA 严重程度及其日间症状得到了显著改善。应该进行扩展研究，以观察 ZPPP 和（或）合并舌根手术后可能的长期成功率。此外，对照试验仍然缺失。

　　另外，还有两个大型综述与表 8-7 中的数据重叠。一个来自 Friedman 等 2015 年的数据，另一个是我们未发表的数据。Friedman 报道了他 5 年的经验，并建议 ZPP（P）可能作为传统 UPPP 治疗有 / 没有扁桃体患者的腭水平阻塞的潜在替代疗法。根据我们对 220 例接受 ZPPP 和（或）同时进行鼻和舌根手术的 OSA 患者的经验（截至 2016 年 12 月未发表的数据），我们没有发现 ZPPP 任何围术期和术后大量伤口出血或术后严重永久性 VPI 的病例。

							表 8-7　关于 Z- 腭咽成形术的研究汇总 *			
作　者	例　数	辅助操作	随访（个月）	AHI（术前）	AHI（术后）	成功率（%）	ESS（术前）	ESS（术后）	EBM
Friedman 等（2004）[149]（适用于没有扁桃体的患者）	25	RFBOT	6	41.8	20.9	68	12.5	8.3	4
Friedman 等（2007）[152]（改良 UPPP 失败）	31	Nil	6	没有数据	没有数据	67.7	14.3	7.3	4
Lin 等（2010）[153]	43	RFBOT	6	51.5	23.4	60.5	12.8	10	4
Yi 等（2011）[154]	26	GAHM	6	65.6	30.1	46.2	13.5	6.9	4
Xiong 等（2004）[155]	23	Nil	6	没有数据	没有数据	65.2	没有数据	没有数据	4
Liu 等（2013）[156]	20	Nil	6	没有数据	没有数据	60	没有数据	没有数据	4
Lin 等（2014）[157]	35	Eco-TBR	> 3	50.6	26.5	62.9	11	8.7	4
合计	203	—	3～6	—	—	—	—	—	4

*. 手术成功被定义为术后呼吸暂停低通气指数（AHI）为 20 次 / 时或更低，呼吸事件数量至少减少 50%
Eco-TBR. 经口腔内镜下开放舌根切除术；ESS.Epworth 嗜睡量表；GAHM. 颏舌肌推进和舌骨悬吊术；RFBOT. 舌根射频减少术；EBM. 循证医学证据水平；UPPP. 悬雍垂腭咽成形术

利益冲突：作者报道没有利益冲突。这一部分的内容和写作由作者负责。

(3) 重定位 UPPP。

Thomas Verse **著**

① 定义：Li 和 Lee[173] 于 2009 年首次描述了"重定位咽成形术（relocation pharyngoplasty，rPP）"。它是 Li[148] 于 2003 年描述的"EUPF"的进一步发展。后者技术是腭咽皮瓣结合扁桃体上脂肪组织

切除术，覆盖黏膜。缝合采用双层缝合，以便在前方和侧面扩大腭咽瓣（图 8–33；视频 8–2 ）。

rPP 是一种类似的技术，它代替了腭咽瓣，只需要小心地缩短悬雍垂。剩余的悬雍垂在手术后保证了咽部的湿润。这点非常重要，因为口腔干燥是腭咽皮瓣手术后常见且严重的问题。

② 适应证、禁忌证和患者选择：rPP 是一种解决单纯打鼾和 OSA 患者软腭阻塞（前后和外侧）的技术。如果有扁桃体，则应在同一时间将其切除。rPP 也可以在早期接受过扁桃体切除术的患者中进行。

患者需要有足够的张口度以插入开口器和手术器械。有时存在可能会干扰插入开口器的牙齿病变。需要进行术前检查并解决此问题，同时让患者知情同意。

与其他睡眠呼吸暂停病例一样，需要排除严重的合并症。患者适合在全身麻醉下进行手术。

由于扁桃体切除术在高达 11% 的患者中存在术后出血风险（取决于所使用的定义），我们不会对患有凝血障碍的患者以及需要长期使用抗凝药物治疗的患者进行手术。我们建议在术前使用问卷询问凝血障碍（本章前面的扁桃体切除术和扁桃体部分切除术部分）。

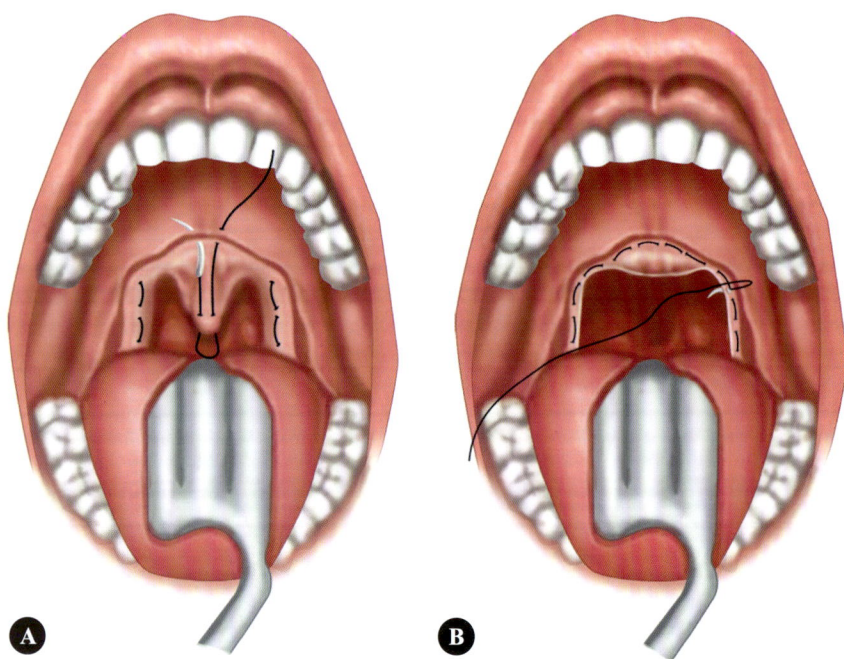

A **B**

◀ **图 8–33** 扩大的悬雍垂腭瓣

如同任何一种软腭手术，rPP 可能会影响声音的基频。因此，需非常谨慎选择专业歌手和演讲者的扁桃体切除手术指征。

扁桃体切除术的罕见并发症是味觉障碍，特别是持续感知苦味。这个问题需要与专业厨师进行讨论。

此外，神经肌肉疾病、需要治疗的神经或精神疾病、腭裂、慢性酒精中毒、催眠药物滥用、严重的错𬌗畸形、先前存在的腭咽狭窄或功能不全，以及某些严重的颅面畸形被视为禁忌证。

③ 诊断检查：任何类型的睡眠呼吸暂停手术都需要客观的术前睡眠研究。如果没有术前睡眠研究，则无法在术后确定手术对 AHI 和其他客观参数的影响。除此之外，术前和术后都需要记录。请参阅第 5 章查找可用于此目的的工具。

请在手术前筛查吞咽困难、味觉和言语障碍。我们使用特定的问卷筛查凝血障碍。此外，我们定期测试嗅觉和味觉功能，以识别先前存在的味觉障碍。

④ 具体风险、患者信息和知情同意：需要解决手术的一般风险（即疼痛、瘢痕、感染、伤口愈合问题和术后出血）。经常会发生悬雍垂水肿，可引起异物感甚至呼吸困难，但是这种水肿通常对皮质类固醇反应良好。

除此之外，需要告知患者术后平均需要服用镇痛药 12 天。术后疼痛因个体而异，手术前检查是否有不耐受疼痛的情况。术后疼痛的强度取决于用于止血的热能量，因此在手术过程中需注意这一点[100, 101]。

出血是扁桃体切除术后最常见的并发症。扁桃体切除术术式似乎对术后出血的发生率没有实质性影响。请检查患者既往出血和（或）出血史。扁桃体前凸或搏动可能表明颈外动脉分支之一走行异常。

术前确认患者张口度合适，并检查其牙齿。牙齿损伤和舌头内的血肿是引起口腔堵塞的潜在风险。由于开口器的压迫，有时候可能会出现舌头的部分感觉减退。但是，此类感觉障碍大多是暂时的。

如上所述，需要告知患者潜在的吞咽、味觉和声音障碍。

严重的伤口愈合不良或为控制术后出血而进行的补救手术可能会导致鼻咽狭窄或腭咽功能不全。

我们使用可吸收缝合线，这些缝合线可以维持几周。为了减少不适，我们会在手术后 10～12 天将其拆除。

⑤ 麻醉与体位：通常在全身麻醉下进行 rPP，患者经口插管，仰卧位，头部略微伸展。大多数张口器都有一个峡部来固定插管，因此需要将管子放置在中线。

⑥ 设备：用于冷器械扁桃体切除术的标准手术器械就足够了。现代仪器可用于解剖，如激光、电灼刀或其他单极仪器、等离子系统或其他。

⑦ 手术技巧 / 步骤。

• 经口入路：插入开口器。通常，通过可将舌头推到另一侧来完全显露单侧扁桃体。舌头由合适的压舌板固定在某个位置。先使用氯己定溶液（0.2%）对口腔黏膜进行局部消毒。

如果有扁桃体，先切除扁桃体。通过这样的手术方式来尽可能小心地保存周围的肌肉组织。

接着用钳子夹住腭咽弓并向前、向侧面和向颅骨方向拉动。同时我们在腭咽弓的尾部做了一个切口（与 HY Li 最初发表的技术形成对比），以减少张力（图 8-34），腭咽弓可以很容易地移动到与腭舌弓重叠的颅侧。用无菌笔在腭舌弓黏膜上标记腭咽弓的这个位置，切除与腭舌弓的重叠部分。切除包括潜在的扁桃体上脂肪组织。经过仔细的止血（尽可能降低使用能量以避免术后疼痛）后，腭咽弓被缝合到新产生的缺损中。强烈建议使用两层缝合线，我们使用 2-0 Polysorb（公司：Covidien）可吸收的缝合线缝合肌肉组织。请每侧至少缝合 3 针。之后，我们用 3-0 可吸收缝合线闭合黏膜。请每侧至少使用 6 条黏膜缝合线。图 8-35 显示患者左侧完成。由于未触及右侧，图像很好地说明了腭咽瓣前外侧的开口。

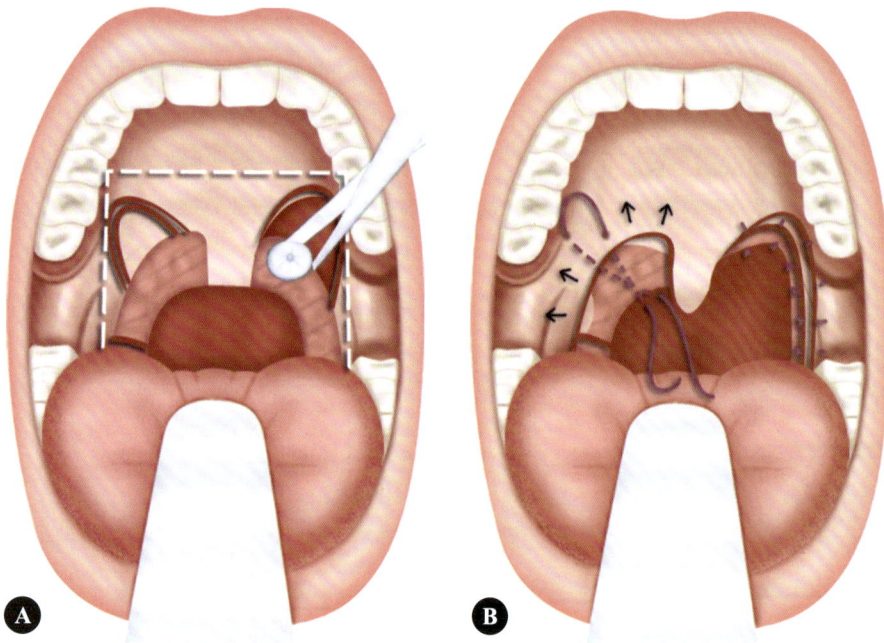

◀ 图 8-34　重定位咽成形术（Hamburg 技术）

在另一侧完成相同的步骤后，我们小心地切除了悬雍垂的多余黏膜（图 8-36）。保持清晰可见的悬雍垂对于避免术后口干至关重要。根据取出的黏膜量，我们用相同的 3-0 可吸收缝合线闭合伤口。

风险、提示和技巧

- 足够大的张口度。使用开口器单独展示每一侧
- 在进行扁桃体切除术时，尽可能多地保留黏膜和肌肉组织
- 避免大量使用热能，以尽量减少术后疼痛
- 如果瘢痕组织较密集，请使用锋利的器械进行解剖
- 通过切开腭咽弓的尾部减少了皮瓣的张力
- 用笔标记从腭舌弓切除的黏膜量
- 使用两层缝合线（2-0 用于肌肉组织，3-0 用于黏膜）
- 10～12 天后拆线
- 非常仔细地切除悬雍垂末端的黏膜可减少手术后的悬雍垂水肿
- 悬雍垂水肿对皮质类固醇反应良好

⑧ 并发症。

• 术后疼痛：与任何一种软腭手术一样，rPP 会引起明显的术后疼痛。根据我们的数据，术后平均需要 12 天使用镇痛药物，个体间差异很大。

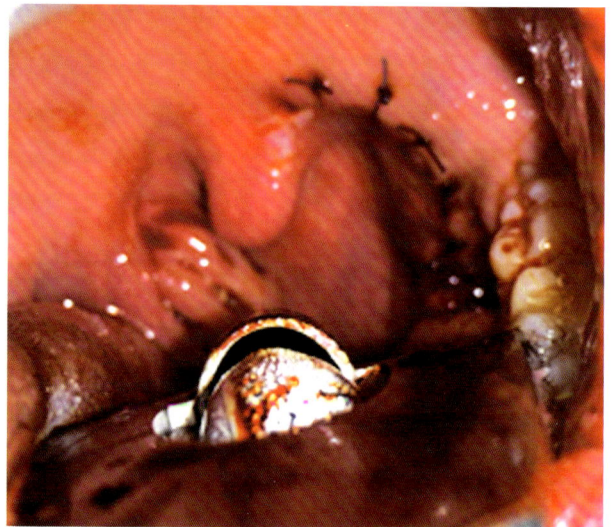

▲ 图 8-35　重定位咽成形术（Hamburg 技术），左侧完成，右侧未触及

除了吞咽的时候，服药期间患者应该没有疼痛。使用 VAS 评分量表分别对吞咽和不吞咽时进行评分，以记录治疗成功情况。

手术后 1～2 周不建议食用热、辛辣和酸的食物和饮料。

• 出血：如前所述，出血是最常见和潜在危险的并发症。应建议患者避免体力劳动、桑拿、热水淋浴或沐浴，以及其他可能增加头颈部血流的活动。

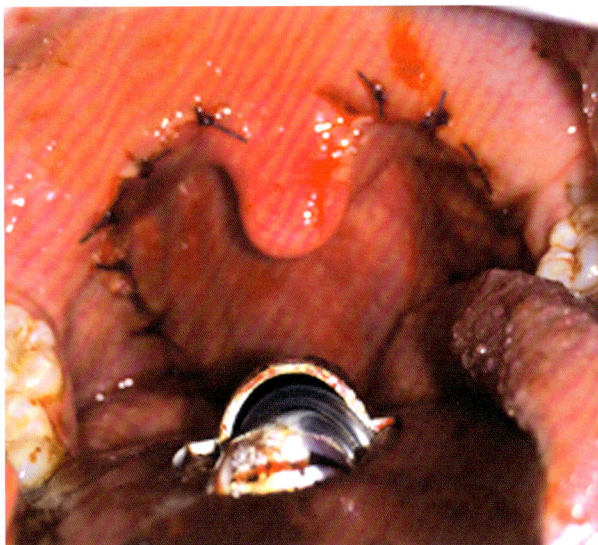

▲ 图 8-36　重定位咽成形术（Hamburg 技术），手术完成

- 伤口感染：尽管口腔被各种微生物污染，但伤口感染并不经常发生。这就是为什么我们通常不常规使用抗生素，只是在感染的情况下使用。对于刷牙，可以允许患者刷门牙。此外，我们提供局部消毒口腔溶液（如氯己定溶液），以改善患者的口腔卫生。

由于我们使用可吸收缝合线，需要在手术后 10～12 天内拆线。

⑨ 术后护理：与其他睡眠呼吸暂停手术一样，OSA 的严重程度对术后护理和监测有重大影响，因此全身麻醉或镇静下接受手术的睡眠呼吸暂停患者围术期并发症的风险增加。

如果通过手术治疗 OSA，围术期风险增加，因为需要考虑术后出血和咽部肿胀。根据我们的经验回顾分析发现术后并发症很少发生，一般发生在拔管后的前 4h 内。因此，我们在拔管后将睡眠呼吸暂停患者留在恢复室 4h。如果没有并发症，患者会被认为是安全的，可以转到普通病房。在出现并发症的情况下，将对患者进行过夜监护[109]。

如前所述，软腭手术后的术后疼痛管理至关重要。布洛芬（4 次 400～600mg）和安乃近（4 次

0.5～1g）的基本治疗对成人效果很好。然而，存在巨大的个体差异，需要个体调整。如果基础治疗效果不佳，则应及时添加阿片类药物（例如，3 次 10mg 羟考酮）。有关术后护理和药物治疗的更多信息，请参阅第 10 章围术期管理。

一些作者建议术中使用长效局部麻醉（如布比卡因），但是对于我们的患者，并没有获得任何实质性的好处。其他作者建议在术中使用冰块冷却伤口，然而，这个技巧在我们自己的患者中也没有显示出任何显著效果。因此，我们再次停止了术中进行冷却这个方法。

围术期不强制使用抗生素，围术期也不常规应用抗生素预防。

⑩ 效果：截至目前，有两个研究[173]发表了关于在 OSA 患者中单独使用 rPP 的客观数据。第一项研究报道了大约 10 例患者，该组的平均 AHI 从基线时的 43.4 次 / 时显著降低至术后 6 个月的 15.1 次 / 时。第二项研究[174]包括 47 例 OSA 患者，随访期也是 6 个月，AHI 从 59.5 次 / 时降至 22.6 次 / 时。与没有体位性阻塞性睡眠呼吸暂停（positional obstructive sleep apnea，POSA）的患者相比，患有 POSA 的患者更受益。

表 8-8 总结了关于现代改良 UPPP 有效性的最新可用客观 PSG 数据[175]。根据表 8-8，关于不同手术技术的数据似乎非常相似。然而，除了侧咽成形术，数据仍需视为初步数据。这意味着，目前的数据不足以判断哪种技术可能更好。无论如何，这个问题可能取决于外科医生的技能和偏好。

截至目前，我们科室进行了 200 多例 rPP 手术。我们大多将它与下咽手术结合起来，因此我们无法添加大量有关单独采用 rPP 新数据。与传统的 UPPP 相比，临床经验证明该手术是有前景的，没有增加并发症发生率或术后不适。在尝试了表 8-8 中总结的大部分技术后，我们目前更喜欢 rPP，因为它在出院时显示出良好的疗效。

表 8–8 改良 UPPP 不联合舌根手术的客观结果

作　者	例　数	技　术	随访（个月）	AHI（术前）	AHI（术后）	成功率（%）	ESS（术前）	ESS（术后）	EBM
Hörmann 等[150]	30	悬雍垂腭瓣	2	19.2	8.2	46.7	5.5	3	4
Neruntarat[151]	83	悬雍垂腭瓣	54	45.6	19.4	51.8	16.4	7.7	4
Elbassiouny[153]	28	SPWF	6	46	11	没有数据	没有数据	没有数据	4
Li 等[148]	33	EUPF	6	41.6	12.5	81.8	没有数据	没有数据	4
Li 等[154]	105	EUPF	12	43.8	15	80	没有数据	没有数据	4
Li 等[155]	55	EUPF	6	43.6	21.1	82	11.8	7.5	4
Li 等[156]	84	EUPF	6	46.5	14.6	没有数据	11	7.2	4
Li 等[157]	50	EUPF	6	44.5	13.4	84	没有数据	没有数据	4
Li 等[122]	110	EUPF	6	44.4	15	78.2	没有数据	没有数据	3b
Lin 等[158]	55	EUPF	6	43.6	12.1	没有数据	11.8	7.3	3b
Li 和 Lee[173]	10	rPP	6	43.4	15.7	50	9.6	6.3	4
Li 等[174]	47	rPP	6	59.5	22.6	49	12.2	7.5	4
Pang 和 Woodson[163]	23	ESP	7	44.2	12	82.6	没有数据	没有数据	2b
Hsu 等[176]	35	EUPF+LP	3	47.6	23.4	43	10.2	4.3	2b
Cahali[162]	10	LP	8.2	41.2	9.5	60	13	5	4
Cahali 等[177]	15	LP	7.9	41.6	15.5	53.3	14	4	2b
de Paula Soares 等[178]	18	LP	6	33.5	20.9	50	没有数据	没有数据	4
Sorrenti 和 Piccin[179]	85	LP	6	33.3	11.7	89.2	没有数据	没有数据	4
Chi 等[180]	25	LP	5	34.1	17.3	没有数据	10.5	7.7	2b
Han 等[181]	68	Han-UPPP	6	32.1	12.7	69.1	10.1	4.5	4
Liu 等[168]	51	Han-UPPP oder ZPPP	6	65.6	45.1		12.8	5.5	3b
	31	Han-UPPP			35.5				
	20	ZPPP			60				
Huang 和 Cheng[182]	50	MEUP	6	37.9	6.1	80	9.8	5.2	4
合计	1070		10.14	43.07	15.55	70.92	11.52	6.09	B

AHI. 呼吸暂停低通气指数；ESP. 扩张括约肌咽成形术；ESS.Epworth 嗜睡量表；EUPF. 扩展悬雍垂腭瓣；LP. 侧咽成形术；MEUP. 微型切割器辅助悬雍垂腭成形术；rPP. 重定位咽成形术；SPWF. 软腭带状皮瓣；UPPP. 悬雍垂腭咽成形术；ZPPP.Z–腭咽成形术；EBM. 循证医学证据水平

(4) 咽侧壁成形术。

Claudio Vicini　Mohamed Salah El-Rashwan
Giuseppe Meccariello　Chiara Bellini
Andrea Marzetti　**著**

① 概述：20 世纪以来，几代耳鼻咽喉专家已经为反复感染或呼吸问题进行了数千次切除扁桃体和腺样体的咽部手术。我们可以将他们所有人都视为"无意识"的睡眠外科医生。在单纯打鼾领域，Ikematsu（1964）作为真正的先驱，设计了第一个提供解剖学定制腭部手术的解决方案[183]。在睡眠呼吸暂停领域，一个德国团队将气管切开术作为治疗严重阻塞性疾病的方法，同时展示了上气道塌陷在产生 OSA 中的关键作用，并为我们介绍了一种新的治疗方式[184]。受 Ikematsu 先前工作的深刻启发，Fujita（1981）是第一位描述原始腭部手术以同时治疗打鼾和 OSA 的外科医生[45]。UPPP 于 1981 年推出后，在世界范围内得到广泛应用，除少数几个国家外，在其他国家均受到高度评价。UPPP 经常被许多不同的外科医生改良，以至于可能无法用一张完整的列表完成每个版本的展示。可以用非常粗略和概括的方式描述 UPPP 的两条不同的发展和改进路线。

• 第一个发展方向包括与 UPPP 相关的所有技术，旨在提高疗效与成本 / 并发症发生率之间的比率，降低侵入性，另外提高疗效，或两者兼而有之。它包括不同的截面几何形状（矢状面与圆形）、可翻转皮瓣的使用、腭骨板操作的应用、许多不同微创技术（激光、射频、消融、植入物、硬化剂、常规或带刺缝合线等）。

• 第二个发展方向是尝试解决导致呼吸暂停但与腭部不同的并发塌陷区域（例如，舌根，LPW），包括舌根手术、面部骨骼框架手术、多平面手术等。

近年来，一组特殊的改良手术获得了越来越多的传播和普及，这组手术的共同特点是特别注意 LPW 的横向移位和支撑。这意味着这种类型的手术适合上述两种发展路线。在这里，我们将所有这些技术归纳为咽侧壁成形术（lateral wall addressing pharyngoplasties，LWAP）。

② 定义：很难对 LWAP 给出一个准确而全面的定义。首先，在某种程度上，最经典的 UP3s 包括在腭扁桃体窝内侧壁区域的一些操作。扁桃体切除术和腭咽弓腭舌弓之间的缝合对获得侧咽区域的空间有一些影响，并且观察到同侧壁有一定程度的收缩。在经典 UPPP 的一些保守改良手术中，横向放大效果特别明显。另外，许多用于打鼾和 OSA 的常见腭部手术显然与这种 LWAP 理念相去甚远：激光辅助 UPPP（laser-assisted UPPP，LAUPS）和 UPF、腭前移和组织间隙手术（鼾症成形术、RFVR、Pillar）可能被排除在外。所有所谓的 LWAP 都有一个共同目标，那就是特别处理 LPW，但基本上所有 LWAP 同时增加了前后径。

Cahali 的初始侧咽成形术包括对扁桃体窝内的咽上缩肌进行微切割，切开该肌肉，并将该肌肉的侧向基瓣缝合到同侧的腭舌肌上。此外，进行腭咽 ZPP 以防止 RP 塌陷。手术创建的向量将咽缩肌向外侧拉向腭舌肌。

在 Woodson 和 Pang（2007）扩张括约肌咽成形术（expansion sphincter pharyngoplasty，ESP）中[163]，腭咽弓 / 腭咽肌上方皮瓣的尖端被向上拉并向外侧朝翼状突方向拉（三维向量外侧、前侧和上侧；图 8-37；视频 8-3）。

在 Li 和 Lee 的 rPP 中，完整的腭咽弓横向悬挂在腭舌弓 / 腭舌肌（前外侧向量）上[173]。

在 Vicini 等[185] 的带倒刺重定位咽成形术（barbed reposition pharyngoplasty, BR）（2015）中，一个后侧削薄的完整的腭咽弓在上外侧被一个由运行倒刺缝合线产生的上外侧牵引矢量扇形悬挂。

Friedman（2004）[161] 介绍了基本 Z 形成形术（沿选定轴增加软组织长度的技术）的一个非常优雅的应用，在软腭中雕刻了几个 Z 形皮瓣，这些 Z 形瓣产生两个上外侧定向放大矢量。

最后，包括所有已发表的 LWAP 的最佳定义可能是一组用于睡眠呼吸障碍的咽部外科手术，它们均使用一个共同普遍的上外侧扩大矢量力，旨在扩大咽气道，更重要的是，用于支撑侧壁防止其向内塌陷（表 8-9）。

③ 历史视角：第一步：2003 年，圣保罗（巴西）的 Michel Cahali[162] 发表了第一个 10 例侧咽成形术的研究，作为博士论文的一部分，这是一项在学术三级中心进行的前瞻性随机先导性研究。在接下来的研究中[177]，作者表示："与 UPPP 相比，

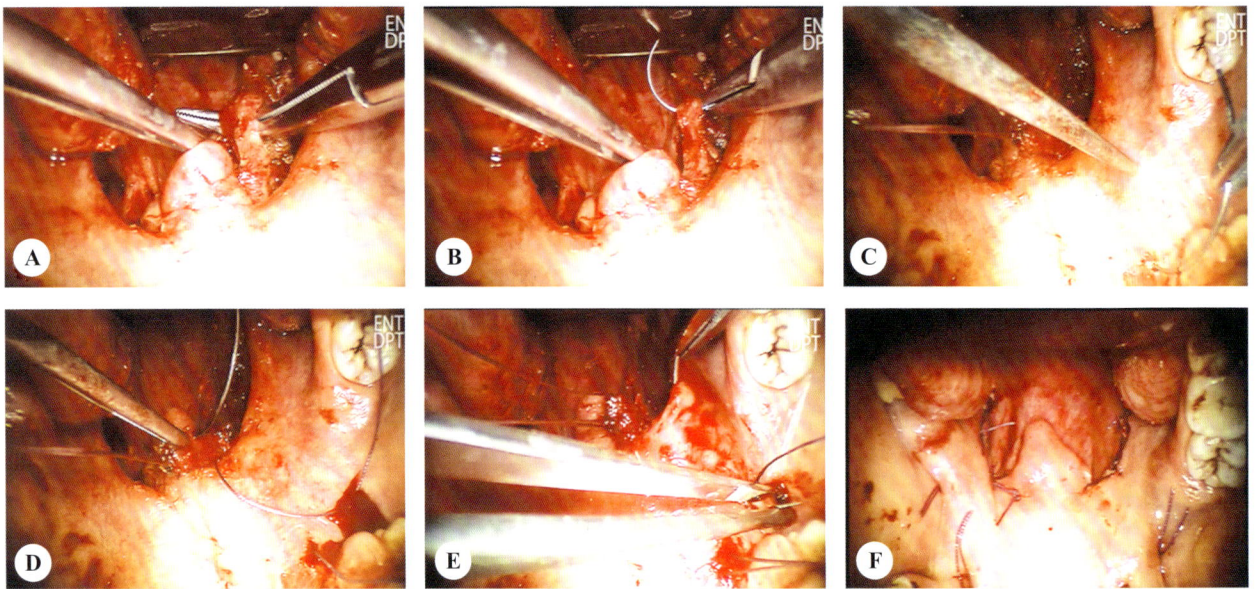

▲ 图 8-37　扩张括约肌咽成形术
A. 提起腭咽肌瓣；B. 皮瓣尖端缝合；C. 腭部隧道；D. 皮瓣重新定位，E. 瓣尖缝合到翼钩上；F. 最终视图

表 8-9　5 种咽侧壁成形术主要特征的比较概要

技术	咽侧壁成形术	扩张括约肌咽成形术	重定位咽成形术	Z-腭咽成形术	咽侧壁成形术	咽侧壁成形术	扩张括约肌咽成形术
作者	Cahali[162]	Woodson 和 Pang[163]	Li[173]	Vicini[185]	Friedman[161]	Cahali[162]	Woodson 和 Pang[151]
矢量尾部	上咽缩肌	分离的腭咽弓	完整的腭咽弓	松开的腭咽弓	全厚腭瓣	上咽缩肌	分离的腭咽弓
矢量尖端	腭舌弓	翼钩	腭舌弓	翼下颌中缝	外侧软腭	腭舌弓	翼钩
缝合	可吸收、可分离、传统的	可吸收，皮瓣尖端缝合	可吸收、可分离、传统的	可吸收、活动、倒刺	可吸收、可分离、传统的	可吸收、可分离、传统的	可吸收，皮瓣尖端缝合
悬雍垂	保留	移除/保留	修剪	前置	劈开	保留	移除/保留

扩大动作被描述为一个矢量，其起点在被移动的结构上，终点则是被移动结构通过不同类型缝合线悬吊之处

侧壁咽成形术在 OSAHS 治疗中产生更好的临床和 PSG 效果，而这些治疗之间的咽部气道横截面测量结果没有差异。"最近，一篇新文章[186]介绍了一种更保守的保留茎突咽肌的原始技术的修改，在减少长期吞咽困难方面取得了非常有趣的结果。

2014 年，在一个小型研究中，作者证实："由于 OSA 患者在手术后 6 个月睡眠期间血压显著降低，侧咽成形术被证明可以降低 24h ABPM[178]。尽管患者表现出 AHI、觉醒和去饱和时间减少，但这与动脉血压的改善无关。"

④ 侧壁解剖：LPW 解剖一般分为两个层次：RP 和舌后（retroglossal，RG）。从解剖学而非生理学的角度来看，这种划分很重要，因为 LPW 作为一个单独的单元工作。此处从内侧到外侧描述了关于 RP LPW 的重要结构：黏膜下层、腭扁桃体（一团不完全被囊包绕的淋巴组织）、前面为腭舌肌、后面为腭咽肌、外侧为咽上缩肌、一组小肌肉，包括腭帆张肌、腭帆提肌、咽鼓管咽肌、茎突舌肌和茎突咽肌。翼下颌中缝起自翼突钩骨，附着于下颌骨下颌舌骨线的后端，起源于咽上缩肌。这种中缝在 LPW 手术中具有非常重要的临床意义。

扁桃体上窝是腭扁桃体上极上方的区域，由脂肪垫和 Weber 小唾液腺占据。在执行不同类型的 LPW 定位技术时，该区域特别重要。

向下移动到 RG 水平，最重要的解剖结构是舌骨，它由一个主体、两个小角和两个大角组成。它在上呼吸消化道中起着核心作用，因为它是唯一不与其他骨骼连接的骨骼。茎突舌韧带对舌骨有稳定作用，通过后上矢状悬于茎突。咽中缩肌使舌骨固定在咽部。它起源于舌骨的大角，任何运动都会在 RG 水平引起 LPW 的张力。

咽旁脂肪垫在 OSA 患者 LPW 塌陷的病理生理学中非常重要。它与肥胖直接相关，尤其是向心性肥胖。我们必须意识到，肥胖并不是咽旁脂肪体积的唯一决定因素，还必须考虑其他因素，例如年龄、性别、颅面大小和种族。

⑤ 侧壁病理生理学：在过去几年中，越来越多的文章全面定义了 LPW 在确定与 OSA 相关的咽阻塞中的核心作用。OSA 的病理生理机制本质上是多因素的。最重要的危险因素包括解剖损伤增加、咽扩张肌功能障碍增加、觉醒阈值降低、通气控制不稳定性增加和（或）肺容量减少。

直接影响 LPW 塌陷的两个最重要的机制包括：解剖学理论：咽旁脂肪沉积和咽壁软组织增厚；神经假说：睡眠期间咽部扩张肌的神经输出减少，导致肌张力减退[187]。

肥胖是 OSA 和 LPW 塌陷的直接危险因素，因为咽旁脂肪垫会导致睡眠期间上呼吸道塌陷和变窄。颈围越大，OSA 的严重程度越高[188]。

Welch 等在一个减肥研究项目中研究了颈部的脂肪组织和上气道体积，发现减肥后 RP 和 RG 区域的上气道体积都有所增加。RP 区域中较大的脂肪组织体积可能与正向节段闭合压力有关。此外，沉积在 RG 区域外侧壁的脂肪组织可能会增加相应气道段中可塌陷软组织的总体积，从而增加 RG 塌陷性[189]。

Schwab 等[190]（2003）率先使用磁共振成像（magnetic resonance imaging，MRI）来评估 OSA 患者的上气道。他们发现，睡眠呼吸暂停患者上气道周围的软组织结构体积增大，这种增大是 OSA 的一个重要危险因素，尤其是在 LPW 中。

Huon 等[191]（2016）使用动态 MRI 证明 LPW 塌陷性增加是（严重）OSA 气道阻塞的主要决定因素。LPW 塌陷性增加可能反映了严重 OSA 患者对气道阻塞的神经力学反应不足，而匹配的轻度 OSA 患者，在睡眠期间保持了协调的气道扩张机制。

LPW 塌陷与 DISE 期间氧饱和度下降的严重程度之间存在很强的关联[192]。

Soares 等[193]（2016）将手术失败与术前 DISE 中存在严重的 LPW 塌陷联系起来。

2015 年，Liu 等[194]使用静态测量和动态睡眠 MRI 来观察轻度和重度 OSA 患者的动态气道塌陷模式。他们发现较长的上气道长度和舌骨的位置较低、较后与重度 OSA 相关。他们注意到从后鼻棘到舌骨的水平测量，上气道长度的截断值在8～9cm。他们还将疾病的严重程度与 LPW 塌陷的存在联系起来。

同年，Liu 等[195] 还表明，根据 DISE 的 VOTE 评分，双颌前徙术（maxillomandibular advancement，MMA）可提高 LPW 稳定性。基于上述关于 LPW 塌陷的病理生理学信息，使用 DISE 进行术前评估至关重要，能够知道咽塌陷的模式。如果在 DISE 期间发生 LPW 塌陷，随后的手术技术必须解决这种特定的塌陷模式。

动态 MRI 也可能是一种工具，用于补充从 DISE 获得的信息，并且无论是在咽部还是咽旁水平都可能用于评估软组织厚度。

⑥ 侧壁扩张 / 支撑机制：各种 LWAP 技术以不同的方式工作，但基本上具有相同的目标：外置和支撑 LPW。所有技术都有一个共同的生物物理背景——创建一个主要指向侧向的放大矢量，同时以不同程度指向前方和颅骨。出于教学目的，我们将描述每种不同技术的主要矢量，并特别提及每个矢量的基本特征：尾部、头部、方向和力。在某些技术中，必须考虑额外的影响。

在最初由 Cahali 描述的侧咽成形术中，矢量的尾部位于手术开发的基于外侧的咽上缩肌皮瓣中，矢量的头部指向腭舌弓内的相邻腭舌肌。前外侧拉力由 3～4 条单独的缝合线产生。必须强调的是，在 Cahali 技术中，咽上缩肌外侧钝性分离、肌肉中断和可能的中线后壁裂开的组合允许腭咽弓向腭舌弓轻松移动，而没有明显的张力。此外，进行腭咽拉长 Z 形成形术以防止 RP 塌陷。

在 Li 的技术中，矢量分析以及单独的缝合线阵列与 Cahali 技术（尾部在腭咽肌，头部在腭舌肌）非常相似。此外，还描述了扁桃体上窝去除脂肪详细步骤。由于腭咽弓区域缺乏操作，单独缝合的拉伸强度略优于侧咽成形术。

在 ESP 中，矢量分析特别有趣。一个单一的、非常有效的矢量将腭咽弓凸起肌瓣尖端的尾部连接到头部，正好位于同侧的翼钩上。所需的张力可能会根据不同的口咽解剖结构而有所不同，但

腭咽肌的完全横断可以在有限的张力下进行显著的皮瓣转位。

在 BRP 中，矢量分析可以概括为多个小矢量的扇形阵列，将不同水平的腭咽肌连接到不同水平的翼下颌中缝。中缝位于腭咽弓的外侧、前部和上方，这一关键位置提供了解释该技术功效的有利关系。

此外，腭咽肌被削弱以允许更容易的侧向化和前向化，而缝合线没有高度紧张的拉伸张力。此外，带刺缝合线连续缝合倾向于将所需的整体张力分布在大量缝合线环中。在任何环内，张力都不是集中在单个结上，而是广泛分散在数百个带刺缝合线结中，这意味着更高的稳定性。实验测量了运行带刺缝合线的主环的平均张力为1.9N。

⑦ 适应证、禁忌证和患者选择：根据定义，侧咽壁（LPW）塌陷是各种 LWAT 技术的主要适应证。值得一提的是，所有 LWAT 都有不同程度的前腭移位 / 支撑作用，这是一种额外的有用的作用方式。

⑧ 诊断检查：诊断检查与其他睡眠外科手术的基本方法相同。

⑨ 具体风险、患者信息和知情同意：任何不同的 LWAT 可能出现不同比例的常见并发症，包括术中和术后出血、VPI、吞咽困难、晚期瘢痕形成，见表 8-10 中的总结。在 LP 中，侵入咽旁间隙的风险似乎要高一些。在 ESP 中，构造软腭隧道期间的出血可能是一个问题，如果在手术过程中发生这种情况，通常可以通过施加局部压力来止血。在 BRP 中，可能会遇到后期缝合线外露。一般来说，报道的严重并发症发生率相当低。

⑩ 麻醉与体位：LWAT 的麻醉和体位与经典 UP3 或 UPF 一样。

⑪ 设备：除了一套适合 BRP 的带刺缝合线外，不需要特殊设备。

⑫ 手术技巧 / 步骤：对所有不同技术的详细描述超出了本章的目的。例如，我们将描述我们

研　究	例　数	年龄（岁）	BMI (kg/m²)	腭成形术	AHI（术前）	AHI（术后）	成功率（%）	随访（个月）
表 8-10　咽成形术侧壁定位研究结果								
Pang，2007[163]	45	42.1	28.7	ESP	44.2 ± 10.2	12.0 ± 6.6	82.6	6
				UPPP	38.1 ± 6.46	19.6 ± 7.9	68.1	
Sorrenti 和 Piccin[179]	85	42.7	—	FEP	33.3	11.7	89.2	36
Vicini 等[196]	24	54.2	27.2	ESP	38.5 ± 14.3	9.9 ± 8.6	91.7	9
				UPPP	38.3 ± 19.6	19.8 ± 14.1	50	
Ulualp[197]	50	8	32	MESP	60.5 ± 38.5	2.4 ± 3.9	80	6
				TA	59.8 ± 33.6	6.2 ± 6.0	60	
Carrasco 等[198]	53	43.9	27.5	ESP	27.7 ± 7.5	6.5 ± 5.2	90	6.9
				PPR	47.2 ± 21.4	18.4 ± 17.4	72.7	
				ZP	22.5 ± 4.4	13.9 ± 9.0	25	
				LP	48.0 ± 35.5	15.2 ± 12.3	70	
				UPPP	47.3 ± 27.1	12.0 ± 7.1	71.4	

a. 成功率定义为 AHI 较术前降低 50% 且 AHI ＜ 20 次 / 时，除了 Ulualp[197]，术后 AHI ＜ 5 次 / 时

AHI. 呼吸暂停低通气指数；BMI. 体重指数；ESP. 扩张括约肌咽成形术；FEP. 功能性扩张咽成形术；LP. 侧咽成形术；MESP. 改良扩张括约肌咽成形术；PPR. 部分腭切除术；TA. 腺样体扁桃体切除术；UPPP. 悬雍垂腭咽成形术；ZP. Z– 腭成形术

之前在试点研究中描述的一个基本 BRP。所有手术均在患者全身麻醉和经口插管的情况下进行，通过 Boyle-Davis 开口器和侧颊牵开器显露，以提供充分的手术视野。患者处于仰卧位，肩下有一个充气袋以保持头部伸展。第一步是双侧扁桃体切除术，识别并精心保留腭舌肌和腭咽肌。最重要的技巧是尽可能多地保留黏膜，覆盖腭舌弓和腭咽弓。

使用科罗拉多州的 Bowie 刀尖在腭咽肌的下部（尾部）进行了两次松解部分切开，但肌肉没有从腭咽弓瓣中剥离。在扁桃体穹隆的上外侧角去除全层（黏膜和肌肉）三角皱襞，以获得更宽且最方形的口咽入口。同时，对扁桃体上脂肪进行仔细的切除。

腭的中心在腭棘处标记。双侧翼下颌缝用触诊定位并标记。我们使用单根带刺缝合线，双向聚二氧六环酮可吸收单丝，尺寸 0，中间有过渡区。将一根针插入中心点，然后穿过黏膜下层，绕过翼突下颌缝，直到它在一侧中缝的最上端穿出；拉动线直到它挂在中心过渡区，该过渡区是缝合线的两个走向之间的自由区（图 8-38B）。针再次通过翼突下颌缝穿出点，直到它从上端出来，然后穿过腭咽肌上部，从腭咽弓黏膜附近穿出，但不穿过腭咽弓（图 8-38C）。

然后将针再次穿过上极，其中缝合线将悬挂在中缝周围。牵引力只施加在线上，不需要打结（图 8-38D）。这导致腭咽弓重新定位到更外侧和更前面的位置。缝合在中缝和肌肉之间重复至少 3 次，直到到达肌肉的下极。另一侧以相同的方式完成，直到到达下极。最后，每根线从同侧缝合线处出来，用于锁线和防止松动；沿相反方向进行浅表缝合，然后在向下推动组织以增加牵引力的同时切断线（图 8-38）。

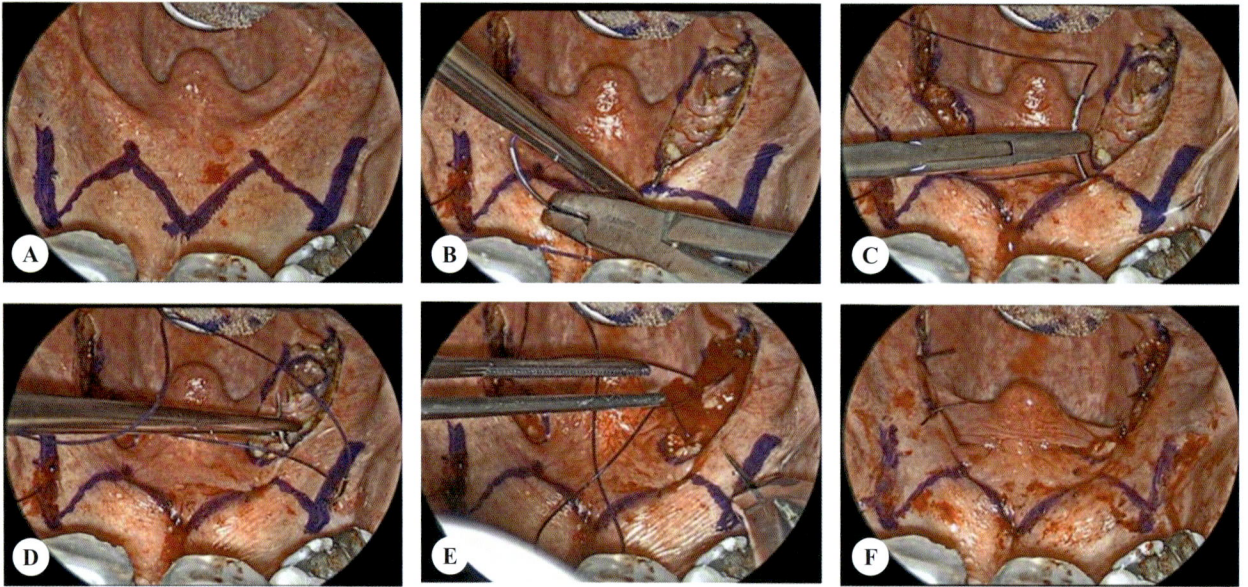

▲ 图 8-38 带刺复位咽成形术

A. 解剖标记和预先规划的缝合线；B. 中线双向带刺缝合线（第一步）；C. 第二条在翼突下颌缝的外侧；D. 针刺入扁桃体窝；E. 腭咽弓周围缝合；F. 最终视图

- 标记软腭中心、翼下颌中缝和方形的腭舌弓。
- 带刺缝合线在右中缝的上部周围，并挂在中央过渡区。
- 针穿过腭咽肌上部，从腭咽弓黏膜附近出来，而不是穿过它。
- 针穿过上极并悬挂在中缝周围，拉动带刺缝合线而不打结。

如果悬雍垂的尖端较短，则不去除，而是通过单极透热法从其前部去除一小块黏膜，然后通过双极透热法凝固黏膜下组织。一旦缝合了这个黏膜间隙，悬雍垂就会向前弯曲。如果悬雍垂太长，请移除其尖端，然后执行相同的技术。最后，在腭舌弓和腭咽弓的黏膜之间进行普通缝合，以使它们闭合。

⑬ 比较结果：文献报道了一长串比较研究，将任何新描述的技术与作为经典参考的 UPPP 进行比较。总的来说，所有新的 LWAT 都被证明优于基本的 UPPP（表 8-9）。正在进行的关于带刺重定位咽成形术结果的多中心研究的初步数据显示在图 8-39。

⑭ 限制和并发症：在表 8-11 中总结了 LWAT 的并发症。

⑮ 未来展望：年复一年，新一代的 LWAT 以其无穷无尽的微小变化取代了经典的 UPPP。在不久的将来，我们预计 UPPP 将只是一个历史性的外科手术，就像喉部手术经颈甲状腺切开术几乎完全被废弃一样。

其次，如果 LWAT 被证明足以在舌后水平对下外侧壁进行支撑，那么可以想象在多层次手术中避免额外舌骨手术的可能性。这一特殊概念仍在通过正在进行的比较研究进行评估。

(5) 前腭成形术。

Kenny P. Pang　Edward B. Pang

Kathleen A. Pang　著

① 定义：上气道塌陷通常是多平面的——在腭部/腭咽、舌根和（或）LPW 水平。许多 OSA 患者的软腭过厚或 LPW 体积大，导致上气道塌陷和阻塞。如果旨在缓解患者的呼吸暂停，则应解决这些塌陷区域[200, 201]。

许多用于治疗打鼾和 OSA 的技术主要是为了制造瘢痕组织，以刺激纤维化和使软腭变硬。随着软腭变硬，软腭的振动减弱。因此，打鼾会减少。Ellis[202] 于 1994 年首次引入了腭部硬化手术（包括剥离小面积的悬雍垂和腭部黏膜），并于

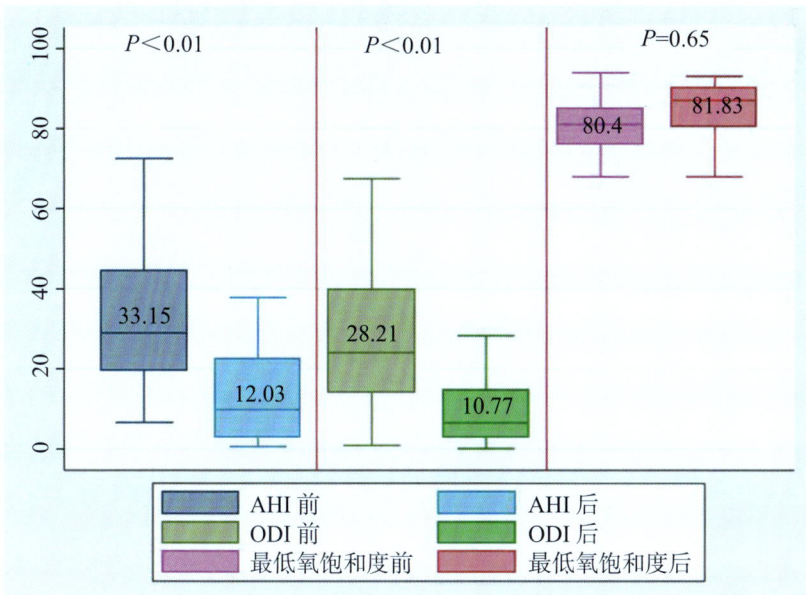

◀ 图 8-39　带刺重定位咽成形术多中心研究初步结果
AHI. 呼吸暂停低通气指数；ODI. 氧饱和度下降指数

研　究	例　数	手术方式	并发症发生率(%)	并发症类型
表 8-11　咽成形术后并发症的报道				
Pang 等[199]	487	UPPP ESP	7.1	• 负压性肺水肿（0.4%） • 舌肿胀（1.8%） • 出血（3.1%） • 高血压（3.1%） • 低血氧（1.2%） • 呼吸道阻塞（0.2%）
Vicini 等[196]	24	UPPP ESP	12.5	• 肺炎（4.2%） • 皮下气肿（4.2%） • 严重水肿（4.2%）
Lundkvist 等[136]	158	UPPP	2.5	• 出血（1.2%） • 严重咽部水肿（1.2%）
Kezirian 等[137]	3130	UPPP	1.6	• 再插管、肺炎、长时间通气（>48h）、急诊气管切开术、肺水肿、心搏骤停、心肌梗死、脑血管意外、肺栓塞、超过 4 单位的浓缩红细胞输血、昏迷、伤口感染、深静脉血栓形成、肾衰竭或全身性败血症

ESP. 扩张括约肌咽成形术；UPPP. 悬雍垂腭咽成形术

2000 年由 Mair[203] 进行了改进。这两种技术都显示出令人鼓舞的疗效，它在软腭上产生了星状和皱褶的瘢痕，导致 LPW 向内侧隆起和拉动，因此横向缩小了扁桃体柱之间的横向距离。这些解剖学表现可以解释为什么一些患者没有从手术中获得太多益处。Pang 等[204] 描述了在局部麻醉下进行的改良 CAPSO 技术。该技术对打鼾和轻度 OSA 的患者效果良好。因为该技术主要涉及软腭前表面，改良的 CAPSO 技术在 2009 年更名为前腭成形术[205]。

② 适应证、禁忌证和患者选择：前腭成形术可以作为轻度至中度 OSA 患者在 Mueller 试验和（或）DISE 未发现舌根阻塞情况下的一项单独的手术进行。研究表明，当 BMI<32kg/m² 时效果更好。在 Mueller 试验和（或）DISE 中可观察到舌根阻塞的情况下，前腭成形术可以是中度至重度 OSA 患者多平面手术的一部分。前腭成形术最好用于前后腭咽塌陷、扁桃体小、BMI 较低且无舌后塌陷的患者。然而，扁桃体大的患者也可能出现前后腭咽塌陷；这些患者可能同时进行前腭成形术和扁桃体切除术。前腭成形术可以在办公室 / 诊所（作为门诊环境）的局部麻醉下进行，也可以在全身麻醉下进行。

以下情况的 OSA 患者不应将前腭成形术作为单一手术进行：AHI>40、BMI>32、LPW 塌陷（应合并 ESP）和舌根完全塌陷。

③ 诊断检查：PSG（夜间 PSG 或 WatchPAT 设备）或相关测量手段用于评估 OSA 的严重程度，然后通过 DISE 收集阻塞程度的信息。

④ 具体风险、患者信息和知情同意：风险与麻醉有关，且具体到手术本身。

需要解决手术的一般风险，包括术后疼痛、感染和继发性出血。

患者术后 7～10 天可能出现吞咽痛；吞咽疼痛通常在术后第 10 天或第 11 天消退。

给予镇痛药 10～14 天，预防性抗生素疗程为 1 周（例如 Augmentin）。疼痛因患者而异，但一般而言，此过程的疼痛通常不会令人难以忍受。

术后继发性出血率与扁桃体切除术相似。

⑤ 麻醉与体位：大多数文章都在全身麻醉下进行了前腭成形术；然而，前腭成形术也可以在门诊的局部麻醉下进行。如果患者的扁桃体尺寸相对较大（扁桃体大小为 2 度、3 度或 4 度）并且需要进行扁桃体切除术，全身麻醉将是标准选择。

⑥ 设备：不需要特定的专门或昂贵的设备；电刀就足够了，尽管一些外科医生可能更喜欢使用消融术。Vicry l4-0 缝合线更可取，但可能因外科医生的偏好而异。

⑦ 手术技巧 / 步骤：该手术可以在门诊的局部麻醉下进行。患者张开嘴坐在检查椅上。局部利多卡因（10%）用于麻醉软腭区域。将总共 2～4ml 的 1：80 000 肾上腺素和 2% 利多卡因注射到软腭的三个部位（图 8-40）。可以进行部分悬雍垂切除术（通常使用透热疗法 / 射频 / 消融术）（图 8-41），然后在悬雍垂两侧进行上外侧切口（悬雍垂旁切口）（图 8-42），特别是当两侧软腭弓都有非常突出的腭咽弓和（或）腭舌弓时。从软腭（长 40～50mm，宽 7～10mm）到肌肉层切一条水平的矩形黏膜条（图 8-43）。通过电灼止血。软腭上的水平剥离区域用 Vicryl 4-0 圆体弯曲针缝合。至少使用 10～20 根缝合线来缝合伤口边缘（缝合时，整个软腭向前和向上移位；图 8-44）。

同样的手术也可以在全身麻醉下进行，患者仰卧位，使用 Boyle-Davis 开口器进行插管。首先进行扁桃体切除术，然后进行前腭成形术（以与前面所述相同的方式）。扁桃体腭舌弓和腭咽弓可以缝合在一起，也可以不缝合，这取决于作者 / 外

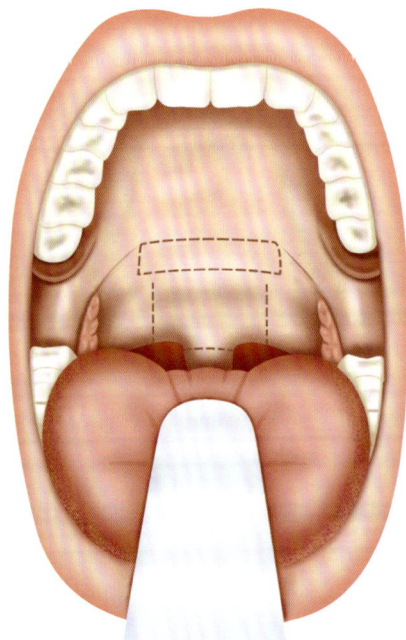

▲ 图 8-40　典型前腭成形术的标记

科医生的偏好。

带刺的前腭成形术是前腭成形术的一种变体或进化技术 [206]。这种技术类似于前腭成形，增加了带刺缝合线，以使缝合线悬置于不同的黏膜和肌肉平面而无须打结。作者使用加拿大温哥华

Angiotech Pharmaceutical Inc 的双针 QUILL 无结组织闭合装置 [206]。带刺缝合线从两侧的翼钩、翼下颌中缝穿过，并以之字形上下穿过矩形框。作者通过包括 Mantovani 等提出的 Roman Blind 技术来总结他们对手术的描述 [207, 208]。

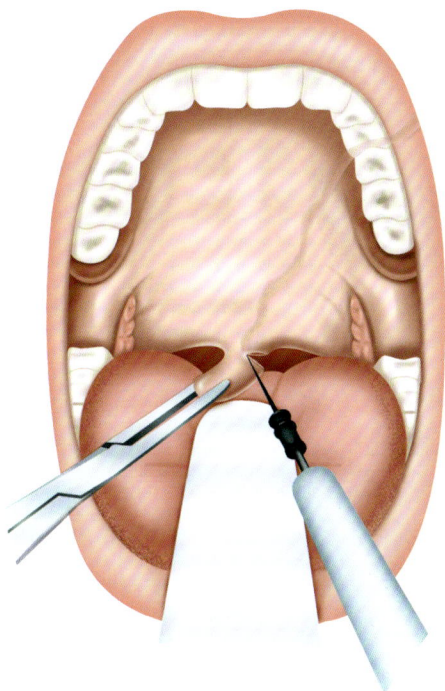

▲ 图 8-41 部分悬雍垂切除术

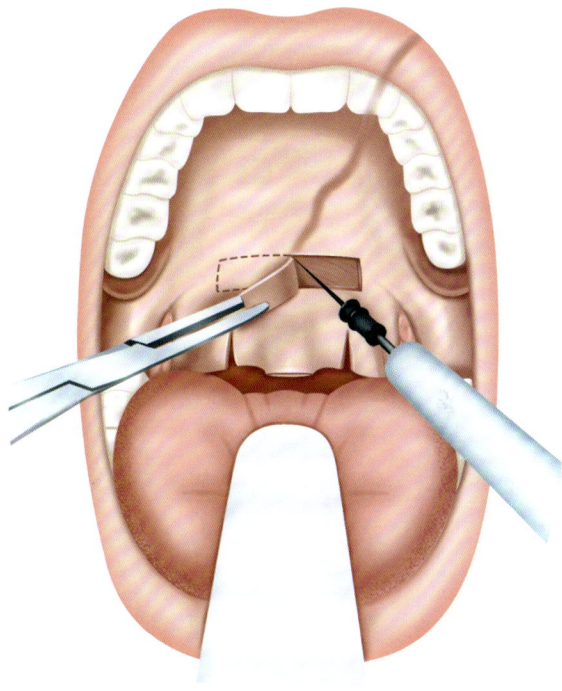

▲ 图 8-43 被切除的水平黏膜条

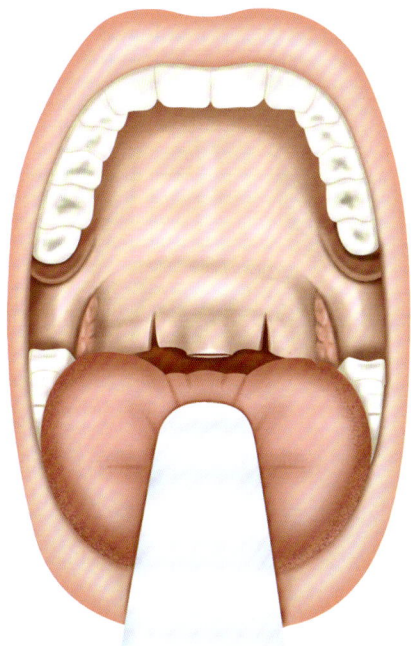

▲ 图 8-42 腭咽弓的侧方切开

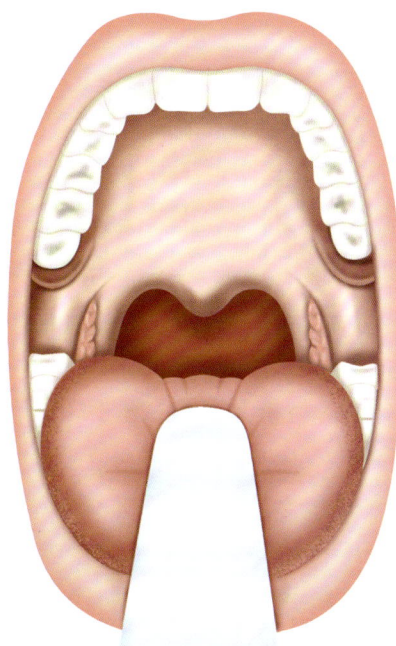

▲ 图 8-44 典型前腭部组织的向上瘢痕形成

风险、提示和技巧

- 足够大的张口度。使用开口器单独展示每一侧
- 在进行扁桃体切除术时，尽可能多地保留黏膜和肌肉组织
- 避免大量使用热能，以尽量减少术后疼痛
- 如果瘢痕组织较密集，请使用锋利的器械进行解剖
- 通过在腭咽弓的尾部进行切口减少皮瓣的张力
- 用笔标记从腭舌弓切除的黏膜量
- 使用两层缝合线（2-0用于肌肉组织，3-0用于黏膜）
- 使用更多的缝合线以分解每条缝合线的张力并防止伤口断裂／裂开
- 非常仔细地切除悬雍垂末端的黏膜可减少手术后的悬雍垂水肿
- 悬雍垂水肿对皮质类固醇反应良好

⑧ 并发症。

• 术后疼痛：与传统的 UPPP 相比，前腭成形术的疼痛通常较轻；前腭成形术的疼痛通常来自联合扁桃体切除术（如果有的话），这时候建议使用大量镇痛药。清淡饮食，避免辛辣食物。

• 出血：继发性出血并不常见，但类似于扁桃体切除术。前腭成形术本身的出血是相当罕见的。

⑨ 术后护理：所有患者均使用麻醉漱口剂（Difflam）和含片（Difflam）、非甾体抗炎药（萘普生钠）、麻醉药（如可卡因）和（或）环氧合酶 -2 抑制药。

⑩ 效果：我们使用 Medline、Google Scholar、Cochrane 图书馆和循证综述数据库（截至 2016 年 6 月 30 日）对包括前腭成形术及在它基础上的其他手术（主要是改良的 CAPSO 和带刺的前腭成形术）进行了系统的文献检索[206]。

观察的主要疗效是术前和术后 AHI 值，无论是否与传统的 UPPP 和（或）其他手术方法（如 UPF）进行比较。次要结果是手术成功率，定义为术后 AHI 降低 50%（与术前 AHI 相比）且 AHI 值 < 20 次 / 时，评估手术干预前后 AHI 的变化的平均值 + 标准差作为主要治疗指标。考虑的其他结果包括鼾声 VAS 减少、ESS、打鼾减少（百分比）、

疼痛程度（用 VAS 评估）、疼痛持续时间（天数）和 2 年满意度（基于患者和伴侣报告）。

数据库搜索确定了六项可能符合审查和分析条件的研究（表 8-12 和表 8-13）[204-206, 209-211]。其中两项研究将前腭成形术与 UPF[209] 或改良 UPPP[210] 进行了比较（分别在表 8-3 中说明）。所有这些研究都报道了 AHI、最低氧饱和度、ESS、鼾声 VAS、打鼾减少和（或）疼痛评分和疼痛持续时间方面的各种结果（表 8-12 和表 8-13）。5 项研究报道了年龄、BMI 和术前 / 术后 AHI；然而，只有 2 篇文章报道了他们的术前 / 术后最低氧值，而 4 篇文章报道了他们的总体术后成功率，定义为术后 AHI 降低 50%（与术前 AHI 相比）且 AHI 值低于 20[204-206, 209-211]。

每篇文章的患者人数为 13～77 人（总数 278 人），平均年龄为 21—51 岁，平均 BMI 为 28.6kg/m²。在前腭成形术后的患者中观察到 PSG 结果的实质性和持续改善。结果表明，前腭成形术对术后 AHI 有明显改善。计算得出的合并平均术前 AHI（在 6 篇文章中）从 16.3 次 / 时改善到 7.1 次 / 时；最低的氧饱和度（在 2 篇文章中）从平均 84.5% 提高到 92%；术后打鼾 VAS（5 篇文章）从 7.5 次 / 时提高到 3.1 次 / 时，而 Epworth 评分（5 篇文章）从 11.3 次 / 时降低到 7.3 次 / 时（表 8-12 和表 8-13）。Marzetti 等的一项研究表明，在他们的 38 例患者中，整体打鼾的情况减少了 80%。患者的总体按比例汇总成功率（在报道的四项研究中，n=170）为 72.5%，平均随访 17.3 个月（表 8-12）。

这 6 篇文章中有 2 篇[209, 210] 包含了一个对照组，与前腭成形术技术进行了比较（表 8-14）。Marzetti 等[209] 将前腭成形术与传统 UPF 技术进行了比较。他们发现与 UPF 组相比，前腭成形术组的 AHI 和 ESS 各自有显著改善（P<0.05）（表 8-14）。Marzetti 等报道，与传统 UPF 组相比，前腭成形术的疼痛强度和持续时间均较轻。Ugur 等[210] 也有类似的结果，与改良的 UPPP 组相比，前腭成形术组在 ESS 和减少打鼾方面有更好的改善（表 8-13）。Ugur 等表明，前腭成形术组的

2 年总体满意度明显优于改良 UPPP 组（分别为 85% 和 70%）（表 8–14）。

> **要点**
>
> • 与其他用于治疗伴有腭咽前后方向塌陷的轻度至中度 OSA 传统方法相比，前腭成形术已被证明具有更好的临床和统计结果。该手术可以在局部麻醉或全身麻醉下进行；它操作简单，解剖结构合理，不需要特殊的技术 / 设备，并发症最少，术后效果相当好

（二）舌根

1. 舌骨悬吊术和舌植入物手术

Evert Hamans　著

(1) 定义：OSA 是一种涉及上气道多平面阻塞性疾病，确定患者梗阻发生的解剖学部位对选择合适的手术方式至关重要。目前，没有一种公认最适合用于解决 OSA 患者舌部软组织问题的手术方式。但是，有一种根据阻塞分级制定的患者个体化手术方法正逐渐被睡眠外科医生接受。

表 8–12　6 篇论文的术前术后 AHI、LSAT 和成功率

	例　数	年龄（岁）	BMI（kg/m²）	AHI 术　前	AHI 术　后	LSAT 术　前	LSAT 术　后	成功率（%）	随访（个月）	EBM
Pang[204]	13	35.7	28.4	12.3	5.2	88.3	92.5	75	3	4
Pang 等[205]	77	39.3	24.9	25.3	11.0	81.4	92.0	71.8	33.3	4
Marzetti[209]	38	>20	26.7	22.0	8.6			86	2	3b
Ugur[210]	50	43	28.8						24	3b
Ugur[211]	42	39.2	35.3	13.2	7.3			57.1	24	4
Salamanca[206]	24	46	28.6	8.9	3.8					4
合计	278		28.6	16.3	7.1	84.5	92.0	72.5	17.3	B

成功率（在所有章中）定义为术前 AHI 减少 50% 且 AHI<20 次 / 时
BMI. 平均体重指数；AHI. 呼吸暂停低通气指数；LSAT. 最低氧饱和度；EBM. 循证医学证据水平

表 8–13　6 篇论文的术前术后 ESS、打鼾 VAS、疼痛评分

	例　数	年龄（岁）	BMI（kg/m²）	ESS 术　前	ESS 术　后	打鼾 VAS 术　前	打鼾 VAS 术　后	疼痛评分	疼痛持续时间（d）	EBM
Pang[204]	13	35.7	28.4	12.2	8.9	8.3	3.3	轻度	10	4
Pang[205]	77	39.3	24.9	16.0	7.9	8.4	2.5	轻度	10	4
Marzetti[209]	38	>20	26.7	8.5	4.9		80% ↓	5.1	7	3b
Ugur[210]	50	43	28.8	8.4	6.5	5.3	3.4	6		3b
Ugur[211]	42	39.2	35.3	11.5	8.3	6.2	3.4			4
Salamanca[206]	24	46	28.6			9.2	2.9	轻至中度		4
合计	278		28.6	11.3	7.3	7.5	3.1			B

ESS. Epworth 嗜睡量表；VAS. 视觉模拟量表；BMI. 平均体重指数；EBM. 循证医学证据水平

表 8-14 各自采用了 UPF 的前腭成形术与改良 UPPP 之间的结果比较

		例 数	年龄（岁）	BMI（kg/m²）	ESS 术前	ESS 术后	AHI 术前	AHI 术后	打鼾 VAS 术前	打鼾 VAS 术后	成功率（%）	随访（个月）	疼痛 VAS	疼痛持续时间（d）	2 年满意度
Marzetti[209]	AP	15	48.3	26.5	8.5	4.9	22	8.6	80%↓		86	2	5.1	7	
	UPF	19	46.3	26.6	8.1	5.2	23	9.6	70%↓		84	2	6.8	10.8	
Ugur[210]	AP	26	43.2	28.1	8.4	6.5			5.3	3.4		24	6		85%
	改良 UPPP	24	42.1	29.8	9.8	7.3			6.8	4.6		24	8		70%

成功率（在所有章中）定义为术前 AHI 降低 50% 且 AHI<20 次 / 时。成功率以百分比表示
BMI. 平均体重指数；AHI. 呼吸暂停低通气指数；AP. 前腭成形术；ESS.Epworth 嗜睡量表；UPF. 悬雍垂腭瓣；UPPP. 悬雍垂腭咽成形术；VAS. 视觉模拟量表

在 46.6% 的轻度至中度 OSA 患者中，舌根作为多平面塌陷的一部分与睡眠呼吸障碍有关。舌根在 9.4% 的轻度至中度 OSA 患者中导致了单一平面塌陷[213]。对于有舌根阻塞而软腭平面没有明显异常的 OSA 患者，舌根手术可能是有益的。

不切除舌根组织的手术方式旨在通过缝合线 / 带 / 钩子将舌体组织固定在下颌骨上，或从内部压迫舌体让它稳定。

目前，有两个舌骨悬吊器械获得了美国食品药品管理局（Food and Drug Administration，FDA）和（或）欧盟的 CE 安全认证：美敦力（Medtronic）公司的 Airvance（前身是 Repose）和 Siesta Medical 公司的 Encore。Airvance 是一套微创手术系统，涉及使用一个三角形的缝合配置，锚定在下颌骨皮质中的钛螺钉上，以稳定舌根，并于 1998 年首次获得批准。Encore 和 Airvance 类似，但手术过程中是在舌体内形成一个缝合环，而不穿透舌表面黏膜[214]。

目前，欧洲有一种获得批准的舌体植入装置。ReVENT 系统（Revent Medical）由覆盖着生物可吸收材料的弹簧状植入物组成，在舌体产生类似弹簧的力量，以保持呼吸道的开放。

已有几种舌植入物做了实验研究：磁铁、可调式舌锚 202 和压电式舌锚。这些材料要么因为治疗失败或挤出而淘汰，要么仍处于研发阶段。

（2）适应证、禁忌证和患者选择：虽然部分文献不推荐，但是舌悬吊术和舌植入物手术还是可作为一项独立的手术[215]。一般来说，这些手术适用于有舌根受累的轻度到中度 OSA 患者，以及 CPAP、MAD 治疗失败或不耐受，或不能报销的患者。绝对禁忌证是既往有头颈部的放疗史、巨舌症和舌扁桃体肥大。相对禁忌证包括早期曾进行过行舌根射频治疗、有吞咽困难或语言障碍、BMI>32kg/m²。通过临床检查和 DISE 进行患者的选择。DISE 发现舌根完全塌陷和软腭处不存在完全的向心性塌陷是选择这些手术的先决条件。

（3）诊断检查：每一位考虑进行舌悬吊术或舌体植入术的患者都应该进行耳鼻咽喉科相关专科检查、PSG 监测和 DISE 检查。详尽的病史对排除手术禁忌证很重要。

（4）具体风险、患者信息和知情同意：由于两侧舌根外侧有神经血管束穿入，因此出血和舌麻痹是舌体悬吊术和舌植入物手术最主要的风险。外科医生需要熟练掌握这些神经血管束的走行。其他不良反应包括血肿、感染和肉芽组织形成。术后可能会出现短暂的疼痛、吞咽困难和发音困难。长期不良反应包括植入物或悬吊系带腐蚀或移位或植入失败。需要告知患者手术方式、术后的不适以及长期或短期的术后相关不良反应。根据大多数安全认证，这类手术操作还需要签署一

份书面的知情同意书。

（5）麻醉与体位：一般来说，舌悬吊术和舌植入物手术都是在全身麻醉下进行。但是，根据外科医生和患者自己的偏好，以及外科医生的学习过程和技能，这些手术也可以在局部麻醉下进行。

在全身麻醉的情况下，为了更好地显露手术视野，最好进行鼻腔插管。预防性静脉滴注抗生素（1g 头孢唑啉）。

无论是舌悬吊术还是舌体植入物手术，患者手术均需保持仰卧体位，对口腔和舌黏膜进行局部消毒。颏下区域（下颌缘到甲状软骨切迹）也需要进行消毒和铺巾，保证外科医生的手在有菌情况下仍能接近口腔。

（6）设备：对于舌悬吊术和舌体植入物手术，需要的手术器械类似：手术刀、手术钳、剪刀、持针器和双极电凝。

（7）手术技巧 / 步骤。

① Airvance 系统：通过颏下切口，在下颌骨的内缘放置一个钛骨螺钉。将连接到该骨螺钉上的不可吸收线穿过舌体，首先用一根大针将其带到舌根的一侧，刺穿舌面并在口中将其挑起，然后用一根弯曲的针将此线穿过舌体到舌根的另一侧，然后再穿过舌体回到骨螺钉上。这样就形成了一个三角环，其顶部在下颌骨的中线上，底部在舌根处（图 8-45）。环在舌根两侧的正确位置需要由外科医生用手在患者口中来调整。临床上需要的舌前移量（由外科医生决定）是通过牵拉形成环的线来实现的，一旦打结完成，就不能再进行调整。皮肤分两层缝合。

② Encore 系统：通过颏下切口，使用特殊设计的缝合器将不可吸收的环状物放置在舌根部。这种缝合器可以将环状物定位在舌根部（图 8-46），而不刺破口腔黏膜，从而保持植入的环状物无菌。环状物的正确位置需要由外科医生用手在患者口中来控制。在下颌骨内侧的中线上连接一个骨螺钉，缝合环的两端都进入到骨螺钉的调整系统中。外科医生通过将环的两端拉过螺钉系统并以适当的张力将其固定，来确定临床所需的舌头前移量。

当临床需要时，可以在舌根的较低位置植入第二个环，位置始终由外科医生用手在患者口中来控制。这个系统的优点是在手术过程中可以进行调整。如果临床上舌的前移量不够，可以在第二阶段实现更多的前移。通过相同的颏下手术，探查环和骨螺钉，松开骨螺钉内的可调整螺钉，将环收紧一些并再次固定。这个过程也可以从另一个方向进行。皮肤分两层缝合。

这个过程是可逆的。如果有必要，可以将环和骨螺钉取出。对于大多数患者来说，这应该是一个简单的手术；但是，骨螺钉上的一些骨质增生会使手术复杂化。

③ ReVENT 系统：该系统是作为一种结合使用 PI 和舌根植入物的多级植入物推出的[216]。由

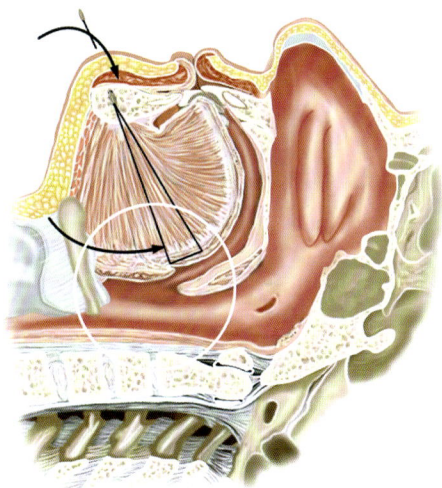

▲ 图 8-45　穿过舌根的三角环

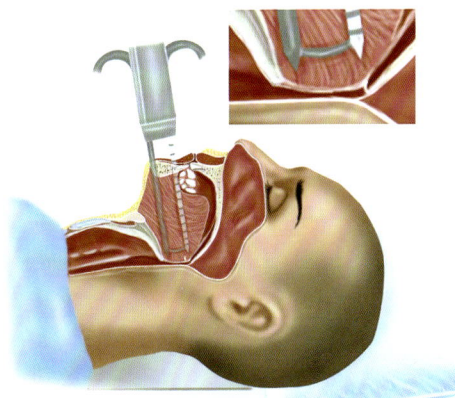

▲ 图 8-46　缝合线穿引器将环引入舌根

于缺乏疗效和较高的 PI 挤出率，该公司停止使用 PI。接着提出了一种新的植入概念，专注于舌根植入物。

通过颏下切口，在舌头中线上刺入四根导丝。每根导丝应尽可能深地插入，直到外科医生可以用手在患者口中的舌根表面触及导丝的末端（图 8-47）。一种特殊的工具被开发出来，用于在中线上以正确的角度插入导丝。重要的是，环要紧贴舌根表面愈合。根据患者的解剖结构可以调节植入物的长度（55mm、65mm 或 75mm）。

舌植入物是一种硅胶弹性材料，两端有环。环的设计是为了让组织愈合后将植入物固定在原位。如果可以，环状物还应该含有不透射线的标记，以便在植入后确定植入物的位置。植入体主体包含分段的生物可吸收聚合物（图 8-48），在愈合期间被身体吸收，激活动态系统。该植入物用于永久地植入舌根，并在愈合后动态地支撑组织。

这个手术是可逆的。植入物可以通过相同的颏下通道取出。愈合过程中可能会在两个环状物周围产生强烈的纤维化，可能导致难以取出。

(8) 并发症：总的来说，与舌悬吊术有关的术后并发症发生率在 12.5%～18%[217, 218]。并发症可能包括缝合线断裂、出血、口底水肿、感染（更常见的是涎腺炎或非常罕见的下颌骨骨髓炎）和舌下神经损伤（这些都很罕见）。据报道，在接受舌悬吊术的患者中，有 25% 的人出现了短暂的腭咽功能障碍，10%～15% 的人仅仅取得了有限的前移[217]。据报道，28 个病例中有 3 个出现了与伤口大小不成比例的疼痛和缝合线挤压[218]。随着这一变化，口底水肿和缝合线挤出的并发症可望减少。

使用植入物或环状物的舌（根）上的每个手术都可能因术前或术后出血而变得复杂，对舌头的血管解剖结构有很好的了解可以帮助避免这种并发症。使用异体植入物时，术后感染的风险即可能发生，但可以通过使用预防性抗生素、对手术区域进行适当的无菌准备，以及在进行手术时注重无菌区和非无菌区之间的区分来避免。在刺

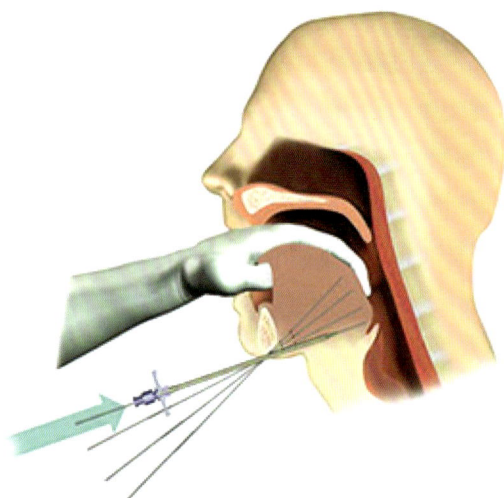

▲ 图 8-47　在植入体植入前在舌根引入 4 根导丝
经 Siesta Medical，Inc. 许可使用

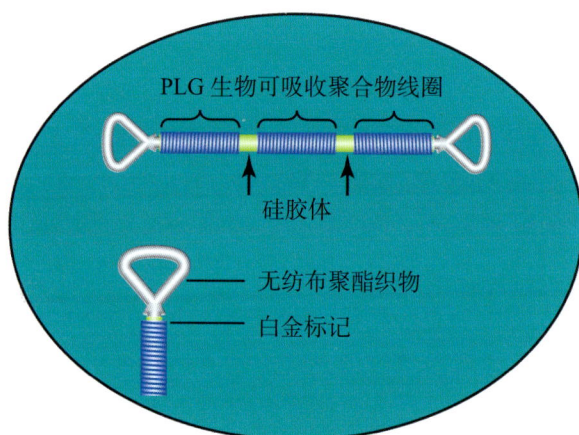

▲ 图 8-48　由可吸收生物聚合物包围的硅胶舌体植入体

破口腔黏膜的手术中，感染的可能性更大。在感染的情况下，需要移除植入物或环形物。

损伤舌下神经的可能性不大，因为这些手术只涉及舌后部（舌根）和舌中线。

(9) 术后护理：这里讨论的所有手术都被认为是微创手术，不需要术后引流。术后疼痛可能需要服用镇痛药（如非甾体抗炎药）。如果出现水肿，可以考虑口服皮质类固醇。暂时性的吞咽困难可能需要适当调整饮食，暂时性的语言障碍可能需要休息几天。应嘱咐患者，任何形式的疼痛和（或）局部肿胀的增加都应尽快报告。手术伤口要用绷带保护一周。

(10) 效果：在 2006 年的一项系统综述中，

Kezirian 和 Goldberg 研究了 6 篇关于用舌悬吊法治疗下咽阻塞的文章（5 篇 4 级 EBM；1 篇 2 级 EBM）[219]。每项研究都报道了 AHI 和日间嗜睡的显著改善；总体 77 例中有 22 例成功（35%），而治愈率为 20%～57%。所有被评估的患者都有中度到重度 OSAHS。在四项研究中（共 49 例患者），患者接受了涉及腭部重建的多层手术。在其中两项研究中（共 28 例患者），舌悬吊术是作为一个独立的手术进行的。从那时起，一些研究评估了舌悬吊术与 UPPP 结合使用的情况[215]，研究了 116 例患者，平均治愈率提高到 71%（范围为 50%～81%），而经典的 UPPP 成功率为 40%[160]。ReVENT 系统的结果数据（AHI、ESS）尚未公布，但有报道说它具有良好的可行性和较低并发症发病率[219]。

要 点

- 对于不耐受 CPAP 和（或）MAD 的舌根阻塞患者，舌悬吊是一种合理有效的治疗方法。适用于轻度至中度 OSA，DISE 期间舌根完全塌陷，以及 $BMI<32kg/m^2$ 的 OSA 患者。它既可以作为独立的舌根阻塞手术，也可以作为多平面手术治疗的一部分。尽管手术可以在局部麻醉下进行，但最好采用全身麻醉。关于舌植入物的研究数据有限，但显示其可行性良好和病发率低。这两种手术都是微创的，可以在日间护理中进行。舌悬吊术作为一项单独的手术效果不佳，但与 UPPPP 结合使用时效果良好

---

2. 舌扁桃体切除术

Thomas Verse 著

(1) 定义：舌扁桃体由位于舌根后部的淋巴组织组成。如果舌根淋巴组织增生，通常可以在舌根两侧各看到一个舌扁桃体。既往行扁桃体切除术的患者最常发生舌扁桃体增生。舌扁桃体外部由复层鳞状非角化上皮覆盖。上皮细胞向内凹陷，形成一个单一的隐窝。上皮细胞下是一层含有淋巴细胞的淋巴结，这些淋巴结被薄薄的结缔组织囊所包围，将它们与邻近的结构分开。舌扁桃体的隐窝内有几个舌根黏液腺的开口，分泌的黏液使隐窝保持着清洁干净。因此，舌扁桃体不容易感染。

自从 DISE 被常规用于睡眠外科手术前的气道评估，越来越多的下咽部阻塞被发现[220-222]，导致下咽部阻塞最常见的病因之一就是舌扁桃体肥大。

这就是为什么在过去几年中，舌扁桃体切除术实施得更频繁。舌扁桃体切除是指在不切除肌肉组织的情况下，对舌根后部的淋巴组织进行全切或者次全切。

(2) 适应证、禁忌证和患者选择：舌扁桃体切除术是一种解决 OSA 患者舌后阻塞（主要是前后方向）的手术方法。据笔者所知，截至目前，还没有关于舌扁桃体切除术用于单纯打鼾的报道。如果舌扁桃体严重肥大，并且在 DISE 中观察到前后方向的阻塞状态，舌扁桃体切除术可能是解决睡眠呼吸暂停的一个有效手术方式。

由于舌扁桃体切除术是经口进行的，患者张口度需要足够大来方便手术器械的使用。在某种程度上，可以通过使用 CO_2 激光和扩张式手术喉镜来控制有限的张口度。

需要考虑到牙齿的病变可能会干扰开口器或喉镜置入口腔，因此术前必须进行相关检查并在知情同意书中说明。

与其他睡眠呼吸暂停的患者病例一样，舌扁桃体切除手术前需要排除严重的合并症、患者必须耐受全身麻醉。在术后最初的几天里，吞咽、味觉和讲话可能受到影响，吞咽的问题可能会持续更长时间。这些潜在的并发症需要在知情同意书中提及。永久的味觉障碍是罕见的，但是对于专业厨师或雄心勃勃的厨师需要与其沟通发生的可能性。

此外，神经肌肉疾病、需要治疗的神经或精神疾病、腭裂、慢性酒精中毒、嗜睡药物的滥用、严重的咬合错位、预先存在的吞咽障碍和严重的颅面畸形是禁忌证。

(3) 诊断检查：任何一种睡眠呼吸障碍手术都需要客观的术前睡眠监测。如果术前缺乏睡眠评估，那么术后就不能明确手术对 AHI 和其他客观

参数的影响。除此之外，主观的症状也需要在术前和术后进行记录。请参考第 5 章，找到相关的评估工具。

需要在手术前筛查吞咽困难和味觉、语言障碍。我们使用了一份特定的调查问卷用于凝血功能的筛查。此外，我们还对嗅觉和味觉功能进行常规测试，以确定预先存在的味觉失调。

(4) 具体风险、患者信息和知情同意：手术的一般风险（即疼痛、瘢痕、感染、伤口愈合问题和术后出血）。

患者前几天通常会有吞咽问题。一般情况下，患者在术后 3 天可以恢复正常饮食。糖皮质激素可以帮助改善吞咽功能。

术后 12 天内都需要服用镇痛药。术后疼痛程度因人而异，需要在手术前检查是否有不能耐受疼痛的情况。与激光辅助手术相比，患者报告低温等离子辅助的 LT 手术后疼痛较轻。这可能是由于在低温等离子手术中，周围组织的热损伤较小。

一些患者报告说在吞咽时有异常的感觉，一些人觉得他们舌后有落空感，还有一些患者报告说他们需要集中精力进行吞咽。截至目前，还没有关于严重误吸或吞咽困难的报告。

与扁桃体切除术相比，舌扁桃体切除术后出血发生率较低。舌扁桃体血液供应来自舌背动脉、面动脉的扁桃体分支和咽升动脉。与扁桃体血管相比，这些血管的直径较小。然而，术后出血也是可能发生的，如果发生出血，大多需要进行修复手术。这也是为什么将 LT 作为一种住院手术进行。

要确保患者能够张口，并检查牙齿的状况。牙齿的损伤和舌头内的血肿是开口器可能导致的潜在并发症。有时候，开口器给的压力甚至可能导致舌的感觉减退。幸运的是，这种感觉减退大多是暂时的。

如前所述，患者需要被告知潜在的吞咽、味觉和发音障碍。

(5) 麻醉与体位：我们通常在全身麻醉下进行

LT 手术，患者经口插管，仰卧位，头部略微伸展。

对于张口受限的患者，可以通过支撑喉镜进行激光手术。对于张口度足够大的患者，更倾向于采用等离子手术，因为这样可以减少术后疼痛。对于这两种 LT 手术，都需要良好的肌松。

有些术者喜欢经鼻腔插管，但是经口插管效果很好，可以避免鼻腔创伤。

(6) 设备：对于低温等离子辅助手术，我们使用 FK 开口器（图 8-49）。手术成功的先决条件是患者有足够的张口度。FK 开口器提供了一对压舌板，可以很好地显露舌扁桃体（图 8-50）。我们使用低温等离子技术进行组织切除和电凝。然而，严重的出血往往需要额外的单极或双极电凝设备。手术抽吸系统也是必要的。

对于激光手术，我们使用支撑手术喉镜（图 8-51）。我们倾向于使用 CO_2 激光器（AcuPulse，

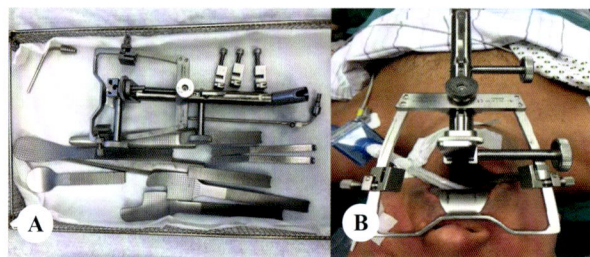

▲ 图 8-49　FK 开口器
A. 带有不同压舌板的开口器；B. 原位开口器

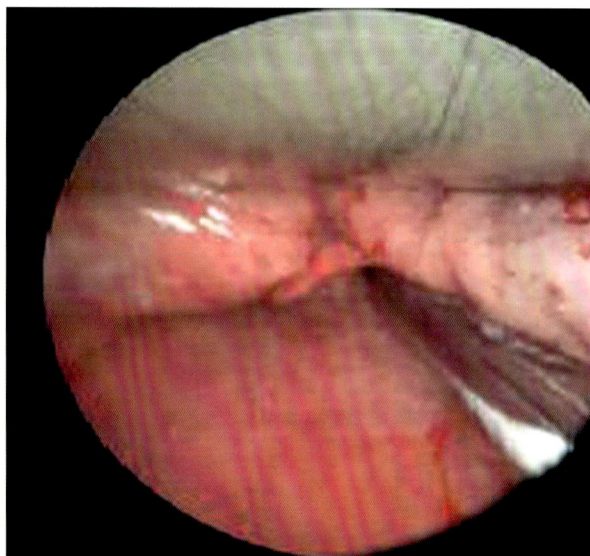

▲ 图 8-50　舌扁桃体外露

Lumenis），功率设置为 8W（连续模式）。对于止血，强烈建议使用单极电凝系统。

在这两种手术方式中，齿形架有助于避免对牙齿的损害。

(7) 手术技巧 / 步骤。

① 低温等离子手术。

• 经口入路：插入 FK 开口器，分别显露每个舌扁桃体。插入开口器时，注意保护牙齿和嘴唇，这两者都很容易受损。

在手术开始时使用氯己定溶液（0.2%）对口腔黏膜进行局部消毒。低温等离子 II ENT 系统（Smith-Nephew）的首选功率设置为 9：4W，我们使用 Procise XP（图 8-52）。

等离子刀头在舌扁桃体的表面移动，对组织的压力很小。通过这种方式，组织被还原成液体状态，并通过抽吸将其抽出。较小的出血可以通过低温等离子系统的凝固模式进行止血。更严重

的出血需要单极或双极电凝。

切除要进行到可以看到会厌，且会厌谷完全没有淋巴组织（图 8-53 和图 8-54）。如果有需要，助手可以用手从颈部外侧按压使整个会厌谷清晰可见。

如果 LT 与软腭手术相结合，我们会选择先进行 LT 手术。LT 手术后，在进行软腭手术时，我们会在下咽部填塞湿润的敷料作为临时的填塞物，以便在没有进行电凝的情况下止血。

② 激光手术。

如果患者的张口度受限，我们偏向采用激光手术。在这种情况下，使用支撑喉镜显露舌扁桃体更容易。不幸的是，喉镜不能提供足够的空间来插入低温等离子刀头。因此，我们使用二氧化碳激光，功率设置为 8W（连续模式）。如前所述，需要做好包括激光的各种预防措施。淋巴和肌肉组织的切割是不同的，外科医生很容易识别它们。正如在低温等离子手术一样，激光手术也需要电凝来控制出血。由于支撑喉镜较狭窄，我们使用单极电凝烧灼止血。

风险、提示和技巧

• 根据患者张口度，选择使用低温等离子或激光手术
• 低温等离子手术术后疼痛较轻，但咽腔狭窄时不方便使用
• 在插入开口器时要注意上牙和下唇
• 可能需要电凝止血
• 下咽部的临时填塞（在进行额外的软腭手术时）有助于减少电凝，降低术后疼痛程度

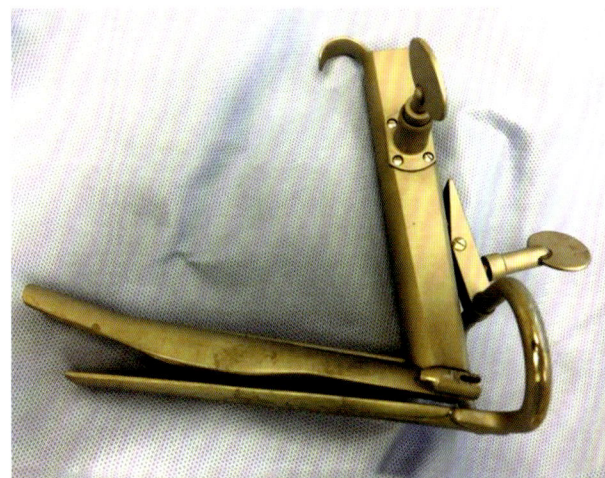
▲ 图 8-51　支撑手术喉镜

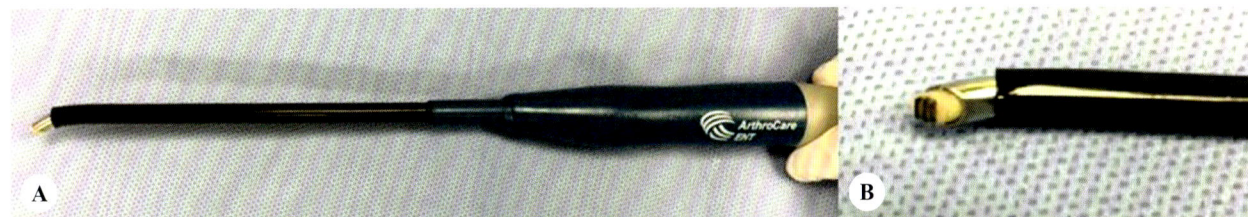
▲ 图 8-52　Procise XP 低温等离子刀
A. 探头；B. 刀头的尖端

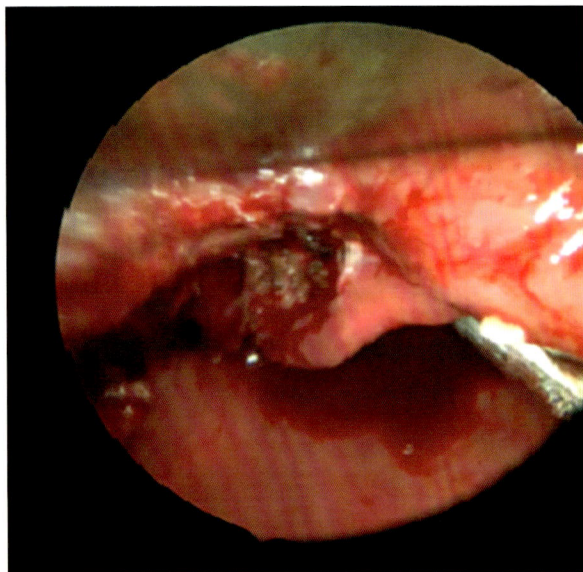

▲ 图 8-53 舌扁桃体等离子切除术（Harburg 技术）
左侧手术结束，右侧还没开始

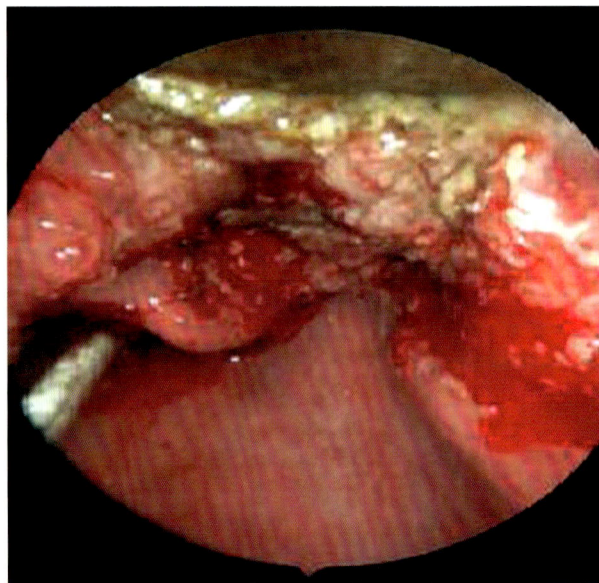

▲ 图 8-54 舌扁桃体等离子切除术（Harburg 技术），患者与图 8-53 相同（右侧为术后）

（8）并发症。

① 术后疼痛：与大多数 OSA 手术一样，LT会引起明显的术后疼痛。根据笔者自己的数据，术后需要服用镇痛药的时间平均长达 12 天，个体间差异很大。药物治疗时，除非吞咽，患者一般不会疼痛。使用 VAS 分别记录吞咽和不吞咽的情况，评估药物镇痛的效果。

在手术后的前 1~2 周内，不建议食用热的、辛辣的、酸的食物和饮料。

② 出血：如前所述，舌扁桃体切除术后出血明显少于咽部扁桃体切除术。在舌扁桃体深面无血管平面可能解释这一事实[223]。然而，在一组使用低温等离子技术进行 LT 的 108 例 OSA 患者中，观察到 2.8% 的患者出现术后出血[224]。因此，应建议患者避免体力劳动、桑拿、热水淋浴或泡澡，以及其他可能增加头颈部血流的活动。

③ 吞咽困难：大多数人在术后前 3 天会出现严重的吞咽困难。糖皮质激素在某些情况下可能会有用。要确保患者每天静脉输注足够的液体，直到患者恢复正常的液体摄入。

④ 伤口感染：与腭部手术不同的是，我们建议在围术期进行抗生素预防。每天使用头孢呋辛1.5g，分 3 次静脉滴注，连用 5 天。此外，局部使用口腔消毒液（如 0.2% 的氯己定溶液）漱口以改善患者的口腔卫生。

（9）术后护理：与其他治疗睡眠呼吸暂停手术一样，OSA 的严重程度对术后护理和监测有很大影响。因此，接受全身麻醉下进行手术的睡眠呼吸暂停患者，围术期并发症的风险会增加[105, 106, 107]。

考虑到术后出血和咽部的肿胀，手术治疗OSA 的患者围术期的风险会特别大。有一篇综述报道，术后并发症一般在拔管后的前 4h 内发生，但总体来说发生的可能性较小。这一结果与笔者的经验一致[108]。因此，笔者会让拔管后的睡眠呼吸暂停患者在复苏室留观 4h。在这段时间内，如果没有发生并发症，患者就会被认定是安全的，可以转回普通病房。如果出现并发症，患者需要整夜监护[109]。

如前所述，软腭手术后对术后疼痛的处理至关重要。对成人来说，布洛芬（400~600mg，每天 4 次）加上安乃近（0.5~1g，每天 4 次）的基础治疗效果良好。然而，个体间存在巨大的差异，需要对个体进行适应性调整。如果基础治疗不能及时满足镇痛需求，可以加用阿片类药物（如羟考酮 10mg，每天 3 次）。有关术后护理和药物治疗的更多信息，请参见第 10 章围术期管理。

如前所述，我们建议围术期预防性应用 5 天抗生素。

(10) 效果：目前，只有一篇文章报道了成年患者单独行 LT 前后的睡眠研究客观数据[225]。作者对 27 例 OSA 患者采用低温等离子技术进行了 LT，手术方式如本章所述。这组病例系列（循证医学 4 级）的随访时间为 6 个月。平均 AHI 从术前的 33.7 次 / 时降至术后的 18.7 次 / 时。手术成功率（AHI 降低 50% 并低于 20 次 / 时）为 55.6%。通过比较手术有效者和无效者的参数发现，两组之间唯一的差别是基线 AHI，无效者的术前 AHI 值较高。

除此之外，还有两项研究通过 PSG 评估了 LT 对 AHI 的客观影响。一个由 20 例患者组成的病例群体接受了切除腭扁桃体的 UPPP 术 + LT。后者由机器人完成[226]。AHI 在 3 个月内明显下降了 56.7%，从术前的 55.6 次 / 时下降到术后的 24.1 次 / 时。用 ESS 测量的日间嗜睡情况也有明显改善（术前 13.4 分，术后 5.9 分）。

唯一的对照研究是由笔者的工作组发表的[227]。对两组患者进行了比较：A 组行切除腭扁桃体的 UPPP 术 + LT（n=58），B 组行切除腭扁桃体的 UPPP 术 + 舌骨悬吊术 + 舌根射频消融术。平均随访 3.3 个月。AHI（术前 34.5 次 / 时，术后 17.4 次 / 时，减少 49.6%）和 ESS（术前 10.4 分，术后 6.3 分）都明显下降。A 组患者比 B 组患者受益更多，表明如果存在舌扁桃体肥大，LT 是一种有效的 OSA 手术治疗方法。表 8–15 总结了目前的数据。

儿童也可以行 LT，主要是作为腺样体切除术后仍然存在 OSA 的二线治疗。最近的一项 Meta 分析[228] 概括了四项研究，共 73 名儿童（平均年龄 8.3 岁），所有病例均因腺样体扁桃体切除术后出现舌扁桃体肥大引起的持续 OSA 而进行 LT 治疗。AHI 从术前的 12.6 次 / 时下降到 LT 术后的 5.2 次 / 时。术后 AHI 小于 1 次 / 时的手术成功率为 17%（95%CI 7%～35%），术后 AHI 小于 5 次 / 时的手术成功率为 51%（95%CI 25%～76%）。

另一篇文章描述了 92 例综合征儿童的 LT 结果，18 例儿童有 PSG 数据。AHI 中位数从 8.5 次 / 时降至 3.8 次 / 时。术后 AHI<5 次 / 时的患者比例从 27.8 增加到 61.1%（P=0.08）[229]。

要　点

- LT 对于舌扁桃体肥大的患者是一种有效的治疗方法。很少出现严重的并发症。术后出血是最常见的并发症，发生率高达 3%
- 在笔者的中心，LT 手术作为一种住院手术，并且在全身麻醉下进行。吞咽困难和术后疼痛需要药物治疗
- 笔者更倾向于采用低温等离子技术，除非患者张口度不够。在这种情况下，会采用激光手术。经鼻插管是一个很好的选择，但不是必要的。为了避免鼻腔损伤，我们通常还是会采用经口插管

表 8–15　成人 LT 的客观结果

作　者	技　术	例　数	Add. PROC.	随访（个月）	AHI（术前）	AHI（术后）	成功率（%）	ESS（术前）	ESS（术后）	ESS（P）	EBM
Lee 等[226]	TORS	20	UPPP	3	55.6	24.1	45.0	13.4	5.9	0.003	4
Verse 等[227]	激光	58	UPPP	3.3	34.5	17.4	58.6	10.4	6.3	<0.001	3b
Wee 等[275]	等离子刀	27	无	6	37.7	18.7	55.6	—	—		4
总计		105			39.34	19.01	55.24	11.17	6.20		

Add. PROC. 辅助手术；AHI. 呼吸暂停低通气指数；ESS. Epworth 嗜睡量表；UPPP. 悬雍垂腭咽成形术；EBM. 循证医学证据水平

3. 经口机器人手术

Claudio Vicini Filippo Montevecchi
Khai Beng Chong 著

(1) 定义：经口机器人手术（transoral robotic surgery，TORS）是指利用 Intuitive Surgical Inc.（美国加州桑尼维尔）生产的达芬奇手术系统开展的各种手术。TORS 是由外科医生从远程手术控制台控制使用各种铰接式、腕式器械在三维高清内镜下精确切除口腔、口咽和喉部组织。TORS 由宾夕法尼亚大学的 Weinstein 和 O'Malley 首创，作为一种治疗口咽癌的微创技术[230]，并在 2009 年 12 月获得美国食品药品管理局（FDA）批准用于成人头颈部手术[231]。此后，它在全球范围内广泛使用，被许多从业者认为是最有效和可重复的微创外科技术。2010 年至 2014 年期间采用 TORS 的经验推动 2014 年 9 月 FDA 批准 TORS 用于"舌根部良性组织的切除"。传统的 TBR 一般是颈部或口咽经内镜进行可视化[3, 231-239]。每一种方法都有很大局限性。开放式手术存在技术难题，而经口内镜手术受限于显露差和有限的、没有关节活动的器械。通过 TORS，利用放大的三维高清可视化以及双手操作的机器人器械所带来的精确性和灵巧性的优势是显而易见和"直观的"。此外，同行评议的文章和书籍显示，外科医生使用 TORS 治疗 OSA 舌根阻塞有一些优势[240, 241]。

TBR 指的是这种针对 OSA 的 TORS 的主要焦点；机器人辅助切除大约是从舌盲孔到会厌谷的部分舌根。注意在睡眠呼吸障碍疾病中，"缩小"这个词优于"切除"，后者通常与癌症治疗相关。TBR 包括切除舌扁桃体组织、舌根肌肉组织或都切除。根据患者的解剖结构和睡眠时舌根后坠程度，切除量可以从几毫升到超过 50ml 不等。无论切除组织的组织学是什么或体积大小，目的都是为了解除气道阻塞。TBR 之后，可以继续行声门上成形术（supraglottoplasty，SGP）（见本章下文）。

(2) 适应证、禁忌证和患者选择：TORS TBR 可以用于具有临床意义的 OSA 病例[242]。大多数接受这种手术治疗的患者都有 PSG 数据显示至少中度至重度的 OSA［呼吸紊乱指数（respiratory disturbance index，RDI）≥20 次 / 时］和白天过度嗜睡（ESS 评分＞10 分）。理想的人选是舌根部有明显的阻塞（Cormack 和 Lehane 等级＞2）和（或）邻近的声门上组织松弛，由清醒仰卧位内镜检查或 DISE 确定。外科医生必须避免选择解剖结构不良的患者，这些解剖结构不利于充分的显露（明显的下颌后缩、颈部不能过度伸展、牙关紧闭，或张口度＜2.5cm）。

众所周知，OSA 手术治疗不应该用于耐受和适应 CPAP 治疗的患者[243]。对于不耐受 CPAP 的患者，TORS 舌根手术可以作为一种主要的手术方法。或者以前的手术失败，如果解剖合适，也可以行 TORS 舌根手术。根据外科医生的判断，尽管有报道称同时进行多平面手术会增加潜在的术后并发症发生率[120]，相关的鼻腔阻塞和肥厚的软腭和扁桃体组织可以同时与 TORS 进行。与 TORS TBR SGP 同时进行的外科手术包括鼻中隔和鼻甲手术以及各种腭成型手术，如传统的 UPPP、扩张括约肌成形术、咽侧壁成形术、Z- 腭成形术等[177, 185, 196]。这种咽部手术可以根据外科医生的偏好和（或）经验进行常规或机器人手术。

TORS TBR 有几个重要的禁忌证。不得为非手术治疗有效的患者提供手术。其他禁忌证包括增加围术期风险或降低手术成功率的情况，如导致 ASA 评分＞2 的合并症、严重或不稳定的心血管疾病、进行性神经肌肉疾病、在抗凝治疗、严重的心理不稳定等。手术的局部禁忌证包括前面列举的口腔和颈部解剖学限制。严重的小颌畸形和巨舌畸形（Mallampati-Friedman 评分较高）会限制 TORS 手术术野的显露，不过我们还是设法为许多这样的患者成功地进行了手术。对于 UPPP 术后出现明显吞咽困难的病例，也应谨慎对待，因为 TBR 有可能会加重吞咽困难。

(3) 诊断检查：术前检查与一般 OSA 手术相同。包括完整的睡眠病史、评估一般情况、清醒时用纤维内镜进行全面的上气道检查、PSG 监测。除了常规的耳鼻咽喉科检查外，这项评估还应包括 BMI、颈围、扁桃体大小（0～Ⅳ 级）、改良的 Mallampati-Friedman 评分（Ⅰ～Ⅳ）以及 Cormack 和 Lehane 评分。嗜睡和睡眠质量的可以通过包括 ESS 评分和任何一个标准化的主观生活质量调查表（SF36、斯坦福嗜睡量表、贝克抑郁指数等）评估。影像学检查不是必需的，但当需要时，它可以包括全景放射成像、侧位头颅测量、CT 和（或）MRI[244]。尽管大多数外科医生在 OSA 手术前并不常规让患者进行颈部 CT 或 MRI 检查，但它们可以帮助更好地确定软组织塌陷的模式，以及确定该组织主要是淋巴组织（舌扁桃体组织）、肌肉组织，还是两者兼有。此外，药物诱导睡眠内镜（drug-induced sleep endoscopy，DISE）检查有助于确定梗阻的部位[245, 246, 247, 248]。

（4）麻醉与体位：TORS TBR 需要全身麻醉下进行[249]。外科团队做好插管困难的准备，可能需要使用专门的仪器，如纤维内镜、可视喉镜、光索导引器等。因为麻醉医生需要在床尾，所以需要延长麻醉呼吸管路。如其他 TORS 手术所述，这有助于手术助手可以不受干扰地坐在床头，并允许达芬奇显示器推车和患者推车沿患者头部两侧摆放。在欧洲更习惯于在舌 TORS 手术插管后立即进行气管切开[250, 251]。这在美国并不常规提倡，手术通过小口径气管导管进行口插管或鼻插管。如果在 TORS 手术结束时，有潜在的出血或气道水肿而被认为有必要进行气管切开，那么可以在那时进行。静脉注射类固醇以减少舌部水肿和预防恶心，并根据医院的规定或外科医生的喜好在术前静脉注射广谱抗生素。

（5）设备。

① 这种手术是由美国加州桑尼维尔的直觉外科公司制造的达芬奇手术系统进行的。TORS 需要 S HD 或 Si 达芬奇型号；标准（或 S）系统不足以进行这些手术。这种机器人设备包括以下几种。

• 高清晰度摄像机。机器人系统有一个 0° 和 30° 的摄像头。直径 12mm 和 8mm 的瞄准镜都有很好的光学效果，可以在口腔内有足够的工作空间。它们提供高达 10 倍的放大率，形成清晰的三维图像，易于识别血管和神经。

• 两个 5mm 的铰链式 Endo Wrist 仪器臂，分别放置在摄像机的两侧。这些器械臂提供所有的空间角度，180° 的铰链和 540° 的旋转，具有震颤过滤和振幅缩放功能，并允许在多个平面上进行双臂组织操作。抓取器放在一个臂上——通常可以使用 5mm 的马里兰钳（型号 420143），另一个臂上放一个刮头单极电刀（型号 400160），用于解剖和凝固。一些外科医生更喜欢使用兼容的激光纤维来代替电凝。

• 机器人手臂和摄像机的控制是由外科医生的控制台管理的，该控制台被放置在手术台的近旁并直接可视。这些控制包含一个获得专利的"直观运动"算法，以数字方式再现外科医生的手和手腕运动。

• 通过连接到机器人（SHD 型号）或控制塔 / Vision Cart（Si 型号）的显示器，为手术助理和病房人员提供高清二维视频。

② 虽然 TORS 除了上面列出的机器人工具外，不需要太多的额外设备，但还有其他一些重要的仪器，应该在手术室的后台上准备好随时可以使用。最好是将这些仪器都打开并随时可以使用。这些仪器包括以下几种。

• 开口器。两个常用的开口器包括 Davis-Meyer 开口器（Karl Storz America）和 FKWO 开口器（Olympus，日本）。Davis-Meyer 系统包括多个不同长度的压舌板（图 8-55），每个压舌板都带有用于排烟的集成吸管，通常足以满足手术的需要。通常最好准备一个小尺寸的刀片，特别是在最初的 TBR 解剖中。FKWO 开口器集成了可调节的颊部牵引器，但其各种尺寸的压舌板上没有吸气口；在手术的 SGP 部分，这种开口器有时优于 Davis-Meyer 系统。

• 头灯。放置开口器时使用头灯，以确保充分的曝光。

• 机器人单极电凝通常足以进行止血，但应随时准备好血管夹和绝缘双极钳。有时还需要一个扁桃体切除术类型的抽吸电凝器。

• 床旁助手可以使用小直径的抽吸装置［Lawton 抽吸器，型号 160274 和（或）Medicon 抽吸器，型号 098508］来抽吸手术区域的血液和烟雾（图 8-56）。抽吸装置也可以作为开口器使用，以改善主刀医生的视野。

(6) 外科团队：床边 TORS 团队由以下人员组成。

坐在机器人控制台的一名主刀医生。该控制台位于手术台附近，通常偏向手术台视野范围内一侧。这个控制台提供了一个手术区域的三维视图，并容纳了两个机器人手臂和摄像机的操控。

一名助手（可能是第二名外科医生）坐在患者的头部。助手牵拉组织并抽出血液和烟雾，根据需要调整机器人手臂和摄像机以避免手臂碰撞，并通过双极电凝或用血管夹协助止血。机器人系统内制造了一个内置麦克风的扬声器系统，以改善主刀外科医生和助手之间的沟通。

外科洗手护士，根据需要协助传递器械和提

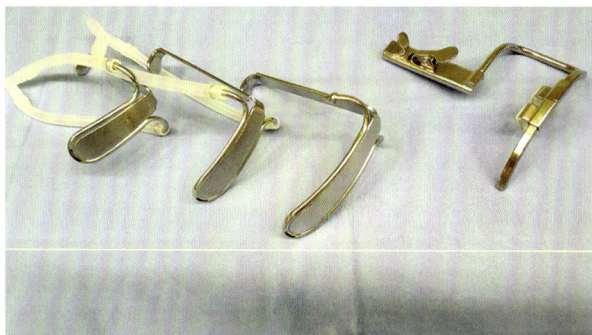

▲ 图 8-55 整套不同尺寸的压舌板，带有排烟的集成吸管

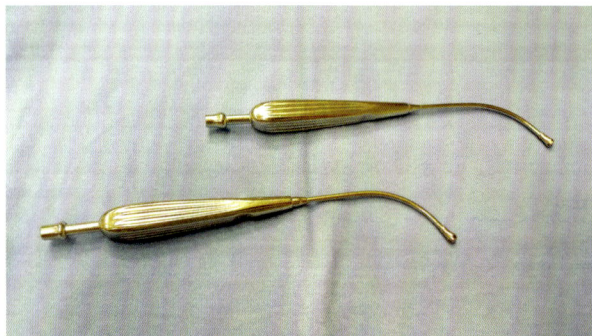

▲ 图 8-56 床旁助手的抽吸装置［Lawton suction Cat. 160274 和（或）Medicon suction Cat. 098508］，可用于抽吸和排出烟雾及血液

供设备。

(7) 手术步骤。

① 术野显露：插管后患者取仰卧位，颈部弯曲，头部过度伸展，呈"嗅物位"。需要的话这时可以进行气管切开术。保护上牙弓，以防止机器人摄像机和器械臂的创伤。用留置缝合线将舌头拉到前面，并通过使用前面列出的两种开口器之一将其向前推。由于这可能导致腹侧的舌头被压在下门牙上，因此可以考虑使用下牙套进行保护。然后如上所述，用适当的开口器显露舌根。调整压舌板的长度和舌头的回缩量，使压舌板的远端正好位于拟切除的中线上侧（通常在盲孔周围）。此时会厌通常被堆积起来的舌根遮挡。如果是这种情况，它会随着舌切除的进行出现在视野中。每次正常的 TORS 操作后机器人会停驻。

② 舌根切除：TBR 根据 O'Malley 等在 2006 年描述的 TORS TBR 的原则，在舌根水平扩大气道的前后尺寸。这种切除通常从盲孔水平延伸至会厌谷；必要时，SGP 手术可以延伸至会厌谷黏膜和（或）部分会厌（见本章后面的皮垫气管切开术部分）。口咽侧面的尺寸不会因为这种手术而增加，最好是通过扁桃体切除术和 UPPP 或侧面咽喉成形术的其中一种来解决。由于患者之间的解剖结构可能有相当大的差异，因此目标不是要切除拟定体积的舌根，而是要将 Cormack 和 Lehane 的等级从Ⅲ级或Ⅳ级提高到Ⅱ级或更好[252]。虽然仅切除舌部淋巴组织的表层是最安全的，但大多数病例需要将解剖延伸到舌部肌肉组织。这种更深的剥离可能导致舌动脉及其背侧分支、舌下神经和舌神经的显露。切除的组织量一般在 14～20ml 的范围内，但也可以从低至 7ml 到多至 50ml 不等。手术通常需要约 30min 完成，分为几个标准化的步骤，概述如下[253-255]。

③ 右侧舌扁桃体切除术。

仪器：左臂马里兰钳，右臂刮头电刀。

30° 朝上的机器人摄像机被设置为相对较低的放大率和广角视角，以便对舌根进行全景观察，并可随着手术的进展设置为更高的放大率。切口从中线开始，从拟切除的喙端到谷底（图 8-57）。盲孔是该切口上部范围的一个很好的标志，因为它在轮廓乳头的远端，并且在中线上。此切口在中线上分割舌扁桃体组织，并深入延伸到淋巴组织和底层肌肉的交界处。

确定右舌扁桃体的边界，用烧灼法标出切除的边缘（图 8-58）。从这一点终末沟往上延伸，从杏仁舌咽沟往外延伸，往下延伸到舌咽沟。如果舌部扁桃体组织大到这些标志不可见，可以首先从一点对舌根中部进行剥离。

然后切除目标组织，淋巴肌肉交界处的深面（图 8-59）。这通常可以整块切除，出血量很少。助手可以通过使用吸引器或牵引器对组织进行牵拉以辅助切除（图 8-60）。手术区域的下限可以通过谷底蓝色的黏膜来识别。术中会遇到一些来自舌动脉的小血管分支，通常烧灼法很容易处理掉。较大的血管可以根据需要进行剪断。通过提高显微镜的放大倍数可以提高这些血管的可见度。在右侧舌根切除的末端，可以看到会厌的一部分（图 8-61）。

④ 左侧舌扁桃体切除术。

仪器：右臂马里兰钳，左臂刮头电刀。

交换器械后，以右侧相同的方式完成左侧 LT 的操作（图 8-62）。刮头电刀在左边的器械臂上，抓钳在右边（图 8-63）。这一步结束后，可以看见整个会厌（图 8-64）。

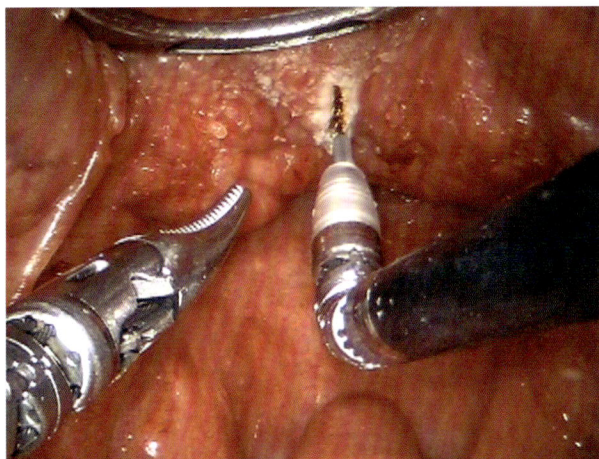

▲ 图 8-57　手术从舌盲孔切开两个舌扁桃体的中线开始，以确定会厌和会厌尖

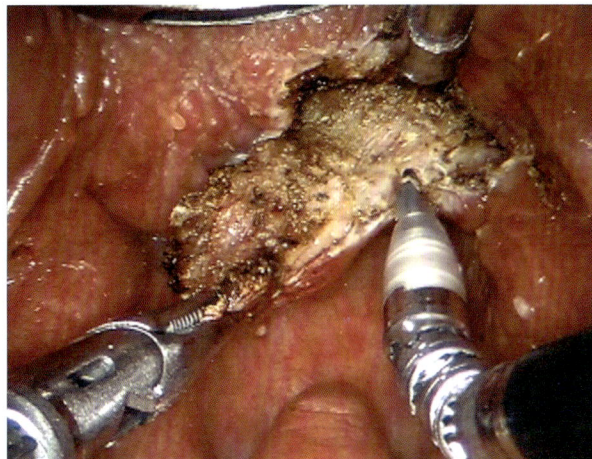

▲ 图 8-59　为了抓住组织，必须创建一个深切口以使 **Maryland** 镊子能够充分抓取组织

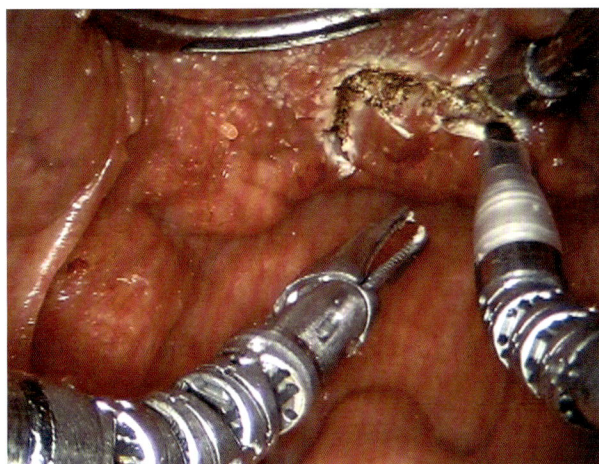

▲ 图 8-58　右侧舌根在舌轮廓乳头后方的初步解剖

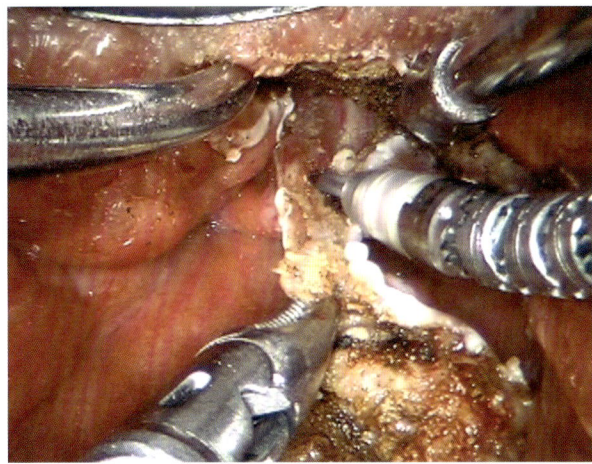

▲ 图 8-60　床旁助手保持反向牵引，以在解剖过程中协助外科医生，增加的张力允许更精确和更快的解剖

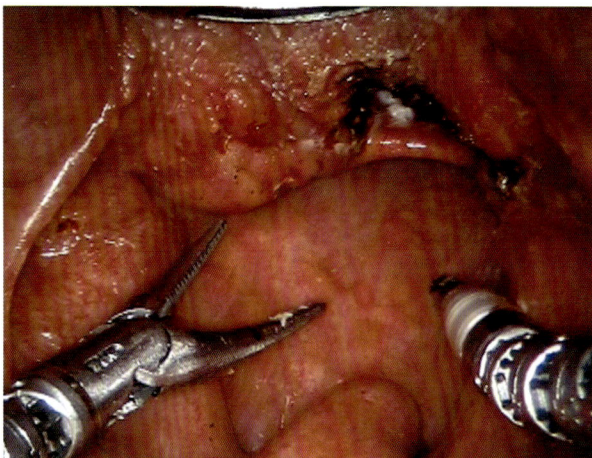

▲ 图 8-61　右侧舌扁桃体切除术后的手术视野

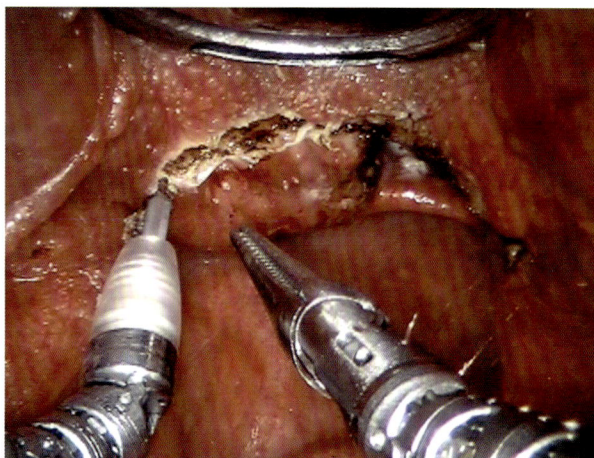

▲ 图 8-62　左侧舌扁桃体切除与右侧舌扁桃体切除相同，在机械臂和工具转向另一侧后完成
这是表面的黏膜解剖

风险、提示和技巧

- 在这些步骤结束后，可以根据需要切除更多的组织，以确保 Cormack 和 Lehane 等级为 II 级或更好。建议切除的最小总体积为 7ml。当进入肌肉层时，关键是避免损伤神经血管结构，包括舌动脉的背侧分支和舌下神经。通常在整个舌底手术部位内切除≤10mm 的肌肉层是安全的。一般来说，在舌底中线两侧 5mm 范围内（在切除的上侧可能更多），可以安全地切除另外 5mm 厚的肌束，而不会损伤到舌下神经。这种额外的中线肌肉切除应该在足够高的放大镜下仔细进行。最关键的是以舌根中线为参考点，减少对舌下神经、舌动脉和舌神经分支的风险。由于固有的解剖学变化，以及舌切除和开口器放置造成的组织变形，不可能对这些结构进行精确定位。根据我们的经验，必须指出另外两点

- 舌动脉和舌骨的关系是一个可靠的标志，在其他文章或书籍中也有描述[241, 256, 257]

- 在破坏关键结构之前可以用三维高清达芬奇相机识别它们，一步一步地仔细操作，混合使用钝器和锐器进行解剖

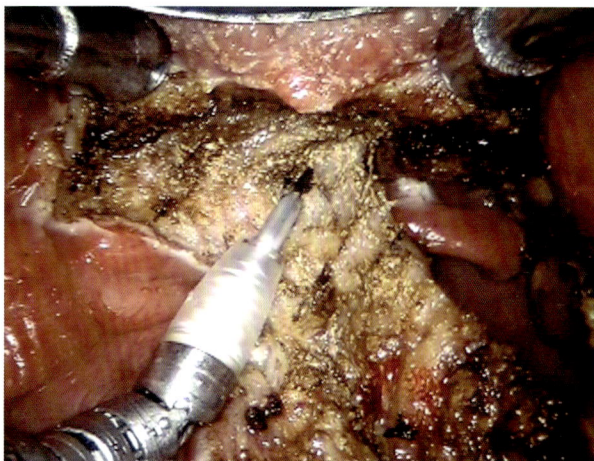

▲ 图 8-63　左侧舌扁桃体切除与右侧扁桃体切除相同，在机械臂和工具转向另一侧后完成
这是更深层次的解剖

（8）并发症：Vicini 等发表的多中心研究报道中描述了接受 TORS 治疗 OSA 的最大病例群体[240]，79.5% 的病例没有并发症，队列中没有死亡病例。最常见的并发症是短暂的轻度味觉减退（14.2%），所有患者都在 8 个月内恢复了。出血是第二大常见的并发症（占手术的 5%）。在大多数病例中（2.9%），术后晚期出血是自限性的，不需

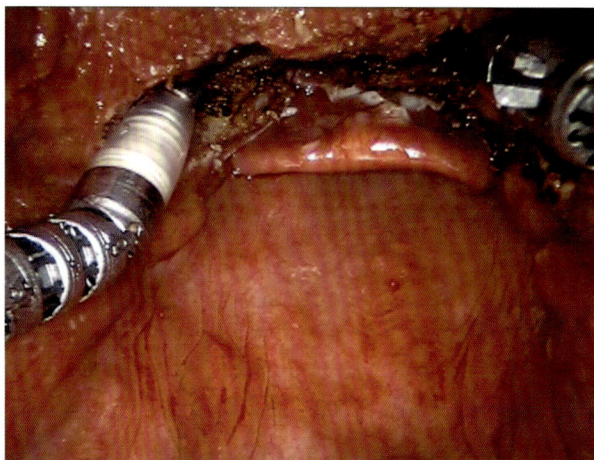

▲ 图 8-64　舌侧扁桃体切除术结束前的手术视野
在此步骤中，可以看到会厌

要手术干预。只有 1.7% 的患者需要额外的外科手术来控制出血。最后，在 0.4% 的手术中，有报道称出现了明显的术中出血。在 0.4% 的手术中，咽部瘢痕伴有轻微至轻度狭窄的晚期并发症。0.4% 的患者出现了短暂的咽部水肿。更严重的并发症（牙齿损伤、咽壁穿孔、术中开放式止血和死亡）还没有报道。

(9) 术后护理：仔细检查伤口的止血情况，如果持续出血，可根据需要使用电凝器或血管夹。可以在组织表面涂抹一层薄薄的止血药，因为一些临床医生认为这可能有助于减轻术后的不适感。

检查舌头和气道是否水肿。如果之前没有做气管切开术，那么就在手术室观察评估患者是否可以拔管。如果有必要，根据外科医生的偏好，患者也可以在重症监护室里插管过夜。

应考虑放置鼻胃饲管，一些中心在术后立即对所有 TORS 患者常规使用 NG 管。这也是基于外科医生的偏好。

由于这些患者是因阻塞性气道问题（即 OSA）而接受手术，他们在 TORS 舌根手术后可能会出现出血和（或）气道水肿。最初的术后观察应该在一个密切监控的环境中进行。大多数机构是 ICU 或 PCU，而不是普通的术后医院病房。建议使用持续脉搏血氧仪。

患者的床边应该随时备有吸引装置。密切观察患者的出血情况，因为手术部位有大面积的组织显露，必须进行二期愈合。与所有类似咽部手术伤口的病例一样，如"单纯"扁桃体切除术，术后出血的风险呈双峰分布，一个高峰在手术后数小时内，第二个高峰在手术后 7～10 天。

术后静脉注射类固醇可以帮助解决恶心、气道水肿和炎症反应引起的疼痛。建议出院后继续口服类固醇，剂量逐渐减少，因为有些患者在术后一周内可能会出现明显的疼痛高峰期。这可能是由手术部位的纤维蛋白渗出引起的过敏或溶解造成。除类固醇外，根据需要可以使用麻醉药，同时密切观察呼吸频率和意识水平，这也是任何 OSA 手术的术后建议。

住院时间的长短可以有很大的不同，取决于很多变量和外科医生的情况。气管切开术本身就需要延长住院天数。其他决定因素包括是否有其他同时进行的 OSA 手术（如 UPPP）、患者的一般健康状况、其他合并症、疼痛和吞咽能力。

患者在出院后需要密切随访。随着愈合的进展，饮食恢复正常化，很少需要正规的治疗师指导吞咽治疗（＜10% 的病例）。一旦愈合完成，通常至少在 3～6 个月后进行术后 PSG。

(10) 效果：Vicini 等报道的多中心研究显示[240]，从术前平均 AHI 为 43.21 次 / 时改善到术后 AHI 为 17.54 次 / 时。在这篇文章中，66.9% 的手术是成功的，其余 33.1% 的患者因病情严重程度不同而手术没有成功。在少数情况下，术后 AHI 有所恶化。ESS 和最低氧饱和度也出现了改善。所有的改善都具有统计学意义。

> **要　点**
>
> • 传统手术解决睡眠期间舌根阻塞有很大的局限性。虽然许多患者从使用 CPAP 疗法中受益，但不依从治疗的患者需要通过手术来消除阻塞。外科医生用 TORS 手术解决 OSA 的舌根部阻塞问题具有若干优势。患者对这种微创手术的耐受性良好。目前，所有发表的系列文章都显示了患者得到了临床改善

4. 舌骨手术

Nico de Vries　著

(1) 定义：1984 年，Riley 等首次提出了舌骨手术的概念[258]。他们报道了一位 OSA 患者，在 UPPP 后症状持续存在，并接受了下颌骨下矢状截骨术联合舌骨肌切开和悬吊术（hyoid myotomy and suspension，ISO）。后者是一种将舌骨推进并利用筋膜悬吊到下颌骨前缘手术方法（所谓的 I 型舌骨悬吊）[258-260]。虽然 Riley 的技术有很好的效果（良好的手术结果），但也有一些副损伤，主要与筋膜相关。另一个可能的副损伤是由于舌骨向前和向上移位而造成的不利的外观变化。

1994 年，Riley 等提出了一种改良的 HS，舌

骨被下拉连接到甲状软骨板上，而不是悬挂在下颌骨上（2型舌骨悬吊）[261]。

Hörmann和Baisch在2004年提出了一种不同的方法（根据Hörmann的说法是改良的HS），这种方法简单，创伤小，而且可以在局部麻醉下进行。该手术是Mannheim多层次手术方案的一部分。在该手术中，使用一根钢丝在舌骨前方和下方稳定舌骨，该钢丝通过甲状软骨缝合，并绕过舌骨体，保留带状肌群和舌骨韧带[262, 263]。

有文献报道了两种改良术，这些作者发现一些患者的甲状软骨骨折可能是由钢丝的牵引造成的[264, 265]。他们[265]改良了Hörmann技术，并在手术中增加了用螺丝钉固定钛合金微型板到甲状软骨中。另一篇文章[264]提出了一个改良方案，以避免钢丝显露在咽部黏膜上。这一方案基于计算机断层扫描（CT）成像，在舌骨体的中间1/3处钻了一个孔，并将钢丝插入该孔中。

Riley等介绍的改良技术也被称为舌骨悬吊术，目前通常作为多层次手术的一部分[261, 266-269]。

(2) 适应证、禁忌证和患者选择：对于中度至重度OSA患者，DISE评估有完全舌底阻塞，可以考虑将舌骨悬吊术作为一个单独的手术。理想情况下，BMI＜32kg/m²。对于中度至重度OSA患者，DISE评估为完全舌底阻塞的情况下，也可以考虑将舌骨悬吊术作为多层次手术的一部分。如果DISE评估为部分舌底阻塞，我们认为应首先考虑采用创伤较小的舌底手术，如舌底射频消融术。根据我们的经验，在AHI很高的情况下，舌底消融术的效果较差。一般来说，建议上限为55~60次/时。在AHI较高的情况下，可采用更积极的手术，如双颌截骨术或应预先考虑TORS。

总之，对于AHI为20~60次/时，BMI＜32kg/m²，以及DISE为完全舌底阻塞的患者，可以考虑采用舌骨悬吊术。如果有舌扁桃体肥大，应将其切除。我们感觉，喉部突出会达到较好的效果。这就是为什么2型HS主要用于男性。只有当舌骨的位置在甲状腺后面时（在矢状面），HS才能将舌骨带到前面。

禁忌证列举如下：AHI＜20次/时；AHI＞60次/时；BMI＞32kg/m²；没有或部分舌根塌陷；曾因甲状舌管囊肿而切除舌骨（Sistrunk手术）。

根据我们的经验，在进行显微喉镜检查时，可能很难看到2型HS后的声带的前部。如果打算进行显微喉镜检查的话，应该注意这一点。

相对禁忌证是专业的演讲者和歌唱家。

(3) 诊断检查：PSG或相关措施被用来评估OSA的严重程度，然后用DISE来收集阻塞程度的信息。

对于BMI＜32kg/m²的患者，在DISE期间，如果合并有完全的舌根前部阻塞，可以考虑使用舌骨悬吊术。

可以考虑对颈部和舌骨进行超声检查或其他成像检查。我们曾遇到过几位在手术中意外发现甲状舌管囊肿的患者。在这些患者中，必须决定切除囊肿而保留舌骨（会增加囊肿复发的风险）或切除囊肿和舌骨的内侧部分（Sistrunk手术），这就导致阻断了进一步行舌骨悬吊术。

(4) 具体风险、患者信息和知情同意：患者必须被告知预期成功率（大约60%）。

可能会发生吞咽困难，主要发生在舌骨悬吊术作为多层次手术一部分时，而单独舌骨悬吊术或与舌射频消融术结合使用时，则很少发生吞咽困难。声音的改变是不可预计的。

疼痛：如果只做舌骨悬吊术或与舌射频消融术相结合，通常疼痛较轻。如果是作为多层次手术的一部分进行舌骨悬吊术，通常会出现强烈的疼痛。最担心的是术后出血（见本节的并发症）。我们通常用0号丝线，然而，如果使用钢丝，应该提到有可能在舌骨区域很难行MRA。还需要提到瘢痕，通常切口在皮肤上会有一条线，以及颈部侧面会发生变化。极少数情况下，会出现脓肿和伤口愈合问题，这可能会导致颈部出现更多毁容性瘢痕。

(5) 麻醉与体位：虽然有报道说在局部麻醉下进行舌骨悬吊术，但我们更愿意在全麻下进行舌骨悬吊术，甚至作为独立的手术。头部应处于轻微的过伸状态（枕头在肩下），插管向上。

如果舌骨悬吊术是作为多层次手术的一部分，可能需要对气管插管进行一次或两次重新定位。一种常见的组合是先行舌射频消融，其次是腭部手术，最后是舌骨悬吊术。在这种情况下，如果先进行舌根射频消融，则首先将插管放在口角处。在随后的腭部手术中，插管被重新定位到中线，方向向下。在进行颈部手术时，需要在向上的方向进行第二次重新定位。

（6）设备：标准肿瘤学网。

（7）手术步骤：全身麻醉，经口气管插管。患者取仰卧位，头部略微伸展。用含 0.5% 氯己定的 70% 酒精冲洗术区。然后在舌骨和甲状软骨之间的甲状舌骨膜水平上，在放松的皮肤上作一个大约 5cm 的水平皮肤切口。不必在胸锁乳突肌内侧边界外延伸。合适的话，为了更好地显露，可切除过多的脂肪组织。

需要的话，可以对颈前大静脉进行结扎。使用电刀尽可能靠近舌骨从下往上解剖三块带状肌群、甲状腺、胸骨甲状肌和肩胛舌骨肌。松解带状肌群后，测试舌骨的活动度。当发现活动度不足时，可以再切断舌骨肌的肌腱，但根据我们的经验，这几乎没有必要。然后将舌骨向前后方向移动，每侧用两根不可吸收缝合线将其永久固定

在甲状软骨上（图 8-65），我们使用 0 号丝线。用一根尖针刺穿甲状软骨。每侧用两根永久性缝合线穿过甲状软骨，并绕过舌骨的骨头。拉近后，舌骨应靠在甲状腺下方或稍上方。舌骨与甲状腺复合体固定地越靠前，越可改善 PAS 及舌后阻塞[270]。

彻底的止血是最重要的，置入引流管，用皮内缝合线分层缝合。不可用气管造口术。

（8）并发症：一般来说，与舌骨悬吊术有关的发病率很低。我们小组在 2011 年由 Richard 等展示了并发症和患者的耐受情况。我们使用图表和患者问卷对不良反应进行了报道，没有发现重大并发症。2000 年 3 月至 2006 年 4 月期间，39 例患者中有 6 例发生了轻微并发症（感染、伤口脓肿、瘘管）。平均入院时间为 3.3 天。结论是舌骨甲状腺是一种耐受性良好且并发症发生率低的中重度 OSA 伴舌根阻塞[271]。最后，在 Safiruddin 等的一份病例报道中，我们介绍了与 OSA 和甲状舌管囊肿有关的病例。应该注意的是，以前的 Sistrunk 手术是舌骨悬吊术的禁忌证，可以考虑在术前进行影像学检查，以排除甲状舌管囊肿[270]。

最令人担心的术后直接并发症是出血。这应该被视为一种绝对的紧急情况。由于颈部肿胀，很难甚至不可能重新插管。在这种情况下，应考虑在第二次全身麻醉前重新开放颈部，甚至是气

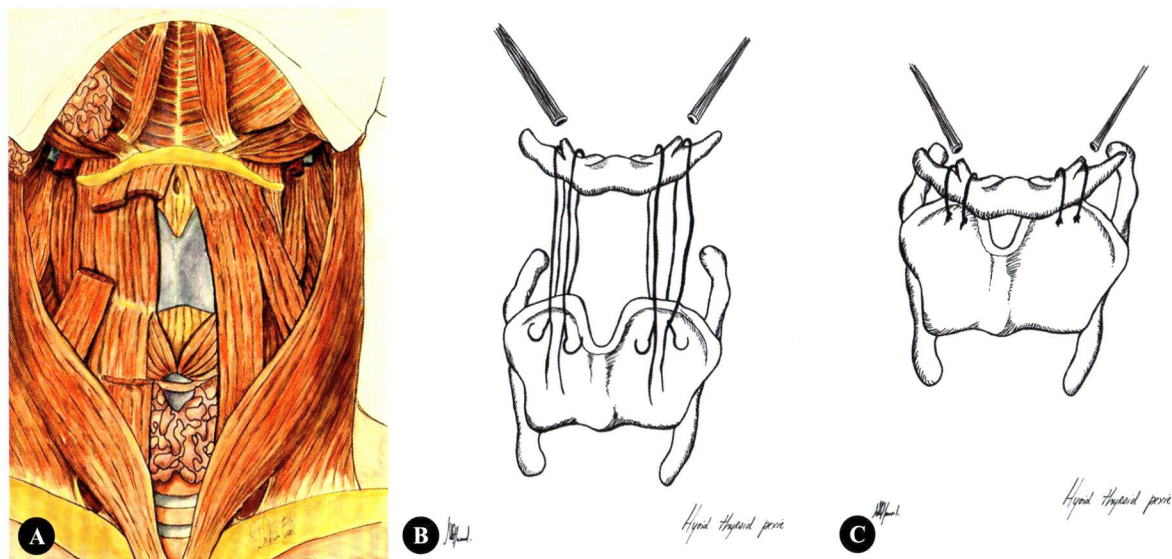

▲ 图 8-65　舌骨手术

管切开。

(9) 术后护理：大多数患者在 2 天后就出院了。

置入引流管，在引流管引流量低于 10ml/24h 后取出。缝合线可以在 1 周后拆除。

如果只做舌骨悬吊术，我们不常规使用抗生素。如果舌骨悬吊术合并舌底射频消融术，我们在手术中给予阿莫西林 2.4g，并继续口服阿莫西林 1 周。不应给予皮质类固醇，因为有报道称在舌底射频术后应用类固醇后出现了舌底脓肿。舌骨悬吊术作为独立手术时，疼痛通常较轻，对乙酰氨基酚通常就足够了。如果舌骨悬吊术是作为多层次手术的一部分，疼痛可能相当严重，可能需要使用更强的镇痛药，但应避免使用阿片类药物。如果只做舌骨悬吊术，则不需要调整饮食；如果舌骨悬吊术是多层次手术的一部分，则需要制定扁桃体切除术的饮食方案。

另外可以考虑代替使用头孢呋辛酯 5 天。根据最近的文献，这对于术中的剂量可能是足够的。

(10) 效果：与上颌骨截骨术和气管切开术等更激进的替代方案相比，舌骨悬吊术为中度至重度 OSA 和 DISE 期间为完全舌后阻塞的患者提供了简单的手术解决方案。舌骨手术可以作为单独的手术进行，也可以与其他手术相结合，如舌底射频消融等微创手术方案。目前，我们在进行舌骨悬吊术时，作为常规做法，在舌骨悬吊术的基础上增加了舌根射频消融术。如果在 DISE 过程中评估为多级阻塞，也常对以前做过扁桃体切除术、ESP 或悬雍垂松弛的患者进行多级手术，将下咽部手术与腭部手术相结合，例如 UPPP 或 Z- 腭成形术[272]。

截至目前，文献中关于单独舌骨悬吊术效果的资料不多。全部 85 例患者中仅能找到 4 个病例（表 8-16）。

所有作者都对他们的患者进行了 2 型舌骨悬吊术。随访时间都很短，不超过 6 个月。客观和主观数据都显示 OSA 的严重程度和白天的症状有明显的改善。然而，仍然缺少对照试验。

Riley 等对 55 例患者成功进行了 ISO 评估。术后 RDI 为 20 或更少，并且呼吸事件的数量至少减少 50%，被定义为有效。

他们发现总体手术成功率为 67.0%（37 例患者）[259]。后来 Riley 等对 306 例持续治疗的手术患者进行了回顾。第一期手术包括腭部阻塞的 UPPP 手术和下咽部阻塞的舌骨肌切开和悬吊的舌骨推进术（genioglossal advancement，GA），然后评估手术效果。第一阶段手术不成功的患者可接受第二阶段重建，包括 MMA。基于多图记录的结果显示，总体成功率为 76.5%[160]。

1994 年，在 15 例连续的患者中提出了单独改良 HS 的结果。14 例患者以前曾接受过 GA 和 UPPP。在 15 例患者中，有 12 例患者的白天过度嗜睡（excessive daytime sleepiness，EDS）有了主

表 8-16　关于单独舌骨悬吊术的文献汇总

作　者	例　数	类　型	随访（个月）	AHI（术前）	AHI（术后）	成功率（%）	ESS（术前）	ESS（术后）	EBM
Riley 等[260]	15	2	3～6	44.7	12.8	53.3	没有数据	没有数据	4
den Herder 等[267]	31	2	6	32.1	22.2	52	7.6	4.3	4
Stuck 等[270]	14	2	2	35.2	27.4	40	9.1	6.1	4
Piccin 等[264]	25	2	4～10	43.1	10.9	76	16	7.4	4
总计	85		2～6	38.1	18.1	57.3	10.9	5.8	C

手术成功定义为术后 RDI 为 20 次 / 时或更低，并且呼吸事件的数量至少减少 50%

AHI. 呼吸暂停低通气指数；ESS.Epworth 嗜睡量表；RDI. 呼吸紊乱指数；EBM. 循证医学证据水平

观的改善。总的来说，平均 RDI 从（65.7±18.3）次 / 时改善到（21.3±23.6）次 / 时[261]。另外一些研究证明了改良的 HS 或舌骨悬吊术的疗效[261, 266, 267, 268, 269]。2002 年，Vilaseca 等评估了 UPPP 与下颌骨截骨术和舌骨推进术相结合的效果。平均 AHI 从（60.5±16.5）次 / 时明显下降到（44.6±27）次 / 时。他们发现总体成功率为 35%。相对较低的成功率与研究对象 OSA 的严重程度有关。当 AHI 较低时，中度 OSA 患者的成功率增加到 57%（n=7），轻度 OSA 患者的成功率增加到 100%（n=2）[267]。Neruntarat 介绍了 32 例患者的改良舌骨悬吊术的效果。平均 RDI 从（44.4±8.7）次 / 时明显改善到（15.2±5.6）次 / 时，平均基线 BMI 为（29.4±2.4）kg/m²，手术后没有变化。根据 Sher 的标准[273]，有 78% 的患者手术取得成功[266]。与前面提到的研究相反，Bowden 等在 2005 年的一项研究中报道了手术效果相对较差的一组病例，共有 29 例患者，这些患者接受了舌骨悬吊术和 UPPP，而之前没有进行过这种手术。术前平均 AHI［（36.5±27.6）次 / 时］和 BMI［（34.1±6.4）kg/m²］值在术后没有明显变化。只有 17% 的患者达到了手术成功的标准[274]。在比较研究及其设计时，结果有惊人的差异[266, 274]。两项研究都采用了相同的手术成功标准。然而，人口统计学参数明显不同，后一项研究中 AHI 和 BMI 基线值明显较高，效果较差。

我们小组 Den Herder 等评估了 HS 作为单一手术的效果，后来我们也报道了包括 HS 在内的多级手术的效果[268, 272]。在第一项研究中，总共有 31 例患者评估了初级和二级 HS 的效果（在以前接受过 UPPP 的患者中）。平均 AHI 从（32.1±10.2）次 / 时明显下降到（22.2±15.2）次 / 时，手术成功率为 52%[268]。第二项研究显示，在 22 例同时患有 RP 和舌后阻塞的患者中，单阶段多层次手术（即 UPPP、RFTB、HS 与或不与 GA）的结果类似。平均 AHI 从 48.7 次 / 时明显下降到 28.8 次 / 时，手术成功率为 45%，手术后 BMI 没有变化[272]。一项对 109 例患者的回顾性图表报道了 HS 作为多级手术（鼻中隔和鼻甲缩小术以及 UPPP）一部分的效果，

显示 AHI 中值从 35.0 次 / 时下降到 14.0 次 / 时。他们采用了不同的手术成功标准，其中无效者被定义为术后 AHI>20 次 / 时或 AHI 不变或增加。他们发现总的成功率为 61.5%，并显示与有效者相比，无效者的平均 BMI 明显较高［（29.1±3.1）kg/m² vs.（27.7±2.8）kg/m²］[269]。

2006 年报道了 Hörmann 和 Baisch 改良 HS 的效果，即舌骨用一根钢丝悬挂。83 例患者接受了多层次手术，其中 67 例患者接受了 HS。HS 组的平均 AHI 从（38.3±21.1）次 / 时降至（18.9±19.5）次 / 时，成功率为 59.7%[262, 275]。

> **要 点**
>
> - 舌骨悬吊术有两种类型：1 型和 2 型。我们只有关于 2 型的资料。舌骨悬吊术是对不能耐受 CPAP 的舌底阻塞 OSA 患者的一种合理有效的替代治疗。它可以作为单纯舌后阻塞的主要治疗方法，也可以作为中重度 OSA 患者同时存在 RP 和舌后阻塞时的多层次手术的一部分。适应证是 AHI 20～60，BMI<32kg/m²，以及 DISE 期间舌根完全阻塞。截至目前，还不清楚 BMI 是否是一个强有力的适应证参数。一般来说，成功率会随着 BMI 值的上升而下降，但个人的病理解剖结果和 DISE 结果可能比 BMI 更重要
> - 已有大量关于舌骨悬吊术单独或作为多级手术的一部分的成功率的报道，在 17%～78%，取决于基线 AHI、基线 BMI、DISE 期间阻塞的水平和构造等变量，还取决于所用的手术成功的定义。BMI 的增加会对治疗效果产生负面影响。舌骨悬吊术的创伤低，文献显示它是一种被广泛接受的治疗方案

5. 颏舌肌前移术

José Enrique Barrera 著

(1) 定义：OSA 是导致心血管疾病、认知失调和整体医疗费用增加的主要原因[258]。多级手术已被确立为 OSA 外科治疗的主要手段，结合 UPPP、颏舌肌前移术（genioglossus advancement，GA），也称为颏结节前移术，它是针对下咽阻塞而开发的。

根据患者的解剖结构，GA 可以前移 8～14mm，从而增加舌下肌和舌面肌的张力，达到降低睡眠呼吸暂停严重程度的目的[258, 259, 276, 277]。通常是根

据患者阻塞的程度来选择手术的，阻塞通常发生在舌根水平，尽管大多数患者也有腭后阻塞的情况。自从 Riley 等介绍了 GA 和 UPPP 前移了颏舌肌后，多级重建手术在缓解多级阻塞患者的 OSA 方面已显示出更好的效果[258, 259, 277]。

(2) 适应证、禁忌证和患者选择：所有考虑进行骨骼手术的患者首先都要通过 PSG、Epworth 评估和纤维喉镜进行诊断。

拟手术者要求 AHI>5 次 / 时，和（或）RDI>5 次 / 时，ESS>8 分，不耐受或拒绝试用 CPAP。手术前患者清醒检查所显示的阻塞数据，Friedman Ⅱ级或Ⅲ级分类。骨科手术的排除标准包括年龄<12 岁，需要吸氧的慢性肺部疾病，以及主要睡眠障碍为非 OSA 的患者。术前评估包括记录病史、ESS 评估、全面体检以及 PSG。效果由成功、治愈和有效来定义。成功是指 AHI<20 次 / 时和（或）AHI 比术前值下降 50%。治愈是指 AHI<5 次 / 时。有效是指手术干预后 AHI 和（或）RDI 的明显改善。

阻塞可以发生在气道的许多地方。对这些患者进行体检时，可能会发现腺样体和扁桃体肥大、颌后缩、小颌畸形、巨舌、鼻中隔偏移、鼻甲肥大、脖子粗短，或者鼻咽部或下咽部有肿瘤。原发性和继发性疾病都会对上呼吸道解剖结构产生影响，从而导致 OSA。这些疾病可能包括颞下颌关节紊乱、黏液性水肿、甲状腺肿、肢端肥大症和淋巴瘤。

纤维鼻咽镜用于识别鼻咽、口咽和下咽的阻塞，并排除喉部的异常。它可以帮助估计侧壁塌陷、腭部狭窄和舌底阻塞的程度。阻塞的部位可按 Fujita 分类法进行分类，Ⅰ型仅为腭部阻塞，Ⅱ型表现为腭部和舌根部联合阻塞，Ⅲ型仅为舌根部阻塞。如果不进行光纤评估，可能无法辨别阻塞部位。

头部测量评估是评估个别患者上呼吸道阻塞部位的简单方法。头部测量评估长期以来一直被用于 OSA 的气道评估。用于评价的指标有 SNA、SNB、PNS、下颌角、PAS 和下颌平面舌骨（MP-H）（图 8-66）。这些指标用于评价术前阻塞和跟踪术后效果。建议用三维光纤补充这种二维 X 线，以评估气道。

GA 手术的禁忌证包括严重的小颏畸形，即下颌骨高度因骨量不足而无法前移 1cm，无法在前

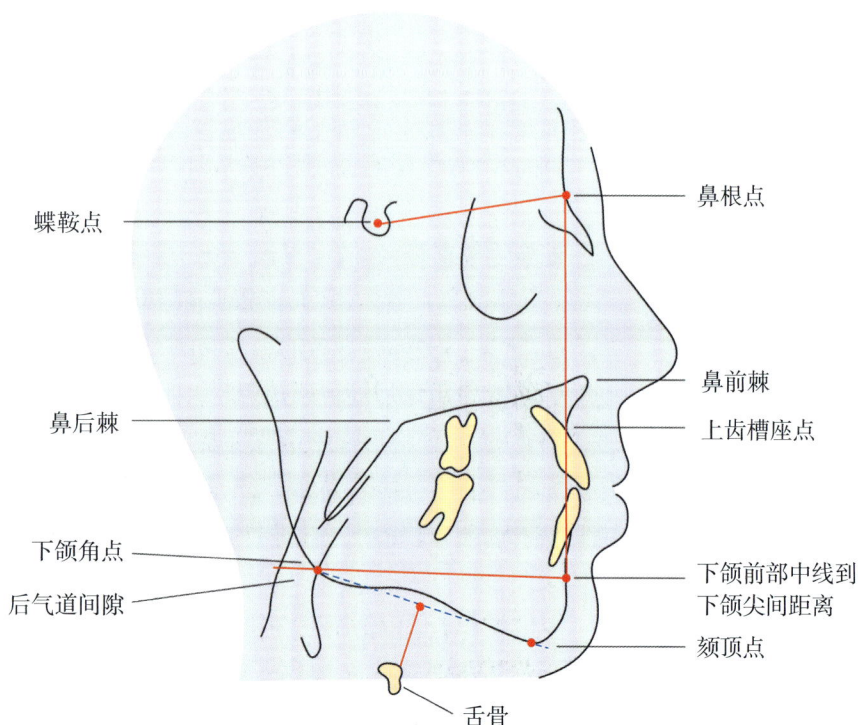

▶ 图 8-66 头影测量图

移时够到颏结节，或对牙列有不良风险。

(3) 诊断检查：准确的客观测试是在睡眠中进行的。目前的金标准是 PSG 评估。这种一级研究评估心肺系统，揭示氧合信息，并记录 EEG、EOG、EMG。它显示了睡眠阶段的信息，并评估睡眠期间呼吸暂停、低通气和呼吸相关事件的百分比。非睡眠研究被估计为三级，不决定睡眠阶段的数据。

颌面部骨骼的 CT 可以帮助外科医生确定下颌骨段的高度和宽度，确定颏结节的位置，并在手术前评估牙列。全景 X 线和侧头像可以作为一种替代方法来评估与骨骼牙齿异常相关的预测性骨骼标志物，以及评估骨性和骨骼解剖。

DISE[278, 279] 和睡眠 MRI[280, 281] 已经成为在手术前诊断气道阻塞部位的方式。在我们的机构狭窄的 PAS 和低舌骨位置是最常见的[282]。

(4) 具体风险、患者信息和知情同意：与 GA 手术相关的具体风险包括那些与颅面骨骼手术相关的风险。应该考虑下颌门牙的麻痹、植入物失效、牙齿损伤、牙齿脱落、下颌骨错位和不融合。最常见的风险是下颌切牙麻痹，这是由于截骨时损伤了根尖周神经所致。患者在考虑手术前应了解这些风险。

(5) 麻醉与体位：所有接受 GA 的患者都要考虑全身麻醉。鼻腔或口腔插管都可以在手术前进行准备。体位是仰卧。

(6) 设备：颌面手术需要一套颌面器械。此外，进行截骨手术还需要一个大功率的钻头和矢状锯。

(7) 操作技术：全身麻醉后经鼻腔或口腔插管。用 0.12% 的葡萄糖酸氯己定漱口液冲洗手术区。UPPP 解决 RP 阻塞问题。Fujita 等在 1979 年介绍了带有扁桃体切除术的 UPPP[45]。已经发表了很多改良术式，基本操作包括闭合黏膜切口的腭部缩短，扁桃体切除术以及侧咽成形术。

Riley 等描述了 GA 的手术过程[283]。在下齿龈唇沟注射浓度为 1 ∶ 100 000 的肾上腺素的局部麻醉药后，沿下颌骨前部做一个切口。然后进行骨膜下剥离，沿下颌骨下缘显露下颌骨的前部，然

后横向确定神经血管束。然后使用矢状锯在犬齿根部以下约 5mm 和下颌骨下缘以上约 10mm 处作一个水平截骨。将骨切口与两个垂直截骨术连接，形成矩形窗口。做一个双皮质的前部截骨术来完成 GA。测量通过窗口截骨术向前拉出的下颌骨的宽度，然后切除面部皮层和髓质骨，并将附着颏舌肌起端的骨段旋转到与窗口截骨术垂直的位置。然后用一颗双皮质钛螺钉固定截骨段的下方（图 8-67）。用 3-0 铬关闭术区，并闭合颏肌和齿龈颊沟。虽然名为 GA，但上述手术技术同时前移了颏舌肌和颏舌骨肌（图 8-68）。

风险、提示和技巧

- 应在牙龈颊沟内进行切口，要在分离的牙龈上套好保护套
- 在骨膜下层进行剥离
- 截骨术是用振荡锯进行的。必须注意避免对牙根的伤害
- 截骨术应在距牙冠至少 20mm 处进行。可以用 CT 扫描来确认骨质切割的正确位置
- 识别犬齿的根部，不要在此水平之上切开骨头
- 保留至少 10mm 的下颌骨下缘
- 将骨节向前移开，确切止血
- 在髓腔内通过使用小纱布来止血。避免在下颌骨前段进行灼烧，因为这有可能导致麻木
- 用一个 2.0mm 的方头螺钉来固定下颌骨部分
- 整个手术过程中要进行充分的冲洗
- 用 UR-6 针头带 3-0 铬缝合切口，重新连接颏肌和分离的牙龈

---

(8) 并发症：与 GA 相关的潜在并发症包括牙齿损伤或脱落、麻痹、下颌骨骨折、吞咽困难、伤口感染、下颌骨不愈合和错位（图 8-69）。在 GA 后骨愈合不良的情况下，也可发生硬件的脱落（图 8-70）。GA 前后的吞咽评估表明，吞咽或语言功能障碍的发生率没有增加[284]。

(9) 术后护理：大多数患者在 2 天后出院。对于有严重 OSA 和低氧血症的患者，建议使用床旁监控。血压不稳定或高血压的患者可能需要持续监测动静脉压，以及静脉注射降压药物。

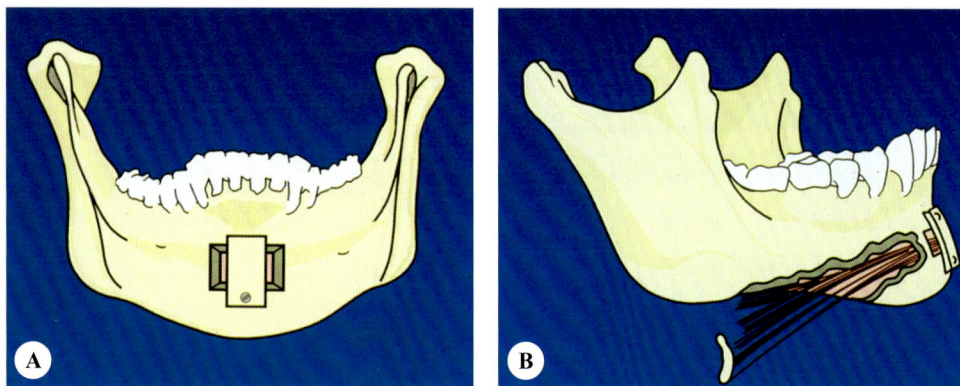

◀ 图 8-67　颏舌肌前移
A. 前下方截骨术显示
采用 2.0mm 螺钉固定；
B. 前下截骨的侧视图

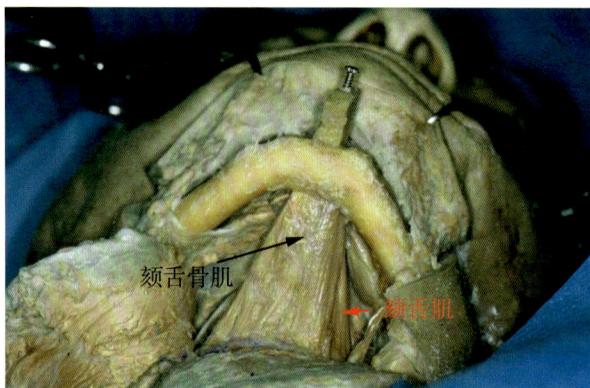

颏舌骨肌　颏舌肌

▲ 图 8-68　尸体解剖显示了颏舌肌和颏舌骨肌的前移

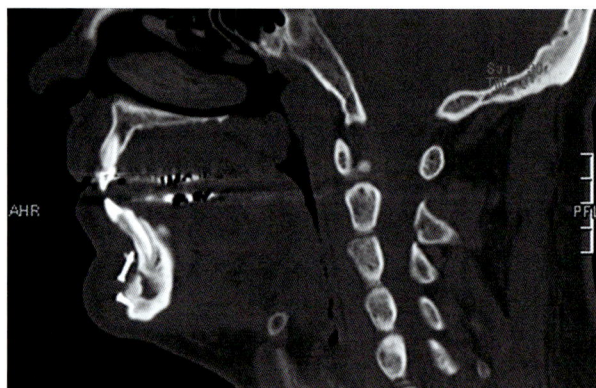

▲ 图 8-69　硬件故障，导致颏结节前移不愈合

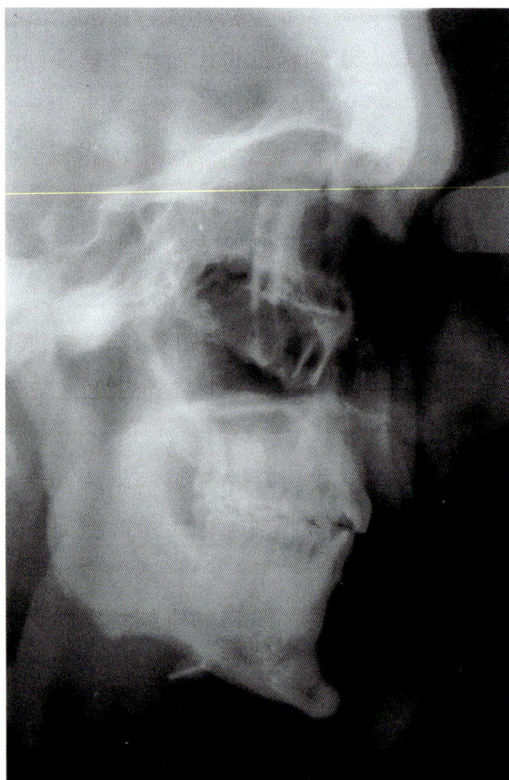

▲ 图 8-70　颏舌肌前移后颏结节分离

由于口腔切口暴露在口腔菌群中，常规术前抗生素是有用的。我们推荐克林霉素 900mg，每 8 小时静脉注射一次，共 3 剂。皮质类固醇有助于减少下巴肿胀，但不能超过 3 剂。建议第一周吃软食，因为患者可能会出现牙齿麻木的情况。

(10) 效果：GA 技术简单，不用移动牙齿或下颌，因此不影响牙齿咬合。GA 是一种单独下咽手术或与 MMA 联合进行的手术[285]。该技术使舌根部处于紧张状态，这种紧张可能足以使舌根部通道在睡眠中保持通畅（图 8-71）。这种方法不能为舌头扩充更多的空间，因此被认为是一种取决于个人下颌前部的厚度（平均厚度为 12～18mm）的有限手术。此外，在睡眠期间，舌头现有的松弛程度是影响颏结节移动时张力的一个因素。在舌头松弛的情况下，前移的效果可能被全部或部分抵消，导致改善效果有限或无改善。在确定颏结节移动以有效改善 PAS 所需的张力量或需要移动的临界距离方面存在不足。最近的一项研究确

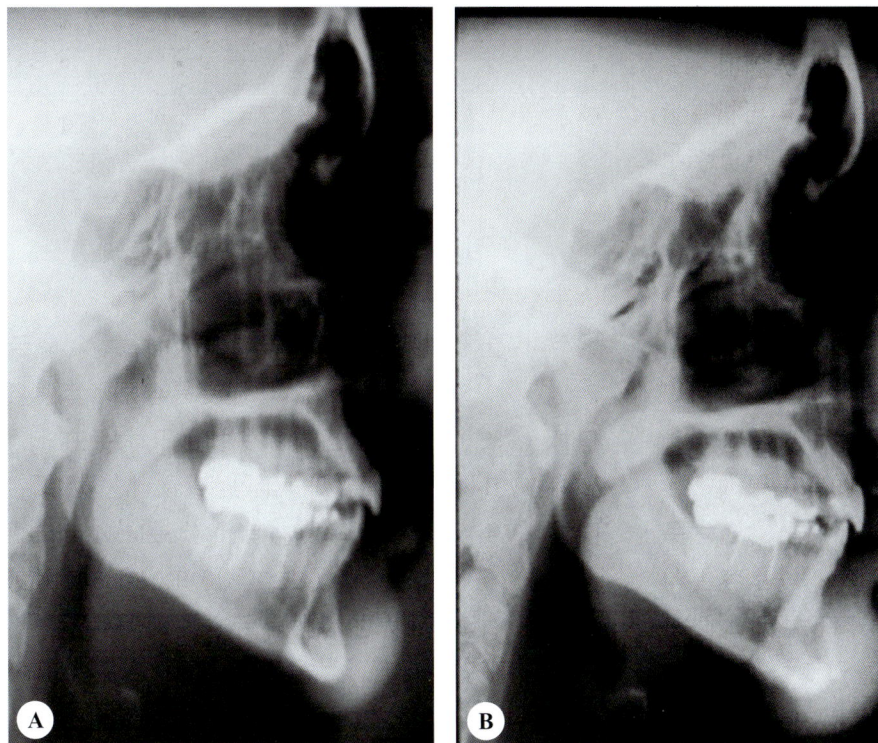

◀ 图 8-71 侧位 X 线片
A. 患者术前的后气道间隙；B. 患者在颏舌肌前移术后的后气道间隙

定，与 GA 手术相关的张力与宽度比可能是 OSA 患者手术有效的一个指标[286]。这两个因素限制了我们在术前准确或持续预测临床结果的能力。一项 Meta 分析评估 GA 的成功率在 39%～78%[219]。在严重 OSA 患者中，GA 作为治疗下咽阻塞的唯一手术的结果已经发表，其中三项研究的成功率超过 60%，两项研究的氧合血红蛋白饱和度结果显示，低氧合血红蛋白饱和度在两项研究中都有改善。只有一项研究控制了 BMI，所有四项研究都是 4 级 EBM（表 8-17）。总体成功率为 62%。我们最近发表的文章表明，GA 与 UPPP 的成功率为 61%。其他中心也报道了该手术的类似结果[284, 286, 287]。

我们的中心此前公布的临床结果显示，UPPP 加 GA 的成功率为 62.5%，有效率为 87.5%[283]。在这项评估 GA 加 UPPP 术后吞咽功能的研究中，GA 加 UPPP 手术在临床上有效地将平均 AHI 从每小时（48.3±48.45）次降低到 48.5 次（范围：12.4～76 次）。术后平均 AHI 为每小时（11.6±10.7）次，中位数为 10.75 次（范围：3.8～29；P=0.003）。该手术没有明显影响患者的喉部功能。没有关于术前或术后吞咽困难或误吸的报道。没有看到无

声吸气的影像学证据[283]。确定颏舌肌的张力和舌根宽度对手术有效性的作用，对于了解患者手术有效或失败的原因至关重要（图 8-72）[287]。另外 ESS 从（13.2±4.5）分下降到（7.6±3.4）分（P=0.002）。

> **要 点**
>
> • 我们已经注意到，张力降低和下颌骨宽度增加是术后成功的积极预测因素[287]。相反，张力增加和下颌骨宽度变窄是术后成功的消极预测因素。因此，张力与下颌骨宽度之比可能是 GA 术后成功的一个独立预测因素，其趋势是显著的。有效者和无效者之间的张力与双皮质宽度比存在明显差异，P=0.07。与无效者（每小时 0.3 次）相比，有效者的平均 AHI（每小时 25.1 次）明显减少，P=0.005，这是由张力与宽度比决定的。这种确定前移过程中施加在颏舌肌上的力及其与术后结果的相关性的新方法可能是手术成功的一个指标

6. 舌下神经刺激术

Joachim T. Maurer Nico de Vries
Clemens Heiser 著

(1) 定义：自 OSA 首次被描述以来，人们一直

表 8-17　颏舌肌前移证据基础综述						
研 究	BMI（平均）	AHI（术前）	AHI（术后）	成功例数 / 病例总数（%）	LAST	EBM
Riley 等[260]	NR	NR	NR	9/23[51]		4
Johnson 和 Chinn[410]	NR	59	14	7/9[102]	是	4
Lee 等[414]	NR	53	19	24/35[80]		4
Miller 等[422]	30	53	19	16/24[78]	是	4

AHI. 呼吸暂停低通气指数；BMI. 体重指数；LSAT. 最低氧饱和度；NR. 未报告；EBM. 循证医学证据水平

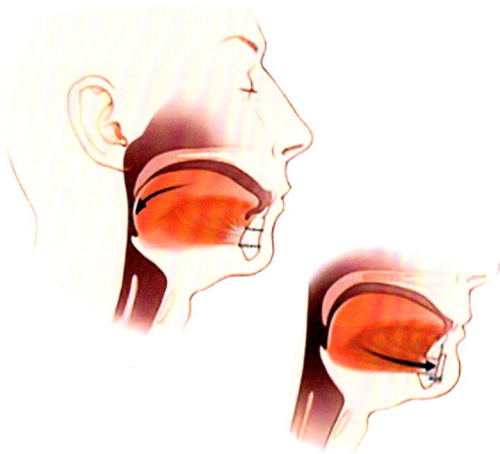

▲ 图 8-72　张力宽度比作为颏舌肌前移手术的预测指标

在讨论睡眠期间舌肌放松对上呼吸道塌陷的影响。在 20 世纪 70 年代末，Remmers 等已经假设神经肌肉控制紊乱会导致气道稳定性受损[288]。他们认为睡眠时颏舌肌张力不足是造成上气道阻塞的主要原因。在过去的 20 年里，神经肌肉受损导致的气流阻塞可能部分归因于传入和传出咽神经纤维的改变[289]。

刺激颏舌肌不仅会打开舌根平面，而且由于所谓的"腭舌联动"，咽的上部（软腭）也得以开放。腭舌肌从悬雍垂延伸形成扁桃体窝前柱，并延伸到舌的两侧[290, 291]。通过刺激使僵硬的舌头向前伸，固定腭舌肌以打开软腭。这可以防止睡眠时所有咽部水平的气流阻塞。Oliven 和 Schwartz 在早期的动物研究中证明，对舌下肌的外源性电刺激可增强其活性，并改善气道通畅性[292, 293]。在人类中复制这个技术是通过直接刺激舌下神经，在舌下放置细针电极，激活颏舌肌[294]。在此基础

上，设计舌下神经刺激疗法，以增加舌肌的活动，缓解睡眠中 OSA 患者的气流受限。在本章中，我们介绍了迄今为止各式不同商业化的舌下神经刺激植入装置和手术技术。

① 闭环技术：这项技术在 20 世纪 90 年代由美敦力公司（Minneapolis，Minnesota，USA）开发，自 2007 年起由 Inspire 医疗系统公司（Maple Grove，MN，USA）开发。今天，该疗法通常被称为上呼吸道刺激（upper airway stimulation，UAS）。它试图尽可能地模仿清醒时的神经肌肉上气道控制。呼吸是用肋间压力传感器测量的。如果植入式脉冲电发生器（implantable pulse generator，IPG）通过肋骨之间的压力传感器检测到吸气开始，放置在舌下神经周围的刺激袖带电极将选择性地刺激那些伸舌并使舌肌刚性增加的远端分支，以保持呼吸道畅通。在吸气结束时，刺激就会停止。这种反馈机制应避免在呼吸周期的错误阶段受到刺激以及肌肉疲劳（有关此技术的演示，请参阅视频 8-4）。

② 开环技术：这项技术是由美国加州圣地亚哥的 ImThera Medical 公司于 2000 年初开发的，它被称为有针对性的舌下神经刺激（"THN"）。该神经通过一个含有 6 个圆周触点的电极进行刺激，这些触点可以分别和交替处理。它旨在不断提高舌下神经支配的几块肌肉的张力，以便在整个呼吸周期内稳定上呼吸道。这意味着，当一个触点刺激某些肌纤维群时，其他肌纤维保持放松。当改变另一个选定的触点时，不同的肌肉纤维将被放松和激活。这种作用方式不仅可以摆脱与呼吸

同步的必要性，而且可以避免疲劳。

（2）适应证、禁忌证和患者选择：现有的两种技术都只适用于正压治疗失败或拒绝正压治疗的中度至重度 OSA 成年患者。如果其他 SRBD 的存在达到了临床上的相关程度，只有在有适当的治疗方法可以解决并存的 SRBD，或者认为 OSA 的相关改善有利于患者的整体健康状况的情况下，才可以为患者进行植入手术。

在植入过程中有可能伤害其余的功能性舌下神经，所以对侧预先存在舌下神经麻痹的患者被认定为特殊风险人群。

① 上呼吸道刺激（闭环技术）：根据行医国家的不同，有不同的额外纳入标准。在美国，目前 FDA 批准的标准是 BMI≤32kg/m²，AHI 在 15～65 次/时，以及排除 DISE 期间腭周完全塌陷的患者。在欧洲（CE 指标），对 BMI 没有监管限制；只有 AHI 被限制在 15～65 次/时。在欧洲不建议在 DISE 期间对没有环形腭塌的患者进行植入，尽管这是被允许的。

2017 年，荷兰获得了报销批准，这是欧洲继德国之后的第二个获得批准的国家。2018 年，AHI 的限制被设定为从 20～50，但估计这些纳入标准将很快被扩大。

② 靶向舌下神经刺激（开环技术）：在欧洲，没有额外的和具体的监管排除标准。根据可行性试验（THN2），AHI＜65，AI≤30，去饱和指数（＞10% 去饱和）＜15，以及 BMI＜35kg/m² 似乎是成功的预测因素[295]，并在多中心枢纽试验（THN3）中被用作相关的 PSG 选择标准。在美国，该技术上市前不能在上述的研究之外使用。

（3）诊断检查：PSG 或相关措施用于评估 OSA 的严重程度和其他呼吸变量，彻底的上呼吸道 ENT 检查，包括内镜检查，以排除气道阻塞的相关解剖原因和清醒时的舌下功能，然后用 DISE 来收集阻塞的水平、模式和程度等信息。后者是 Inspire UAS 的强制要求。必须注意 BMI 和并发症。

① Inspire UAS 闭环技术组件：植入部件（图 8-73）由刺激导线、传感导线和 IPG 组成，它们共同感知呼吸模式，并随着吸气同步向舌下神经提供刺激。外部部件由一个医生编程器和一个患者编程器组成。

● 感应导线：感应导线包括一个压差传感器和两个组织锚。呼吸周期通过其压力变化被检测出来，由 IPG 监测（图 8-73，黑箭头）。

● 刺激导线：刺激导线包括一个内短外长的袖口部分，以及三个与袖口平行的电极，可以配置成各种单极或双极刺激。一个组织锚被连接到导线上，作为神经周围的袖带部分的张力消除器（图 8-73，黑箭）。

● 植入式脉冲发生器：IPG 与两根导线相连，

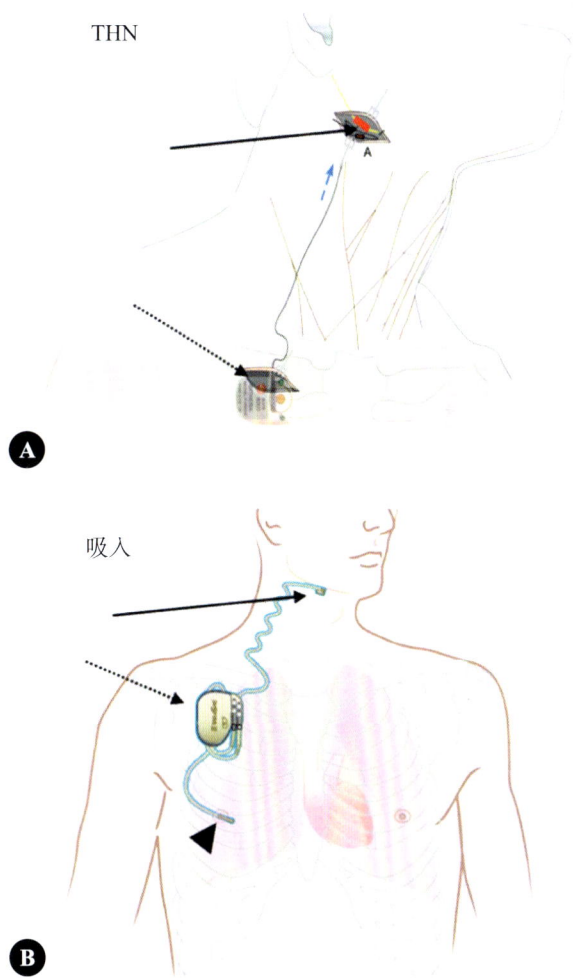

▲ 图 8-73　两个不同的系统和组件

A. 开环技术（ImThera 的 THN 系统）；B. 闭环技术（Inspire Medical Systems 的 Inspire2）。黑箭示刺激导联，而虚箭示植入式脉冲发生器。黑箭头示闭环系统中的传感引线（图 A 由 ImThera 提供，图 B 由 Inspire 提供）

并包含 1 个使舌下神经刺激与呼吸信号同步的算法。IPG 的电子元件和不可充电的电池被密封在一个钛盒内（图 8-73，虚箭）。

• 内科医生编程器：医生编程器通过短程射频遥测装置与 IPG 进行通信。遥测通信允许医生询问 IPG 的状态（例如，电池状态、系统患者使用情况、呼吸波形和编程日志），并调整设置（例如，刺激、感应、难治期和患者可编程设置，如启动延迟）。

• 患者编程器：如果需要的话，患者可以使用患者编程器在睡觉前激活神经刺激或暂停刺激。患者还可以在医生预选的范围内对刺激的幅度进行调整。

② ImThera THN 开环技术组件：植入部件（图 8-73）由 1 个刺激导线和 1 个 IPG 组成。它们向舌下神经的扇形部位提供周期性刺激。外部部件由医生编程软件、充电天线和遥控器组成。

• 刺激导线：刺激导线包括 1 个内短外长的袖套部分，其中包括位于袖套内的 6 个圆形电极，这些电极可以分别配置为单极设置，用于交替刺激。一个可移动的组织锚将被连接到导线上，消除神经周围袖口区域的张力。

• 植入式脉冲发生器：IPG Aura6000 与导线相连，包含一个提供舌下神经刺激的算法。IPG 的电子元件和可充电电池被密封在一个钛盒内。每使用一个晚上，电池需要充电约 20min；最好是每天充电，至少每 3 天一次。如果电池完全耗尽，充电将需要 2～3h。

• 医生编程软件：医生的编程软件应安装在一个便携式的笔记本电脑上。它通过短程遥测装置与 IPG 进行通信。遥测通信允许医生远程检查 IPG 状态（如电池状态、系统患者使用情况和编程日志），并通过需要连接到笔记本电脑的遥控器调整设置（如每个电极的激活、刺激参数、暂停和患者可编程设置，如启动延迟）。

• 远程控制：如果需要，患者可以通过使用遥控器激活和终止治疗，或暂停治疗。患者还可以在医生预选的上限内对刺激幅度进行调整。此

外，遥控器包含一个可充电电池，其本身可通过充电天线为 IPG 的电池充电。医生使用遥控器进行检查和微调。

(4) 具体风险、患者信息和知情同意：患者必须被告知与手术和治疗相关的不良反应（表 8-18 和表 8-19）。

应该提到在放置肋间压力传感器时可能出现气胸，尽管截至目前还没有这种报道。在最初的 2～4 周，移动右肩时可能会出现一些疼痛。

如果 IPG 缝合线松动，在极少数情况下可能需要重新固定 IPG。使用 Inspire UAS 设备的话潜水深度可能分别被限制在 10m（旧设备）或 30m（新设备）。新的 Inspire UAS 设备可作 MRI 检查，但旧的设备（直到 2017 年或 2018 年，根据国家和中心可能有不同的发布月份）或 ImThera THN 系统则不能。患者必须明白，他们有一个活跃的植入物可被安全扫描系统识别（例如，在机场）。

植入物不是很厚。然而，对于瘦小的患者来说，其体积可能是可见的。如果电池达到使用寿命，两个 IPG 都需要更换。Inspire 不可充电的电池在 8～12 年后到期。ImThera 可充电电池的寿命为 11～15 年。在现实生活中，在常规使用 6～7 年后查看电池电量水平，电池寿命可能更长。

(5) 麻醉与体位：这两种技术都是在全麻下进行的。建议进行鼻腔插管，特别是在 UAS 中，以便更好地观察舌头的运动[296, 297, 298]。患者的颈部伸展，一侧肩部像下颌下切除术一样翻转向左侧。UAS 患者的右胸下放置一个额外的定位垫，以方便插入感应导线。预防性抗生素（如 2mg 头孢菌素或如果对头孢菌素过敏可用其他药物）在麻醉开始时静脉注射。必须避免使用长效的肌肉松弛药。此外，在左侧的臼齿之间再放置一个圆柱形的纱布，以便在手术过程中能够观察到舌头的运动。

然后放置两个成对的口内神经监测电极（18mm 长）[299]。在放置 EMG 电极之前，应该对舌头和口腔进行消毒。第一个电极放置在右前口

不良事件（126 例受试者）	事件数量（0～12 个月）	事件数量（12～36 个月）	事件数量（36～48 个月）
表 8-18　STAR 试验中植入后 4 年内的非严重不良事件			
与手术相关的非严重不良事件			
与切口相关的术后不适	47	3	1
与切口无关的术后不适	41	1	0
暂时的舌无力	34	0	0
插管的影响	18	0	0
头痛	8	0	0
其他术后症状	22	0	0
轻微的感染	1	0	0
与治疗相关的非严重不良事件			
电刺激引起的不适	81	48	7
舌磨损	28	16	3
口干	10	7	0
与装置存在相关的机械性疼痛	7	6	0
临时内部设备可用性或功能投诉	12	9	3
临时外部设备可用性或功能投诉	11	19	9
其他急性症状	21	15	2
轻度感染	1	0	0

STAR. 减少呼吸暂停的刺激治疗（改编自 Gillespie et al[455].）

底，在下颌骨后方的垂直方向上，以监测颏舌肌。第二个电极沿右舌的外侧向后放置，正好在黏膜下，以监测舌骨舌肌和茎舌肌。电极最后连接到一个神经完集成监测系统。在植入 ImThera 装置时，一些外科医生使用一个简单的神经定位器，而不是神经集成监测。

手术区域用无菌清洗剂消毒，最后用 Ioban 洞巾覆盖。口腔始终用足够大的透明洞巾覆盖，以便在手术过程中可以看到舌头及其运动。

(6) 设备：需要有标准肿瘤学网络，并配有神经解剖器械。通过放大镜或显微镜进行放大。用两个通道进行神经集成监测。对于 Inspire UAS，需要较长的牵引器以充分显露肋骨，在放置传感导线时，需要一个 0.6cm 的可塑牵引器用于肋间。

(7) 手术步骤：植入过程可分为不同的步骤。涉及压力感应导线的步骤 3 和步骤 6 只对 UAS 设备有要求，对 THN 系统没有要求。

- 刺激导线的放置。
- IPG 的包埋准备。
- 感应导线的放置。
- 穿透和连接导线到 IPG。
- 验证舌头对刺激和阻抗测试的反应。
- 传感的验证。
- 确保包埋的 IPG 的安全。
- 关闭切口，无引流。

在大多数情况下，UAS 植入术的整个手术持续时间为 90～150min。由于不需要感应导线，THN 的植入通常在 60～120min 内完成。图 8-74

表 8–19　THN 植入后 1 个月（短期）和 6 个月（长期）期间的严重和非严重不良事件

事件描述	不严重的		严重的	
	短　期	长　期	短　期	长　期
麻醉并发症	1	—	—	—
血肿	1	2	1	—
感染	4	—	—	—
疼痛	7	12	1	2
轻度麻痹	5	—	—	—
感觉异常	5	1	—	—
出血	—	—	1	—
无刺激	—	—	1	—
装置移位	—	—	—	1
其他	1	16	2	3
合计	24（17 例 /37.0%）	31（20 例 /43.5%）	6（6 例 /13.0%）	6（5 例 /10.9%）

改编自 Friedman et al[295].

概述了神经解剖和舌下神经的刺激导线定位。

① 刺激导线的放置：植入手术总是从放置刺激导线开始。这是手术中最重要和技术要求最高的部分。如果舌头没有反应，那么外科医生应该考虑停止植入，进行故障排除手术[299]。

右下颌颈部做一个 2～5cm 的切口用于放置刺激导线，在下颌骨下方一指宽的地方，比下颌下切除术更靠前。UAS 的切口在中线右侧 1cm 处，THN 的切口在 2cm 处。

当通过颈阔肌向舌骨肌腱方向解剖时，下颌下腺的前缘和二腹肌的前、后腹变得可见。

轻轻地将腺体向后上方牵拉，将二腹肌的前腹向后方牵拉，就可以看到下颌舌骨肌的后缘，然后可以抬起来看到下面的舌骨舌肌。

② 放置 THN 的袖口电极：可以在舌骨舌肌上识别舌下神经的主干，在舌下神经通往颈袢分支和茎突舌肌的分支之间的近端进行电极放置。用倾斜的钝性剥离器将神经从肌肉上剥离，形成一个 1cm 长的空腔，然后将连接在电极长套管上的

红色硅胶线从内侧向外侧拉到神经周围。用另一个镊子抓住连接在较短内套上的蓝色硅胶线，从而打开袖套。将较长的外套筒放在较短的内套筒周围，使 6 个电极与神经表面紧密接触。最后可将硅胶线剪掉并加以处理。顺时针旋转袖套，使导线从袖套的浅表一侧出来。在距袖带 4～5cm 处的导线周围放置一个圆角型活动锚，形成一个柔和的环形，并固定在深筋膜上。用生理性氯化钠冲洗袖带电极，以消除气泡并改善导电性。

③ 放置 UAS 的袖带电极：当将前腹从腺体和皮下组织进一步向前方分离时，将到达舌骨舌肌的前缘，以便将袖带电极置于远端。外科医生现在会分离出所有的收缩分支（舌骨舌肌和茎舌肌），以排除突出分支（颏舌肌和颏舌骨肌，后者是 C_1 根的分支，与舌下神经同行）（图 8–74 和图 8–75）。

有意思的是这个区域往往伴随甚至被一条 Ranine 静脉（舌下神经伴行静脉）穿过，使得袖带电极的放置变得困难或不可能。C_1 常常附着在 Ranine 静脉下的血管周围组织上。因此，经常需

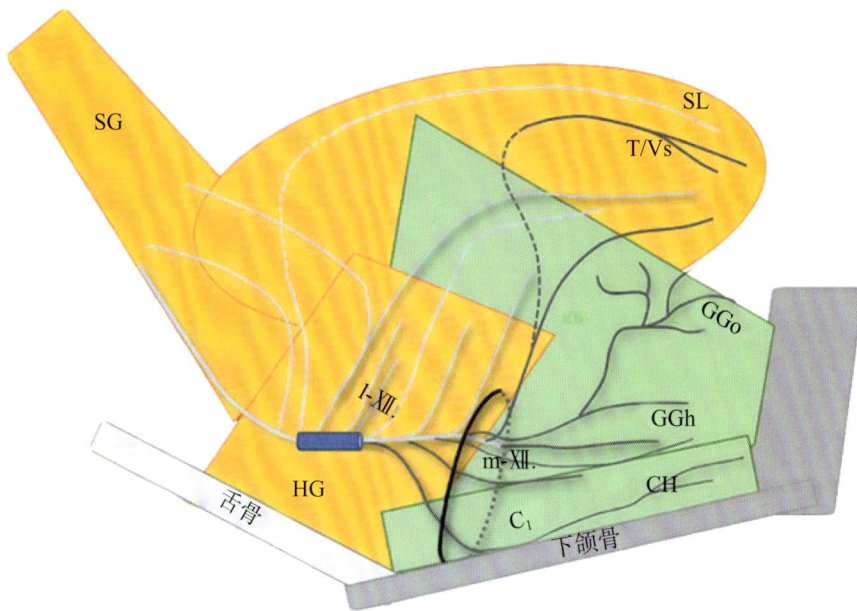

◀ 图 8-74 舌下矢状切面示意，显示舌下神经（XII）的远端分支

黑圈表示闭环技术（Inspire）的选择性袖带位置，蓝管表示开环技术（THN）的位置。绿色标记的肌肉（GGo、GGh、GH）是舌和舌根的主要前伸肌，用于打开上呼吸道。橙色标记的肌肉主要是上呼吸道加强肌和舌牵开肌，用于关闭上呼吸道或稳定上呼吸道。C₁. 第一颈神经；GGh. 颏舌肌水平纤维；GGo. 颏舌肌斜行纤维；GH. 颏舌骨肌；HG. 舌骨舌肌的纤维；l-XII. 舌下神经的侧支；m-XII. 舌下神经内侧支；SG. 茎突舌肌；T/V. 横行和垂直的固有肌纤维

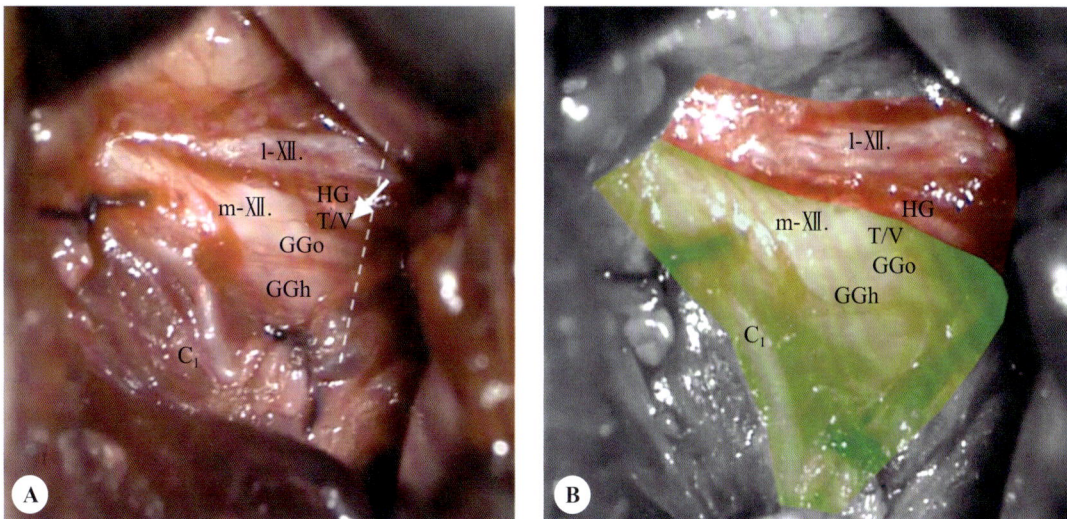

▲ 图 8-75 舌下神经终末端分支的术中切面

在图 B 中，绿色区域显示需要包括在刺激导线中的神经纤维，而红色区域显示需要排除的神经纤维。
l-XII. 舌下神经的外侧支；m-XII. 舌下神经的内侧支；C₁. 第一颈神经；GGh. 颏舌肌水平纤维；GGo. 颏舌肌斜行纤维；T/V. 横行和垂直的固有肌纤维

要小心地分离神经，甚至结扎。需要强制监测神经完整性，以明确选择不同的、有时是紧密耦合的分支。为此建议使用双极探针，因提供了更窄的刺激范围。除了 NIM 信号外，通过覆盖于口腔的透明膜观察舌头的运动也是有帮助的：舌头右侧或双侧突出的包含分支是积极的预测因素，而对侧突出或舌头回缩的排除分支则是治疗成功的消极预测因素。一旦包涵纤维被清楚地识别、分

离并准备好，袖带电极就会放在神经周围。可以考虑使用血管环轻轻抬起神经，以方便放置袖带。

将一个有角度的钝性剥离器从内侧到外侧穿过 1cm 的术腔；用镊子夹住薄而长的外套筒，并拉过术腔。内侧较短的套筒围绕所有选定的分支卷起，并用长的外侧套筒覆盖。必须注意不要让神经分支在两个套筒之间滑动，以免影响电极和神经之间的导电性。将导线从二腹肌下穿过，以

轻柔的环形方式引导至二腹肌的肌腱或前腹，用 3-0 或 4-0 不可吸收缝合线缝合固定锚。氯化钠冲洗袖带周围可减少袖带内的滞留空气并提高传导性。

④ IPG 术腔准备：右前胸壁作一个长 5cm 的切口，为了美观尽可能居中，沿松弛皮肤张力线与锁骨平行或其下方 2~4cm。在胸大肌的筋膜上建立术腔，尽量小一点以避免 IPG 过度移动。另外，术腔也需足够大，以避免 IPG 与切口直接接触。

⑤ 感应导线的放置（仅 Inspire UAS 需要）：第三个切口长 5cm，沿放松的皮肤张力线水平定位，在第 4~6 肋间。外侧延伸至腋窝中线。切口的内侧不应超过胸大肌的外下缘。当解剖到肋骨时，前锯肌和外斜肌可能被误认为是肋间外肌。需要将它们与肋骨分开，以找到肋间外肌和肋间内肌。在第五根肋骨的上缘，用一个可弯曲的牵开器或一个弯曲的钳子在两层肌肉之间建立一个 6cm 长的通道。要防止压力传感器在肋骨上滑动，因为这将干扰压力信号并影响呼吸感应。同样地，压力传感器必须朝向胸膜，当第一个固定锚上的小驼峰朝向表层时，可以验证这一点。用 3-0 或 4-0 不可吸收缝合线将这个固定锚缝在肋间通道外的骨膜或肋间筋膜上。然后以轻柔的环形方式引导导线向上移动。用同样的缝合线将第二个锚固定在皮下通道的入口处，朝向 IPG 术腔。

⑥ 穿透和连接导线到 IPG：在这两种技术中，导丝都是用钝的穿透工具盲目地穿出。如果开始用 Kelly 钳或类似的工具剖开，就更容易一些。在 UAS 中，手术套件包含一个一次性的穿透设备，带有钝头和一个用于导联塞的连接器。在 THN 中，使用市售的分流通道器（如 Codman 一次性导管通道器）。需要将带有钝头的内部闭塞器抽出，留下金属管，作为导联的安全导向。

感应导线（仅指 UAS）首先通过通道，从侧胸壁切口进入皮下平面的 IPG 术腔。对于女性，应注意不要穿透乳房。

刺激导线可以从 IPG 腔中穿过通道到达颌下切口，反之亦然。装置要弯曲以符合个人的解剖结构，并停留在锁骨上方的皮下，或者在瘦弱的患者中则停留在颈阔肌下水平。应确定颈外静脉以避免出血（另外，可以在颈阔肌上方的平面上建立一个通道。其优点是血管损伤的风险较低；缺点是在皮肤较薄的患者中，导线可能会被看到）。通道和导联应该在 IPG 腔的上内侧角出来，以便在伸展和转动头部时尽量减少导联的拉伸。

导线最后连接到 IPG 上，使插头完全插入以保持干燥和清洁。需要正确固定螺钉的旋钮。

⑦ 验证舌头对刺激、阻抗测试和呼吸感知的反应：现在，刺激导线的阻抗、EMG 信号的阈值和运动反应是通过制造商的特定硬件和软件获得的。对于 THN，每个触点都需要单独检查。在 UAS 中，双极配置（+-+）作为标准。双侧或右侧的舌头突出和扁平被认为是一个积极的预测因素[300]。此外，在 UAS 中，为了使呼吸和刺激之间有良好的同步性，要验证呼吸感应。

如果外科医生在植入的其他步骤中怀疑刺激导线错位或移位，或压力信号微弱或为非生理性，在这个阶段仍可对导线进行修正。

⑧ 固定 IPG 在腔内，关闭切口，不引流：现在，用 2 根不可吸收的 2-0 缝合线将 IPG 缝合到腔中。在 UAS 中，这两根线都被固定在现有的一个孔中；对于 THN，有两个孔，各缝合一根。首先在胸大肌的深筋膜上建立一个松散的吊线，然后将缝合线绑在设备孔上。制造商的标志面向表面，以便在设备和编程器之间进行适当的连接。THN 的导线较短，向头侧引出；UAS 的导线较长，必须放在 IPG 下面。我们建议尽可能地将患者的颈部向左伸展和转动，使得我们能够了解刺激导线是否有任何压力，以便可以在关闭之前进行纠正。最后，进行两层切口闭合，注意不要缝合和损坏导线。不建议使用引流管，因为植入的部分可能会沿着引流管发生微生物定植。取而代之的是采用加压包扎。

风险、提示和技巧

- 成功植入的最重要方面是严格的无菌技术、细致的解剖和识别第Ⅻ神经,对于 UAS,则识别其分支,要注意神经监测反馈,准确放置传感导线(UAS),安全固定导线锚,以及 IPG。特别是在 UAS 手术中,袖带定位是至关重要的。为了获得最佳的临床效果和成功,需要考虑解剖学标志、NIM 的解释以及术中的肌肉收缩和舌头运动

(8) 并发症:一般来说,与舌下神经刺激术有关的发病率较低。与手术相关的最主要的不良事件是出血、感染和暂时性舌无力。当刺激导线的通道太浅而触及颈外静脉时,可能会发生更严重的(静脉)出血。在手术后的头几周,所有病例的暂时性舌无力都会自发好转。截至目前,还没有关于永久性舌无力和气胸的报道。颈部导联或瘢痕紧张很少发生;然而,如果出现这种情况,最终需要进行手术,并将导联重新定位在 IPG 腔甚至颌下区域,这就很难治疗。最近,我们有一位 UAS 的患者出现沿刺激导线的疼痛,使得我们重新定位刺激导线。最后,也不得不更换袖带电极。术后舌下神经功能在这次手术后仍然完全正常。在减少呼吸暂停的刺激治疗(stimulation treatment for apnea reduction,STAR)试验中,48 个月的随访中共发生了 5 起严重不良事件(126 例患者中有 5 例,4.0%)。3 例患者分别因无法治疗的失眠、疑似胸锁关节化脓(最终与无菌 IPG 无关)和无效而接受了选择性移除手术。在第四年,有 2 人需要更换故障的设备部件(一个传感导线和一个带 IPG 的刺激导线,以重新定位电极的位置并改善治疗效果)。修正手术没有出现并发症或重大后遗症。

与治疗有关的损伤主要是刺激时舌头变硬或移动。这可能导致舌头酸痛、疼痛或擦伤,这可以通过重新编程、佩戴护齿或磨平尖锐的牙齿边缘来解决。每个设备都可能会发生故障。在 THN 中,一些患者的充电天线出现了问题,有可能导致设备耗尽。这一点通过更换天线可以得到解决。

与治疗有关的不良事件通常只在夜间治疗时困扰患者。早上关闭治疗后,患者不会像腭部或舌根手术那样,出现解剖结构改变或咽部功能失调(如瘢痕、麻木和咽喉干燥)。

STAR 试验中使用 UAS 超过 4 年的不良事件(表 8-18)和 THN2 试验中使用 THN 超过 6 个月的不良事件(表 8-19)表明,使用 UAS 没有手术的长期后遗症,与治疗有关的损伤在几年内持续下降。

德国的一项上市后监督研究支持 UAS 的低发病率,该研究对 60 例患者进行了为期 1 年的随访[298, 301]。有 2 次手术(3.3%),在通道中发生了颈椎静脉出血。5 例患者(8%)出现术后疼痛,1 例患者(1.6%)出现舌头麻木,以及 1 例患者(1.6%)的构音障碍在 2 个月内自动解决。另一位患者(1.6%)在第一年结束时,由于个人不接受佩戴植入物,并出于外观原因,要求拆除装置。3 例患者(5%)报告了刺激疼痛,1 例患者(1.6%)报告了刺激期间的语言障碍,通过适应治疗或重新编程得到解决。

(9) 术后护理:根据当地的护理标准,可以延长预防性抗生素的时间。在手术的当天或之后,要进行颈部侧位 X 线检查,以记录导线和袖带的位置。对于 UAS,额外的前后位胸部 X 线片不仅可以记录传感器导线的位置,还可以记录气胸的情况。48h 后拆除加压包扎,7~10 天后拆除缝合线。患者出院时,会有关于术后行为的明确指示。他们在手术结束后的 2 周内要限制右臂活动和提重物。可以辅以手臂吊带将右臂固定在胸壁上,但不是强制性的。不遵守这一指示的患者可能会出现血肿和植入物周围纤维囊延迟形成的风险。

在饮食方面没有要求。一般来说,简单的镇痛药(如对乙酰氨基酚 500~1000mg,口服,每日 3 次或布洛芬 600mg,口服,每日 3 次)服用几天就可以了。

① 治疗启动:IPG 将在术后 1 个月首次激活,以便有足够的时间进行愈合。这是在门诊环境下清醒状态下进行的。激活时采取坐姿,将遥测器

绑在或固定在 IPG 的皮肤上。检查阻抗。UAS 和
THN 在睡眠期间的激活和调整是不同的。尽管这
是一本外科手册，但外科医生必须了解主要方面。
一小部分患者可能需要比这里所述更复杂的调节设
置。成功的调节可能需要不止一个晚上。因此，早
期随访睡眠研究可能是必要的。对 AHI 的影响和
治疗的舒适度必须平衡，以获得个体治疗的成功。

②UAS 中的激活和滴定：医生编程器在标准
设置（双极 +–+）中用于定义三个阈值（电压）的
振幅：患者首次感觉到轻微刺激、舌头明显突出
门牙（功能性）和亚不适[300]。人们可以选择其他
双极设置或切换到单极刺激，改变袖带电极上产
生的电场，从而影响结果[302]。设置启动延迟（如
20min）、夜间醒来时的暂停时间（如 10min）以
及家庭使用的下限和上限。下限通常设置为低于
功能阈值的 0.2V，上限设置为低于亚舒适阈值的
0.2V。此外，检查呼吸信号，并以此开始刺激。
现在，呼吸和刺激之间的同步性得到验证，如果
需要的话，可以以任意单位调整检测吸气和呼气
的阈值和灵敏度。当实现了同步刺激后，最终设
置被保存下来，IPG 被配置为家庭使用。建议患者
在预设的范围内慢慢增加振幅，并在家里适应这
种疗法。经过 4 周的适应后，在首次调节睡眠研
究中对治疗进行进一步微调。

③THN 中的活化和滴定：该软件用于在单极
设置中对 6 个电极触点中的每一个进行单独编程。
每个触点的感觉阈值和治疗水平（μA）都已被设
定好。THN 中清醒时的治疗水平与 UAS 中的亚舒
适度相当。在清醒状态下，刺激特定的触点对呼
吸的积极或消极影响可以通过患者的主观反馈或
通过软性咽喉镜来评估。当天晚上，将确定每个
触点的必要振幅、激活时间以及上升和下降时间。
通常情况下，2~4 个触点将提供气道稳定，改善
或恢复睡眠时的气流。所选触点的激活顺序将被
设定好。启动延迟（如 20min），夜间醒来时的暂
停时间（如 10min），以及家庭使用的下限和上限
都被设定。上限相当于治疗水平。所有激活的触
点的不同治疗水平被定义为 100%，下限通常被设

置为治疗水平的 80%。需要指导患者如何增加所
有激活触点的主振幅。

（10）效果。

①上呼吸道刺激：2001 年，发表了一项第
一次人体研究，介绍了 8 例植入第一代 Inspire 装
置的患者[303]。除了一例患者外，所有患者的呼吸
指数都得到了改善，而且没有干扰睡眠，从而验
证了这一概念。技术上的失败，如导线断裂和由
于压力传感器经胸腔定位造成的心血管压力伪影
导致的呼吸同步不良，导致 5 例患者的治疗终止。
如上文所述，设计一个新的装置解决了这些技术
和概念上的问题。在第一阶段有 20 例患者参加的
可行性试验中，只有 6 例患者有效果，但这揭示
了治疗效果的第一个预测因素。另有 8 例 AHI 为
20~50 次 / 时、BMI≤32kg/m²，DISE[304] 软腭没
有完全塌陷，作为小型验证队列期间，仅有一例
患者无反应[305]。应用这些主要选择标准，一项多
中心Ⅲ期关键试验（如 STAR）表明，12 个月后
AHI 中位数从 29.3 降至 9.0，ODI 从 25.4 降至 7.4
为主要终点。在入选的 126 例患者中，约 66% 符
合 Sher 的治疗成功标准。与睡眠有关的生活质量
［中位数 FOSQ（睡眠功能结果问卷）从 14.6 到
18.2］和日间嗜睡（中位数 ESS 从 11.0 到 6.0）可
以得到明显的和有临床意义的改善[306]。在 12 个月
时（n=124），在前 46 例治疗有效者中进行了为期
7 天的随机治疗退出研究，OSA 在退出组中复发，
证明了治疗效果与刺激治疗有关[307]。主观和客
观结果在 18（n=123）、24（n=123）、36（n=116）、
48（n=109）和 60（n=97）个月后保持稳定，刺激
幅度没有任何增加[301, 308–310]。总的来说，在随访期
间，患者退出的人数少得可以接受。这项研究表
明，上气道刺激的长期效果是可持续的，而且是
良好的。

三个德国中心在一项上市后的研究中可以证
实关键试验的主观和客观结果，该研究对 60 例患
者测试平均 2 晚的七通道家庭睡眠的基线、植入
后 6 个月水平和 12 个月水平[311, 312]。研究人群是
使用接近 CE 批准的扩展标准（AHI 15~65 次 / 时，

BMI≤35kg/m² ）来定义的，并且使用的调整夜数比 STAR 试验少。AHI 从中位数 28.6 次 / 时下降到 6 个月后的 8.3 次 / 时，12 个月后的 9.5 次 / 时。大约 68% 的患者在 6 个月后达到 AHI 有效改变状态，73% 在 12 个月后达到 AHI 有效改变状态。在随访过程中，没有患者的呼吸参数出现恶化。ESS 和 FOSQ 的中位数分别从 13 到 6.0，最后到 6.5，以及从 13.7～18.6，最后到 18.6。在第一年中，每周的平均使用时间为（39.16±14.9）h，即超过了每晚 5.5h。

目前，在美国、德国和荷兰的 12 个中心在治疗的第一年里，正在招募 2500 例患者进行登记。在这个登记册中，没有安排具体的研究访问。每个中心的治疗和随访都是根据他们当地的护理标准进行的。截至目前，对首批 301 例患者［248 例男性，53 例女性；（59.2±11.2）岁，BMI（29.2±3.8）kg/m²］进行了评估[313]。与关键试验和上市后研究相比，AHI 从基线的（35.6±15.3）次 / 时降至调节后的（10.2±12.9）次 / 时（$P<0.0001$），AHI 中位数从 32.5 次 / 时降至 5.5 次 / 时，81% 的患者在调节后 AHI<15 次 / 时。日间嗜睡从（11.9±5.5）h 改善到（7.5±4.7）h（$P<0.0001$），ESS 中位数从 12 分减少到 7 分。家庭设备的平均使用时间为每晚（6.5±2.3）h。在这项研究中，医生被问及对该疗法的总体临床印象。大约 94% 的人认为患者的情况比以前有所改善。大约 92% 的患者对治疗感到满意。

还有其他单中心或多中心的出版物显示了类似的主观和客观结果。

UAS 显示出一致的主观和客观的短期和长期成功，治疗的依从性高，患者满意度高。

② 靶向舌下神经刺激术：截至目前，只有 3 篇关于开环技术的出版物。Mwenge 等在 2013 年发表的第一篇人体研究报道介绍了 13 例植入患者（12 例男性，1 例女性；AHI>20 次 / 时；BMI 25～40kg/m²），随访了 12 个月。刺激后可以将平均 AHI 从基线的（45.2±17.8）次 / 时降至 3 个月后的（21.7±19.9）次 / 时和 12 个月后的

（21.0±16.5）次 / 时。根据 Sher 的标准，13 例患者中有 10 例对治疗有效。ODI 同样从（29.2±19.6）次 / 时降至（14.2±16.7）次 / 时和（15.3±16.2）次 / 时，唤醒指数也从（36.8±12.5）次 / 时降至（24.9±14.4）次 / 时和（24.9±13.7）次 / 时。睡眠阶段和 ESS 没有明显变化[314]。要求 10 例有效者停止刺激一个晚上后，平均 AHI、ODI 和唤醒指数没有复发，表明有一定的残留和持续效果[315]。

在 46 例患者［43 例男性，3 例女性；（54.9±11.1）岁；BMI（30.8±3.7）kg/m²］中进行的可行性试验评估了 6 个月的安全性和疗效，以确定成功的预测因素。虽然全组 AHI 的变化［从（34.9±22.5）次 / 时到（25.4±23.1）次 / 时］并不令人满意，但 BMI<35kg/m²、AHI<65 次 / 时、呼吸暂停指数（apnea index，AI）≤30 次 / 时和 ODI（10% 失饱和度）<15 次 / 时的患者对该疗法效果最好。日间嗜睡（daytime sleepiness）明显改善；生活质量指标没有变化[296]。这里发现的有效预测因素成为 RCT THN3 的选择标准。招募工作已于 2017 年底完成。

THN 在前两项试验中显示出令人鼓舞的结果。因此，人们热切地期待着 2019 年初的 RCT 结果。

（三）喉和气管

1. 会厌部分切除术

Thomas Verse　FilippoMontevecchi　**著**

(1) 定义：自从将药物诱导睡眠内镜（drug-inducedsleependoscopy，DISE）作为睡眠呼吸障碍术前常规检查以来，成人 OSA 患者喉腔致病因素的检出率要比此前高得多[221]。声门上塌陷也被认为是睡眠手术失败的一个潜在原因[193]。

我们于 2005 年 11 月在意大利的福尔利为入组患者启动了 DISE 检查，其方法是在手术室与麻醉医生一起使用丙泊酚（最初采用静脉推注技术，后来采用输液泵注入）。2010 年，我们对 250 例患者进行回顾性研究，比较清醒状态下和 DISE 状态下的检查结果[246]。在这项研究中，我们发现下咽阻塞的程度和类型（分别为 59% 和 49%）存

要 点

- 舌下神经刺激术提供了一个全新的治疗概念，它直接解决了气道通畅性受损的问题，与改良上气道解剖结构的手术截然不同。舌下神经刺激有两种类型：与呼吸同步的闭环系统（Inspire，"UAS"）和开环系统（ImThera，"THN"）。这两种设备都在欧盟和世界其他一些国家销售。截至目前，美国 FDA 只批准了 Inspire UAS。ImThera（THN3）的随机对照关键性试验仍在进行。闭环技术 UAS 的出版物数量、科学基础和关于治疗的所有方面所取得的证据水平都更先进

- 这两种疗法都适用于成人 OSA，作为正压通气治疗失败或不能耐受或拒绝的替代治疗。此外，纳入和排除标准以及所需的 BMI 和 PSG 结果因国家和设备不同而略有不同。总的来说，BMI 超过 35kg/m² 似乎不太有利。对于闭环技术来说，在 DISE 过程中必须排除完全的同心腭塌，这一点迄今尚未对开环技术进行评估。这两种技术都被认为是独立的手术，但也可以在分段手术概念中使用

- UAS 的手术需要在神经监测的指导下将袖带电极放置在选定的远端舌下神经分支周围，并放置一个肋间呼吸传感器，而使用 THN 时，袖带放置在近端神经处，不需要呼吸传感器。这两种手术的并发症率似乎是相似的。第一次激活是在手术后 1 个月进行的；第一次调整是在 PSG 期间进行的，这需要对每种设备进行特定的培训和专业知识。调整可以在几年内进行

- 持续治疗很重要；在临床常规的 UAS 中，平均每天使用 6h 以上。在经过适当选择的患者中，约有 75% 的人在 5 年内使用 UAS 取得了长期的治疗效果。对于 THN，目前只有 6 个月或 12 个月随访的可行性试验

- 开环技术"THN"可用于特定患者。人们热切地期待着关键的 RCT 结果。闭环技术"UAS"已进入临床常规，具有明确的选择标准、手术技术和可预测以及有利的长期结果

在显著差异。其中通过 DISE 检出了多达 30% 的喉部阻塞病例。在汉堡，我们分析了 100 例连续病例，和在福尔利一样，有 30% 的汉堡患者在会厌水平出现喉部阻塞[316]。在 28% 的患者中，会厌被吸到咽后壁而阻塞上呼吸道但没有改变其形状。在另外 2% 的患者中，会厌形态不稳定并落入到喉腔。同样，Kezirian 及其同事[317] 报道了一项有

108 例 OSA 患者的队列研究，在 DISE 检测中有 29%～30% 的患者出现了会厌塌陷。最近一篇关于成人 OSA 患者会厌塌陷的综述报道，在 DISE 检测中会厌塌陷的发生率为 9.7%～73.5%[318]。

有一些关于所谓的软性会厌的早期病例报道。在这些病例中会厌松弛被认为是 CPAP 治疗失败的原因[319-321]。软性会厌定义为不稳定的会厌，在吸气时会厌远离舌体而塌陷。显然，这一现象在老年男性中最常见。然而，在会厌癌[322]、创伤或口咽手术后，也可出现过继发性软性会厌[323]。

综上所述，我们认为将会厌塌陷分为原发性和继发性两种类型是至关重要的。在第一种类型（原发性）中，会厌本身塌陷导致喉部阻塞。如前所述，这可能有两种方式：会厌向后倾斜，通过接触咽后壁阻塞上气道（图 8-76；视频 8-5）；或会厌塌陷进入喉部，阻塞喉部。与儿童不同的是，后一种原发性会厌塌陷在成人中是一种罕见的情况，我们对于其在 OSA 中的作用知之甚少。本章将重点讨论前一种塌陷类型。治疗方法选择会厌部分切除术（partial epiglottidectomy，PE）。在儿童，尤其是早产儿中，其他的类型更为常见。小儿喉部阻塞性睡眠呼吸暂停及其治疗，请参阅第 6 章。在第二种类型（继发）中，会厌塌陷继发于舌根塌陷。这一种情况需要舌根治疗，请参阅第 8 章围术期管理。

(2) 适应证、禁忌证和患者选择：所有在 DISE 期间表现出原发性会厌塌陷的患者都是 PE 潜在的手术适应者。

由于 PE 是经口进行的，患者需要将嘴张得足够大，以便插入手术器械。在某种程度上，有限的张口度可以通过使用二氧化碳激光和扩张手术喉镜来操作。

牙科疾病可能会干扰喉镜的插入，需要在术前加以考虑。请在术前进行检查并在知情同意书中加以说明。

与任何睡眠呼吸暂停病例一样，需要排除严重的合并症。患者必须能耐受在全身麻醉下进行手术。

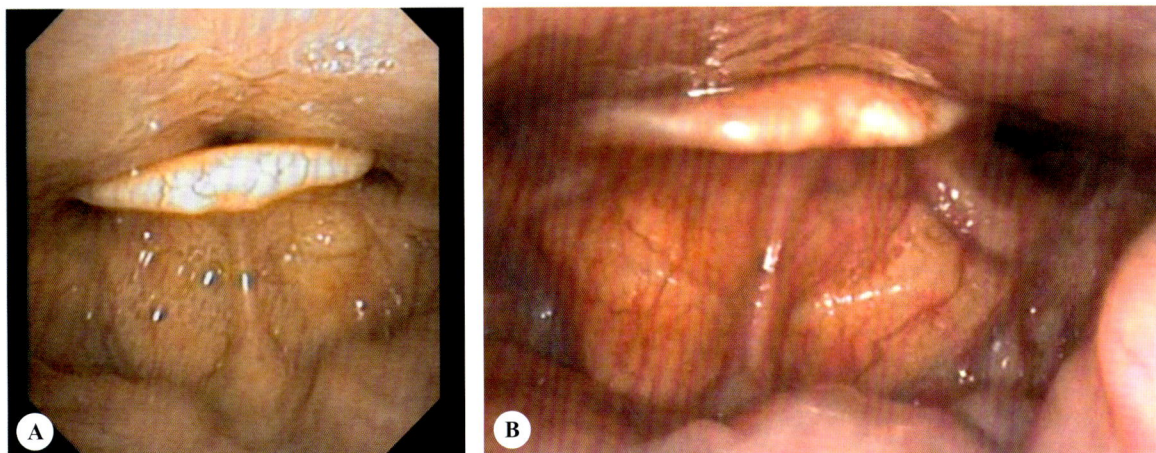

▲ 图 8-76　2 例成年男性原发性会厌塌陷

PE 可能会在最初几天内影响吞咽，在少数患者身上可能会持续更久。这种潜在的并发症需要在知情同意书中提及。

此外，需要治疗的神经肌肉疾病、神经或精神疾病、腭裂、慢性酒精中毒、催眠药物滥用、严重咬伤错位、先前存在的吞咽障碍和严重颅面畸形都被认为是禁忌证。

(3) 诊断检查：任何类型的睡眠呼吸暂停手术都需要客观的术前睡眠评估。术前没有睡眠评估，手术对术后 AHI 和其他客观参数的影响无法确定。除此之外，主观症状需要在术前和术后进行记录。请参阅第 5 章找到可用于此目的的工具。请在手术前检查患者是否存在吞咽困难。

(4) 具体风险、患者信息和知情同意：手术的一般风险（如疼痛、瘢痕、感染、伤口愈合障碍和手术后出血）需要在术前提及。

患者通常只会在术后几天内出现吞咽困难。一般情况下，手术后患者可以立即恢复正常饮食。皮质类固醇可以帮助改善吞咽。因为我们通常是在进行 PE 手术的同时进行诸如软腭和（或）舌根手术，这些手术的并发症需要同时在手术前解释。

术后 1 周需要使用镇痛药。术后疼痛表现各不相同。请在手术前检查患者有无药物不耐受，虽然患者通常报告 PE 后疼痛较为轻微。

请确认患者的开口度并检查牙齿状况。在术中需要注明牙齿的损伤和喉镜导致的舌体血肿并记录为潜在的并发症。

(5) 麻醉与体位：我们只在全麻下行 PE，患者经口插管并采用仰卧位，头部稍后伸。一些术者出于安全考虑使用了一种特殊的激光保护插管。我们认为用固定的浸湿棉球保护常规插管就足够了。

我们还喜欢在扩张式手术喉镜下进行二氧化碳激光手术。请注意通用的激光手术安全准则（保护眼睛、用湿布充分遮盖患者等）。

对于 PE，患者需要充分的肌松。

有些作者更喜欢经鼻插管。我们认为口腔插管效果良好，可避免鼻腔损伤。

(6) 设备：对于激光手术，我们使用扩张喉镜（图 8-51）。我们更喜欢功率设置为 8W（连续模式）的 CO_2 激光（AcuPulse，Lumenis）。为了控制出血，我们强烈推荐使用单极电凝系统。而外科吸引系统也是：十分必要的。使用齿套有助于避免损坏牙齿。

(7) 手术技巧 / 步骤：我们更喜欢用 CO_2 激光（AcuPulse，Lumenis）进行手术，功率设置为 8W（连续模式）。扩张喉镜显露会厌（图 8-77）。毫无疑问，正如前面提到的，术中需要采取激光保护措施。我们通常切除 2/3 的游离会厌（图 8-78）。黏膜的切割较为简单，而对于软骨，我们有时会使用微剪刀。术中可能需要电灼来控制出血。图 8-79 显示手术完成后的效果。术后 3 个月情况见图 8-80。

风险、提示和技巧

- 可以额外使用 CO_2 激光和微剪刀
- 插入扩张喉镜时注意保护上牙和下唇
- 可能需要电灼来控制出血

(8) 并发症。

① 术后疼痛：与其他 OSA 手术相比，PE 术后疼痛较为轻微。然而，术后通常需要进行几天的镇痛药物治疗。在不同患者身上，疼痛的强度和持续时间可表现出个体间的显著差异性。在药物治疗下，除吞咽时以外，患者应无疼痛感。将 VAS 分别用于记录吞咽和不吞咽时的疼痛感，以记录治疗成果。

在手术后的 1~2 周，不建议吃辛辣和酸的食物和饮料。

② 出血：截至目前，我们没有发生一例术后相关的出血。

③ 吞咽困难：几乎每个患者在手术后的第一个晚上都能恢复正常的饮食。如果患者没有正常进食，请确保患者静脉注射足够的液体，直到患者恢复正常的食物摄入量。

④ 创面感染：为避免伤口感染，我们术中只使用一针头孢呋辛（1.5g 或 3.0g，视体重而定）。此外，我们提供口腔消毒液（如氯己定溶液，0.2%），以改善患者口腔卫生。

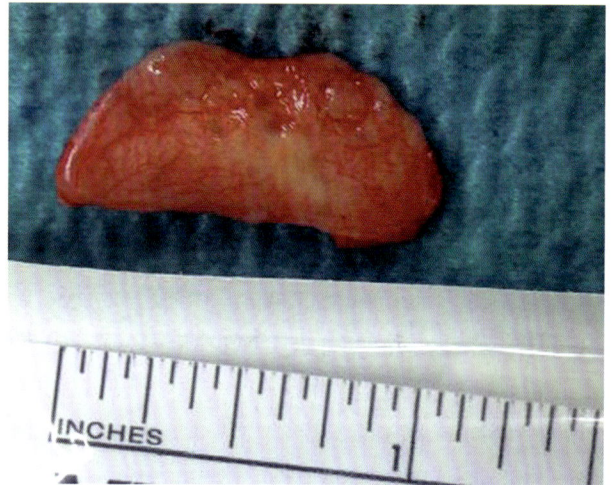
▲ 图 8-78 切除 2/3 的会厌游离缘

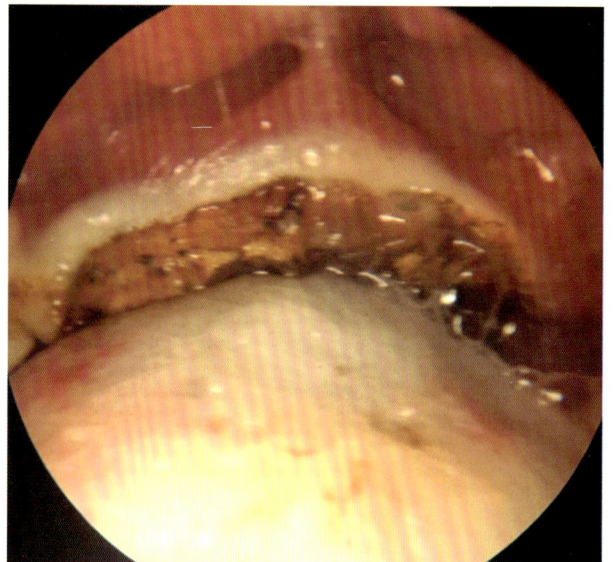
▲ 图 8-79 会厌部分切除术：手术结束

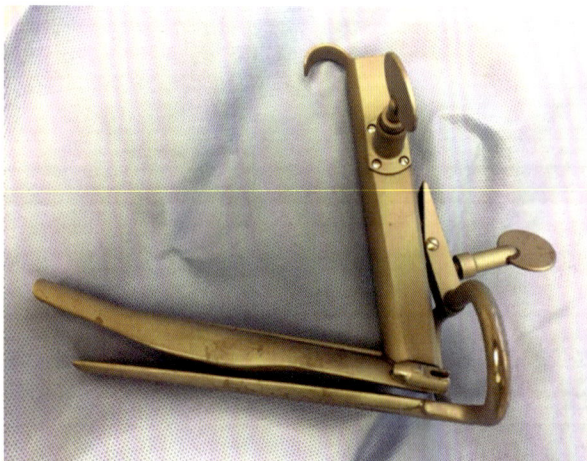
▲ 图 8-77 用于显露会厌的手术喉镜

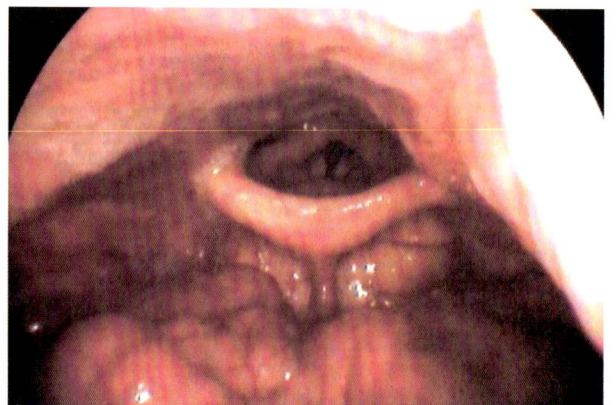
▲ 图 8-80 会厌切除术后 3 个月

(9) 术后护理：与其他任何睡眠呼吸暂停手术一样，OSA 的严重程度对术后的护理和监测有显著影响。这就是为什么在全身麻醉或镇静状态下进行手术的睡眠呼吸暂停患者围术期并发症的风险会增加[105-107]。

如果 OSA 患者已经经历过一次手术治疗，则第二次手术围术期风险尤其高，术后咽部出血和肿胀需要得到高度的重视。根据一项综述，术后并发症十分罕见，一般发生在拔管后的头 4h 内。这个结果是根据我们自己的经验得出的[108]。因此拔管后，我们让睡眠呼吸暂停患者在恢复室观察 4h。如果在这段时间内没有并发症发生，则认为患者是安全的，将转出到常规病房。如有并发症，患者要接受整夜监护[109]。

在睡眠呼吸暂停手术中，术后疼痛的处理是至关重要的。在成人的基础治疗中，布洛芬（每天 4 次，给予 400～600mg）加上安乃近（每天 4 次，给予 0.5～1g）效果良好。然而，个体间的巨大差异需要个体的评估。如果基本治疗量不够，可添加阿片类药物（例如，每天 3 次，给予羟考酮 10mg）。关于术后护理和用药的详细信息请参考第 10 章围术期管理。

如前所述，PE 术后预防使用抗生素是不必要的。

(10) 效果：不幸的是，关于 OSA 患者孤立性 PE 预后的信息非常有限，因为目前的 PE 通常与舌外科和（或）腭外科手术同时进行。

有一项涉及 12 例成人患者的病例系列，这些患者在 UPPP 失败后进行了治疗，在所有这些患者中，DISE 显示松弛的会厌在吸气时向后吸向下咽后壁，作为持续气道阻塞的起源[324]。所有患者均行激光 PE，无严重并发症。术后，平均氧饱和度从平均 82% 上升到平均 93%。主观评分认为手术成功 7 例（58.3%），部分成功 2 例（16.6%），不成功 3 例（25%）。12 例患者中有 9 例在术后 1 年复查了 PSG。AI 在术后有了显著下降，从基线时的平均（42±16.4）次/时（±SD）下降到术后的平均（8±3.2）次/时（±SD）。

第二个病例队列包括 27 例患者[325]，PE 的手术方式与前面描述的类似。基线时的平均 RDI 为（45±14.6）次/时，术后下降至（14±5.1）次/时。

除病例报道外，目前还没有单独使用 PE 治疗睡眠呼吸暂停患者的资料。表 8-20 总结了这些数据。

此外，PE 已被描述为多平面手术成功治疗成人 OSA 概念的一部分[238, 326, 327, 328]。

要　点

- 由于将 DISE 引入到患者的术前检查中，OSA 患者喉部阻塞的诊断检出率大大提高。在成人，会厌松弛是喉部阻塞性睡眠呼吸暂停最常见的病因。PE 是解决这一问题的一种简便、安全、有效的治疗方法
- 在我们中心，PE 手术通常在全身麻醉下使用二氧化碳激光进行。术后吞咽困难和疼痛并发症发生率通常不高，但可能需要药物治疗。在同一手术中，PE 往往与其他睡眠呼吸暂停手术联合施行
- 鼻插管是一个很好的方法，但并非必须。为了避免鼻腔损伤，我们通常会对患者进行口腔插管

2. 皮肤衬里气管切开术

FilippoMontevecchi　ClaudioVicini
KhaiBengChong　著

(1) 定义：20 世纪 50 年代，OSA 尚未从病原学和病理生理学角度加以阐明，而仅仅以临床表现来诊断，其被描述为是病理性日间嗜睡及其心脑血管病并发症，被错误地认为与慢性肺泡低通气状态和患者的肥胖程度（所谓的匹克威克综合征）相关[329]。20 世纪 60 年代后期，第一次 PSG 记录表明，典型的匹克威克综合征白天嗜睡的发病机制是由于睡眠中上气道长期阻塞的反复发作，而不是由于慢性碳酸中毒导致。Kulho 等[184] 在 1968 年首次对匹克威克综合征患者进行了 PSG 记录，他们提出，应当采取永久性气管切开术方法"分流"上气道，以避开发生反复阻塞性事件的解剖结构。这个手术的建议似乎极其"激进"，当然也不能满足患者的需求，但那是在一个开创性的时代，被研究者患有重度肥胖和重度 OSAS

作　者	例数	附加手术方式	随访（个月）	AHI（术前）	AHI（术后）	成功率（%）	ESS（术前）	ESS（术后）	EBM
Catalfumo 等[324]	9	无	12	42	8	没有数据	没有数据	没有数据	4
Golz 等[325]	27	无	12	45	14	85.2	没有数据	没有数据	4
合计	36		12	44.25	12.5	85.2	没有数据	没有数据	C

表 8–20　成人单独使用会厌部分切除术的客观结果

AHI. 呼吸暂停低通气指数；ESS. Epworth 嗜睡量表；EBM. 循证医学证据水平

（RDI＞60，SaO$_2$＜60%），也没有其他器械或手术的替代方案，比如 CPAP 治疗。由 Kulho 提出的手术方法是一种经典的气管切开术，在白天将有孔的插管保持闭合，以方便发声[184]。永久性气管切开术明确地证明了过去临床上对阻塞原因的不同理解，这是第一个提出的解决这些呼吸暂停的手术，并且仍然是唯一可以确保消除呼吸暂停以及其他继发的临床症状的手术，即使在非常严重的病例中也是如此。当需要永久性气管切开术时，最有趣的手术技术是所谓的皮肤衬里气管切开术，由 Mayer 和 Penta 在 20 世纪 60 年代首次描述，并在慢性严重呼吸衰竭的情况下提出。气管切开术的适应证包括重症肌无力、侧肌萎缩性脊髓侧索硬化症、严重肺气肿等[330, 331]。1977 年，Fee 和 Ward[332] 首次在 OSA 患者中使用皮肤衬里气管切开术（Skin-Lined Tracheostomy，SLT），以减少气管造口水平肉芽组织增生的风险，并改善患者自己对插管的管理。尽管目前对于阻塞性呼吸暂停的治疗有多种多样的手术和非手术治疗方案，但即使限于某些严重阻塞性呼吸暂停的病例，永久性气管切开术仍有一些特定的适应证。

(2) 适应证：永久性气管切开术（气管切开术）用于极端条件下，就鼾症手术的选择范围而言，只适用于危及生命的 OSA 的罕见情况，特别是 n-CPAP 治疗无效或不耐受[333]，例如以下几点。

- 严重低氧血症（＜60%）。
- 严重高碳酸血症。
- 重度 RDI（＞50）。
- 严重的 OSAS 相关心律失常（心动过缓、

停搏、室性心动过速等）。
- 严重白天嗜睡。
- 严重超重（BMI＞40kg/m^2）。
- 阻塞性睡眠呼吸暂停综合征导致的严重缺血性心脏病。
- 阻塞性睡眠呼吸暂停综合征导致的严重缺血性脑病。
- 阻塞性睡眠呼吸暂停综合征导致的严重阻塞性肺疾病。
- 严重的阻塞性睡眠呼吸暂停综合征，几乎不可能通过其他手术解决，或后者失败。

根据我们的经验，除了 OSA（严重喉部或气管狭窄、喉神经麻痹、重症肌无力、LAS、顽固性误吸、严重肺气肿）外，多系统萎缩也是越来越常见的经皮气管切开的适应证，这是由于严重的夜间喉痉挛，有睡眠时猝死的危险。治疗性气管切开术必须是永久性的，因此最好使用一种能够保证以下情况的特殊技术。

- 更大的稳定性：颈前部皮肤和气管黏膜之间上皮化的桥梁的存在防止了回缩和瘢痕形成，这可以在没有插管的情况下自动闭合，就像在许多非经皮气管切开术中看到的那样。
- 较低的肉芽形成的风险：皮肤 – 黏膜连续性提供的密封性是最好的保证，这种连续性十分轻薄，但并非没有，减少造口结缔组织向气管腔内渗透并形成肉芽组织，从而减少管理困难。
- 较大的气管造口：有利于更早期和更安全地居家管理气管套管，（包括套管的去除，清洁，重新插入）；允许气孔保持没有套管的状态，特别是在白天不插入套管时不存在狭窄风险；允许安全使用个性化的"定制的"闭孔装置用来代替插管，且只在患者醒着的时间内使用，以获得更好的发音（与简单关闭插管相比，这是一种改进的解决方案，因为插管经常会导致持续的气道外空气泄漏）。

• 足够的可逆性：如果必要，可以完全地保留气管结构。

(3) 麻醉与体位：一般选用全麻方式，这是由于手术技术复杂、需要对气管进行长时间且精细的操作、长皮瓣的解剖，还有常见的严重肥胖导致更难找到气管壁。因此在局部麻醉下进行类似的手术是不可取的。

患者的体位与标准的气管切开术相同，肩膀下放一个枕头，颈部过伸而不转动。为减少颈部静脉淤血，建议手术台面的摆放位置至少抬高20°。在某些情况下，为了保证头部过伸，有必要将患者的下巴贴在手术台上，尤其是对于肥胖患者。此外，对于严重肥胖和乳房极度肥大的患者，可能需要使用同样的方法，否则会妨碍手术野。

(4) 手术步骤：用手术标记笔标记颈前区切口。第一步是决定皮瓣的获取区域，标记胸骨上切迹和环状软骨之间的距离。皮瓣的定位应考虑到以下需求，有时需要进行对比。

• 使患者的造瘘口尽可能的低和不可见。

• 便于外科医生在甲状腺峡部以下部位手术。

• 便于外科医生对尚未完全置入纵隔的气管进行手术。

• 需要在最小的环状软骨 - 胸骨上切迹空间内容纳皮瓣的牵引。

• 要注意的是，当颈部从伸展位置回到正常位置时，切口线会向下滑动。

• 最后的选择是一个折中方案，因为外科医生必须考虑到所有这些方面，同时还要考虑到自己的经验。

• 切口的标记应该包括以下内容。

❑ 识别甲状腺切迹、环状软骨、胸骨上切迹等标志。

❑ 画两条平行的略凹的横线（2cm 或 3cm 长间隔 1～1.5cm）。

❑ 连接两条横线的中间垂直线（长度 1～1.5cm）。

该设计实际上是一个大写的"H"向水平方向旋转 90°（图 8-81）。切口的长度是根据经验计算的，与颈部的脂肪组织成正比。在颈部特别长的情况下，一个较长的皮瓣是必要的，以利于到达离皮肤层相对较远的气管。

使用麻醉药物和血管收缩药物浸润切口线。在此之前手术区域已消毒并划定界限。

使用 15 号手术刀片做切口，切开颈浅层，分离伴有皮下组织的两块皮瓣。然后将皮瓣置于两侧，每侧以缝合线固定。

随后从皮瓣中去除脂肪组织，确保从远端去除所有脂肪组织，随着皮瓣根部的接近，逐渐分离出大块脂肪。这可以确保最大化地保留传入和传出血管。沿着白线解剖直到气管前筋膜。

实际上，甲状腺峡部的处理与打开气管前壁有关。如果有足够的空间，可以将甲状腺峡部向上拉。实际上我们很少需要进行甲状腺峡部切开术来充分显露的气管轴。在这个阶段，使用坚固、平坦、足够长的牵开器可以提供最佳的显露位置，每侧两个，必要时可以将第三个放于胸骨上切迹处。

随后制备上、下两个气管皮瓣。为此，在气管开放区中点，分别做 3 个 H 形切口：做 2 个对

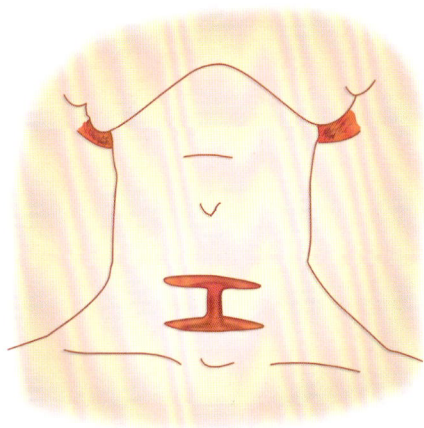

▲ 图 8-81　皮肤切口形状如向水平方向旋转 90° 的"H"

称的高 2.5cm 旁正中垂直平行切口，相距 1.5cm（图 8-82）。最终的结果是两个上下相邻的气管皮瓣，上瓣累及一个气管环，下瓣累及两个气管环。将这两个皮瓣准备好缝合至皮肤的上下部（图 8-83）。将预先准备好的外侧皮肤皮瓣与气管侧壁缝合（图 8-84），将颈部皮下组织和结缔组织与皮肤表面完全隔离。

在这个阶段，气管内插管被拔出，插入气管套管。

气管套管的使用，在最初的 3～4 天使用尽可能大的带气囊套管，之后使用相同直径的无囊开孔套管（不同于标准的气管切开术，由于开窗法的术式，气管造口处上皮的形成，不会形成为人熟知的肉芽增生）。

在大约 1 个月的时间内，气管切开口逐渐稳定，切口的直径变窄（约为初始直径的 1/3）。在

这个阶段，如果局部造口情况和患者及其家人的社会教育水平允许，可以酌情在夜间使用或不使用套管，使造口不被覆盖并发挥作用。在白天，可以用防水补片覆盖气孔，或用套管及其纽扣关闭气孔，或用由牙印材料制成的硅胶"定制"闭孔器关闭气孔。

风险、提示和技巧
• 用笔进行标记，并画出皮瓣
• 尽可能制备足够大的皮瓣，以获得大的造口
• 必要时，行甲状腺峡部切除术
• 12～15 天后拆除缝合线
• 超重可能会因为诸如套管外管口的阻塞导致意外事故发生

(5) 并发症：通常无术后并发症。肉芽组织的形成几乎可以忽略不计。如果超重，可能会因异常的脂肪组织导致颈部皮肤皱褶过大而导致套管外孔部分堵塞。造口处的生理性环状狭窄通常不会引起明显的气道狭窄。

(6) 术后护理：在任何睡姿下，气管套管几乎都是必要的，以保证气管造口的通畅，尤其是那些由于颈部构造（短而宽的周长）和异常脂肪组织引起的大面积皮肤病变而出现阻塞性睡眠呼吸暂停综合征的患者。套管的管理在家庭中没有出现任何困难，其类似于全喉切除术后的套管管理。

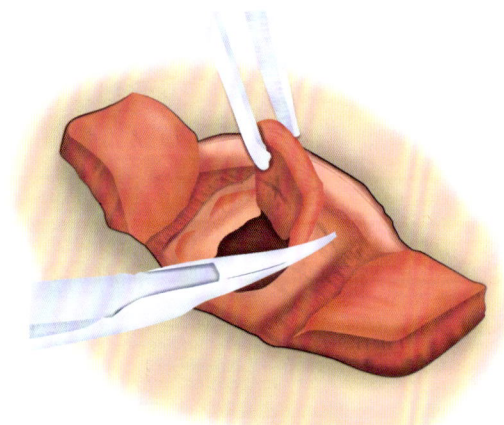

▲ 图 8-82　气管皮瓣切口呈 H 形

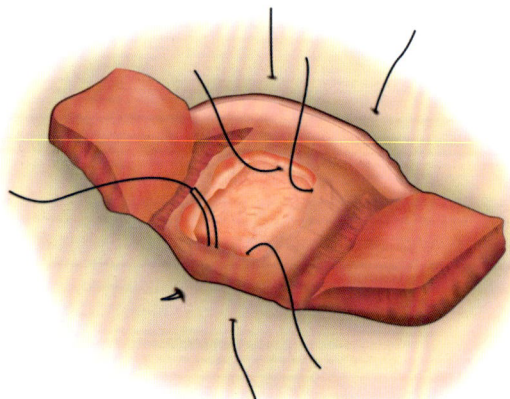

▲ 图 8-83　气管环皮瓣上下缝合到皮肤上

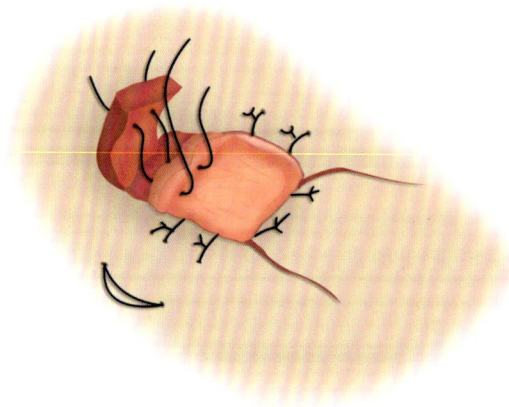

▲ 图 8-84　预先准备好的皮肤皮瓣与气管侧壁缝合

为了更好地发声，建议只有在清醒时移除套管并使用个性化的闭孔器，该闭孔器是通过在气管造瘘道上塑造牙印材料获得的，从而获得一个锥形的闭孔器。这一解决方案比简单的堵塞套管（经常导致持续的气道外漏气）更好，这是相当容易被接受的方法，并在各种各样的方式中使用。

(7) 效果：永久气管切开术的疗效在文献报道中得到证实。Motta 等[334] 通过比较 6 例患者气管切开术前后的 PSG 参数（心脏频率、全身血压及肺动脉血压、SaO₂），发现所有血流动力学参数均有显著改善。Partinen 等[335] 对 198 例严重阻塞性睡眠呼吸暂停综合征患者进行了 8 年的研究，其中 71 例接受了气管切开术，127 例接受了减肥治疗。5 年后，选择保守治疗的 127 例患者的死亡率为 11%，而选择气管切开术的患者没有死亡。Haapaniemi 等[336] 对 7 例接受气管切开术的严重阻塞性睡眠呼吸暂停综合征的肥胖患者进行了一项纵向研究，观察到临床表现和术后 PSG 结果均有改善，5 年后仍保持稳定。Campanini 等[333] 共记录了 10 例患者，其中 7 例患者表现为夜间喉鸣，

这是一种非常罕见的神经系统疾病，由多系统萎缩（multisystemic atrophy，MSA）引起的喉痉挛，伴有严重呼吸功能不全，另外 3 例患者为严重阻塞性睡眠呼吸暂停综合征。在 OSAS 患者（大量肥胖和不同程度限制型低通气的患者）中，发现呼吸暂停（RDI<10）和相关症状（睡眠中和白天的症状）完全消失。

表 8-21 重点显示了可用的 PSG 数据。另外，最近有两篇关于 OSA 患者气管切开术客观成功的综述[337, 338]。首次回顾包括了 161 例 OSA 患者术前和术后的 PSG 数据（表 8-22）[337] 最近的一份报道提供了关于另外 14 例病态肥胖患者的不一致数据。

(8) 结论：通过对阻塞性睡眠呼吸暂停综合征的更深入的了解，以及现有治疗方案（器械、内科和外科）的不断改进，如今极少有病例将气管切开术作为唯一可行的治疗方法。这些情况只发生在严重的阻塞性睡眠呼吸暂停综合征，高风险（甚至威胁生命）和 n-CPAP 不能耐受或无效的情况下。在这些特定的病例中，气管切开术是通过使用皮肤衬里技术进行的，它有几个优点，如切

表 8-21　气管切开前后的多导睡眠图数据

作　者	例　数	随访（个月）	成功率（%）	成功定义	EBM
Guilleminault 等[339]	50	9～72（平均 32）	100.0	AI<5 次 / 时	4
Haapaniemi 等[336]	7	30～108	100.0	没有数据	4
Kim 等[340]	23	没有数据	73.9	AHI<20 次 / 时	3b
Thatcher 和 Maisel[341]	79	3～240	100.0	没有数据	4
合计	159	3～240	96.2	没有数据	C

AI. 呼吸暂停指数；AHI. 呼吸暂停低通气指数；EBM. 循证医学证据水平

表 8-22　气管切开前后的多导睡眠图数据

作　者	例　数	随访（个月）	年龄（岁）	BMI	AI 或 AHI（术前）	AI 或 AHI（术后）
Camacho 等[337]	120	9.1 ± 12.4	49.4 ± 10.1	34.0 ± 7.8	73.0 ± 27.1[a]	0.2 ± 1.2[a]
	41	0.4 ± 0.5	48.2 ± 10.9	没有数据	92.0 ± 34.8[b]	17.3 ± 20.5[b]

a. AI；b. AHI
AI. 呼吸暂停指数；AHI. 呼吸暂停低通气指数

口的开放程度更大，随着时间的推移具有更高的稳定性，肉芽组织形成的风险更小，以及可逆性。这个过程似乎没有引起任何严重的并发症。这些预期的效果包括立即消失的白天症状和与夜间呼吸暂停有关的症状得到令人满意的恢复。该技术将适用于神经源性睡眠呼吸障碍（多系统萎缩导致喉喘鸣）的患者。除了与睡眠有关的疾病外，适用于永久性气管切开术的各种临床症状包括严重喉部或气管狭窄、双侧喉麻痹、重症肌无力、LAS、顽固性误吸和严重肺气肿等，都可能受益于皮肤衬里技术[342]。

三、颌面部手术

Aarnoud Hoekema   Jan de Lange   著

（一）概述

1979 年，Kuo 等首次报道了正颌手术对 OSA 的治疗效果[343]。他们报道了一个通过下颌前徙手术解决睡眠呼吸障碍症状的病例。1986 年，Riley 等首次报道了通过双颌前徙术（maxillomandibular advancement，MMA）来改善 OSA 患者气道通畅

性的病例[344]。尽管基于试验的证据仍然很少，但 MMA 手术目前被认为是一种非常有效和安全的治疗 OSA 的术式[345, 346]。OSA 患者的 MMA 手术一般包括下颌骨双侧矢状劈开截骨术（bilateral sagittal split osteotomy，BSSO）和上颌骨 Le Fort I 截骨术（图 8-85）。在 OSA 患者中，MMA 手术一般需要将下颌骨向前推进至少 10mm[347, 348]。因此，术后上气道相关肌肉和韧带位置会发生改变，包括二腹肌、下颌舌骨肌、颏舌肌和颏舌骨肌的前腹。上颌骨的前移会向前拉动上腭，收紧腭舌肌和腭咽肌，增加舌体支撑力。

此外，"增加"上颌前移量可以提高通过手术完成的下颌前移距离。为了进一步改善口咽和下咽气道的通畅性，MMA 手术可联合颏舌肌前徙术（genioglossus advancement，GA）或改良颏成形术以提高疗效（图 8-86 和图 8-89）[349, 350]。同时，为了减少患者的颈部脂肪沉积，进一步改善气道通畅性，在选定的病例中，还可以联合颈部吸脂术[350]。这种上颌、下颌和颏部前徙的结果使得上气道进一步扩容，咽腔气道扩张肌的张力增强，从而显著降低上气道的塌陷性。由于手术目的并

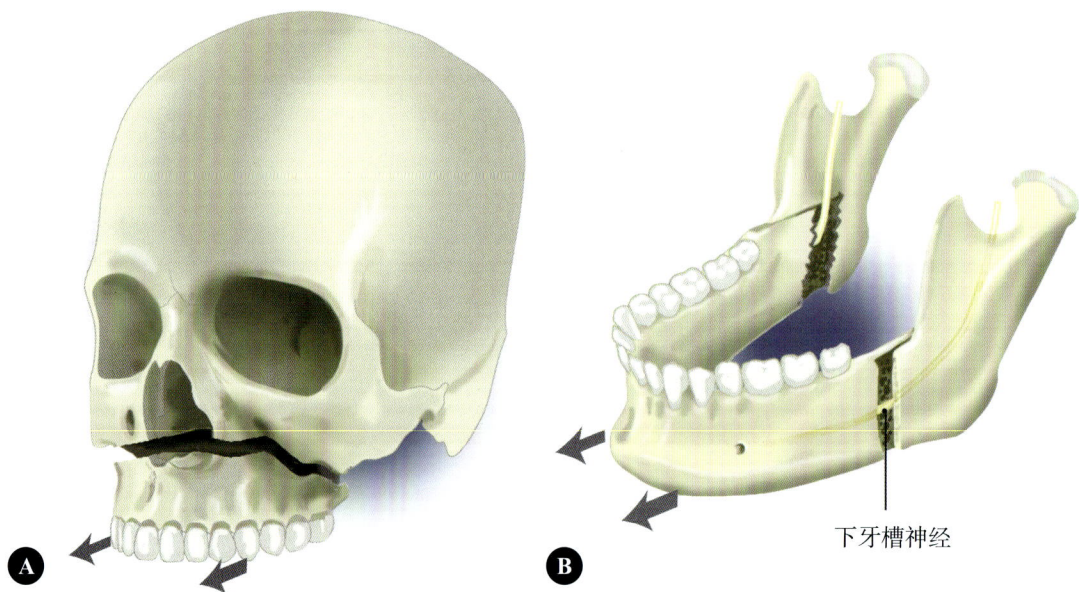

下牙槽神经

▲ 图 8-85 双颌前徙手术

A. 上颌前徙手术治疗阻塞性睡眠呼吸暂停综合征，通过 Le Fort I 上颌前徙截骨术来扩大上气道；B. 下颌骨双侧矢状劈开前移截骨术（经许可转载，引自 Rosenberg AJ, Damen GW, Schreuder KE, et al. *Ned Tijdschr Geneeskd.* 2005; 149:1223–1226.）

非矫正牙颌面畸形，所以 OSA 患者的 MMA 手术有时也被称为"远颌手术"。

1. 适应证、禁忌证和患者选择

一般来说，MMA 手术的先决条件包括：临床症状严重的 OSA 患者，且不容易接受保守治疗（如 CPAP），患者具有一定的医疗经济条件和稳定的心理素质，医患之间须认真细致沟通并签署术前知情同意书[351]。MMA 手术治疗重度 OSA 疗效确切，甚至与 CPAP 疗效相当[345, 346]。手术治疗可被患者接受的潜在优势是其疗效不依赖于像 CPAP 治疗那样长期坚持。然而，应该注意的是，评估 OSA 手术干预的研究一般都存在方法学上的缺陷。手术成功率标准的差异性会导致疗效评估的偏倚。因此，在临床实践中，OSA 的手术干预通常是针对那些对非侵入性疗法，如进行 CPAP 治疗或佩戴口腔矫治器"无效"或"无法坚持治疗"的患者。

这一"法则"的例外情况是以严重咬合不正、下颌后缩或双颌后缩为特征的患者。在这部分患者中，MMA 手术不仅能有效治疗其阻塞性睡眠呼吸暂停，而且还能使其牙颌面结构更趋稳定。因此，这部分患者可将 MMA 手术视为主要治疗手段。此外，那些更希望使用"长久"的方法解决 OSA 问题，而不是使用 CPAP 或口腔矫治器（oral appliances，OA）等非侵入性疗法进行终身治疗的

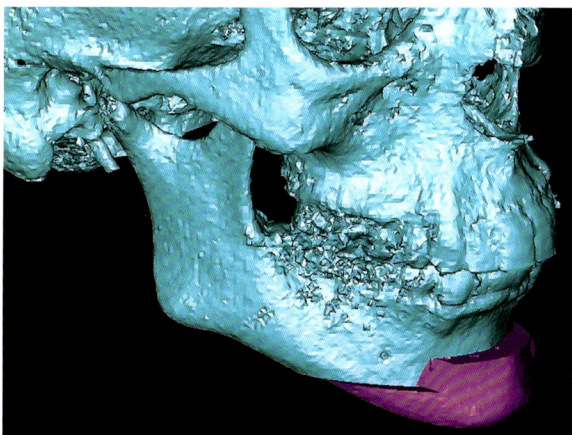

▲ 图 8-86 改良颏成形术

在改良颏成形术中，通过进行梯形截骨术将舌置于前部牵引下，同时推进下颏和颏结节 / 颏舌肌肌肉复合体

年轻患者，通常也是 MMA 手术的不错人选。

在对 OSA 患者进行 MMA 手术方案选择时，研究者采用了几种不同的治疗方案。Riley 等采用了一种基于上气道特定阻塞部位的分阶段方案[352]。根据气道阻塞的程度［软腭和（或）舌根］，该方案的第一阶段，患者将接受 UPPP 和（或）GA 与舌骨肌切开术和悬吊术的治疗；第二阶段由 MMA 手术组成，一般是针对第一阶段治疗无效的患者。因为大多数第一阶段治疗无效的患者往往有更严重的 OSA、肥胖和下颌骨发育缺陷[348]，其他患者［有严重 OSA 和（或）颅颌面畸形的患者］可直接进行 MMA 手术[353, 354]。Prinsell 等采用了一种"特定部位"的治疗方法，他们认为"因舌底后移的巨舌造成口咽部狭窄"的 OSA 患者可以接受 MMA 手术[355]。Waite 等和 Hochban 等采用了同一种治疗方案，在这种治疗方案中，MMA 手术被认为是具有特定"颅颌面畸形"（如异常的 PAS）特征的患者的第一选择[356, 357]。最后，OSA 患者对 OA 的治疗效果反馈也可用于选择适合 MMA 手术的患者。通过口腔矫治器治疗，基线 AHI 大幅下降（即下降超过 50%）的患者似乎是 MMA 手术的不错人选[358]。

包括两项系统性综述在内的多项研究，评估了 MMA 手术治疗严重 OSA 是否成功或治愈的临床相关影响因素。Holty 等在单变量分析中发现，年龄小且术前 AHI 较低的患者进行手术，手术效果更有可能达到预期（即 AHI 降低超过 50% 至低于 20%）[345]。另外，上颌骨的前移量似乎与 AHI 的降低程度相关[345, 359]。手术成功的患者上颌骨前移的距离通常大于 10mm[345]。相反，下颌骨的前移量似乎与手术后的成功结果没有关系[345]。手术治愈（即 AHI<5）更常见于基线 AHI 值较低的患者[345, 346]和之前未进行过上气道手术的患者[3]。然而，具有较高基线 AHI 值的 OSA 患者手术后 AHI 降低更明显[346]。Zaghi 等研究发现，在单变量分析中，女性、较高的术前 BMI 和 ESS 值以及较低的术前血氧饱和度最低值与较好的手术效果密切相关[346]。关于可能的头影测量预测因素，根据

侧位头影测量 X 线片确定的术后 PAS 增加似乎是 MMA 手术是否成功结果的唯一相关预测变量。在 Holty 等的多变量分析中，手术是否成功或治愈的独立预测因素包括术前较低的 BMI 和明显的上颌前移量。在 Zaghi 等的多变量分析中，手术是否成功的唯一预测因素是术前较低的 AHI，而手术是否治愈与年龄较小、术前较低的 AHI 和血氧饱和度最低值较低有关[346]。尽管有各种治疗方案和有利手术结果的预测因素，对于 OSA 患者，MMA 手术的最佳治疗方式目前还不确定。

2. 诊断检查

在进行 MMA 手术之前，应记录每位患者的一般检查结果和完整的睡眠病史。也应对患者既往的 OSA 治疗经过及其临床和 PSG 结果进行评估。多导睡眠监测时长不应超过 12 个月，并且不涉及分夜诊断研究。在进行手术之前，应对每位患者进行全面的检查。需要确定可能增加麻醉和手术风险的相关因素。术前评估还应包括患者头颈部的临床相关检查，如鼻腔气道阻塞、腭区域、LPW 以及扁桃体的大小和特征。口腔内检查用于评估牙齿状况、软组织，包括舌体和舌根、错𬌗和骨骼异常等。计划进行 MMA 手术时，必须进行侧位头影测量和术前整夜多导睡眠监测。手术也可以使用三维成像技术，如（锥形线束）CT（视频 8-6）。随后，可以进行虚拟手术规划，为外科医生提供有关预期骨骼、气道和面部美学变化的有价值信息（图 8-87）[360]。最后，建议在手术前行清醒或药物诱导睡眠内镜检查，进一步帮助确定可能影响 MMA 手术结果的鼻腔、RP 或舌根病变。

3. 具体风险、患者信息和知情同意

上颌骨和下颌骨的同时前移改变了面部的骨骼结构，从而导致面部中下 1/3 可能恢复年轻时的形态。在 OSA 患者 MMA 手术后，这种对面部美学有积极影响的"反向整容"概念在大多数患者中都可以观察到（图 8-88）。Li 等研究发现，手术后 6 个月，50% 的患者认为自己变得更年轻，36% 的患者认为自己的容貌变得更有吸引力[349, 361]。值得注意的是，本研究中有 9% 的患者认为术后面部外观不太好看。相反，在另外两项研究中，OSA 患者表示在 MMA 手术后不会对自己的外表感到困扰[362, 363]。尽管寻求 OSA 治疗的患者通常不希望改善面部美学，但重要的是在手术前就沟通过有关面部变化的预期。嘴唇和下巴的面部软组织变化幅度已被证明与 90% 的潜在牙齿和骨骼运动相关[364]。由于大多数 OSA 患者表现出正常的颅颌面骨骼形态，因此在患者症状显著的改善的同时不应导致患者面部出现不可接受的畸形。一种涉及咬合平面的所谓"逆时针"旋转的外科技术，曾用于矫正严重的"鸟嘴人"畸形，同样也可用于实现美学和阻塞性睡眠呼吸暂停治疗双重目标

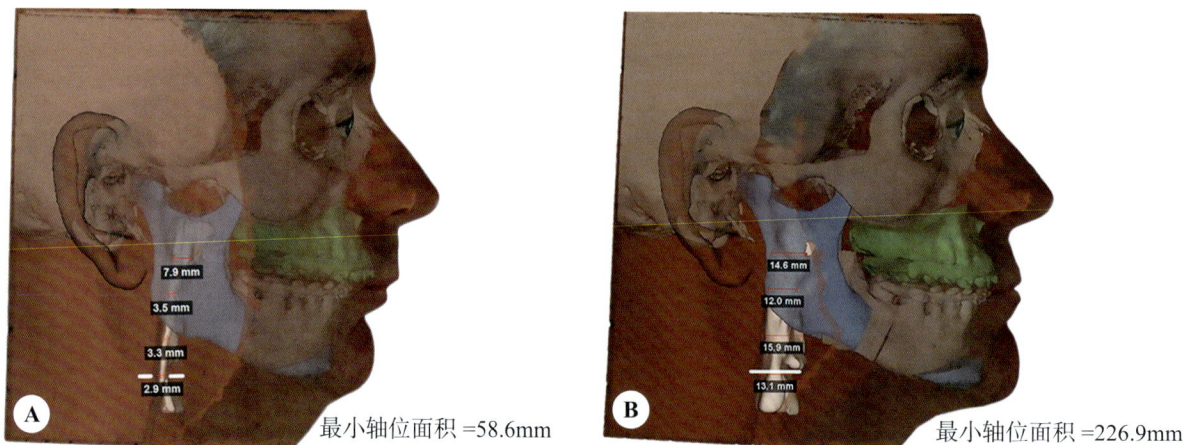

A 最小轴位面积 =58.6mm

B 最小轴位面积 =226.9mm

▲ 图 8-87 双颌前徙术的三维规划图

术前（A）和术后（B）的形态显示了睡眠障碍患者在接受上颌前徙术后，预期的骨骼、气道和面部美学变化（图片由 Mr. D. Brock；3D Systems，Inc. 提供）

的 OSA 患者，即有效增加气道通畅性[365]。

4. 麻醉与体位

MMA 手术在全身麻醉下进行。患者的头部应置于头部定位垫或颌面部头枕上，处于轻微的过度伸展状态。对于头部和颈部手术，身体姿势应处于略微反向的特伦德伦伯卧位。如果平均动脉压降至 65mmHg，大多数患者在手术过程中的失血量会减少，前提是这种控制性低血压麻醉没有禁忌证（例如，潜在的器官功能障碍）[366]。插管后使用氨甲环酸可进一步减少手术过程中的失血[366]。插管后静脉推注 20mg/kg 或 1000mg 氨甲环酸是常用的剂量。此外，通过纱布鼻塞局部使用盐酸可卡因也可以进一步减少 Le Fort I 截骨术的失血量。

5. 设备

该手术使用正颌手术设备。在截骨术后，正颌微型钢板和微型螺钉用于下颌骨和上颌骨的刚性固定。颏成形术中的下颌固定，可以使用直的微型板或预弯下颌板。手术套件配有直式牙科手术钻和往复锯。建议使用压电手术设备，因为可以最大限度地减少手术过程中对软组织产生的损伤。

6. 手术技巧 / 步骤

MMA 手术与改良的颏成形术相结合，需要将鼻腔气管导管置于前额上方作为首选位置（视频 8-7）。当使用 MMA 手术对咬合平面进行"顺时针"旋转时，首先进行下颌骨双侧矢状劈开截骨术的皮质骨切割，然后完成 Le Fort I 截骨术。然而，由于咬合平面的"逆时针"旋转可以更好地增加气道通畅度，因此手术通常会在完成下颌骨双侧矢状劈开截骨术后开始。插管后，从升支区域到每侧下颌第二前磨牙区域应用局部麻醉药。应使用具有血管收缩剂的局部麻醉药，因为这将减少手术过程中的失血。手术过程中，在开始 Le Fort I 截骨术或颏成形术前 20min 重复使用局部麻醉药。为此，分别对上颌第三磨牙至第三磨牙的颊沟和下颌尖牙至尖牙的颊沟浸润。局部麻醉后，手术区域用 0.5% 氯己定的 70% 酒精溶液清洗。包括从前额到甲状软骨水平前部所有面部皮肤，后界以耳朵为界。应注意不要将溶液涂在眼睛上。为了降低这种风险，应在眼睑下涂抹眼膏，并在皮肤感染之前用胶带封住眼睛。覆盖应使眉间区、眼睛、耳前区、面部和颈部充分显露。随后，前

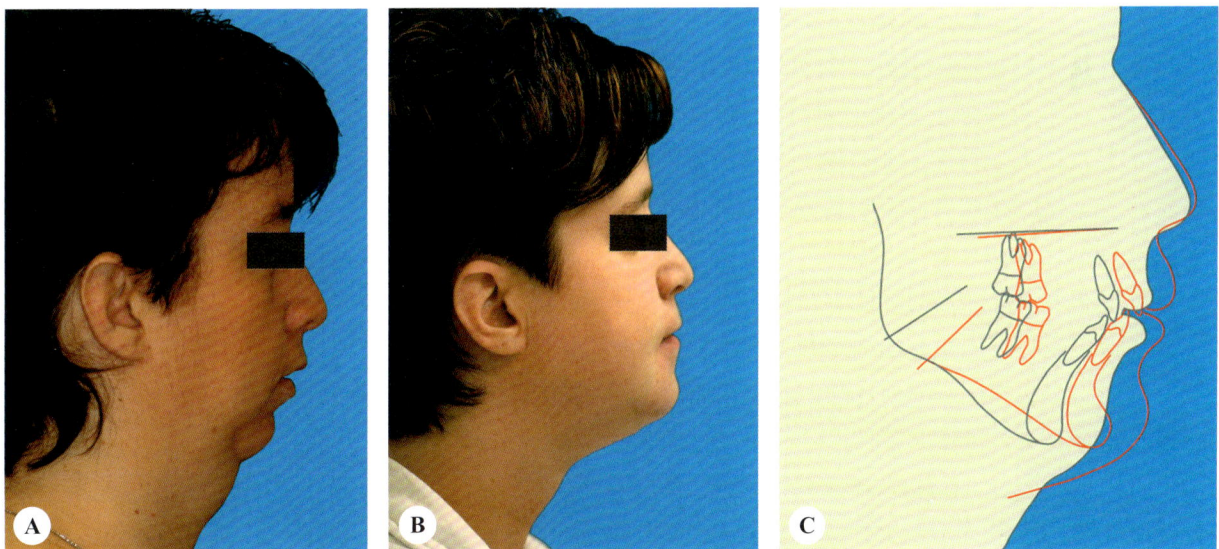

▲ 图 8-88　双颌前徙术对面部美学的影响

术前（A）和术后（B）照片显示了严重阻塞性睡眠呼吸暂停患者在双颌前徙术结合改良颏成形术和颈颏部吸脂后面中下 1/3 的年轻化。当术前和术后头影测量射线照片叠加时，可以看到患者轮廓下 1/3 的显著改善（C）（经许可转载，引自 Doff MH, Jansma J, Schepers RH, Hoekema A. Maxillomandibular advancement surgery as alternative to continuous positive airway pressure in morbidly severe obstructive sleep apnea: Cranio 2013;31:246–251.）

额到鼻子的区域覆盖一层透明箔。在眉间区放置一根 20mm 长、直径 1.4mm 的克氏针。使用卡尺记录克氏针与上颌中切牙牙冠之间的距离，并在进行 Le Fort I 截骨术时用于控制上颌垂直高度。

从右侧下颌骨双侧矢状劈开截骨术开始进行，在前庭沟中进行切口，从升支到第二臼齿一直到骨头[367]。随后，进行骨膜下剥离，以显露下颌支的前部和下颌骨的后部至下缘。在完成充分显露后，使用外科钻、往复锯和（或）压电外科手术进行三次骨切割。第一个切口是在下颌咬合平面上方的支内侧皮质水平切开，长度不超过 2cm（即 Hunsuck 修正）。第二个切口从下颌骨的下缘向上，在第一和第二臼齿之间（即 Dal Point 修正）。在下颌骨的下缘，这个骨切口应延伸至舌侧皮质 2~3mm。这将有利于形成所谓的"短舌裂"，在对下颌骨进行逆时针旋转时，这将是有益的。

第三个骨切口连接前两个切口，从侧面延伸到臼齿。在左侧完成同样的手术后，两侧都完成截骨术。使用矢状分裂器和分离器进行分离。可以使用骨膜提升器或精细截骨器来完成劈裂。在这个过程中要注意避免损伤下牙槽神经。分离完成后，有时需要进一步将神经血管束从近段中释放出来。可以在按下磨牙的碎片的同时，向上拉动门牙的碎片，以拉伸附着在下颌骨远端的骨膜组织。这将进一步促进下颌骨的逆时针旋转，最终将手术复发的风险降至最低。通过预制中间夹板将下颌骨远端置于咬合状态，并通过 0.4mm 或 0.5mm 外科钢丝环将下颌骨连接在一起。在去除下颌骨近端和远端碎片之间可能存在的骨干扰后，通过直微型钢板将下颌骨近端固定到下颌骨远端。一些外科医生更喜欢用双皮质小螺钉固定。然而，这可能会导致手术稳定性不理想。当逆时针旋转或下颌骨大幅推进时（即超过 10mm）时，最好在每侧使用两块微型板。有些外科医生喜欢使用一个微型钢板与 2 个或 3 个双皮质螺钉相结合，而不是两个微型钢板，这也足以防止手术复发或不连接的情况发生。首先，将微型钢板弯曲以适应下颌骨的近端和远端部分，髁突位于铰链末端位

置。随后，首先将微型钢板固定到下颌骨的近端部分。其次，通过施加后上方的矢量力（即髁状突的双向定位）将下颌骨近端固定在铰链末端位置，然后将微型板固定到下颌骨远端。在对侧完成相同的操作，然后解除下颌骨的连接。检查咬合是否均匀，且是否被动地进入牙夹板。如果不是，则从下颌骨的远端部分取出螺钉固定，并重复固定过程。当下颌骨得到适当的重新定位后，继续进行 Le Fort I 截骨术。

Le Fort I 截骨术是由第一前臼区向上颌骨中线的环形前庭切口开始[367]。黏膜切开后，就将刮刀指向牙槽区，直至骨头。随后，用升降器进行骨膜下剥离，显露两侧上颌骨前部，直到眶下神经水平。然后向前延伸，以显露鼻前棘的下侧，向后延伸至翼颌交界处。

使用升降器和平口 Ash 来将前鼻黏膜从侧鼻壁和鼻底中分离出来。然后通过一个细小的截骨器将鼻前棘从鼻底的前部分离出来（即棘下入路）。使用一个弯曲的自由提升器，进一步将外侧、内侧和下侧的鼻黏膜从底层骨中分离出来。注意不要在鼻黏膜上产生任何穿孔。用往复锯完成 Le Fort I 水平截骨术，穿过上颌骨前壁、内侧和外侧。当这样做时，鼻黏膜和颊部骨膜组织应该用牵引器保护起来。如果计划对上颌骨进行分割，应在手术的这一阶段开始时进行牙间截骨术。用一个弯曲的 Le Fort I 凿子和槌子，在两侧分离翼颌缝。然后，用带防护的凿子和槌子将鼻中隔（即软骨和骨头）与上颌骨分离。将 Tessier 颧骨钩放置在鼻梁的突出部分上，用力向下折断 Le Fort I 截骨单元。在上颌骨前部靠近鼻侧壁的截骨处放置一个分离器，可以促进下行折断。在向下折断时，可使用吸头、骨膜提升器（由助手操作）来进一步分离和限制鼻黏膜的撕裂。此时，向下折断已经完成，进一步调动 Le Fort I 截骨单元的方法是进行脱骨术。为此，使用了 Rowe 鼻上颌分离钳和上颌结节后面的 Tessier 钩。切除上颌骨后，如有必要，可进行鼻中隔整形术和下鼻甲缩小术。如果计划对上颌骨进行分割，那么在这个阶段将

完成齿间切口，以及在硬腭处进行旁矢状截骨术。接下来，通过预制的最终夹板将上颌骨置于最终咬合状态，用 0.4mm 或 0.5mm 的外科钢线环将颌骨连接起来。当髁状突位于在终端铰链位置时，上颌骨复合体被旋转以达到术前计划的垂直尺寸。为此，需要通过放置在上颌中切牙尖端的计划垂直运动中的卡尺来检查上颌骨区域的 Kirschner 线和上颌中切牙牙冠之间的距离。如果计划对上颌骨进行垂直缩短（压迫），这就需要用直齿手术钻和压电手术装置去除骨性干扰。还应注意在鼻前棘、鼻孔和鼻底区域的切除指征。

在髁状突保持在终端铰链位置，上颌骨处于首选的垂直位置时，在两侧的鼻侧缘和颧骨对接处放置适当大小和单独轮廓的 L 形钛合金小板。当水平推进和垂直延长的程度达到显著时，应进行单一或组合的自体骨移植和异体或异质骨替代物的植入。自体骨可在局部（即在 Le Fort I 或 BSSO 期间）采集，或在需要时从髂前嵴采集。植骨应在上颌前壁、外侧壁和后壁进行。随后，开始上颌骨伤口吻合。这应该包括穿过鼻前棘上预先钻好的孔进行的耳郭缝合。这将防止 Le Fort I 截骨术后的鼻底变宽。随后在中线上再进行 2～3 次 V-Y 整形缝合，以增强上唇的突出。最后，用间断缝合和流水缝合的方式，将伤口以一层或两层的方式吻合。

最后，可以进行（改良的）颏成形术。切口穿过下颌面部前庭区域深度的黏膜[349, 350, 367]。它从尖牙延伸到尖牙区域，切口的中心 2/3 通过颏肌向下延伸到骨骼。此时用升降器解剖会显露下颌的前表面。解剖应横向向下延伸并保持在下方并在颏孔后方结束。下颌上的中线应通过牙科手术钻或压电手术设备以直线标记来定向。随后，将弯曲的升降器放置在颏孔前方的一侧，并使用往复锯在中央部分斜形截骨。截骨并延伸至下缘和舌皮质。截骨术的设计取决于当前的下颌形态和计划的下颌移位，但应始终以牙根和两侧颏孔的位置为限。此外，在进行改良的颏成形术时，截骨术的设计应至少低于中切牙根部 10mm。这将为

颏结节 / 颏舌肌复合体的推进留出足够的空间，以便在联合中部区域进行额外的梯形截骨术，以促进和颏结节 / 颏舌肌复合体的推进。然而，已经描述的这种所谓的改良颏成形术的许多不同调整，包括在颏成形术中包括梯形结节裸露片段的设计。此时，在水平截骨线上入截骨刀，并进行扭转运动，以完成截骨分离。现在，通过在联合髂中部进行梯形截骨术，对传统的颏成形术进行了修正。为此，在距下颌中线约 5mm 的牙根，下方约 5mm 处用圆形手术钻打 2 个钻孔。应继续使用这些钻孔，以便沿转移方向延伸穿过舌部皮层。

随后，用往复锯将下颌前部颊侧和舌侧的钻孔与水平放置的截骨线相连。现在，从下颌骨的下侧各放置一条垂直截骨线，按照钻孔的分流方向延伸到钻孔中。随着截骨器的插入，一个梯形的骨块现在被移动了。动员后，用齿状钳固定舌骨皮质，髓质骨和颊侧皮质使用往复锯去除。梯形骨块的舌侧皮质现在被推进，将颏结节和颏舌肌向前拉并固定在外侧联合皮质上。因为舌部皮层比颊部缺陷宽一些，所以通常会将自己锁定在颊部皮层上。移位的舌骨皮质的位置可以通过一个双皮质螺钉进一步固定。如果有任何不稳定的情况出现，也可以通过两个侧面放置的带螺钉的微型板来固定该碎片。随后，下颌骨承载下颌的碎片被移动到预定的位置，并通过微型板固定或下颌板来固定。重要的骨质缺损现在可以用骨移植物和（或）骨替代物进行移植，然后以两层的方式缝合伤口。每侧的颏肌一般用 1～2 根间断缝合线缝合，黏膜则用连续缝合。

完成改良的颏成形术后，注意缝合两侧的下颌骨。在此之前，解除颌间固定并检查最终咬合的情况。上颌骨重新定位不合适并且需要重新固定上颌骨发生的可能性极小。双侧下颌骨的近端和远端片段之间的间隙现在被移植到每一侧。为此，任何剩余的骨头都需要在骨磨机中研磨。如果骨量不足以移植，可以加入异体来源的脱矿质骨基质，包括 1～2ml 的患者静脉血。在用异体骨替代物移植间隙的下边界后，下颌近端和远端节

段之间的空间用自体骨混合物移植。然后将伤口以两层方式缝合，以达到不漏水的效果。在移除鼻内气管导管之前，应移除眉间区域的鼻腔填塞物和克氏针。如果插入了喉咙，应将其取出，并且通过胃管清除胃中积聚的液体和血液。患者现在通过正畸松紧带进行轻度颌间固定或2级牵引。由于大多数术后肿胀位于外周，因此在大多数情况下不需要术后进行气管切开。

7. 并发症

OSA患者MMA手术后的并发症很少见[345]。手术后出现心搏骤停或心律失常的个体和非致死性病例已有报道[368]。一项研究报道了一例拔管后出现危及生命的气道阻塞，需要重新插管[369]。然而，在OSA患者进行此类手术后，没有报道术后立即死亡的病例[345]。一项研究报道了一例患者MMA手术后出现短暂的中枢性睡眠呼吸暂停，术后6个月自行缓解[370]。据报道，轻微并发症发生率约为3%[345]。轻微并发症包括出血或局部感染，通常使用抗生素或进行手术引流可以治愈。术后出现咬合不正或面部麻木不包括在轻微并发症统计中。几乎所有的患者在手术后都会出现面部感觉异常，但在1年的随访中，大约85%的患者会缓解[345]。相反，一些研究表明，半数接受治疗的患者报告说面部异常感持续存在[371]。尽管多达44%的患者可能会出现咬合不正，但通常可以通过（矫正）牙齿治疗或半衡牙齿咬合来解决[368]。然而，当患者已经为MMA手术做了正畸准备时，畸形牙一般不会是长期问题。一些研究报道称，OSA患者在MMA手术后有骨愈合不良和异物反应增加的趋势[372]。由于年龄的增长与并发症的增加有关，老年OSA患者出现手术并发症的风险更大[353]。此外，有报道称，在手术后，分别有24%和12%的患者在语言和吞咽方面出现了细微的主观察觉到的变化[361]。本研究中的所有患者以前都接受过上气道手术（如UPPP），这可能是造成这些变化的原因。据报道，在MMA手术后，有10%的患者出现鼻腔反流，在1年的随访中完全缓解[349]。在后续的研究中，所有发生鼻腔反流的患者都曾有过UPPP手术史。与其他上气道手术的主诉相比，MMA手术后患者感知到的疼痛通常并不严重，并且通常较少[353]。与"传统"正颌患者相比，OSA患者MMA手术后的平均住院时间略长于3.5天[345]。大多数OSA患者能够在手术后2～10周内恢复正常工作[353, 355]。

8. 术后护理

患者尽管手术后上气道的通畅性有了很大的改善，但对于OSA患者的术后管理比传统的正颌手术患者要更复杂。尽管大多数OSA患者在术后清醒时情况稳定，但在术后使用镇静药物或患者睡着时，情况可能会发生很大变化。因此，术后将患者转入ICU观察并合理使用镇痛和高血压药物是有必要的。此外，如果患者能够忍受的话，术后使用鼻腔CPAP有助于维持气道通畅和控制术后水肿。如果术后患者恢复良好，出院时间可由外科医生和患者共同决定，但需要适当减轻患者疼痛感和让患者出院继续口服药物。因为年轻患者往往恢复得更快，所以这类患者通常会提前出院。

对患者的随访取决于外科医生的个人方案和具体的患者特征。应该注意的是，手术区域水肿通常会在术后72h内逐渐加重。患者MMA术后手术区域水肿很少累及上气道，因为手术区域位于更外围的位置。然而，手术区域水肿有时也会很严重，这可能会让患者产生担心的情绪有关。建议在患者完全康复前，经常进行术后随访。由于在散发病例中，患者可能在MMA手术后出现短暂的中枢性睡眠呼吸暂停，因此不建议在6个月的随访前进行PSG随访研究[370]。此外，应向所有超重患者强调，减肥是其治疗前和治疗后OSA管理的重要组成部分，因为即使小幅的减重也对预后有积极作用的。

9. 效果

MMA手术后的OSA管理在大部分患者中通常是成功的。Holty在2010年对来自22项研究的627例患者进行的一项Meta分析中发现，中位手术成功率（定义为术后AHI＜20且AHI减少大于

50%）为 86%[345]。在这项多元分析中，43% 的患者达到手术治愈的效果，即术后 AHI<5。术后 5 个月，患者平均 AHI 从 63.9 降低到 9.5，且具有统计学和临床意义，夜间最低氧合血红蛋白饱和度从 71.9% 提高到 87.7%[345]。在 MMA 手术后还观察到大多数患者 PSG 结果（如睡眠效率和睡眠结构）也出现了类似的改善。应该指出的是，在本研究分析中，大约 2/3 的患者在之前或术中进行过上气道手术，如 UPPP、GA 和（或）舌骨肌切开术和悬吊术。有趣的是，以前做过这些上气道手术的患者不太可能通过 MMA 手术达到手术治愈的效果[345]。

Zaghi 等最近的另一项多元分析仅包括评估 MMA 手术结果的研究，不包括在手术时接受辅助手术（例如，扁桃体切除术、UPPP 或部分舌切除术）的患者的研究[346]。他们纳入了 45 项观察性研究，评估 518 例 OSA 患者的 MMA 手术结果。分别有 85% 和 39% 的患者达到了手术成功和手术治愈的效果。术后 6 个月，患者的平均 AHI 从 57.2 降低到 9.5，且具有统计学和临床意义，夜间最低氧合血红蛋白饱和度从 70.1% 提高到 87.0%[346]。

尽管评估 MMA 手术长期结果的研究数量仍然有限，但在超过 2~5 年的随访期内，长期结果似乎相对稳定[347, 348, 361, 373, 374]。此外，几项研究发现 OSA 患者 MMA 手术后血压在统计学和临床上有显著改善[355, 375]。最后，一些头影测量研究证实了 OSA 患者 MMA 手术后骨骼前移保持中长期稳定[348, 376-378]。

在评估 OSA 患者的 MMA 手术后的主观效果时，大多数患者报告说打鼾、目睹的呼吸暂停和 EDS、早晨头痛、记忆力减退和注意力减退等方面都有所改善[345]。据报道，ESS 值升高（即超过 10）的患者比例从 72% 降至 10%[379]。Holty 和 Zaghi 的多元分析也显示，ESS 值分别从 13.2 降至 5.1 和从 13.5 降至 3.2[345, 346]。也有报道称 FOSQ 的所有方面都有明显的改善（手术前总分 14.4 分，手术后 18.9 分）[361]。另一项研究报道称，MMA 手术后，抑郁或易怒的主观症状减少了 72%[355]。大

多数患者在 MMA 手术后能够停止使用 CPAP，患者总体上表示治疗是值得的，并可向他人推荐[379]。

与 OSA 的许多手术干预一样，将 MMA 手术与其他干预措施相比较的随机试验很少。但有几项研究分别比较了 MMA 手术与 UPPP 和 CPAP 的结果[352, 355, 380, 381, 382]。当 MMA 手术（n=37）与 UPPP（n=34）的结果进行比较时，MMA 手术的 AHI 平均变化明显较大（AHI 平均降低分别为 40.5 和 19.4）[380]。这项研究也不能证明在 MMA 手术前进行 UPPP 对最终结果的有利影响[380]。当 CPAP 治疗的 AHI 与 MMA 手术后的 AHI 进行比较时，五项研究没有显示出这两种干预措施之间的显著差异[345]。迄今为止，只有一项研究进行了前瞻性 RCT，对 50 例严重 OSA 患者（平均 AHI：56.8）进行了 MMA 手术与 CPAP 的疗效比较[383]。

尽管 CPAP 和 MMA 手术在患者 1 年的治疗期后，AHI 和 ESS 值都有显著的改善，但这些干预措施之间的改善程度没有临床或统计上的显著差异。CPAP 的 AHI 从 50.3 降至 6.3，而 MMA 手术则从 56.8 降至 8.1，表明这些治疗方法的效果是相当的。

MMA 手术对上气道和周围结构的影响已得到广泛研究[384]。二维头影测量研究通常显示 MMA 手术后口咽和下咽气道空间显著增加[359]（图 8-89）。此外，手术可能会导致颌间间隙增加，舌体比例降低，舌骨的位置更具优势和更靠前[359, 384]。三维 CT 研究证实了上气道尺寸的这些改善，显示 MMA 手术后整个上气道口径扩大[384, 385]（图 8-90）。气道容积的增加似乎在腭咽部最为明显，其次是口咽部[385]。此外，上气道的 CT 研究也观察到患者手术后上气道的侧向尺寸有了很大的改善，患者上气道的长度也有了很大的减少[384, 385]。后一种现象被认为在结构上有助于患者 MMA 手术后气道塌陷性的降低[386]。患者上述许多上气道尺寸和骨骼结构的变化都与 OSA 的改善有关。然而，遗憾的是，目前还没有足够的数据支持 OSA 的改善，如 AHI 值和上气道及其周围骨质结构的变化之间的关系[384]。

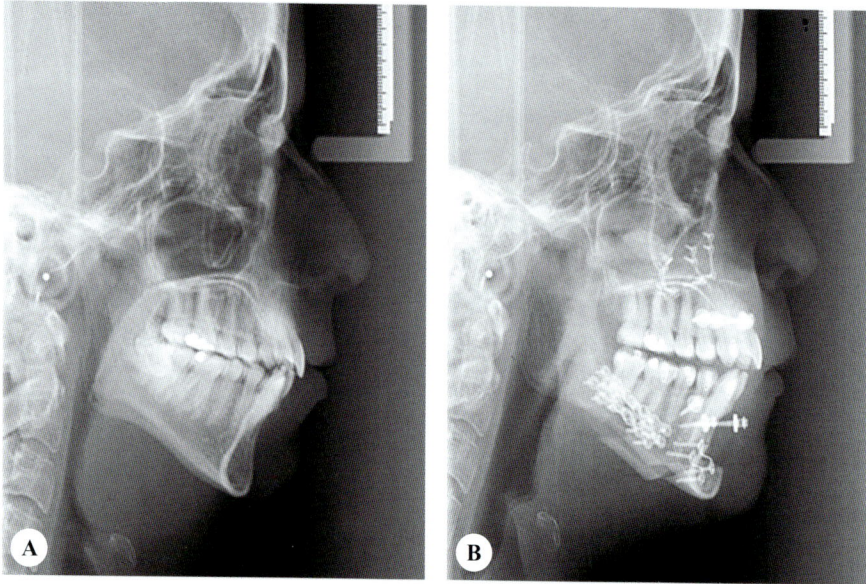

◀ 图 8–89　双颌前徙术后的二维气道变化

术前（A）和术后（B）的头颅侧位 X 线片表明严重阻塞性睡眠呼吸暂停的患者在接受双颌前徙术后，结合改良颏成形术和颈颏部吸脂术，上气道空间矢状面的变化（经许可转载，引自 Doff MH, Jansma J, Schepers RH, Hoekema A. Maxillomandibular advancement surgery as alternative to continuous positive airway pressure in morbidly severe obstructive sleep apnea: a case report. Cranio 2013;31:246–251.）

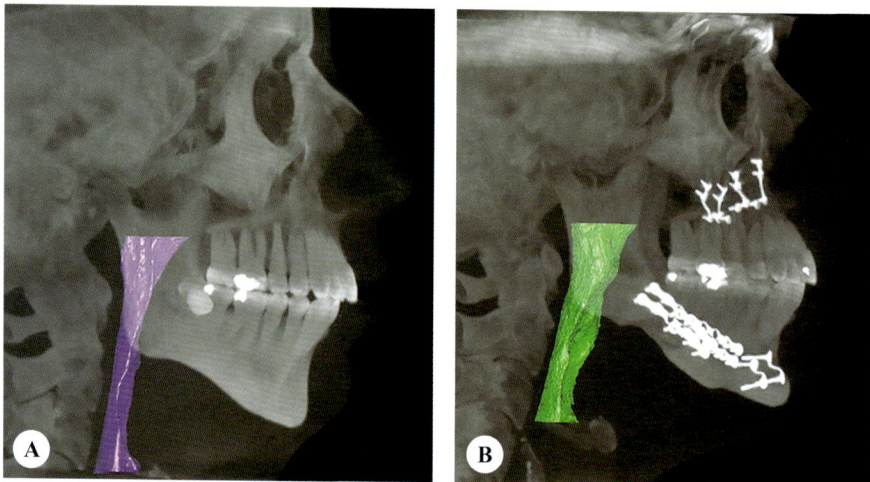

◀ 图 8–90　双颌前徙术后的三维气道变化

严重阻塞性睡眠呼吸暂停患者在接受双颌前徙术后，结合改良颏成形术和颈颏部吸脂术，术前（A）和术后（B）上气道的锥形线束计算机断层扫描重建显示了上气道空间的三维变化

要 点

- MMA 手术在治疗对非侵入性治疗无效的 OSA 中发挥重要作用。由于在健康状况受损的患者中需要对上下颌骨复合体进行大幅前移，因此 OSA 患者的 MMA 手术通常比 "传统" 的正颌手术更为复杂。然而，通过适当的预防措施，MMA 手术是一种安全且高效的 OSA 治疗方式。MMA 手术可能是骨性结构有问题的患者（如严重的咬合不正、下颌后缩或双颌后缩）最有效的外科干预措施。这些患者，尤其是相对年轻的患者，应将 MMA 手术作为主要的手术治疗方式

（二）牵引成骨上颌骨扩张术

Stanley Yung-Chuan Liu　Christian Guilleminault　Audrey Jung-Sun Yoon　著

1. 定义

牵引成骨上颌骨扩张术（distraction osteogenesis maxillary expansion，DOME）的概念起源于对 OSA 成年患者高拱和狭窄上颌骨的扩张需求[387]。儿科研究有强有力的证据表明，使用正畸扩张器进行上颌骨扩张可以治疗 OSA，尤其是治疗扁桃体联合腺样体切除术后的顽疾[388-390]。因为没有可靠的成人上颌骨扩展流程，狭窄的上颌骨也是成人 OSA 的一个解剖学危险因素。上颌骨扩张改善睡眠呼吸障碍的可能机制包括增宽鼻底，减少鼻腔阻力，以及促进舌体前部和上部位置[391-394]。

斯坦福大学的 Christian Guilleminault 教授多年的研究发现，具有相同表型（高拱、窄腭）的成年 OSA 患者也需要上颌骨扩张。在这些骨骼发育不良的患者中，通常都会腭骨高拱，虽然这增加了软组织的口内容积，但却存在持续的高鼻阻力和气流受限。

颌面外科医生传统上习惯对成人骨骼横向发育不良进行手术辅助快速腭部扩张术（surgically assisted rapid palatal expansion，SARPE）治疗，该手术结合了 Le fort I 型截骨术、翼腭分离术和正畸固定扩张器[395]。SARPE 手术的局限性包括：传统的牙锚式扩张器对牙齿施加侧向力，扩张力更多地集中在牙槽部，而不是鼻底或腭顶[396]，以及下颌移动复发率最高。另外，可以将上颌骨分割成多个部分以增加宽度。然而，多节 Le Fort 截骨术可以移动牙槽骨段，但经常会留下一个独立的骨段，它是自由浮动的，并与腭部软组织相连。这些移动的重点是移动牙齿以矫正错𬌗畸形，但没有解决成人睡眠呼吸障碍的关键问题。

需求是显而易见的。成人上颌扩张需要一种与儿童 OSA 患者扩张相同的方法，即可预测；快速；稳定；特别针对睡眠呼吸紊乱的鼻腔和口腔内容积。有趣的是，首席外科医生向患者介绍了整个流程，目的是将高拱形腭变为穹顶形腭。

因此，斯坦福大学的 Christian Guilleminault（睡眠医学）、Audrey Yoon（正畸学）和 Stanley Liu（睡眠外科）在 2014 年创造了 DOME 这一概念。从那时起，DOME 已经成为修订后的斯坦福大学睡眠手术方案的一个组成部分。

2. 适应证、禁忌证和患者选择

(1) DOME 通常被推荐用于三类成人 OSA 患者。

① OSA 患者出现绝对的骨骼横向发育不良，呈现反咬合。

② 轻度 OSA 或上气道阻力综合征（upper airway resistance syndrome，UARS）患者，没有咬合不正，但在狭窄、高弓的腭部存在持续性鼻塞，并且以前接受过鼻腔手术，或没有明显的鼻中隔偏移或下鼻甲肥大的情况。

③ 作为中度至重度 OSA 患者，在其他手术包括腭部手术（如 UPPP、MMA 或上气道刺激）之前的第一阶段手术。

(2) 相对的禁忌证包括有以下情况的患者。

① 牙周疾病。

② 不能或不愿意接受围术期的正畸护理。

③ 大约 1 个月的时间内，每天转动扩张器一次有困难。

3. 诊断检查

我们强烈鼓励患者进行一次随访的 PSG，特别是在 UARS 的情况下评估流量限制。颅颌面 CT 对于观察相关的手术标志（前颌骨的厚度、鼻腭神经的位置和中切牙根的距离）是必要的。对于正畸医生来说，上颌骨的厚度可能决定了扩张器上使用的植入物的长度。治疗前和治疗后的照片是正畸科室的常规做法。值得注意的是，DOME 在完成治疗后不会明显改变一个人的面部外观。随着前颌骨支撑力的提高，可以看到轻微的变化。

4. 具体风险、患者信息和知情同意

必须让患者了解治疗的目标。从我们的临床结果数据来看，最重要的、可重复的结果是由鼻阻塞症状评估（nasal obstruction symptom evaluation，NOSE）量表衡量的主观鼻阻塞的减少[397]。对于严重 OSA 患者，手术成功率约为 70%，这些患者将继续接受进一步的干预，包括腭咽成形术、上气道刺激术和 MMA。对于 UARS，AHI 的下降是显著的，但手术成功不能用 Sher 标准来判断，因为治疗前 AHI 通常低于每小时 10 次。

手术风险包括中切牙失去活力、上颌骨扩张不对称、扩张不充分、牙周衰退、腭瘘和前庭切口的持续异物感觉。

DOME 后的疼痛是所有风险中最小的。大多数患者使用非处方的非甾体抗炎药进行治疗。有些人在术后头几天需要麻醉药物治疗。

5. 麻醉与体位

手术过程通常只需要不到 45min 的时间。经口插管联合全身静脉麻醉可减少术后恶心呕吐。插管占用口腔位置最小的办法是用胶带将口腔软管和加固管粘在口腔的一侧。将患者转 180° 远离麻醉推车。因为只进行了 Lefort I 级截骨术没有行翼突分离，所以不需要控制性低血压麻醉。在眶下神经区域用双侧 V2 水平阻滞进行术前镇痛。

6. 设备

一套标准的头颈部或颌面设备，包括 Bovie 电刀、9 号骨膜剥离器、外展牵拉器、弧形弗里尔剥离器、往复锯、压电电锯（可选）、若干直型截骨器和 3-0 铬缝合线。

7. 手术步骤

在手术之前，合作的正畸医生已经设计好了扩张器，有时还将扩张器与跨腭植入物放在一起。至关重要的是，植入物要尽可能地放在内侧，跨过腭中缝。额外的植入物可以放在靠近臼齿区域的双侧牙槽两侧。

上颌骨的前庭入路是用设置为 32 的 Bovie 电刀进行的。在黏膜牙龈交界处上方 1cm 做一个曲线切口，切口的后端更宽。注意不要侵犯双侧的 Stenson 管。骨膜下剥离的方向是内侧的梨状缘，外侧的上颌骨托。眶下神经孔是剥离的上限。用往复锯进行 Le Fort I 型截骨，内侧为梨状缘，外侧为上颌骨支撑。

腭中缝的原始凹槽见于前鼻脊的下方，以及上颌中切牙的尖部之间。使用压电锯，不切断横跨上颌表面的腭黏膜，以加深沟槽。Osteo-tomes 以连续的方式用于从凹槽中楔开腭中缝合线。当缝合线打开时，可以立即看到中切牙之间的隔膜。然后转动扩张器，以确保双侧上颌骨的对称和容易分离，直到形成 2mm 的间隙（视频 8-8）。

前庭伤口的缝合使用由 3-0 铬合金缝合线。

8. 并发症

DOME 的主要并发症，如骨不连、错位、口鼻瘘、骨骼、鼻腔、鼻窦或牙源性感染，尚未有报道。上颌骨有轻微的不对称扩张，但在正畸矫正的范围内。上颌前部异物感缓解的时间为 1～6 个月。上颌中切牙偶尔会出现灌注减少的迹象。需要进行根管治疗的中切牙活力丧失（但没有牙列丧失）低于 5%。2% 的患者出现腭瘘。大多数

患者在完成牵引和继发性愈合后都能恢复。罕见的情况是需要进行骨移植和修复瘘管。

9. 术后护理

根据 OSA 的严重程度，患者可以在手术当天出院，或在夜间进行监测。用口服非甾体抗炎药和麻醉药的组合足以控制疼痛。一周内可恢复正常饮食。术后早期，Le Fort I 型截骨术会出现有限的鼻出血和鼻塞。

患者每天转动扩张器，使其每天扩张 0.25mm。对大多数患者来说，在 4～6 周，鼻底就能实现 7～12mm 的扩张。然后放置正畸托架以闭合牙间隙，而骨骼扩张器则留在原处，以防止在骨质巩固期复发。巩固期介于停止牵引力和移除牵引器之间。通常情况下，小儿颅面牵引的巩固期为 3 个月[398-400]，但我们建议成人的巩固期为 6～8 个月。牵引器不干扰牙齿的移动，并允许扩张器在正畸医生恢复正常咬合时保持原位。

平均需要 12～18 个月的正畸治疗。在积极的正畸治疗之后，需要通过可移动的保持器被动地维持扩张。图 8-91 说明了 DOME 前、DOME 后和最终正畸后的治疗进展。

10. 效果

在斯坦福大学，2015 年 1 月以来有 72 例患者（25 例女性）接受了 DOME 手术。平均年龄为（28.5±9）岁。围术期的 BMI 变化不大。术前平均 ESS 评分为（11.6±5）分，术后平均 ESS 评分为（8±4）分。

术前 NOSE 评分为（11.6±5.3）分，术后 NOSE 评分为（4.4±4.3）分。平均 AHI 从（22.4±22）次/时分下降到（11.3±8）次/时。如果排除 UARS 患者（因为他们开始时 AHI 较低，在结果数据中形成了双峰分布），这种下降表明了手术更为成功。对于中度至重度患者，AHI 的平均降幅从（60±20）次/时降至（19±7）次/时；氧饱和度下降指数（oxygen desaturation index，ODI）的平均降幅从（14±2）次/时降至（6.1±6.2）次/时。对于中度至重度组，下降幅度为（48±14）次/时到（10±3）次/时。内鼻瓣处的鼻底平均扩张度为（22.7±4）mm 到（28.2±5）mm。

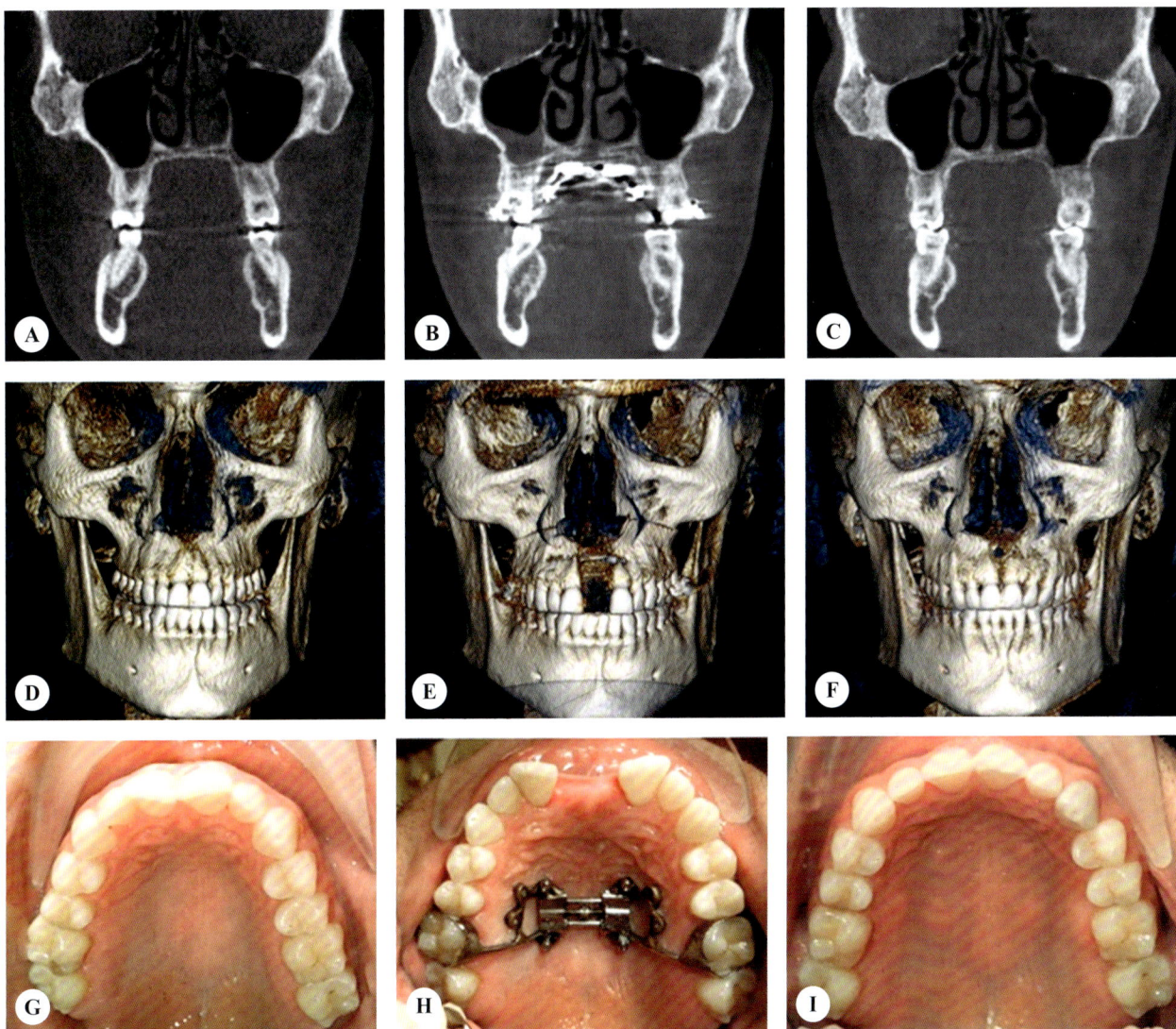

▲ 图 8–91　患有上气道阻力综合征的 31 岁男性，表现出正常的咬合、狭窄的鼻底和高腭弓

A 至 C. 冠状位第一磨牙水平腭尖：牵张成骨上颌骨扩张术（DOME）前（A）、DOME 后（B）和正畸治疗后（C）显示鼻底扩大，鼻腔变得更加通畅扩张。D 至 F. CBCT 三维重建：DOME 前（D）、DOME 后（E）和最终正畸治疗后（F）显示 DOME 不会改变 10mm 鼻底扩张的面中部轮廓。G 至 I. 咬合面：DOME 前（G）、DOME 后（H）和最终的正畸治疗后（I）显示 14mm 的牙间隙扩大（H）并通过正畸治疗关闭间隙，保持腭顶扩张

要　点

- DOME 是正畸学和微创上颌面手术的最新技术的结合[1]。植入体辅助扩张器的出现，在中线上向鼻底施加力量。内鼻瓣处的鼻底宽度平均增加了 7～10mm。鼻腔阻力的减少在主观上使用 NOSE 评分，在客观上使用鼻腔测压、PSG 的流量限制分析和计算流体动力学分析，都显示出其重要性

- 尽管内鼻瓣水平的鼻底宽度几乎增加了 80%～100%，但面部外观的变化却很小。对于没有错𬌗畸形的患者，通常可以在一年内实现矫正，以恢复适当的咬合关系

- 对于那些将继续进行后续进一步手术的患者来说，拓宽上颌骨可以提高成功率。例如，对于扩张性咽喉成形术，更宽的上颌骨允许有更多的侧向移动。对于 MMA，加宽的上颌骨可以减少鼻腔阻力，增加口内容积，并且如果对美学有顾虑，可以施行程度稍小的前移

- 我们很高兴能与大家分享一种易于操作和可预测的手术技术。我们把在小儿群体中行之有效的概念带到了成人患者身上。这种方法可以恢复上腭的理想圆顶形态。这有助于改善患者鼻腔呼吸以及舌体位置

四、多平面手术

Nico de Vries　Peter van Maanen　Thomas Verse 　著

（一）定义

多平面手术定义为上气道不同狭窄平面的任何侵入性手术的组合。通过 DISE 下使用 VOTE 分类的方法确定上气道阻塞平面，针对性的外科手术部位包括：腭咽（软腭和悬雍垂）、口咽（包括扁桃体）、舌根部和会厌。

因此，OSA 患者上气道多平面手术其实是在考虑疾病严重程度的同时，将 DISE 评估后确定的上气道阻塞部位、阻塞程度和阻塞的方向进行科学合理的分析和手术方案设计。虽然在多平面手术中，腭部联合舌根部位的手术最为常见，但扁桃体联合会厌手术虽属罕见但也属于本范围。然而，这一定义排除了仅进行腭部或舌根部手术与鼻外科手术的任何组合，本章将不讨论此类组合。联合喉内手术也被排除在多平面手术外。在我们的工作中，这两种组合几乎从未有指征，而且只有在极少数情况下才会进行。我们认为，微创手术（如腭部和舌根部联合射频手术）或任何类型的有创腭手术（如 UPPP/ZPP、ESP）与舌根部射频联合手术不属于"多平面手术"，因为微创手术仅用于治疗单纯鼾症和轻度 OSA。我们建议在这些手术中使用"微创多平面手术"一词，关于微创多平面手术的论文详见表 8-23。

在我们的定义中，MMA 和舌下神经刺激也不被视为多平面手术。相比之下，我们认为 TORS（经口机器人舌根切除术）是一种舌根手术。因此，TORS 与腭咽手术的结合将被视为多平面手术。

我们知道，不同部位的气道阻塞也可以分期治疗。我们开展多平面手术依据三个方面：患者表现出中度到重度的症状；患者的疾病严重程度由 PSG 确认；患者 DISE 评估为多平面阻塞，并评估可以进行多部位同时手术。我们相信，我们的理念有助于避免重复手术和降低并发症的发生率。

				表 8-23　微创多平面手术结果						
作　者	例　数	手　术	设　备	随访（个月）	AHI（术前）	AHI（术后）	成功率（%）	ESS（术前）	ESS（术后）	EBM
Fischer 等[401]	15	RFT（SP、TB、Tons）	Somnus	4.8	32.6	22.0	20.0	11.1	8.2	4
Woodson 等[402]	26	RFT（SP、TB）	Somnus	1.0	21.3	16.8	没有数据	11.9	9.8	2b
Stuck 等[403]	18	RFT（SP、TB）	Somnus	2	25.3	16.7	33.3	9.3	6.1	4
Steward[404]	22	RFT（SP、TB）	Somnus	2.5	31.0	18.8	59.0	11.4	7.0	3b
Friedman 等[405]	122	Pillars、RFT（TB）	Somnus	12.2	23.2	14.5	47.5	9.7	6.9	4
Ceylan 等[406]	26	RFT（鼻、SP、TB）	Somnus	12.0	29.6	16.1	53.8	10.8	8.2	3b
Bäck 等[407]	13	RFT（SP、TB）	Celon	4.0	31.0	33.0	23.1	7.0	4.0	4
Neruntarat[265]	72	RFT（SP、TB）	Sutter	3.0	35.6	12.5	66.7	14.2	7.9	4
		RFT（SP、TB）	Sutter	14.2	35.6	16.8	55.6	14.2	8.2	4
合计	314			6.5	19.8	13.1	33.8	7.8	5.6	B

AHI. 呼吸暂停低通气指数；ESS. Epworth 嗜睡量表；RFT.（间质性）射频治疗；SP. 软腭部；TB. 舌根；EBM. 循证医学证据水平；Pillars. 软腭植入；Tons. 扁桃体

我们想强调的是，PSG 和 DISE 的结果应该是一致和有意义的，并且在轻度 OSA 的情况下是有意义的，在 DISE 评估时应该只出现有限的阻塞［例如，多平面阻塞比单一平面阻塞更常见，部分阻塞比完全阻塞更常见，前后位（AP）比向心性塌陷更常见，腭平面上没有完全向心性塌陷］。对于中度和特别严重的 OSA，更严重的阻塞形式应该是多平面的，而不仅仅是单个平面的，更常见的是整体性的、向心性的，而不是局部性的、前后位的。

如果轻度 OSA 的症状与随后的 PSG 结果和 DISE 的典型表现之间存在无法解释的差异，应注意甄别，须排除 DISE 评估过程中患者被过度镇静的情况。我们不主张在合并无法解释的严重 DISE 表型的轻度 OSA 患者中使用多平面手术。多平面手术是比分期手术更先进的手术方式。DISE 评估显示多个平面的阻塞时，只进行某一平面的手术没有意义。审慎选择患者并进行围术期全面监测的情况下，多平面手术已是安全的。有关围术期监测，请参阅第 10 章。

如前几章所述，许多腭咽和舌根部位手术可以在多平面手术中联合使用。因此，在参考 VOTE 结果时，以下提到的任何组合都可能符合多平面手术概念下的手术治疗计划。

VOTE（V）：腭部手术包括 UPPP、ZPP、UPF 技术、ESP、倒刺线括约肌咽成形术、腭部前移和 UPPP 的其他改良术式。

VOTE（O）：仅在因扁桃体肥大导致阻塞的情况下，可以选择扁桃体切除术或扁桃体切开术。在大多数腭部手术中，扁桃体也会被切除。仅在扁桃体大小为Ⅲ度或者Ⅳ度，且腭平面没有塌陷的情况下，可以单独行扁桃体完全切除或部分切除术。

VOTE（T）：在舌根阻塞的情况下，干预措施包括 RFT（通常用于舌根水平的部分阻塞）、舌骨甲状软骨悬吊术（我们往往同时对舌根进行射频治疗）、舌骨悬吊术（手术或使用金属丝）、GA、舌硬化术、LT、中线舌切除术（独立于使用的技术和手术器械）、舌植入物等。

VOTE（E）：如果会厌塌陷，可以考虑部分切除会厌或会厌复位。

此方法评估时，还需考虑其他特殊情况，如严重 OSA 患者仅表现出单个平面完全阻塞（例如，完全向心性腭塌陷），应不进行多平面手术，而是首先处理腭部。在多平面手术中，任何一个软腭或口咽手术与至少一个舌根或会厌手术相结合的组合都是可能的（表 8-24）。这种多样的组合在很大程度上解释了文献报道的多平面手术成功率的巨大差异性。目前报道的成功率差异很大的另一个原因是患者选择上的差异。在许多早期研究中，DISE 并没有被用作选择工具。除此之外，在一些研究中，高 BMI 患者被纳入，而在其他研究中则没有，一些较落后的外科技术现在已被更先进的改良方法所取代。

（二）适应证、禁忌证和患者选择

关于各种手术的适应证、方法、成功率和并发症，读者请参阅描述这些手术的章节。多平面手术是一种联合手术，通常应用于中重度 OSA，CPAP 失败或拒绝试用者。

在重度 OSAS 中，腭咽平面和舌后区出现阻塞的可能性极高。事实上，两个平面的阻塞通常是导致高 AHI 的原因。DISE 在一系列大样本量 OSA 患者中证实了这一点，其中大部分病例中发现腭后/口咽和舌后区阻塞。有关更多信息，请参阅第 3 章药物诱导睡眠内镜检查。

一个棘手的治疗难题是，患者是否应该在两个阶段（以及顺序）或同时进行干预（以及何种形式的手术）。我们认为，存在多平面阻塞的情况下，分阶段进行多平面手术将导致不必要的治疗时间延长。仅消除单个平面阻塞而忽略其他平面的阻塞是没有意义的，尤其对于中度至重度 OSA 的患者而言。长期以来，我们已经放弃了这种分期手术，而是对 DISE 显示的多平面塌陷开始进行多平面手术。相反，如果 DISE 仅显示单个平面的阻塞，我们更倾向于首先解决这个问题，即使是

VOTE	软 腭	口 咽	舌 根	会 厌
	UPPP	扁桃体切除术	射频消融	会厌部分切除术
	改良 UPPP	扁桃体部分切除术	舌骨悬吊术 1 型（下颌骨）	会厌固定术
	腭前移		舌骨悬吊术 2 型（甲状软骨）	
			颏舌前移术	
			舌扁桃体切除术	
			中线舌切除术	
			舌植入物手术	

表 8-24　上呼吸道可塌陷的四个平面

在多平面外科手术中，上呼吸道可塌陷段的四个平面（软腭、口咽、舌根和会厌）的手术可以任意组合
UPPP. 悬雍垂腭咽成形术

重度 OSA 患者。

轻度 OSA 治疗取决于 DISE 结果。我们经常在主要阻塞层面上施行开放性手术，并在次要阻塞层面上进行微创手术（对于 DISE 评估为口咽塌陷为主的患者，可能是 UPPP 加扁桃体切除术联合舌根 RFT 治疗）。

另一个尚不明确的问题是，进行多平面手术的患者 AHI 的上限问题。根据我们的经验，对于 AHI 高于 55 次 / 时或 60 次 / 时的患者，多平面手术的效果往往不好，通常我们不会对这部分患者进行多平面手术，而是建议更积极的手术，如 MMA 或 TORS。同样，也可能有例外。真正的困难在于：先进行多平面手术，保留 MMA 或 TORS；还是不尝试多平面手术，直接选择 MMA。

目前并不清楚进行多平面手术患者的 AHI 的分界点应该如何设定，并且结果非常重要，因此与患者及其家属共同决策至关重要。这些都是个人观点。应告知患者具体情况下如何评估多平面手术的成功率（例如，在给定情况下约为 60%），这应与 MMA 的总体较高成功率（85%）以及通常显著较高的并发症发生率相结合。一些患者会首先选择多平面手术而不是 MMA，而另一些患者则倾向于直接选择成功率更高的 MMA，并接受其往往更严重的并发症。在这方面，仍需要进行更多的研究。总之，AHI 在 15～60 次 / 时，且 BMI 小于

32kg/m^2 的患者可以考虑进行多平面手术。

职业演讲者和歌手是多平面手术的相对禁忌证。

（三）诊断检查

PSG 或相关检查评估 OSA 的严重程度是必要的，其次是 DISE 以明确阻塞平面的信息。对于 BMI<32kg/m^2 的患者可考虑进行多平面手术，特殊情况下即使在 BMI 较高的情况下，也可进行多平面手术。

更多信息，请参阅相关手术的章节。

（四）具体风险、患者信息和知情同意

根据我们的经验，在讨论知情同意时，特别是在单独讨论潜在的并发症之前，术者综合疾病严重程度、AHI、BMI 以及 DISE 评估结果，根据手术经验，告知患者及其家属真实合理的手术成功率。如果手术成功率太低而不能手术，那么讨论任何潜在的并发症是没有意义的。

与出血率的详细信息（"2%～4%"）相比，预期的治疗结果更具相关性（例如，"方案 1 估计 65% 的成功率"）。

只有在患者及其家属了解成功率并愿意在其特定情况下承担风险后，下一步才是讨论手术预期和潜在的副作用和并发症。最好的方法是系统解释手术的不同组成部分，并分别讨论每个部分各自的并发症。

关于各种手术的适应证、方法、成功率和并发症，读者可以参考单独描述这些手术的章节。这种多种可能的组合在很大程度上解释了文献报道的多平面手术的成功率和并发症的巨大差异性。这一点，也应如实告知患者。

当然，所有准备手术的患者都需要了解可能的保守疗法。有疑问时，保守疗法可以尝试，而手术是不可逆的。我们主要在中重度 OSA 和 CPAP 失败时进行多平面手术。在经过选择的拒绝 CPAP 的患者中，多平面手术可以作为一线治疗。

（五）麻醉与体位

多平面手术的不同手术组成的具体形式决定了麻醉、导管放置和体位，手术过程中导管可能需要调整一两次。例如，一个常见的组合是舌根射频治疗，然后是腭部手术和舌骨甲软骨固定术。在这种情况下，我们首先将导管置于口角，行舌根射频治疗，进入腭部将导管朝下调整至中线。在腭部手术完成后，将导管第二次调整，朝上完成舌骨甲状软骨固定术。进行颈部手术时，理想情况下头部应略微轻度后仰（肩部垫枕头），同时并用一根向上的带有支架的导管。

（六）设备

多平面手术的不同组成部分决定了需要哪些器械。读者可以参考各个章节。

（七）手术技巧 / 步骤

请参阅描述手术方式的单独章节。

风险、提示和技巧

- 每个手术步骤都要改变患者体位
- 每个手术步骤都要改变导管位置
- 多平面手术易导致拔管后气道梗阻，围术期应密切监测患者（参见第 10 章）
- 抗生素应用有助于避免并发症
- 与麻醉医生进行充分沟通
- 糖皮质激素应用可能有用

（八）并发症

并发症因手术方式而不同，读者可以参考单独描述的章节。在多平面手术中，所有的并发症都可能是发生于手术组成的单独手术中的；甚至有可能出现单独手术中很少发生的并发症。例如，在多平面手术（包括 UPPP、舌射频和舌骨甲状软骨固定术）后，我们遇到了一些出现长期吞咽障碍的病例，这是我们在单独的手术中没有看到的。

最可怕的术后直接并发症是口腔、咽部或颈部出血。这应被视为绝对紧急情况。再插管可能非常困难，甚至不可能。在开始新的全身麻醉甚至气管切开术之前，都应该考虑重新切开颈部以清除血液和或血肿。

（九）术后护理

和其他睡眠呼吸暂停手术一样，阻塞性睡眠呼吸暂停的严重程度对术后的护理和监测有重要影响。全身麻醉或镇静状态下进行手术的睡眠呼吸暂停患者的围术期并发症风险会增加[106, 107, 108]。

因为术后咽部出血和肿胀，OSA 患者进行手术时围术期风险显著增加。根据最近的一项综述，术后并发症是少见的，并且容易发生在拔管后的 4h 内[109]。这个结果与我们自己的经验相符。因此，在汉堡，我们让睡眠呼吸暂停患者在拔管后在恢复室留观 4h。如果没有并发症，我们认为患者是安全的，并将其送往普通病房；为了防止出现并发症，患者将接受整夜监护[324]。我们始终与负责恢复室的高级麻醉医生保持沟通、达成一致。

如前所述，软腭手术后疼痛的处理是至关重要的。在成人的基础治疗中，布洛芬（每日 4 次，每次 400～600mg）加上安乃近（每日 4 次，每次 0.5～1g）效果较好[456]。然而，个体间的差异较大，部分患者需要调整。如果基础治疗不能及时镇痛，可添加阿片类药物（如 3 倍 10mg 羟考酮）。

关于术后护理和用药的详细信息请参考第 10 章围术期管理。

在多平面手术患者中，围术期抗生素应用以及预防使用抗生素是必要的。糖皮质激素的使用要视具体情况而定。

只要患者镇痛得当，且恢复正常饮食（术后 48～96h）即可出院。

（十）效果

如前所述，由于患者选择标准和手术组成部分存在差异，关于多平面手术的数据很难进行比较。然而，表 8-25 记录了患者术前和术后 PSG 数据。截至目前，尚未找到手术方式的最佳组合。每个外科医生都需要自己决定哪种组合在他们手中最有效。

表 8-25　多平面手术结果

作　者	例　数	软　腭	下　咽	随访（个月）	AHI（术前）	AHI（术后）	成功率（%）	ESS（术前）	ESS（术后）	EBM
Riley 等[408]	55	UPPP	GA、HS	3.0	58	23.2	67.3	没有数据	没有数据	4
Djupesland 等[409]	19	UPPP	GP	8.7	54.0	31.0	31.6	没有数据	没有数据	4
Riley 等[272]	223	UPPP	GA、HS	9.0	48.3	9.5	60.1	没有数据	没有数据	4
Riley 等[260]	12	UPPP	GA	3.0	71.2	46.7	0.0	没有数据	没有数据	4
Johnson 和 Chinn[410]	9	UPPP	GA	39.0	58.7	14.5	77.8	没有数据	没有数据	4
Ramirez 和 Loube[411]	12	UPPP	GA、HS	6.0	49.0	23.0	41.7	没有数据	没有数据	4
Utley 等[412]	14	UPPP	GA、HS	4.0	46.6	23.3	57.0	没有数据	没有数据	4
Elasfour 等[413]	18	UPPP	MLG	3~21	65.0	29.2	44.4	没有数据	没有数据	3b
Lee 等[414]	35	UPPP	GA	4~6	55.2	21.7	66.7	没有数据	没有数据	4
Bettega 等[353]	44	UPPP	GA、HS	6.0	45.2	42.8	22.7	没有数据	没有数据	4
Hsu 和 Brett[415]	13	UPPP	GA、HS	12.6	52.8	15.6	76.9	18.2	6.4	4
Hendler 等[354]	33	UPPP	GA	6.0	60.2	28.8	45.5	没有数据	没有数据	4
Terris 等[416]	19	UPPP	TBS	3	33.2	17.9	67	没有数据	没有数据	4
Vilaseca 等[274]	20	UPPP	GA、HS	6.0	60.5	44.6	35.0	12.0	7.9	4
Miller 等[417]	15	UPPP	TBS	3.8	38.7	21.0	20.0	没有数据	没有数据	4
Neruntarat 等[418]	31	Flap	GA、HS	8.0	48.2	14.5	71.0	14.9	8.2	4
Neruntarat[265]	32	Flap	HS	8.1	44.5	15.2	78.0	14.1	8.2	4
Neruntarat[419]	46	Flap	GA、HS	6.0	47.9	14.2	78.0	没有数据	没有数据	4
		Flap	GA、HS	39.4	47.9	18.6	65.2	没有数据	没有数据	4
Sorrenti 等[420]	15	UPPP	TBS	4.0	44.5	24.2	40.0	11.2	6.6	4
Sorrenti 等[421]	8	UPPP	oTBR	3.0	55.1	9.7	87.5	14.3	5.3	4

（续表）

作　者	例　数	软　腭	下　咽	随访（个月）	AHI（术前）	AHI（术后）	成功率（%）	ESS（术前）	ESS（术后）	EBM
Miller 等[422]	24	UPPP	GA	4.7	52.9	15.9	66.7	没有数据	没有数据	4
Dattilo 和 Drooger[423]	37	UPPP	GA、HS	1.5	38.7	16.2	70.3	10.0	7.5	4
Hörmann 等[424]	66	UPPP/Flap	RFT、HS	没有数据	38.9	19.3	57.6	9.6	6.4	4
Li 等[425]	6	EUPF	MLG	6.0	50.7	14.3	83.3	没有数据	没有数据	4
Li 等[425]	6	EUPF	LLT	6.0	56.2	62.8	0.0	没有数据	没有数据	4
Verse 等[426]	45	Flap	RFT、HS	4.7	38.3	20.6	51.1	10.4	7.1	4
Omur 等[427]	22	UPPP	TBS	6.0	47.5	17.3	81.8	13.9	5.4	4
Hsieh 等[428]	6	EUPF	MLG	6.0	50.7	11.6	没有数据	没有数据	没有数据	4
Bowden 等[266]	29	UPPP	HS	12.0	36.5	37.6	17.2	13.8	10.9	4
Liu 等[429]	44	UPPP	GA	3.0	62.0	29.6	52.3	14.3	6.3	4
Baisch 等[273]	67	Flap	RFT、HS	1.0	38.3	18.9	59.7	9.7	6.6	3b
Verse 等[262]	45	Flap	RFT、HS	4.3	38.9	20.7	51.1	9.4	7.2	3b
Jakobowitz[430]	37	UPPP	RFT、HS、GA	3.0	46.5	14.9	70.3	12.1	6.7	4
Vicente 等[431]	55	UPPP	TBS	36.0	52.8	14.1	78.0	12.2	8.2	4
Sorrenti 等[238]	10	UPPP	oTBR+	14.6	54.7	9.4	100.0	14.3	5.3	4
Yin 等[432]	18	UPPP	GA、HS	6.0	63.8	21.4	67.0	没有数据	没有数据	4
Richard 等[269]	22	UPPP	RFT、HS、GA	没有数据	48.7	28.8	45.5	8.6	3.6	4
Sun 等[433]	31	UPPP	GA、HS	6	65.9	28.6	没有数据	17.1	8.9	4
Benazzo 等[268]	109	UPPP	HS	6	37.0	18.7	61.5	10.5	7.2	4
Fernández-Julián 等[434]	28	UPPP	TBS	3	33.1	15.1	57.1	13.5	9.1	2b
Kezirian 等[435]	30	UPPP	GA、HS	3	44.9	27.8	43	没有数据	没有数据	2b

（续表）

作　者	例　数	软　腭	下　咽	随访（个月）	AHI（术前）	AHI（术后）	成功率（%）	ESS（术前）	ESS（术后）	EBM
Babademez 等[436]	15	EUPF	TBR（低温消融）	3	22.7	10.4	没有数据	7.6	3.2	2b
	15	EUPF	超声刀	3	29.9	11.0	没有数据	8.4	4.8	2b
Yi 等[166]	26	UPPP	GA，HS	6	65.6	30.1	46.0	13.5	6.9	4
Sezen 等[437]	12	Flap	TBS	12	28.8	15.3	50.0	14.8	7.6	4
Emara 等[277]	23	UPPP	GA	6	40.7	15.4	86.9	14.2	8.3	4
van Maanen 等[438]	94	UPPP/ZPP	HS	没有数据	38.4	26.5	没有数据	没有数据	没有数据	4
Hou 等[439]	34	UPPP	MLG	60	56	17.0	70.6	没有数据	没有数据	4
Tunçel 等[440]	35	lat PP/ZPP	TBS	6	14.6	6.2	没有数据	没有数据	没有数据	3b
Friedman 等[441]	27	ZPP	TORS MLG	6	54.6	18.6	66.7	14.4	5.4	3b
Lee 等[226]	20	UPPP	TORS	8	55.6	24.1	45	13.4	5.9	4
Berg 等[442]	30	UPPP	TBS，HS	4	43.4	23.9	63.3	没有数据	没有数据	4
Li 等[443]	45	UPPP	TBS	6	39.4	8.9	51.1	12.9	3.4	3b
Cillo 等[444]	13	UPPP	GA，HS	18	28.3	12.1	没有数据	15.2	6.3	4
Gunawardena 等[445]	27	UPPP，PA	MLG	3	44.0	12.5	74.1	8.3	5.8	4
Suh 等[446]	50	UPPP	MLG+LT	3~6	55.3	26.9	56.0	没有数据	没有数据	4
Lin 等[169]	35	ZPPP	舌中线切除术	3	50.6	26.5	62.9	11.0	8.7	4
Vicini 等[196]	12	ESP	TORS	6	38.5	9.9	83.3	12	4.4	3b
Vicini 等[240]	12	UPPP	TORS	6	38.4	19.8	33.3	13.8	7.6	3b
	243	div.	TORS	3	43	17.9	66.9	12.3	5.7	4
Li 等[447]	34	Han-UPPP	div.	12	41.5	12	没有数据	11.1	4.4	3b

（续表）

作　者	例　数	软　腭	下　咽	随访（个月）	AHI（术前）	AHI（术后）	成功率（%）	ESS（术前）	ESS（术后）	EBM
Chen 等[144]	24	UPPP	GA	12	46.1	26.2	没有数据	10	没有数据	2b
	26	UPPP	TBS	12	51.8	25.2	没有数据	9.5	没有数据	2b
Hoff 等[448]	121	div.	TORS LT	3	42.7	22.2	51.2	没有数据	没有数据	4
Toh 等[328]	20	UPPP	TORS TBR	6	41.3	13.5	55	13	5.6	4
Lin 等[449]	39	UPPP	TORS	4~6	43.9	21.9	53.8	15.6	5.7	4
Roher 等[284]	8	Flap	GA	4	48.3	11.6	62.5	没有数据	没有数据	4
Vicini 等[185]	10	Barbed rPP	div.	6	43.7	13.6	90	11.6	4.3	4
Turhan 等[450]	90	UPPP	TBS	6	51.8	20.5	74.4	没有数据	没有数据	4
Verse 等[227]	58	UPPP	LT	2	34.5	17.4	58.6	10.4	6.3	3b
	50	UPPP	HS+RFTZG	2	32.9	17	54	11.8	7.6	3b
Chiffer 等[451]	18	UPPP	TORS	6	53.9	19.8	61.1	没有数据	没有数据	4
Yüksel 等[452]	14	mod UPPP	TBS	24	33.2	18	57.1	11.9	5	3b
Thaler 等[453]	75	UPPP	TORS	3	57.5	31.4	45	12.8	5.8	3b
Barrera 等[287]	18	Flap	GA	6	41.1	22.9	61.1	13.2	6.7	4
Li 等[454]	25	mod UPPP	CELL	6	45.7	12.8	80	9.6	7.5	4
合计	2808			1~39.4	44.74	19.99	58.08	12.03	6.55	B

Barbed rPP. 带刺重定位咽成形术；CELL. 等离子消融内镜舌减重术；ESS. Epworth 嗜睡量表；ESP. 扩张括约肌咽成形术；EUPF. 扩展悬雍垂咽成形术；GA. 颏舌肌前移术；HS. 舌骨悬吊术；lat PP. 侧咽成形术；LLT. 激光舌扁桃体切除术；LT. 舌扁桃体切除术；MLG. 舌中线切除术；mod UPPP. 改良悬雍垂咽成形术；oTBR. 开放经颈舌根切除术；PA. 腭前移术；RFT. 射频治疗；TBS. 舌根悬吊术；TBR. 舌根切除术；TORS. 经口机器人舌根切除术；UPPP. 悬雍垂腭咽成形术；ZPP. Z-腭咽成形术；ZPPP. Z-腭咽成形术；div. 多样的；EBM. 循证医学证据水平；Flap. 悬雍垂腭瓣

参 考 文 献

[1] Powell NB, Riley RW, Troell RJ, Blumen MB, Guilleminault C. Radiofrequency volumetric reduction of the tongue. A porcine pilot study for the treatment of obstructive sleep apnea syndrome. Chest. 1997; 111(5):1348–1355

[2] Stuck BA, Maurer JT, Hörmann K. Tongue base reduction with radiofrequency tissue ablation: preliminary results after two treatment sessions. Sleep Breath. 2000; 4(4):155–162

[3] Blumen MB, Coquille F, Rocchicioli C, Mellot F, Chabolle F. Radiofrequency tongue reduction through a cervical approach: a pilot study. Laryngoscope. 2006; 116(10):1887–1893

[4] Powell NB, Riley RW, Troell RJ, Li K, Blumen MB, Guilleminault C. Effects of new technology on subjects with sleep disordered breathing—radiofrequency volumetric tissue réduction of the palate. Chest. 1998; 113(5):1163–1174

[5] Troell RJ, Powell NB, Riley RW, Li KK, Guilleminault C. Comparison of postoperative pain between laser-assisted uvulopalatoplasty, uvulopalatopharyngoplasty, and radiofrequency volumetric tissue reduction of the palate. Otolaryngol Head Neck Surg. 2000; 122(3):402–409

[6] Blumen MB, Chalumeau F, Gauthier A, Bobin S, Coste A, Chabolle F. Comparative study of four radiofrequency generators for the treatment of snoring. Otolaryngol Head Neck Surg. 2008; 138(3):294–299

[7] Balsevičius T, Uloza V, Vaitkus S, Sakalauskas R, Miliauskas S. Controlled trial of combined radiofrequency-assisted uvulopalatoplasty in the treatment of snoring and mild to moderate OSAS (pilot study). Sleep Breath. 2013; 17(2):695–703

[8] Atef A, Mosleh M, Hesham M, Fathi A, Hassan M, Fawzy M. Radiofrequency vs laser in the management of mild to moderate obstructive sleep apnoea: does the number of treatment sessions matter? J Laryngol Otol. 2005; 119(11):888–893

[9] Blumen MB, Vezina JP, Bequignon E, Chabolle F. Snoring intensity after a first session of soft palate radiofrequency: predictive value of the final result. Laryngoscope. 2013; 123(6):1556–1559

[10] Terris DJ, Chen V. Occult mucosal injuries with radiofrequency ablation of the palate. Otolaryngol Head Neck Surg. 2001; 125(5):468–472

[11] Farrar J, Ryan J, Oliver E, Gillespie MB. Radiofrequency ablation for the treatment of obstructive sleep apnea: a meta-analysis. Laryngoscope. 2008; 118(10):1878–1883

[12] Birkent H, Soken H, Akcam T, Karahatay S, Gerek M. The effect of radiofrequency volumetric tissue reduction of soft palate on voice. Eur Arch Otorhinolaryngol. 2008; 265(2):195–198

[13] Franklin KA, Anttila H, Axelsson S, et al. Effects and side-effects of surgery for snoring and obstructive sleep apnea—a systematic review. Sleep. 2009; 32(1):27–36

[14] Stuck BA, Sauter A, Hormann K, Verse T, Maurer JT. Radiofrequency surgery of the soft palate in the treatment of snoring: a placebo-controlled trial. Sleep. 2005; 28:847–850

[15] Stuck BA, Maurer JT, Hein G, Hörmann K, Verse T. Radiofrequency surgery of the soft palate in the treatment of snoring: a review of the literature. Sleep. 2004; 27(3):551–555

[16] Bäck LJ, Hytönen ML, Roine RP, Malmivaara AO. Radiofrequency ablation treatment of soft palate for patients with snoring: a systematic review of effectiveness and adverse effects. Laryngoscope. 2009; 119(6):1241–1250

[17] Balsevičius T, Uloza V, Vaitkus S, Sakalauskas R, Miliauskas S. Controlled trial of combined radiofrequency-assisted uvulopalatoplasty in the treatment of snoring and mild to moderate OSAS (pilot study). Sleep Breath. 2013; 17(2):695–703

[18] Stuck BA. Radiofrequency-assisted uvulopalatoplasty for snoring: long-term follow-up. Laryngoscope. 2009; 119(8):1617–1620

[19] De Kermadec H, Blumen MB, Engalenc D, Vezina JP, Chabolle F. Radiofrequency of the soft palate for sleep-disordered breathing: a 6–year follow-up study. Eur Ann Otorhinolaryngol Head Neck Dis. 2014; 131(1):27–31

[20] Blumen MB, Dahan S, Fleury B, Hausser-Hauw C, Chabolle F. Radiofrequency ablation for the treatment of mild to moderate obstructive sleep apnea. Laryngoscope. 2002; 112(11):2086–2092

[21] Baba RY, Mohan A, Metta VV, Mador MJ. Temperature controlled radiofrequency ablation at different sites for treatment of obstructive sleep apnea syndrome: a systematic review and meta- analysis. Sleep Breath. 2015; 19(3):891–910

[22] D'Souza A, Hassan S, Morgan D. Recent advances in surgery for snoring—somnoplasty (radiofrequency palatoplasty) a pilot study: effectiveness and acceptability [in French]. Rev Laryngol Otol Rhinol. 2000; 12:111–115

[23] Pessey JJ, Rose X, Michenet F, Calmels MN, Lagleyre S. Treatment of simple snoring by radiofrequency velar coblation [in French]. Ann Otolaryngol Chir Cervicofac. 2005; 122:21–26

[24] Bäck LJ, Koivunen P, Pyykkö I, Stene BK, Mäkitie AA. The impact of pretreatment assessment of oropharynx on interstitial soft palate radiofrequency surgery outcome: a multi-center study in patients with habitual snoring. Sleep Breath. 2012; 16(1):199–204

[25] Sonsuwan N, Rujimethabhas K, Sawanyawisuth K. Factors associated with successful treatment by radiofrequency treatment of the soft palate in obstructive sleep apnea as the first-line treatment. Sleep Disord. 2015; 2015:690425

[26] Kotecha B, Kumar G, Sands R, Walden A, Gowers B. Evaluation of upper airway obstruction in snoring patients using digital video stroboscopy. Eur Arch Otorhinolaryngol. 2013; 270(7):2141–2147

[27] Wassmuth Z, Mair E, Loube D, Leonard D. Cautery-assisted palatal stiffening operation for the treatment of obstructive sleep apnea syndrome. Otolaryngol Head Neck Surg. 2000; 123 (1 Pt 1):55–60

[28] Brietzke SE, Mair EA. Injection snoreplasty: how to treat snoring without all the pain and expense. Otolaryngol Head Neck Surg. 2001; 124(5):503–510

[29] Brietzke SE, Mair EA. Injection snoreplasty: investigation of alternative sclerotherapy agents. Otolaryngol Head Neck Surg. 2004; 130(1):47–57

[30] Poyrazoglu E, Dogru S, Saat B, Güngör A, Çekin E, Cincik H. Histologic effects of injection snoreplasty and radiofrequency in the rat soft palate. Otolaryngol Head Neck Surg. 2006; 135(4):561–564

[31] Lafrentz JR, Brietzke SE, Mair EA. Evaluation of palatal snoring surgery in an animal model. Otolaryngol Head Neck Surg. 2003; 129(4):343–352

[32] Al-Jassim AH, Lesser THJ. Single dose injection snoreplasty: investigation or treatment? J Laryngol Otol. 2008; 122(11):1190–1193

[33] Brietzke SE, Mair EA. Injection snoreplasty: extended follow-up and new objective data. Otolaryngol Head Neck Surg. 2003; 128(5):605–615

[34] Iseri M, Balcioglu O. Radiofrequency versus injection snoreplasty in simple snoring. Otolaryngol Head Neck Surg. 2005; 133(2):224–228

[35] Olszewska E, Panek J, O, ', Day J, Rogowski M. Usefulness of snoreplasty in the treatment of simple snoring and mild obstructive sleep apnea/hypopnea syndrome—preliminary report. Otolaryngol Pol. 2014; 68(4):184–188

[36] Labra A, Haro-Valencia R, Huerta-Delgado A-D, Jimenez- Correa U, Sanchez-Narvaez F. Efficacy of submucosal sodium tetradecyl sulfate in the soft palate as a treatment of the mild obstructive sleep apnea syndrome: a pilot study. Sleep Disord. 2012; 2012:597684

[37] Nordgård S, Wormdal K, Bugten V, Stene BK, Skjøstad KW. Palatal implants: a new method for the treatment of snoring. Acta Otolaryngol. 2004; 124(8):970–975

[38] Friedman M, Schalch P, Joseph NJ. Palatal stiffening after failed uvulopalatopharyngoplasty with the Pillar Implant System. Laryngoscope. 2006; 116(11):1956–1961

[39] Akpinar ME, Yigit O, Kocak I, Altundag A. Does the length of uvula affect the palatal implant outcome in the management of habitual snoring? Laryngoscope. 2011; 121(5):1112–1116

[40] Rotenberg BW, Luu K. Four-year outcomes of palatal implants for primary snoring treatment: a prospective longitudinal study. Laryngoscope. 2012; 122(3):696–699

[41] Akpinar ME, Kocak I, Gurpinar B, Esen HE. Effects of soft palate implants on acoustic characteristics of voice and articulation. J Voice. 2011; 25(3):381–386

[42] Gillespie MB, Wylie PE, Lee-Chiong T, Rapoport DM. Effect of palatal implants on continuous positive airway pressure and compliance. Otolaryngol Head Neck Surg. 2011; 144(2):230–236

[43] Choi JH, Kim SN, Cho JH. Efficacy of the Pillar implant in the treatment of snoring and mild-to-moderate obstructive sleep apnea: a meta-analysis. Laryngoscope. 2013; 123(1):269–276

[44] Lin H-C, Friedman M, Chang H-W, et al. Effects of Pillar implants for sleep-related breathing disorders on middle ear function. Eur Arch Otorhinolaryngol. 2013; 270(8):2339–2343

[45] Fujita S, Conway W, Zorick F, Roth T. Surgical correction of anatomic azbnormalities in obstructive sleep apnea syndrome: uvulopalatopharyngoplasty. Otolaryngol Head Neck Surg. 1981; 89(6):923–934

[46] Carenfelt C. Laser uvulopalatoplasty in treatment of habitual snoring. Ann Otol Rhinol Laryngol. 1991; 100(6):451–454

[47] Littner M, Kushida CA, Hartse K, et al. Practice parameters for the use of laser-assisted uvulopalatoplasty: an update for 2000. Sleep. 2001; 24(5):603–619

[48] Kamami YV. Laser CO2 for snoring. Preliminary results. Acta Otorhinolaryngol Belg. 1990; 44(4):451–456

[49] Coleman JA Jr. Laser-assisted uvulopalatoplasty: long-term results with a treatment for snoring. Ear Nose Throat J. 1998; 77(1):22–24, 26–29, 32–34

[50] Bassiouny A, El Salamawy A, Abd El-Tawab M, Atef A. Bipolar radiofrequency treatment for snoring with mild to moderate sleep apnea: a comparative study between the radiofrequency assisted uvulopalatoplasty technique and the channeling technique. Eur Arch Otorhinolaryngol. 2007; 264(6):659–667

[51] Wedman J, Miljeteig H. Treatment of simple snoring using radio waves for ablation of uvula and soft palate: a day-case surgery procedure. Laryngoscope. 2002; 112(7 Pt 1):1256–1259

[52] Baisch A, Maurer JT, Hörmann K, Stuck BA. Combined radiofrequency assisted uvulopalatoplasty in the treatment of snoring. Eur Arch Otorhinolaryngol. 2009; 266(1):125–130

[53] Camacho M, Nesbitt NB, Lambert E, et al. Laser-assisted uvulopalatoplasty for obstructive sleep apnea: a systematic review and meta-analysis. Sleep. 2017; 40(3)

[54] Fabiani M. Surgery for Snoring and Obstructive Sleep Apnea Syndrome. Amsterdam: Kugler Publications; 2003: 463–474

[55] Krespi Y, et al. The ef cacy of laser-assisted uvulopalatoplasty in the management of obstructive sleep apnea syndrome and upper airway resistance syndrome. Oper Tech Otolaryngol–Head Neck Surg. 1994; 5:235–243

[56] Friedman M, Wilson MN, Pulver T, et al. Screening for obstructive sleep apnea/hypopnea syndrome: subjective and objective factors. Otolaryngol Head Neck Surg. 2010; 142(4):531–535

[57] Finkelstein Y, Stein G, Ophir D, Berger R, Berger G. Laser-assisted uvulopalatoplasty for the management of obstructive sleep apnea: myths and facts. Arch Otolaryngol Head Neck Surg. 2002; 128(4):429–434

[58] Göktas Ö, Solmaz M, Göktas G, Olze H. Long-term results in obstructive sleep apnea syndrome (OSAS) after laser-assisted uvulopalatoplasty (LAUP). PLoS One. 2014; 9(6):e100211

[59] Iyngkaran T, Kanagalingam J, Rajeswaran R, Georgalas C, Kotecha B. Long-term outcomes of laser-assisted uvulopalatoplasty in 168 patients with snoring. J Laryngol Otol. 2006; 120(11):932–938

[60] Rombaux P, Hamoir M, Bertrand B, Aubert G, Liistro G, Rodenstein D. Postoperative pain and side effects after uvulopalatopharyngoplasty, laser-assisted uvulopalatoplasty, and radiofrequency tissue volume reduction in primary snoring. Laryngoscope. 2003; 113(12):2169–2173

[61] Kaluskar SK, Kaul GH. Long-term results of KTP/532 laser uvulopalatopharyngoplasty. Rev Laryngol Otol Rhinol (Bord). 2000; 121(1):59–62

[62] Wang Z, Rebeiz EE, Shapshay SM. Laser soft palate "stiffening": an alternative to uvulopalatopharyngoplasty. Lasers Surg Med. 2002; 30(1):40–43

[63] Hörmann K, Verse T. Surgery for Sleep Disordered Breathing. 2 ed. Heidelberg: Springer Verlag, 2010

[64] Thorn C, Faber A, Schultz JD, Hörmann K, Stuck BA. Prophylactic antibiotic use in ENT surgery HNO. 2015; 63(2):118–124

[65] Ferguson KA, Heighway K, Ruby RR. A randomized trial of laser-assisted uvulopalatoplasty in the treatment of mild obstructive sleep apnea. Am J Respir Crit Care Med. 2003; 167(1):15–19

[66] Larrosa F, Hernandez L, Morello A, Ballester E, Quinto L, Montserrat JM. Laser-assisted uvulopalatoplasty for snoring: does it meet the expectations? Eur Respir J. 2004; 24(1):66–70

[67] Verse T, Dreher A, Heiser C, et al. S2e-guideline: "ENT-specific therapy of obstructive sleep apnea in adults" short version : sleep medicine task force of the german society for otorhinolaryngology, head and neck surgery HNO. 2016; 64(5):310–319

[68] Stuck BA. Radiofrequency-assisted uvulopalatoplasty for snoring: long-term follow-up. Laryngoscope. 2009; 119(8):1617–1620

[69] Lee KD, Lee HS, Hong JC, et al. Diameter of vessels across the tonsillar capsule as an anatomical consideration for tonsillectomy. Clin Anat. 2008; 21(1):33–37

[70] Lourijsen ES, Wong Chung JE, Koopman JP, Blom HM. Postoperative morbidity and 1–year outcomes in CO2–laser tonsillotomy versus dissection tonsillectomy. Acta Otolaryngol. 2016; 136(10):983–990

[71] Deak L, Saxton D, Johnston K, Benedek P, Katona G. Comparison of postoperative pain in children with two intracapsular tonsillotomy techniques and a standard tonsillectomy: microdebrider and radiofrequency tonsillotomies versus standard tonsillectomies. Sultan Qaboos Univ Med J. 2014; 14(4):e500–e505

[72] Acevedo JL, Shah RK, Brietzke SE. Systematic review of complications of tonsillotomy versus tonsillectomy. Otolaryngol Head Neck Surg. 2012; 146(6):871–879

[73] Walton J, Ebner Y, Stewart MG, April MM. Systematic review of randomized controlled trials comparing intracapsular tonsillectomy with total tonsillectomy in a pediatric population. Arch Otolaryngol Head Neck Surg. 2012; 138(3):243–249

[74] Windfuhr JP, Savva K, Dahm JD, Werner JA. Tonsillotomy: facts and fiction. Eur Arch Otorhinolaryngol. 2015; 272(4):949–969

[75] Stuck BA, Starzak K, Verse T, Hörmann K, Maurer JT. Complications of temperature-controlled radiofrequency volumetric tissue reduction

for sleep-disordered breathing. Acta Otolaryngol. 2003; 123(4):532–535

[76] Barone DA, Krieger AC. Stroke and obstructive sleep apnea: a review. Curr Atheroscler Rep. 2013; 15(7):334

[77] Drager LF, Togeiro SM, Polotsky VY, Lorenzi-Filho G. Obstructive sleep apnea: a cardiometabolic risk in obesity and the metabolic syndrome. J Am Coll Cardiol. 2013; 62(7):569–576

[78] Stiefel P, Sánchez-Armengol MA, Villar J, Vallejo-Vaz A, Moreno-Luna R, Capote F. Obstructive sleep apnea syndrome, vascular pathology, endothelial function and endothelial cells and circulating microparticles. Arch Med Res. 2013; 44(6):409–414

[79] Konecny T, Kara T, Somers VK. Obstructive sleep apnea and hypertension: an update. Hypertension. 2014; 63(2):203–209

[80] Maurer JT. Update on surgical treatments for sleep apnea. Swiss Med Wkly. 2009; 139(43–44):624–629

[81] Orr WC, Martin RJ. Obstructive sleep apnea associated with tonsillar hypertrophy in adults. Arch Intern Med. 1981; 141(8):990–992

[82] Rubin AH, Eliaschar I, Joachim Z, Alroy G, Lavie P. Effects of nasal surgery and tonsillectomy on sleep apnea. Bull Eur Physiopathol Respir. 1983; 19(6):612–615

[83] Moser RJ III, Rajagopal KR. Obstructive sleep apnea in adults with tonsillar hypertrophy. Arch Intern Med. 1987; 147(7):1265–1267

[84] Aubert-Tulkens G, Hamoir M, Van den Eeckhaut J, Rodenstein DO. Failure of tonsil and nose surgery in adults with long-standing severe sleep apnea syndrome. Arch Intern Med. 1989; 149(9):2118–2121

[85] Houghton DJ, Camilleri AE, Stone P. Adult obstructive sleep apnoea syndrome and tonsillectomy. J Laryngol Otol. 1997; 111(9):829–832

[86] Miyazaki S, Itasaka Y, Tada H, Ishikawa K, Togawa K. Effectiveness of tonsillectomy in adult sleep apnea syndrome. Psychiatry Clin Neurosci. 1998; 52(2):222–223

[87] Verse T, Kroker BA, Pirsig W, Brosch S. Tonsillectomy as a treatment of obstructive sleep apnea in adults with tonsillar hypertrophy. Laryngoscope. 2000; 110(9):1556–1559

[88] Martinho FL, Zonato AI, Bittencourt LR, et al. Obese obstructive sleep apnea patients with tonsil hypertrophy submitted to tonsillectomy. Braz J Med Biol Res. 2006; 39(8):1137–1142

[89] Nakata S, Noda A, Yanagi E, Suzuki K, Yamamoto H, Nakashima T. Tonsil size and body mass index are important factors for efficacy of simple tonsillectomy in obstructive sleep apnoea syndrome. Clin Otolaryngol. 2006; 31(1):41–45

[90] Nakata S, Miyazaki S, Ohki M, et al. Reduced nasal resistance after simple tonsillectomy in patients with obstructive sleep apnea. Am J Rhinol. 2007; 21(2):192–195

[91] Stow NW, Sale PJ, Lee D, Joffe D, Gallagher RM. Simultaneous tonsillectomy and nasal surgery in adult obstructive sleep apnea: a pilot study. Otolaryngol Head Neck Surg. 2012; 147(2):387–391

[92] Tan LT, Tan AK, Hsu PP, et al. Effects of tonsillectomy on sleep study parameters in adult patients with obstructive sleep apnea— a prospective study. Sleep Breath. 2014; 18(2):265–268

[93] Senchak AJ, McKinlay AJ, Acevedo J, et al. The effect of tonsillectomy alone in adult obstructive sleep apnea. Otolaryngol Head Neck Surg. 2015; 152(5):969–973

[94] Verse T, Brus J, Wenzel S. Effect of tonsil size on AHI in sleep surgery patients. Own unpublished data

[95] Fukuda N, Abe T, Katagiri M, Yokoba M, Okamoto M, Tomita T. Effects of uvulopalatopharyngoplasty on patients with obstructive sleep apnea—the severity of preoperative tonsillar hypertrophy Nihon Kokyuki Gakkai Zasshi. 1998; 36(1):34–40

[96] Friedman M, Ibrahim H, Bass L. Clinical staging for sleepdisordered breathing. Otolaryngol Head Neck Surg. 2002; 127(1):13–21

[97] Windfuhr JP. Serious complications following tonsillectomy: how frequent are they really? ORL J Otorhinolaryngol Relat Spec. 2013; 75(3):166–173

[98] Brosch S, Matthes C, Pirsig W, Verse T. Uvulopalatopharyngoplasty changes fundamental frequency of the voice—a prospective study. J Laryngol Otol. 2000; 114(2):113–118

[99] Friedman M, Tanyeri H, La Rosa M, et al. Clinical predictors of obstructive sleep apnea. Laryngoscope. 1999; 109(12):1901–1907

[100] Cardozo AA, Hallikeri C, Lawrence H, Sankar V, Hargreaves S. Teenage and adult tonsillectomy: dose-response relationship between diathermy energy used and morbidity. Clin Otolaryngol. 2007; 32(5):366–371

[101] Habermann W, Müller W. Tissue penetration of bipolar electrosurgical currents: Joule overheating beyond the surface layer. Head Neck. 2013; 35(4):535–540

[102] Windfuhr JP, Verspohl BC, Chen YS, Dahm JD, Werner JA. Post-tonsillectomy hemorrhage—some facts will never change. Eur Arch Otorhinolaryngol. 2015; 272(5):1211–1218

[103] Gysin C, Dulguerov P. Hemorrhage after tonsillectomy: does the surgical technique really matter? ORL J Otorhinolaryngol Relat Spec. 2013; 75(3):123–132

[104] Numanoğlu KV, Ayoğlu H, Er DT. Efficacy of tramadol as a preincisional infiltration anesthetic in children undergoing inguinal hernia repair: a prospective randomized study. Ther Clin Risk Manag. 2014; 10:753–758

[105] Vasu TS, Grewal R, Doghramji K. Obstructive sleep apnea syndrome and perioperative complications: a systematic review of the literature. J Clin Sleep Med. 2012; 8(2):199–207

[106] Bahammam A, Delaive K, Ronald J, Manfreda J, Roos L, Kryger MH. Health care utilization in males with obstructive sleep apnea syndrome two years after diagnosis and treatment. Sleep. 1999; 22(6):740–747

[107] McNicholas WT, Ryan S. Obstructive sleep apnoea syndrome: translating science to clinical practice. Respirology. 2006; 11(2):136–144

[108] Rotenberg B, Theriault J, Pang K. Is overnight monitoring required for adult patients undergoing surgery for obstructive sleep apnea? Laryngoscope. 2011; 121(4):692–693

[109] Rösslein M, Bürkle H, Walther A, Stuck BA, Verse T. Position paper: perioperative management of adult patients with obstructive sleep apnea in ENT surgery Laryngorhinootologie. 2015; 94(8):516–523

[110] Rotenberg BW, Wickens B, Parnes J. Intraoperative ice pack application for uvulopalatoplasty pain reduction: a randomized controlled trial. Laryngoscope. 2013; 123(2):533–536

[111] Bellis JR, Pirmohamed M, Nunn AJ, et al. Dexamethasone and haemorrhage risk in paediatric tonsillectomy: a systematic review and meta-analysis. Br J Anaesth. 2014; 113(1):23–42

[112] Stevenson EW, Turner GT, Sutton FD, Doekel RC, Pegram V, Hernandez J. Prognostic significance of age and tonsillectomy in uvulopalatopharyngoplasty. Laryngoscope. 1990; 100(8):820–823

[113] Schwartz AR, Schubert N, Rothman W, et al. Effect of uvulopalatopharyngoplasty on upper airway collapsibility in obstructive sleep apnea. Am Rev Respir Dis. 1992; 145(3):527–532

[114] McGuirt WF Jr, Johnson JT, Sanders MH. Previous tonsillectomy as prognostic indicator for success of uvulopalatopharyngoplasty. Laryngoscope. 1995; 105(11):1253–1255

[115] Boot H, van Wegen R, Poublon RM, Bogaard JM, Schmitz PI, van der Meché FG. Long-term results of uvulopalatopharyngoplasty for obstructive sleep apnea syndrome. Laryngoscope. 2000; 110(3 Pt 1):469–475

[116] Hessel NS, de Vries N. Results of uvulopalatopharyngoplasty after diagnostic workup with polysomnography and sleep endoscopy: a report of 136 snoring patients. Eur Arch Otorhinolaryngol. 2003; 260(2):91–95

[117] Fujita S, Conway WA, Zorick FJ, et al. Evaluation of the effectiveness of uvulopalatopharyngoplasty. Laryngoscope. 1985; 95(1):70–74

[118] Kezirian EJ, Maselli J, Vittinghoff E, Goldberg AN, Auerbach AD. Obstructive sleep apnea surgery practice patterns in the United States: 2000 to 2006. Otolaryngol Head Neck Surg. 2010; 143(3):441–447

[119] Kezirian EJ, Weaver EM, Yueh B, et al. Incidence of serious complications after uvulopalatopharyngoplasty. Laryngoscope. 2004; 114(3):450–453

[120] American Sleep Disorders Association. Practice parameters for the treatment of obstruc-tive sleep apnea in adults: the efficacy of surgical modifications of the upper airway. Re-port of the American Sleep Disorders Association. Sleep. 1996; 19(2):152–155

[121] Sundaram S, Bridgman SA, Lim J, Lasserson TJ. Surgery for obstructive sleep apnoea. Cochrane Database Syst Rev. 2005(4):CD001004

[122] Ishman SL, Wakefiel TL, Collop NA. Sleep apnea and sleep disprders. I Flint PW, Haughey BH, Lund VJ, et al, eds. Cummings Otolaryngology-Head and Neck Surgery. 5th ed. Philadelphia, PA: Mosby; 2010

[123] Li HY, Wang PC, Lee LA, Chen NH, Fang TJ; Li HY1. Prediction of uvulopalatopharyngoplasty outcome: anatomy-based staging system versus severity-based staging system. Sleep. 2006; 29(12):1537–1541

[124] Friedman M, Vidyasagar R, Bliznikas D, Joseph N. Does severity of obstructive sleep apnea/hypopnea syndrome predict uvulopalatopharyngoplasty outcome? Laryngoscope. 2005; 115(12):2109–2113

[125] Friedman M, Ibrahim H, Joseph NJ. Staging of obstructive sleep apnea/hypopnea syndrome: a guide to appropriate treatment. Laryngoscope. 2004; 114(3):454–459

[126] Laffont F, Lecendreux B, Minz M, et al. Efficacy of uvulopalat-opharyngoplasty (UPPP) and modifications in sleep structure in the sleep apnea syndrome (SAS) Neurophysiol Clin. 1989; 19(6):477–488

[127] Gislason T, Lindholm CE, Almqvist M, et al. Uvulopalatopharyngoplasty in the sleep apnea syndrome. Predictors of results. Arch Otolaryngol Head Neck Surg. 1988; 114(1):45–51

[128] Shie DY, Tsou YA, Tai CJ, Tsai MH. Impact of obesity on uvulopalatopharyngoplasty success in patients with severe obstructive sleep apnea: a retrospective single-center study in Taiwan. Acta Otolaryngol. 2013; 133(3):261–269

[129] Heiser C, Landis BN, Giger R, et al. Taste disorders after tonsillectomy: a long-term follow-up. Laryngoscope. 2012; 122(6):1265–1266

[130] Hessel NS, Vries N. Increase of the apnoea-hypopnoea index after uvulopalatopharyngoplasty: analysis of failure. Clin Otolaryngol Allied Sci. 2004; 29(6):682–685

[131] Aktas O, Erdur O, Cirik AA, Kayhan FT. The role of drug-induced sleep endoscopy in surgical planning for obstructive sleep apnea syndrome. Eur Arch Otorhinolaryngol. 2015; 272(8):2039–2043

[132] Ikeda K, Oshima T, Shimomura A, Takasaka T. Surgical criteria for obstructive sleep apnea syndrome based on localization of upper airway collapse during sleep: a preliminary study. Tohoku J Exp Med. 1998; 185(1):1–8

[133] Osnes T, Rollheim J, Hartmann E. Effect of UPPP with respect to site of pharyngeal obstruction in sleep apnoea: follow-up at 18 months by overnight recording of airway pressure and flow. Clin Otolaryngol Allied Sci. 2002; 27(1):38–43

[134] Stuck BA, Ravesloot MJL, Eschenhagen T, de Vet HCW, Sommer JU. Uvulopalatopharyngoplasty with or without tonsillectomy in the treatment of adult obstructive sleep apnea: a systematic review. Sleep Med 2018;50:152–165

[135] Kim JA, Lee JJ, Jung HH. Predictive factors of immediate postoperative complications after uvulopalatopharyngoplasty. Laryngoscope. 2005; 115(10):1837–1840

[136] Lundkvist K, Januszkiewicz A, Friberg D. Uvulopalatophar-yngoplasty in 158 OSAS patients failing non-surgical treatment. Acta Otolaryngol. 2009; 129(11):1280–1286

[137] Kezirian EJ, Weaver EM, Yueh B, Khuri SF, Daley J, Henderson WG. Risk factors for serious complication after uvulopalatopharyngoplasty. Arch Otolaryngol Head Neck Surg. 2006; 132(10):1091–1098

[138] Browaldh N, Nerfeldt P, Lysdahl M, Bring J, Friberg D. SKUP3 randomised controlled trial: polysomnographic results after uvulopalatopharyngoplasty in selected patients with obstructive sleep apnoea. Thorax. 2013; 68(9):846–853

[139] Browaldh N, Bring J, Friberg D. SKUP(3) RCT; continuous study: changes in sleepiness and quality of life after modified UPPP. Laryngoscope. 2016; 126(6):1484–1491

[140] Sommer UJ, Heiser C, Gahleitner C, et al. Tonsillectomy with uvulopalatopharyngoplasty in obstructive sleep apnea. Dtsch Arztebl Int. 2016; 113(1–02):1–8

[141] Wilhelmsson B, Tegelberg A, Walker-Engström ML, et al. A prospective randomized study of a dental appliance compared with uvulopalatopharyngoplasty in the treatment of obstructive sleep apnoea. Acta Otolaryngol. 1999; 119(4):503–509

[142] Santamaria JD, Prior JC, Fleetham JA. Reversible reproductive dysfunction in men with obstructive sleep apnoea. Clin Endocrinol (Oxf). 1988; 28(5):461–470

[143] Shin HW, Park JH, Park JW, et al. Effects of surgical vs. nonsurgical therapy on erectile dysfunction and quality of life in obstructive sleep apnea syndrome: a pilot study. J Sex Med. 2013; 10(8):2053–2059

[144] Chen S, Shi S, Xia Y, et al. Changes in sleep characteristics and airway obstruction in OSAHS patients with multi-level obstruction following simple UPP, UPPP-GA, or UPPP-TBA: a prospective, single-center, parallel group study. ORL J Otorhinolaryngol Relat Spec. 2014; 76(4):179–188

[145] Keenan SP, Burt H, Ryan CF, Fleetham JA. Long-term survival of patients with obstructive sleep apnea treated by uvulopalatopharyngoplasty or nasal CPAP. Chest. 1994; 105(1):155–159

[146] Browaldh N, Friberg D, Svanborg E, Nerfeldt P. 15–year efficacy of uvulopalatopharyngoplasty based on objective and subjective data. Acta Otolaryngol. 2011; 131(12):1303–1310

[147] Powell N, Riley R, Guilleminault C, Troell R. A reversible uvulopalatal flap for snoring and sleep apnea syndrome. Sleep. 1996; 19(7):593–599

[148] Li HY, Li KK, Chen NH, Wang PC. Modified uvulopalato-pharyngoplasty: the extended uvulopalatal flap. Am J Otolaryngol. 2003; 24(5):311–316

[149] Neruntarat C. Uvulopalatal flap for snoring on an outpatient basis. Otolaryngol Head Neck Surg. 2003; 129(4):353–359

[150] Hörmann K, Erhardt T, Hirth K, Maurer JT. Modified uvula flap in therapy of sleep-related breathing disorders HNO. 2001; 49(5):361–366

[151] Neruntarat C. Uvulopalatal flap for obstructive sleep apnea: shortterm and long-term results. Laryngoscope. 2011; 121(3):683–687

[152] Verse T, Stuck BA. Modern modifications of uvulopalatopharyngoplasty HNO. 2017; 65(2):90–98

[153] Elbassiouny AM. Soft palatal webbing flap palatopharyngoplasty for both soft palatal and oropharyngeal lateral wall collapse in the treatment of snoring and obstructive sleep apnea: a new innovative technique without tonsillectomy. Sleep Breath. 2015; 19(2):481–487

[154] Li HY, Chen NH, Lee LA, Shu YH, Fang TJ, Wang PC. Use of

morphological indicators to predict outcomes of palatopharyngeal surgery in patients with obstructive sleep apnea. ORL J Otorhinolaryngol Relat Spec. 2004; 66(3):119–123

[155] Li HY, Chen NH, Shu YH, Wang PC. Changes in quality of life and respiratory disturbance after extended uvulopalatal flap surgery in patients with obstructive sleep apnea. Arch Otolaryngol Head Neck Surg. 2004; 130(2):195–200

[156] Li HY, Huang YS, Chen NH, Fang TJ, Liu CY, Wang PC. Mood improvement after surgery for obstructive sleep apnea. Laryngoscope. 2004; 114(6):1098–1102

[157] Li HY, Li KK, Chen NH, Wang CJ, Liao YF, Wang PC. Threedimensional computed tomography and polysomnography findings after extended uvulopalatal flap surgery for obstructive sleep apnea. Am J Otolaryngol. 2005; 26(1):7–11

[158] Lin SW, Chen NH, Li HY, et al. A comparison of the long-term outcome and effects of surgery or continuous positive airway pressure on patients with obstructive sleep apnea syndrome. Laryngoscope. 2006; 116(6):1012–1016

[159] Lin HC, Friedman M, Chang HW, Gurpinar B. The efficacy of multilevel surgery of the upper airway in adults with obstructive sleep apnea/hypopnea syndrome. Laryngoscope. 2008; 118(5): 902–908

[160] Sher AE, Schechtman KB, Piccirillo JF. The efficacy of surgical modifications of the upper airway in adults with obstructive sleep apnea syndrome. Sleep. 1996; 19(2):156–177

[161] Friedman M, Ibrahim HZ, Vidyasagar R, Pomeranz J, Joseph NJ. Z-palatoplasty (ZPP): a technique for patients without tonsils. Otolaryngol Head Neck Surg. 2004; 131(1):89–100

[162] Cahali MB. Lateral pharyngoplasty: a new treatment for obstructive sleep apnea hypopnea syndrome. Laryngoscope. 2003; 113(11):1961–1968

[163] Pang KP, Woodson BT. Expansion sphincter pharyngoplasty: a new technique for the treatment of obstructive sleep apnea. Otolaryngol Head Neck Surg. 2007; 137(1):110–114

[164] Friedman M, Duggal P, Joseph NJ. Revision uvulopalatoplasty by Z-palatoplasty. Otolaryngol Head Neck Surg. 2007; 136(4):638–643

[165] Lin HC, Friedman M, Chang HW, Su MC, Wilson M. Z-palatopharyngoplasty plus radiofrequency tongue base reduction for moderate/severe obstructive sleep apnea/hypopnea syndrome. Acta Otolaryngol. 2010; 130(9):1070–1076

[166] Yi HL, Sun XQ, Chen B, et al. Z-palatopharyngoplasty plus genioglossus advancement and hyoid suspension for obstructive sleep apnea hypopnea syndrome. Otolaryngol Head Neck Surg. 2011; 144(3):469–473

[167] Xiong YP, Yi HL, Yin SK, et al. Predictors of surgical outcomes of uvulopalatopharyngoplasty for obstructive sleep apnea hypopnea syndrome. Otolaryngol Head Neck Surg. 2011; 145(6):1049–1054

[168] Liu SR, Yi HL, Yin SK, et al. Associated predictors of therapeutic response to uvulopharyngopalatoplasty for severe obstructive sleep apnea hypopnea syndrome. Eur Arch Otorhinolaryngol. 2013; 270(4):1411–1417

[169] Lin HC, Friedman M, Chang HW, Yalamanchali S. Z-palatopharyngoplasty combined with endoscopic coblator open tongue base resection for severe obstructive sleep apnea/ hypopnea syndrome. Otolaryngol Head Neck Surg. 2014; 150(6):1078–1085

[170] Lin HC, Friedman M, Chang HW, Shao CH, Pulver TM, Chen YC. Effects of obstructive sleep apnea surgery on middle ear function. Arch Otolaryngol Head Neck Surg. 2011; 137(4):373–376

[171] Friedman M, Hwang MS. Z-palatopharyngoplasty. Oper Tech Otolaryngol–Head Neck Surg. 2015; 26:90–94

[172] van Maanen JP, Witte BI, de Vries N. Theoretical approach towards increasing effectiveness of palatal surgery in obstructive sleep apnea: role for concomitant positional therapy? Sleep Breath. 2014; 18(2):341–349

[173] Li HY, Lee LA. Relocation pharyngoplasty for obstructive sleep apnea. Laryngoscope. 2009; 119(12):2472–2477

[174] Li HY, Cheng WN, Chuang LP, et al. Positional dependency and surgical success of relocation pharyngoplasty among patients with severe obstructive sleep apnea. Otolaryngol Head Neck Surg. 2013; 149(3):506–512

[175] Verse T, Stuck BA. Modern modifications of uvulopaltopharyngoplasty. HNO. 2016

[176] Hsu PP, Tan AK, Gan EC, et al. Computer-assisted quantitative upper airway analysis following modified uvulopalatal flap and lateral pharyngoplasty for obstructive sleep apnoea: a prospective case-controlled study. Clin Otolaryngol. 2012; 37(3):188–196

[177] Cahali MB, Formigoni GG, Gebrim EM, Miziara ID. Lateral pharyngoplasty versus uvulopalatopharyngoplasty: a clinical, polysomnographic and computed tomography measurement comparison. Sleep. 2004; 27(5):942–950

[178] de Paula Soares CF, Cavichio L, Cahali MB. Lateral pharyngoplasty reduces nocturnal blood pressure in patients with obstructive sleep apnea. Laryngoscope. 2014; 124(1):311–316

[179] Sorrenti G, Piccin O. Functional expansion pharyngoplasty in the treatment of obstructive sleep apnea. Laryngoscope. 2013; 123(11):2905–2908

[180] Chi JCY, Chiang RPY, Chou TY, Shu CH, Shiao AS, Lin CM. The role of lateral pharyngoplasty in obstructive sleep apnea syndrome. Eur Arch Otorhinolaryngol. 2015; 272(2):489–496

[181] Han D, Ye J, Lin Z, Wang J, Wang J, Zhang Y. Revised uvulopalatopharyngoplasty with uvula preservation and its clinical study. ORL J Otorhinolaryngol Relat Spec. 2005; 67(4):213–219

[182] Huang TW, Cheng PW. Microdebrider-assisted extended uvulopalatopharyngoplasty. Arch Otolaryngol Head Neck Surg. 2008; 134:141–145

[183] Ikematsu T. Study of snoring, 4th report: therapy. Journal of Japanese Otorhinolaryngology. 1964; 64:434–435

[184] Kuhlo W, Doll E, Franck MC. Successful management of Pickwickian syndrome using long-term tracheostomy Dtsch Med Wochenschr. 1969; 94(24):1286–1290

[185] Vicini C, Hendawy E, Campanini A, et al. Barbed reposition pharyngoplasty (BRP) for OSAHS: a feasibility, safety, efficacy and teachability pilot study. "We are on the giant's shoulders". Eur Arch Otorhinolaryngol. 2015; 272(10):3065–3070

[186] Mesti JJ, Cahali MB. Evolution of swallowing in lateral pharyngoplasty with stylopharyngeal muscle preservation. Rev Bras Otorrinolaringol (Engl Ed). 2012; 78(6):51–55

[187] Sforza E, Bacon W, Weiss T, Thibault A, Petiau C, Krieger J. Upper airway collapsibility and cephalometric variables in patients with obstructive sleep apnea. Am J Respir Crit Care Med. 2000; 161(2 Pt 1):347–352

[188] Hoffstein V, Mateika S. Differences in abdominal and neck circumferences in patients with and without obstructive sleep apnoea. Eur Respir J. 1992; 5(4):377–381

[189] Welch KC, Foster GD, Ritter CT, et al. A novel volumetric magnetic resonance imaging paradigm to study upper airway anatomy. Sleep. 2002; 25(5):532–542

[190] Schwab RJ, Pasirstein M, Pierson R, et al. Identification of upper airway anatomic risk factors for obstructive sleep apnea with volumetric magnetic resonance imaging. Am J Respir Crit Care Med. 2003; 168(5):522–530

[191] Huon LK, Liu SY, Shih TT, Chen YJ, Lo MT, Wang PC. Dynamic upper airway collapse observed from sleep MRI: BMI-matched severe and mild OSA patients. Eur Arch Otorhinolaryngol. 2016;

273(11):4021–4026

[192] Lan MC, Liu SY, Lan MY, Modi R, Capasso R. Lateral pharyngeal wall collapse associated with hypoxemia in obstructive sleep apnea. Laryngoscope. 2015; 125(10):2408–2412

[193] Soares D, Sinawe H, Folbe AJ, et al. Lateral oropharyngeal wall and supraglottic airway collapse associated with failure in sleep apnea surgery. Laryngoscope. 2012; 122(2):473–479

[194] Liu SY, Huon LK, Lo MT, et al. Static craniofacial measurements and dynamic airway collapse patterns associated with severe obstructive sleep apnoea: a sleep MRI study. Clin Otolaryngol. 2016; 41(6):700–706

[195] Liu SY, Huon LK, Iwasaki T, et al. Efficacy of maxillomandibular advancement examined with drug-induced sleep endoscopy and computational fluid dynamics airflow modeling. Otolaryngol Head Neck Surg. 2016; 154(1):189–195

[196] Vicini C, Montevecchi F, Pang K, et al. Combined transoral robotic tongue base surgery and palate surgery in obstructive sleep apnea-hypopnea syndrome: expansion sphincter pharyngoplasty versus uvulopalatopharyngoplasty. Head Neck. 2014; 36(1):77–83

[197] Ulualp SO. Modified expansion sphincter pharyngoplasty for treatment of children with obstructive sleep apnea. JAMA Otolaryngol Head Neck Surg. 2014; 140(9):817–822

[198] Carrasco-Llatas M, Marcano-Acuña M, Zerpa-Zerpa V, Dalmau-Galofre J. Surgical results of different palate techniques to treat oropharyngeal collapse. Eur Arch Otorhinolaryngol. 2015; 272(9):2535–2540

[199] Pang KP, Siow JK, Tseng P. Safety of multilevel surgery in obstructive sleep apnea: a review of 487 cases. Arch Otolaryngol Head Neck Surg. 2012; 138(4):353–357

[200] Young T, Palta M, Dempsey J, et al. The occurrence of SDB among middle-aged adults. N Engl J Med. 1993; 328:1230–1235

[201] Young T, Evans L, Finn L, Palta M. Estimation of the clinically diagnosed proportion of sleep apnea syndrome in middle-aged men and women. Sleep. 1997; 20(9):705–706

[202] Ellis PD. Laser palatoplasty for snoring due to palatal flutter: a further report. Clin Otolaryngol Allied Sci. 1994; 19(4):350–351

[203] Mair EA, Day RH. Cautery-assisted palatal stiffening operation. Otolaryngol Head Neck Surg. 2000; 122(4):547–556

[204] Pang KP, Terris DJ. Modified cautery-assisted palatal stiffening operation: new method for treating snoring and mild obstructive sleep apnea. Otolaryngol Head Neck Surg. 2007; 136(5):823–826

[205] Pang KP, Tan R, Puraviappan P, Terris DJ. Anterior palatoplasty for the treatment of OSA: three-year results. Otolaryngol Head Neck Surg. 2009; 141(2):253–256

[206] Salamanca F, Costantini F, Mantovani M, et al. Barbed anterior pharyngoplasty: an evolution of anterior palatoplasty. Acta Otorhinolaryngol Ital. 2014; 34(6):434–438

[207] Mantovani M, Minetti A, Torretta S, Pincherle A, Tassone G, Pignataro L. The "Barbed Roman Blinds" technique: a step forward. Acta Otorhinolaryngol Ital. 2013; 33(2):128

[208] Mantovani M, Minetti A, Torretta S, Pincherle A, Tassone G, Pignataro L. The velo-uvulo-pharyngeal lift or "roman blinds" technique for treatment of snoring: a preliminary report. Acta Otorhinolaryngol Ital. 2012; 32(1):48–53

[209] Marzetti A, Tedaldi M, Passali FM. Preliminary findings from our experience in anterior palatoplasty for the treatment of obstructive sleep apnea. Clin Exp Otorhinolaryngol. 2013; 6(1):18–22

[210] Ugur KS, Kurtaran H, Ark N, Kizilbulut G, Yuksel A, Gunduz M. Comparing anterior palatoplasty and modified uvulopalatopharyngoplasty for primary snoring patients: preliminary results. B-ENT. 2013; 9(4):285–291

[211] Ugur KS, Ark N, Kurtaran H, Kizilbulut G, Yuksel A, Gunduz M.

Anterior palatoplasty for selected mild and moderate obstructive sleep apnea: preliminary results. Eur Arch Otorhinolaryngol. 2014; 271(6):1777–1783

[212] Beyers J, Vanderveken O, Van de Heyning P, Hamans E. The role of soft-tissue surgery of the tongue in obstructive sleep apnea. Current otorhinolaryngology reports. Curr Otorhinolaryngol Rep. 2016; 4:13–25

[213] Vroegop AV, Vanderveken OM, Boudewyns AN, et al. Druginduced sleep endoscopy in sleep-disordered breathing: report on 1,249 cases. Laryngoscope. 2014; 124(3):797–802

[214] Hamans E, Boudewyns A, Stuck BA, et al. Adjustable tongue advancement for obstructive sleep apnea: a pilot study. Ann Otol Rhinol Laryngol. 2008; 117(11):815–823

[215] Handler E, Hamans E, Goldberg AN, Mickelson S. Tongue suspension: an evidence-based review and comparison to hypopharyngeal surgery for OSA. Laryngoscope. 2014; 124(1):329–336

[216] Pavelec V, Rotenberg BW, Maurer JT, Gillis E, Verse T. A novel implantable device for the treatment of obstructive sleep apnea: clinical safety and feasibility. Nat Sci Sleep. 2016; 8:137–144

[217] Kühnel TS, Schurr C, Wagner B, Geisler P. Morphological changes of the posterior airway space after tongue base suspension. Laryngoscope. 2005; 115(3):475–480

[218] Senders CW, Strong EB. The surgical treatment of obstructive sleep apnea. Clin Rev Allergy Immunol. 2003; 25(3):213–220

[219] Kezirian EJ, Goldberg AN. Hypopharyngeal surgery in obstructive sleep apnea: an evidence-based medicine review. Arch Otolaryngol Head Neck Surg. 2006; 132(2):206–213

[220] Zerpa Zerpa V, Carrasco Llatas M, Agostini Porras G, Dalmau Galofre J. Drug-induced sedation endoscopy versus clinical exploration for the diagnosis of severe upper airway obstruction in OSAHS patients. Sleep Breath. 2015; 19(4):1367–1372

[221] Eichler C, Sommer JU, Stuck BA, Hörmann K, Maurer JT. Does drug-induced sleep endoscopy change the treatment concept of patients with snoring and obstructive sleep apnea? Sleep Breath. 2013; 17(1):63–68

[222] Hewitt RJB, Dasgupta A, Singh A, Dutta C, Kotecha BT. Is sleep nasendoscopy a valuable adjunct to clinical examination in the evaluation of upper airway obstruction? Eur Arch Otorhinolaryngol. 2009; 266(5):691–697

[223] Son EL, Underbrink MP, Qiu S, Resto VA. The surgical plane for lingual tonsillectomy: an anatomic study. J Otolaryngol Head Neck Surg. 2016; 45:22

[224] Leitzbach SU, Bodlaj R, Maurer JT, Hörmann K, Stuck BA. Safety of cold ablation (coblation) in the treatment of tonsillar hypertrophy of the tongue base. Eur Arch Otorhinolaryngol. 2014; 271(6):1635–1639

[225] Wee JH, Tan K, Lee WH, Rhee CS, Kim JW. Evaluation of coblation lingual tonsil removal technique for obstructive sleep apnea in Asians: preliminary results of surgical morbidity and prognosticators. Eur Arch Otorhinolaryngol. 2015; 272(9):2327–2333

[226] Lee JM, Weinstein GS, O'Malley BW Jr, Thaler ER. Transoral robot- assisted lingual tonsillectomy and uvulopalatopharyngoplasty for obstructive sleep apnea. Ann Otol Rhinol Laryngol. 2012; 121(10):635–639

[227] Verse T, Wenzel S, Brus J. Multi-level surgery for obstructive sleep apnea. Lingual tonsillectomy vs. hyoid suspension in combination with radiofrequency of the tongue base. Sleep Breath. 2015; 19(4):1361–1366

[228] Kang KT, Koltai PJ, Lee CH, Lin MT, Hsu WC. Lingual tonsillectomy for treatment of pediatric obstructive sleep apnea: a meta-analysis. JAMA Otolaryngol Head Neck Surg. 2017;

143(6):561–568

[229] DeMarcantonio MA, Senser E, Meinzen-Derr J, Roetting N, Shott S, Ishman SL. The safety and efficacy of pediatric lingual tonsillectomy. Int J Pediatr Otorhinolaryngol. 2016; 91:6–10

[230] O'Malley BW Jr, Weinstein GS, Snyder W, Hockstein NG. Transoral robotic surgery (TORS) for base of tongue neoplasms. Laryngoscope. 2006; 116(8):1465–1472

[231] Weinstein GS, O'Malley BW Jr, Magnuson JS, et al. Transoral robotic surgery: a multicenter study to assess feasibility, safety, and surgical margins. Laryngoscope. 2012; 122(8):1701–1707

[232] Friedman M, Soans R, Gurpinar B, Lin HC, Joseph N. Evaluation of submucosal minimally invasive lingual excision technique for treatment of obstructive sleep apnea/hypopnea syndrome. Otolaryngol Head Neck Surg. 2008; 139(3):378–384, discussion 385

[233] Fujita S, Woodson BT, Clark JL, Wittig R. Laser midline glossectomy as a treatment for obstructive sleep apnea. Laryngoscope. 1991; 101(8):805–809

[234] Maturo SC, Mair EA. Coblation lingual tonsillectomy. Otolaryngol Head Neck Surg. 2006; 135(3):487–488

[235] Michelson SA. Radiofrequency tissue volume reduction of the tongue. In: Terris DJ, Goode RL. Surgical Management of Sleep Apnoea and Snoring. Boca Raton, FL: Taylor & Francis; 2005

[236] Woodson BT. Innovative technique for lingual tonsillectomy and midline posterior glossectomy for obstructive sleep apnea. Oper Tech Otolaryngol—Head Neck Surg. 2007; 18:20–28

[237] Chabolle F, Wagner I, Blumen MB, Séquert C, Fleury B, De Dieuleveult T. Tongue base reduction with hyoepiglottoplasty: a treatment for severe obstructive sleep apnea. Laryngoscope. 1999; 109(8):1273–1280

[238] Sorrenti G, Piccin O, Mondini S, Ceroni AR. One-phase management of severe obstructive sleep apnea: tongue base reduction with hyoepiglottoplasty plus uvulopalatopharyngoplasty. Otolaryngol Head Neck Surg. 2006; 135(6):906–910

[239] Vicini C, ed. Tongue-base reduction with hyoepiglottoplasty [TBRHE di Chabolle]. In: Chirurgia della RoncopatiaA. 1st ed. Lucca: Eureka; 2007: 253–259

[240] Vicini C, Montevecchi F, Campanini A, et al. Clinical outcomes and complications associated with TORS for OSAHS: a benchmark for evaluating an emerging surgical technology in a targeted application for benign disease. ORL J Otorhinolaryngol Relat Spec. 2014; 76(2):63–69

[241] Vicini C, Hoff P, Montevecchi F, eds. TransOral Robotic Surgery for Obstructive Sleep Apnea. Springer, New York: NY; 2016.

[242] Young T, Peppard PE, Gottlieb DJ. Epidemiology of obstructive sleep apnea: a population health perspective. Am J Respir Crit Care Med. 2002; 165(9):1217–1239

[243] Giles TL, Lasserson TJ, Smith BH, White J, Wright J, Cates CJ. Continuous positive airways pressure for obstructive sleep apnoea in adults. Cochrane Database Syst Rev. 2006; 19(3):CD001106

[244] Barkdull GC, Kohl CA, Patel M, Davidson TM. Computed tomography imaging of patients with obstructive sleep apnea. Laryngoscope. 2008; 118(8):1486–1492

[245] Abdullah VJ, Van Hasselt CA. Video sleep nasendoscopy. In: Terris DJ, Goode RL, eds. Surgical Management of Sleep Apnoea and Snoring. 1st ed. Taylor & Francis, Boca Raton: FL; 2005

[246] Campanini A, Canzi P, De Vito A, Dallan I, Montevecchi F, Vicini C. Awake versus sleep endoscopy: personal experience in 250 OSAHS patients. Acta Otorhinolaryngol Ital. 2010; 30(2):73–77

[247] Pringle MB, Croft CB. A comparison of sleep nasendoscopy and the Muller manoeuvre. Clin Otolaryngol Allied Sci. 1991; 16(6):559–562

[248] Kezirian EJ. Nonresponders to pharyngeal surgery for obstructive sleep apnea: insights from drug-induced sleep endoscopy. Laryngoscope. 2011; 121(6):1320–1326

[249] Hillman DR, Loadsman JA, Platt PR, Eastwood PR. Obstructive sleep apnoea and anaesthesia. Sleep Med Rev. 2004; 8(6):459–471

[250] Campanini A, De Vito A, Frassineti S, Vicini C. Temporary tracheotomy in the surgical treatment of obstructive sleep apnea syndrome: personal experience. Acta Otorhinolaryngol Ital. 2003; 23(6):474–478

[251] Sun H, Lou W, Wang L, Wu Y. Clinical significance of preoperative tracheotomy in preventing perioperative OSAHS severe complications Lin Chuang Er Bi Yan Hou Ke Za Zhi. 2005; 19(9):394–395

[252] Cormack RS, Lehane J. Difficult tracheal intubation in obstetrics. Anaesthesia. 1984; 39(11):1105–1111

[253] Vicini C, Montevecchi F, Tenti G, Canzi P, Dallan I, Tod H. Huntley. Transoral robotic surgery: tongue base reduction and supraglottoplasty for obstructive sleep apnea. Operative Technique in Otolaryngology. 2012; 23(1):45–47

[254] Vicini C, Dallan I, Canzi P, Frassineti S, La Pietra MG, Montevecchi F. Transoral robotic tongue base resection in obstructive sleep apnoea-hypopnoea syndrome: a preliminary report. ORL J Otorhinolaryngol Relat Spec. 2010; 72(1):22–27

[255] Vicini C, Dallan I, Canzi P, et al. Transoral robotic surgery of the tongue base in obstructive sleep Apnea-Hypopnea syndrome: anatomic considerations and clinical experience. Head Neck. 2012; 34(1):15–22

[256] Sequert C, Lestang P, Baglin AC, Wagner I, Ferron JM, Chabolle F. Hypoglossal nerve in its intralingual trajectory: anatomy and clinical implications Ann Otolaryngol Chir Cervicofac. 1999; 116(4):207–217

[257] Lauretano AM, Li KK, Caradonna DS, Khosta RK, Fried MP. Anatomic location of the tongue base neurovascular bundle. Laryngoscope. 1997; 107(8):1057–1059

[258] Riley R, Guilleminault C, Powell N, Derman S. Mandibular osteotomy and hyoid bone advancement for obstructive sleep apnea: a case report. Sleep. 1984; 7(1):79–82

[259] Riley RW, Powell NB, Guilleminault C. Inferior sagittal osteotomy of the mandible with hyoid myotomy-suspension: a new procedure for obstructive sleep apnea. Otolaryngol Head Neck Surg. 1986; 94(5):589–593

[260] Riley RW, Powell NB, Guilleminault C. Obstructive sleep apnea and the hyoid: a revised surgical procedure. Otolaryngol Head Neck Surg. 1994; 111(6):717–721

[261] Hörmann K, Baisch A. The hyoid suspension. Laryngoscope. 2004; 114(9):1677–1679

[262] Verse T, Baisch A, Maurer JT, Stuck BA, Hörmann K. Multilevel surgery for obstructive sleep apnea: short-term results. Otolaryngol Head Neck Surg. 2006; 134(4):571–577

[263] Tschopp KP. Modification of the Hörmann technique of hyoid suspension in obstructive sleep apnoea. J Laryngol Otol. 2007; 121(5):491–493

[264] Piccin O, Scaramuzzino G, Martone C, Marra F, Gobbi R, Sorrenti G. Modified hyoid suspension technique in the treatment of multilevel related obstructive sleep apnea. Otolaryngol Head Neck Surg. 2014; 150(2):321–324

[265] Neruntarat C. Hyoid myotomy with suspension under local anesthesia for obstructive sleep apnea syndrome. Eur Arch Otorhinolaryngol. 2003; 260(5):286–290

[266] Bowden MT, Kezirian EJ, Utley D, Goode RL. Outcomes of hyoid suspension for the treatment of obstructive sleep apnea. Arch Otolaryngol Head Neck Surg. 2005; 131(5):440–445

[267] den Herder C, van Tinteren H, de Vries N. Hyoidthyroidpexia: a surgical treatment for sleep apnea syndrome. Laryngoscope. 2005;

115(4):740–745

[268] Benazzo M, Pagella F, Matti E, et al. Hyoidthyroidpexia as a treatment in multilevel surgery for obstructive sleep apnea. Acta Otolaryngol. 2008; 128(6):680–684

[269] Richard W, Kox D, den Herder C, van Tinteren H, de Vries N. One stage multilevel surgery (uvulopalatopharyngoplasty, hyoid suspension, radiofrequent ablation of the tongue base with/without genioglossus advancement), in obstructive sleep apnea syndrome. Eur Arch Otorhinolaryngol. 2007; 264(4): 439–444

[270] Stuck BA, Neff W, Hörmann K, et al. Anatomic changes after hyoid suspension for obstructive sleep apnea: an MRI study. Otolaryngol Head Neck Surg. 2005; 133(3):397–402

[271] Safiruddin F, Mourits DL, de Vries N. Thyroglossal duct cysts and obstructive sleep apnoea: three case reports and review of the literature. J Laryngol Otol. 2014; 128(8):738–741

[272] Riley RW, Powell NB, Guilleminault C. Obstructive sleep apnea syndrome: a review of 306 consecutively treated surgical patients. Otolaryngol Head Neck Surg. 1993; 108(2):117–125

[273] Baisch A, Maurer JT, Hörmann K. The effect of hyoid suspension in a multilevel surgery concept for obstructive sleep apnea. Otolaryngol Head Neck Surg. 2006; 134(5):856–861

[274] Vilaseca I, Morelló A, Montserrat JM, Santamaría J, Iranzo A. Usefulness of uvulopalatopharyngoplasty with genioglossus and hyoid advancement in the treatment of obstructive sleep apnea. Arch Otolaryngol Head Neck Surg. 2002; 128(4):435–440

[275] Richard W, Timmer F, van Tinteren H, de Vries N. Complications of hyoid suspension in the treatment of obstructive sleep apnea syndrome. Eur Arch Otorhinolaryngol. 2011; 268(4):631–635

[276] Lewis MR, Ducic Y. Genioglossus muscle advancement with the genioglossus bone advancement technique for base of tongue obstruction. J Otolaryngol. 2003; 32(3):168–173

[277] Emara TA, Omara TA, Shouman WM. Modified genioglossus advancement and uvulopalatopharyngoplasty in patients with obstructive sleep apnea. Otolaryngol Head Neck Surg. 2011; 145(5):865–871

[278] den Herder C, van Tinteren H. de Vries, Nico. Sleep endoscopy versus Mallampati score in sleep apnea and scoring. Laryngoscope. 2005; 115:735–739

[279] Rodriguez-Bruno K, Goldberg AN, McCulloch CE, Kezirian EJ. Test-retest reliability of drug-induced sleep endoscopy. Otolaryngol Head Neck Surg. 2009; 140(5):646–651

[280] Barrera JE, Holbrook AB, Santos J, Popelka GR. Sleep MRI: novel technique to identify airway obstruction in obstructive sleep apnea. Otolaryngol Head Neck Surg. 2009; 140(3):423–425

[281] Barrera JE. Sleep magnetic resonance imaging: dynamic characteristics of the airway during sleep in obstructive sleep apnea syndrome. Laryngoscope. 2011; 121(6):1327–1335

[282] Partinen M, Guilleminault C, Quera-Salva MA, Jamieson A. Obstructive sleep apnea and cephalometric roentgenograms. The role of anatomic upper airway abnormalities in the definition of abnormal breathing during sleep. Chest. 1988; 93(6):1199–1205

[283] Riley RW, Powell NB, Guilleminault C. Maxillary, mandibular, and hyoid advancement for treatment of obstructive sleep apnea: a review of 40 patients. J Oral Maxillofac Surg. 1990; 48(1):20–26

[284] Rohrer JW, Eller R, Santillan PG, Barrera JE. Geniotubercle advancement with a uvulopalatal flap and its effect on swallow function in obstructive sleep apnea. Laryngoscope. 2015; 125(3):758–761

[285] Barrera JE, Powell NB, Riley RW. Facial skeletal surgery in the management of adult obstructive sleep apnea syndrome. Clin Plast Surg. 2007; 34(3):565–573

[286] Andrews J, Barrera JE. Does tension matter? A study of tension in geniotubercle advancement surgery. Otolaryngol Head Neck Surg. 2012; 145(2, suppl):270

[287] Barrera JE, Dion GR. Predicting surgical response using tensiometry in osa patients after genioglossus advancement with uvulopalatopharyngoplasty. Otolaryngol Head Neck Surg. 2016; 154(3):558–563

[288] Remmers JE, deGroot WJ, Sauerland EK, Anch AM. Pathogenesis of upper airway occlusion during sleep. J Appl Physiol. 1978; 44(6):931–938

[289] Schwartz AR, Smith PL, Oliven A. Electrical stimulation of the hypoglossal nerve: a potential therapy. J Appl Physiol (1985). 2014; 116(3):337–344

[290] Safiruddin F, Vanderveken OM, de Vries N, et al. Effect of upper- airway stimulation for obstructive sleep apnoea on airway dimensions. Eur Respir J. 2015; 45(1):129–138

[291] Heiser C, Edenharter G, Bas M, Wirth M, Hofauer B. Palatoglossus coupling in selective upper airway stimulation. Laryngoscope. 2017; 127(10):E378–E383

[292] Oliven A, Odeh M, Schnall RP. Improved upper airway patency elicited by electrical stimulation of the hypoglossus nerves. Respiration. 1996; 63(4):213–216

[293] Schwartz AR, Thut DC, Russ B, et al. Effect of electrical stimulation of the hypoglossal nerve on airflow mechanics in the isolated upper airway. Am Rev Respir Dis. 1993; 147(5):1144–1150

[294] Schwartz AR, Eisele DW, Hari A, Testerman R, Erickson D, Smith PL. Electrical stimulation of the lingual musculature in obstructive sleep apnea. J Appl Physiol (1985). 1996; 81(2):643–652

[295] Friedman M, Jacobowitz O, Hwang MS, et al. Targeted hypoglossal nerve stimulation for the treatment of obstructive sleep apnea: Six-month results. Laryngoscope. 2016; 126(11):2618–2623

[296] Maurer JT, Van de Heyning P, Lin HS, et al. Operative technique of upper airway stimulation—an implantable treatment of obstructive sleep apnea. Oper Tech Otolaryngol—Head Neck Surg. 2012; 23:227–233

[297] Heiser C, Thaler E, Boon M, Soose RJ, Woodson BT. Updates of operative techniques for upper airway stimulation. Laryngoscope. 2016; 126(Suppl 7):S12–S16

[298] Heiser C, Thaler E, Soose RJ, Woodson BT, Boon M. Technical tips during implantation of selective upper airway stimulation. Laryngoscope. 2018; 128(3):756–762

[299] Heiser C, Hofauer B, Lozier L, Woodson BT, Stark T. Nerve monitoring-guided selective hypoglossal nerve stimulation in obstructive sleep apnea patients. Laryngoscope. 2016; 126(12):2852–2858

[300] Heiser C, Maurer JT, Steffen A. Functional outcome of tongue motions with selective hypoglossal nerve stimulation in patients with obstructive sleep apnea. Sleep Breath. 2016; 20(2):553–560

[301] Strollo PJ, Soose R, Badr M, Strohl KP. Upper airway stimulation for obstructive sleep apnea: objective and patient reported outcomes after five years of follow-up. Sleep. 2017; 40:A209

[302] Heiser C. Advanced titration to treat a floppy epiglottis in selective upper airway stimulation. Laryngoscope. 2016; 126(Suppl 7):S22–S24

[303] Schwartz AR, Bennett ML, Smith PL, et al. Therapeutic electrical stimulation of the hypoglossal nerve in obstructive sleep apnea. Arch Otolaryngol Head Neck Surg. 2001; 127(10):1216–1223

[304] Vanderveken OM, Maurer JT, Hohenhorst W, et al. Evaluation of drug-induced sleep endoscopy as a patient selection tool for implanted upper airway stimulation for obstructive sleep apnea. J Clin Sleep Med. 2013; 9(5):433–438

[305] Van de Heyning PH, Badr MS, Baskin JZ, et al. Implanted upper airway stimulation device for obstructive sleep apnea. Laryngoscope.

2012; 122(7):1626–1633

[306] Strollo PJ Jr, Soose RJ, Maurer JT, et al. STAR Trial Group. Upper-airway stimulation for obstructive sleep apnea. N Engl J Med. 2014; 370(2):139–149

[307] Woodson BT, Gillespie MB, Soose RJ, et al. STAR Trial Investigators. STAR Trial Investigators. Randomized controlled withdrawal study of upper airway stimulation on OSA: short- and long-term effect. Otolaryngol Head Neck Surg. 2014; 151(5):880–887

[308] Strollo PJ Jr, Gillespie MB, Soose RJ, et al. Stimulation Therapy for Apnea Reduction (STAR) Trial Group. Upper airway stimulation for obstructive sleep apnea: durability of the treatment effect at 18 months. Sleep. 2015; 38(10):1593–1598

[309] Soose RJ, Woodson BT, Gillespie MB, et al. STAR Trial Investigators. Upper airway stimulation for obstructive sleep apnea: self-reported outcomes at 24 months. J Clin Sleep Med. 2016; 12(1):43–48

[310] Woodson BT, Soose RJ, Gillespie MB, et al. STAR Trial Investigators. Three-year outcomes of cranial nerve stimulation for obstructive sleep apnea: the STAR trial. Otolaryngol Head Neck Surg. 2016; 154(1):181–188

[311] Steffen A, Sommer JU, Hofauer B, Maurer JT, Hasselbacher K, Heiser C. Outcome after one year of upper airway stimulation for obstructive sleep apnea in a multicenter German post-market study. Laryngoscope. 2018; 128(2):509–515

[312] Heiser C, Maurer JT, Hofauer B, Sommer JU, Seitz A, Steffen A. Outcomes of upper airway stimulation for obstructive sleep apnea in a multicenter german postmarket study. Otolaryngol Head Neck Surg. 2017; 156(2):378–384

[313] Boon M, Huntley C, Steffen A, et al. Upper airway stimulation for obstructive sleep apnea—results from the adhere registry. Otolaryngol Head Neck Surg. 2017

[314] Mwenge GB, Rombaux P, Dury M, Lengelé B, Rodenstein D. Targeted hypoglossal neurostimulation for obstructive sleep apnoea: a 1-year pilot study. Eur Respir J. 2013; 41(2):360–367

[315] Rodenstein D, Rombaux P, Lengele B, Dury M, Mwenge GB. Residual effect of THN hypoglossal stimulation in obstructive sleep apnea: a disease-modifying therapy. Am J Respir Crit Care Med. 2013; 187(11):1276–1278

[316] Meyer zu Natrup C, Verse T. The VOTE-classification to describe findings during drug-induced sleep endoscopy in patients with sleep related breathing disorders. Results of the first 100 patients. [In German] Abstract. German ENT congress Berlin, 13–16.5. Abstract Book. 2015; 2015:260–261

[317] Kezirian EJ, White DP, Malhotra A, Ma W, McCulloch CE, Goldberg AN. Interrater reliability of drug-induced sleep endoscopy. Arch Otolaryngol Head Neck Surg. 2010; 136(4):393–397

[318] Torre C, Camacho M, Liu SY, Huon LK, Capasso R. Epiglottis collapse in adult obstructive sleep apnea: A systematic review. Laryngoscope. 2016; 126(2):515–523

[319] Andersen AP, Alving J, Lildholdt T, Wulff CH. Obstructive sleep apnea initiated by a lax epiglottis. A contraindication for continuous positive airway pressure. Chest. 1987; 91(4):621–623

[320] Verse T, Pirsig W. Age-related changes in the epiglottis causing failure of nasal continuous positive airway therapy. J Laryngol Otol. 1999; 113(11):1022–1025

[321] Chetty KG, Kadifa F, Berry RB, Mahutte CK. Acquired laryngomalacia as a cause of obstructive sleep apnea. Chest. 1994; 106(6):1898–1899

[322] Golz A, Goldenberg D, Netzer A, Westerman ST, Joachims HZ. Epiglottic carcinoma presenting as obstructive sleep apnea. J Otolaryngol. 2001; 30(1):58–59

[323] Woo P. Acquired laryngomalacia: epiglottis prolapse as a cause of airway obstruction. Ann Otol Rhinol Laryngol. 1992; 101(4):314–320

[324] Catalfumo FJ, Golz A, Westerman ST, Gilbert LM, Joachims HZ, Goldenberg D. The epiglottis and obstructive sleep apnoea syndrome. J Laryngol Otol. 1998; 112(10):940–943

[325] Golz A, Goldenberg D, Westerman ST, et al. Laser partial epiglottidectomy as a treatment for obstructive sleep apnea and laryngomalacia. Ann Otol Rhinol Laryngol. 2000; 109(12 Pt 1):1140–1145

[326] Mickelson SA, Rosenthal L. Midline glossectomy and epiglottidectomy for obstructive sleep apnea syndrome. Laryngoscope. 1997; 107(5):614–619

[327] Lin HS, Rowley JA, Badr MS, et al. Transoral robotic surgery for treatment of obstructive sleep apnea-hypopnea syndrome. Laryngoscope. 2013; 123(7):1811–1816

[328] Toh ST, Han HJ, Tay HN, Kiong KL. Transoral robotic surgery for obstructive sleep apnea in Asian patients: a Singapore sleep centre experience. JAMA Otolaryngol Head Neck Surg. 2014; 140(7):624–629

[329] Coccagna G. Il Sonno e i suoi disturbi. 2nd ed. Padova: Piccin Editore; 2000

[330] Mayer E. Permanent tracheostomy for pulmonary cripples. Dis Chest. 1961; 39:581–584

[331] Penta AQ, Mayer E. Permanent tracheostomy in the treatment of pulmonary insufficiency. Ann Otol Rhinol Laryngol. 1960; 69:1157–1169

[332] Fee WE Jr, Ward PH. Permanent tracheostomy: a new surgical technique. Ann Otol Rhinol Laryngol. 1977; 86(5 Pt 1):635–638

[333] Campanini A, De Vito A, Frassineti S, Vicini C. Role of skin-lined tracheotomy in obstructive sleep apnoea syndrome: personal experience. Acta Otorhinolaryngol Ital. 2004; 24(2):68–74

[334] Motta J, Guilleminault C, Schroeder JS, Dement WC. Tracheostomy and hemodynamic changes in sleep-inducing apnea. Ann Intern Med. 1978; 89(4):454–458

[335] Partinen M, Jamieson A, Guilleminault C. Long-term outcome for obstructive sleep apnea syndrome patients. Mortality. Chest. 1988; 94(6):1200–1204

[336] Haapaniemi JJ, Laurikainen EA, Halme P, Antila J. Long-term results of tracheostomy for severe obstructive sleep apnea syndrome. ORL J Otorhinolaryngol Relat Spec. 2001; 63(3):131–136

[337] Camacho M, Certal V, Brietzke SE, Holty JE, Guilleminault C, Capasso R. Tracheostomy as treatment for adult obstructive sleep apnea: a systematic review and meta-analysis. Laryngoscope. 2014; 124(3):803–811

[338] Camacho M, Teixeira J, Abdullatif J, et al. Maxillomandibular advancement and tracheostomy for morbidly obese obstructive sleep apnea: a systematic review and meta-analysis. Otolaryngol Head Neck Surg. 2015; 152(4):619–630

[339] Guilleminault C, Simmons FB, Motta J. Obstructive sleep apnea syndrome and tracheostomy. Long-term follow-up experience. Arch Intern Med. 1981; 141(8):985–988

[340] Kim SH, Eisele DW, Smith PL, Schneider H, Schwartz AR. Evaluation of patients with sleep apnea after tracheotomy. Arch Otolaryngol Head Neck Surg. 1998; 124(9):996–1000

[341] Thatcher GW, Maisel RH. The long-term evaluation of tracheostomy in the management of severe obstructive sleep apnea. Laryngoscope. 2003; 113(2):201–204

[342] Mickelson SA. Upper airway bypass surgery for obstructive sleep apnea syndrome. Otolaryngol Clin North Am. 1998; 31(6):1013–1023

[343] Kuo PC, West RA, Bloomquist DS, McNeil RW. The effect of

mandibular osteotomy in three patients with hypersomnia sleep apnea. Oral Surg Oral Med Oral Pathol. 1979; 48(5):385–392

[344] Riley RW, Powell NB, Guilleminault C, Nino-Murcia G. Maxillary, mandibular, and hyoid advancement: an alternative to tracheostomy in obstructive sleep apnea syndrome. Otolaryngol Head Neck Surg. 1986; 94(5):584–588

[345] Holty JE, Guilleminault C. Maxillomandibular advancement for the treatment of obstructive sleep apnea: a systematic review and meta-analysis. Sleep Med Rev. 2010; 14(5):287–297

[346] Zaghi S, Holty JE, Certal V, et al. Maxillomandibular advancement for treatment of obstructive sleep apnea: a meta-analysis. JAMA Otolaryngol Head Neck Surg. 2016; 142(1):58–66

[347] Conradt R, Hochban W, Brandenburg U, Heitmann J, Peter JH. Long-term follow-up after surgical treatment of obstructive sleep apnoea by maxillomandibular advancement. Eur Respir J. 1997; 10(1):123–128

[348] Riley RW, Powell NB, Li KK, Troell RJ, Guilleminault C. Surgery and obstructive sleep apnea: long-term clinical outcomes. Otolaryngol Head Neck Surg. 2000; 122(3):415–421

[349] Li KK, Riley RW, Powell NB, Guilleminault C. Patient's perception of the facial appearance after maxillomandibular advancement for obstructive sleep apnea syndrome. J Oral Maxillofac Surg. 2001; 59(4):377–380, discussion 380–381

[350] Doff MH, Jansma J, Schepers RH, Hoekema A. Maxillomandibular advancement surgery as alternative to continuous positive airway pressure in morbidly severe obstructive sleep apnea: a case report. Cranio. 2013; 31(4):246–251

[351] Prinsell JR. Primary and secondary telegnathic maxillomandibular advancement, with or without adjunctive procedures, for obstructive sleep apnea in adults: a literature review and treatment recommendations. J Oral Maxillofac Surg. 2012; 70(7):1659–1677

[352] Riley RW, Powell NB, Guilleminault C. Obstructive sleep apnea syndrome: a surgical protocol for dynamic upper airway reconstruction. J Oral Maxillofac Surg. 1993; 51(7):742–747, discussion 748–749

[353] Bettega G, Pépin JL, Veale D, Deschaux C, Raphaël B, Lévy P. Obstructive sleep apnea syndrome. Fifty-one consecutive patients treated by maxillofacial surgery. Am J Respir Crit Care Med. 2000; 162(2 Pt 1):641–649

[354] Hendler BH, Costello BJ, Silverstein K, Yen D, Goldberg A. A protocol for uvulopalatopharyngoplasty, mortised genioplasty, and maxillomandibular advancement in patients with obstructive sleep apnea: an analysis of 40 cases. J Oral Maxillofac Surg. 2001; 59(8):892–897, discussion 898–899

[355] Prinsell JR. Maxillomandibular advancement surgery in a site-specific treatment approach for obstructive sleep apnea in 50 consecutive patients. Chest. 1999; 116(6):1519–1529

[356] Waite PD, Wooten V, Lachner J, Guyette RF. Maxillomandibular advancement surgery in 23 patients with obstructive sleep apnea syndrome. J Oral Maxillofac Surg. 1989; 47(12):1256–1261, discussion 1262

[357] Hochban W, Conradt R, Brandenburg U, Heitmann J, Peter JH. Surgical maxillofacial treatment of obstructive sleep apnea. Plast Reconstr Surg. 1997; 99(3):619–626, discussion 627–628

[358] Hoekema A, de Lange J, Stegenga B, de Bont LG. Oral appliances and maxillomandibular advancement surgery: an alternative treatment protocol for the obstructive sleep apnea-hypopnea syndrome. J Oral Maxillofac Surg. 2006; 64(6):886–891

[359] Lye KW, Waite PD, Meara D, Wang D. Quality of life evaluation of maxillomandibular advancement surgery for treatment of obstructive sleep apnea. J Oral Maxillofac Surg. 2008; 66(5):968–972

[360] Barrera JE. Virtual surgical planning improves surgical outcome

measures in obstructive sleep apnea surgery. Laryngoscope. 2014; 124(5):1259–1266

[361] Li KK, Riley RW, Powell NB, Gervacio L, Troell RJ, Guilleminault C. Obstructive sleep apnea surgery: patient perspective and polysomnographic results. Otolaryngol Head Neck Surg. 2000; 123(5):572–575

[362] Smatt Y, Ferri J. Retrospective study of 18 patients treated by maxillomandibular advancement with adjunctive procedures for obstructive sleep apnea syndrome. J Craniofac Surg. 2005; 16(5):770–777

[363] De Dieuleveult T, Wagner I, Meulien P, Fleury B, Hausser- Hawn C, Chabolle F. Retrospective cephalometric analysis for surgically treated obstructive sleep apnea: therapeutic deductions Ann Otolaryngol Chir Cervicofac. 2000; 117(6): 339–348

[364] Conley RS, Boyd SB. Facial soft tissue changes following maxillomandibular advancement for treatment of obstructive sleep apnea. J Oral Maxillofac Surg. 2007; 65(7):1332–1340

[365] Brevi BC, Toma L, Pau M, Sesenna E. Counterclockwise rotation of the occlusal plane in the treatment of obstructive sleep apnea syndrome. J Oral Maxillofac Surg. 2011; 69(3):917–923

[366] Posnick JC. Anesthesie techniques, blood loss/fluid replacement, airway management and convalescence in the treatment of dentofacial deformities. In: Posnick, JC, ed. Orthognathic Surgery Principles and Practice. St Louis, MO: Elsevier Saunders; 2014:308–336, chapter 11

[367] Posnick JC. A sequencing of orthognathic procedures: step-by-step approach. In: Posnick, JC, ed. Orthognathic Surgery Principles and Practice. St Louis, MO: Elsevier Saunders; 2014:441–476, chapter 15

[368] Waite PD, Wooten V. Maxillomandibular advancement: a surgical treatment of obstructive sleep apnea. In: Bell WH, ed. Modern Practice in Orthognathic and Reconstructive Surgery. Philadelphia, PA: W.B. Saunders; 1992; 2042–2059

[369] Hogan PW, Argalious M. Total airway obstruction after maxillomandibular advancement surgery for obstructive sleep apnea. Anesth Analg. 2006; 103(5):1267–1269

[370] Corcoran S, Mysliwiec V, Niven AS, Fallah D. Development of central sleep apnea after maxillofacial surgery for obstructive sleep apnea. J Clin Sleep Med. 2009; 5(2):151–153

[371] Blumen MB, Buchet I, Meulien P, Hausser Hauw C, Neveu H, Chabolle F. Complications/adverse effects of maxillomandibular advancement for the treatment of OSA in regard to outcome. Otolaryngol Head Neck Surg. 2009; 141(5):591–597

[372] Gregg JM, Zedalis D, Howard CW, Boyle RP, Prussin AJ. Surgical alternatives for treatment of obstructive sleep apnoea: review and case series. Ann R Australas Coll Dent Surg. 2000; 15:181–184

[373] Dekeister C, Lacassagne L, Tiberge M, Montemayor T, Migueres M, Paoli JR. Mandibular advancement surgery in patients with severe obstructive sleep apnea uncontrolled by continuous positive airway pressure. A retrospective review of 25 patients between 1998 and 2004 Rev Mal Respir. 2006; 23(5 Pt 1):430–437

[374] Raunio A, Rauhala E, Kiviharju M, Lehmijoki O, Sándor GK, Oikarinen K. Bimaxillary advancement as the initial treatment of obstructive sleep apnea: five years follow-up of the pori experience. J Oral Maxillofac Res. 2012; 3(1):e5

[375] Goh YH, Lim KA. Modified maxillomandibular advancement for the treatment of obstructive sleep apnea: a preliminary report. Laryngoscope. 2003; 113(9):1577–1582

[376] Louis PJ, Waite PD, Austin RB. Long-term skeletal stability after rigid fixation of Le Fort I osteotomies with advancements. Int J Oral Maxillofac Surg. 1993; 22(2):82–86

[377] Miles PG, Nimkarn Y. Maxillomandibular advancement surgery in

patients with obstructive sleep apnea: mandibular morphology and stability. Int J Adult Orthodon Orthognath Surg. 1995; 10(3):193–200

[378] Nimkarn Y, Miles PG, Waite PD. Maxillomandibular advancement surgery in obstructive sleep apnea syndrome patients: long-term surgical stability. J Oral Maxillofac Surg. 1995; 53(12):1414–1418, discussion 1418–1419

[379] Goodday R, Bourque S. Subjective outcomes of maxillomandibular advancement surgery for treatment of obstructive sleep apnea syndrome. J Oral Maxillofac Surg. 2012; 70(2): 417–420

[380] Boyd SB, Walters AS, Song Y, Wang L. Comparative effectiveness of maxillomandibular advancement and uvulopalatopharyngoplasty for the treatment of moderate to severe obstructive sleep apnea. J Oral Maxillofac Surg. 2013; 71(4):743–751

[381] Conradt R, Hochban W, Heitmann J, et al. Sleep fragmentation and daytime vigilance in patients with OSA treated by surgical maxillomandibular advancement compared to CPAP therapy. J Sleep Res. 1998; 7(3):217–223

[382] Riley RW, Powell NB, Guilleminault C. Maxillofacial surgery and obstructive sleep apnea: a review of 80 patients. Otolaryngol Head Neck Surg. 1989; 101(3):353–361

[383] Vicini C, Dallan I, Campanini A, et al. Surgery vs ventilation in adult severe obstructive sleep apnea syndrome. Am J Otolaryngol. 2010; 31(1):14–20

[384] Hsieh YJ, Liao YF. Effects of maxillomandibular advancement on the upper airway and surrounding structures in patients with obstructive sleep apnoea: a systematic review. Br J Oral Maxillofac Surg. 2013; 51(8):834–840

[385] Hsieh YJ, Liao YF, Chen NH, Chen YR. Changes in the calibre of the upper airway and the surrounding structures after maxillomandibular advancement for obstructive sleep apnoea. Br J Oral Maxillofac Surg. 2014; 52(5):445–451

[386] Susarla SM, Abramson ZR, Dodson TB, Kaban LB. Upper airway length decreases after maxillomandibular advancement in patients with obstructive sleep apnea. J Oral Maxillofac Surg. 2011; 69(11):2872–2878

[387] Liu SY, Guilleminault C, Huon LK, Yoon A. Distraction osteogenesis maxillary expansion (DOME) for adult obstructive sleep apnea patients with high arched palate. Otolaryngol Head Neck Surg. 2017; 157(2):345–348

[388] Pirelli P, Saponara M, Guilleminault C. Rapid maxillary expansion in children with obstructive sleep apnea syndrome. Sleep. 2004; 27(4):761–766

[389] Pirelli P, Saponara M, Guilleminault C. Rapid maxillary expansion (RME) for pediatric obstructive sleep apnea: a 12–year follow- up. Sleep Med. 2015; 16(8):933–935

[390] Cistulli PA, Palmisano RG, Poole MD. Treatment of obstructive sleep apnea syndrome by rapid maxillary expansion. Sleep. 1998; 21(8):831–835

[391] Iwasaki T, Takemoto Y, Inada E, et al. The effect of rapid maxillary expansion on pharyngeal airway pressure during inspiration evaluated using computational fluid dynamics. Int J Pediatr Otorhinolaryngol. 2014; 78(8):1258–1264

[392] Iwasaki T, Saitoh I, Takemoto Y, et al. Tongue posture improvement and pharyngeal airway enlargement as secondary effects of rapid maxillary expansion: a cone-beam computed tomography study. Am J Orthod Dentofacial Orthop. 2013; 143(2):235–245

[393] Zambon CE, Ceccheti MM, Utumi ER, et al. Orthodontic measurements and nasal respiratory function after surgically assisted rapid maxillary expansion: an acoustic rhinometry and rhinomanometry study. Int J Oral Maxillofac Surg. 2012; 41(9):1120–1126

[394] Cistulli PA, Richards GN, Palmisano RG, Unger G, Berthon-Jones M, Sullivan CE. Influence of maxillary constriction on nasal resistance and sleep apnea severity in patients with Marfan's syndrome. Chest. 1996; 110(5):1184–1188

[395] Pogrel MA, Kaban LB, Vargervik K, Baumrind S. Surgically assisted rapid maxillary expansion in adults. Int J Adult Orthodon Orthognath Surg. 1992; 7(1):37–41

[396] Krebs A. Midpalatal suture expansion studies by the implant method over a seven-year period. Rep Congr Eur Orthod Soc. 1964; 40:131–142

[397] Stewart MG, Witsell DL, Smith TL, Weaver EM, Yueh B, Hannley MT. Development and validation of the nasal obstruction symptom evaluation (NOSE) scale. Otolaryngol Head Neck Surg. 2004; 130(2):157–163

[398] Yu JC, Fearon J, Havlik RJ, Buchman SR, Polley JW. Distraction Osteogenesis of the Craniofacial Skeleton. Plast Reconstr Surg. 2004; 114(1):1E–20E

[399] Swennen G, Schliephake H, Dempf R, Schierle H, Malevez C. Craniofacial distraction osteogenesis: a review of the literature: Part 1: clinical studies. Int J Oral Maxillofac Surg. 2001; 30(2):89–103

[400] Günbay T, Akay MC, Günbay S, Aras A, Koyuncu BO, Sezer B. Transpalatal distraction using bone-borne distractor: clinical observations and dental and skeletal changes. J Oral Maxillofac Surg. 2008; 66(12):2503–2514

[401] Fischer Y, Khan M, Mann WJ. Multilevel temperature-controlled radiofrequency therapy of soft palate, base of tongue, and tonsils in adults with obstructive sleep apnea. Laryngoscope. 2003; 113(10):1786–1791

[402] Woodson BT, Steward DL, Weaver EM, Javaheri S. A randomized trial of temperature-controlled radiofrequency, continuous positive airway pressure, and placebo for obstructive sleep apnea syndrome. Otolaryngol Head Neck Surg. 2003; 128(6):848–861

[403] Stuck BA, Starzak K, Hein G, Verse T, Hörmann K, Maurer JT. Combined radiofrequency surgery of the tongue base and soft palate in obstructive sleep apnoea. Acta Otolaryngol. 2004; 124(7):827–832

[404] Steward DL. Effectiveness of multilevel (tongue and palate) radiofrequency tissue ablation for patients with obstructive sleep apnea syndrome. Laryngoscope. 2004; 114(12):2073–2084

[405] Friedman M, Lin HC, Gurpinar B, Joseph NJ. Minimally invasive single-stage multilevel treatment for obstructive sleep apnea/hypopnea syndrome. Laryngoscope. 2007; 117(10):1859–1863

[406] Ceylan K, Emir H, Kizilkaya Z, et al. First-choice treatment in mild to moderate obstructive sleep apnea: single-stage, multilevel, temperature-controlled radiofrequency tissue volume reduction or nasal continuous positive airway pressure. Arch Otolaryngol Head Neck Surg. 2009; 135(9):915–919

[407] Bäck LJ, Liukko T, Rantanen I, et al. Hypertonic saline injections to enhance the radiofrequency thermal ablation effect in the treatment of base of tongue in obstructive sleep apnoea patients: a pilot study. Acta Otolaryngol. 2009; 129(3): 302–310

[408] Riley RW, Powell NB, Guilleminault C. Inferior mandibular osteotomy and hyoid myotomy suspension for obstructive sleep apnea: a review of 55 patients. J Oral Maxillofac Surg. 1989; 47(2):159–164

[409] Djupesland G, Schrader H, Lyberg T, Refsum H, Lilleås F, Godtlibsen OB. Palatopharyngoglossoplasty in the treatment of patients with obstructive sleep apnea syndrome. Acta Otolaryngol Suppl. 1992; 492:50–54

[410] Johnson NT, Chinn J. Uvulopalatopharyngoplasty and inferior sagittal mandibular osteotomy with genioglossus advancement for treatment of obstructive sleep apnea. Chest. 1994; 105(1):278–283

[411] Ramirez SG, Loube DI. Inferior sagittal osteotomy with hyoid bone suspension for obese patients with sleep apnea. Arch Otolaryngol

Head Neck Surg. 1996; 122(9):953–957

[412] Utley DS, Shin EJ, Clerk AA, Terris DJ. A cost-effective and rational surgical approach to patients with snoring, upper airway resistance syndrome, or obstructive sleep apnea syndrome. Laryngoscope. 1997; 107(6):726–734

[413] Elasfour A, Miyazaki S, Itasaka Y, Yamakawa K, Ishikawa K, Togawa K. Evaluation of uvulopalatopharyngoplasty in treatment of obstructive sleep apnea syndrome. Acta Otolaryngol Suppl. 1998; 537:52–56

[414] Lee NR, Givens CD Jr, Wilson J, Robins RB. Staged surgical treatment of obstructive sleep apnea syndrome: a review of 35 patients. J Oral Maxillofac Surg. 1999; 57(4):382–385

[415] Hsu PP, Brett RH. Multiple level pharyngeal surgery for obstructive sleep apnoea. Singapore Med J. 2001; 42(4):160–164

[416] Terris DJ, Kunda LD, Gonella MC. Minimally invasive tongue base surgery for obstructive sleep apnoea. J Laryngol Otol. 2002; 116(9):716–721

[417] Miller FR, Watson D, Malis D. Role of the tongue base suspension suture with The Repose System bone screw in the multilevel surgical management of obstructive sleep apnea. Otolaryngol Head Neck Surg. 2002; 126(4):392–398

[418] Neruntarat C. Genioglossus advancement and hyoid myotomy under local anesthesia. Otolaryngol Head Neck Surg. 2003; 129(1):85–91

[419] Neruntarat C. Genioglossus advancement and hyoid myotomy: short-term and long-term results. J Laryngol Otol. 2003; 117(6):482–486

[420] Sorrenti G, Piccin O, Latini G, Scaramuzzino G, Mondini S, Rinaldi Ceroni A. Tongue base suspension technique in obstructive sleep apnea: personal experience. Acta Otorhinolaryngol Ital. 2003; 23(4):274–280

[421] Sorrenti G, Piccin O, Scaramuzzino G, Mondini S, Cirignotta F, Ceroni AR. Tongue base reduction with hyoepiglottoplasty for the treatment of severe OSA. Acta Otorhinolaryngol Ital. 2004; 24(4):204–210

[422] Miller FR, Watson D, Boseley M. The role of the Genial Bone Advancement Trephine system in conjunction with uvulopalatopharyngoplasty in the multilevel management of obstructive sleep apnea. Otolaryngol Head Neck Surg. 2004; 130(1):73–79

[423] Dattilo DJ, Drooger SA. Outcome assessment of patients undergoing maxillofacial procedures for the treatment of sleep apnea: comparison of subjective and objective results. J Oral Maxillofac Surg. 2004; 62(2):164–168

[424] Hormann K, Maurer JT, Baisch A. [Snoring/sleep apnea— surgically curable] HNO. 2004; 52(9):807–813

[425] Li HY, Wang PC, Hsu CY, Chen NH, Lee LA, Fang TJ. Samestage palatopharyngeal and hypopharyngeal surgery for severe obstructive sleep apnea. Acta Otolaryngol. 2004; 124(7):820–826

[426] Verse T, Baisch A, Hörmann K. [Multi-level surgery for obstructive sleep apnea. Preliminary objective results] Laryngorhinootologie. 2004; 83(8):516–522

[427] Omur M, Ozturan D, Elez F, Unver C, Derman S. Tongue base suspension combined with UPPP in severe OSA patients. Otolaryngol Head Neck Surg. 2005; 133(2):218–223

[428] Hsieh TH, Fang TJ, Li HY, Lee SW. Simultaneous midline laser glossectomy with palatopharyngeal surgery for obstructive sleep apnoea syndrome. Int J Clin Pract. 2005; 59(4):501–503

[429] Liu SA, Li HY, Tsai WC, Chang KM. Associated factors to predict outcomes of uvulopharyngopalatoplasty plus genioglossal advancement for obstructive sleep apnea. Laryngoscope. 2005; 115(11):2046–2050

[430] Jacobowitz O. Palatal and tongue base surgery for surgical treatment of obstructive sleep apnea: a prospective study. Otolaryngol Head

Neck Surg. 2006; 135(2):258–264

[431] Vicente E, Marín JM, Carrizo S, Naya MJ. Tongue-base suspension in conjunction with uvulopalatopharyngoplasty for treatment of severe obstructive sleep apnea: long-term follow-up results. Laryngoscope. 2006; 116(7):1223–1227

[432] Yin SK, Yi HL, Lu WY, Guan J, Wu HM, Cao ZY. Genioglossus advancement and hyoid suspension plus uvulopalatopharyngoplasty for severe OSAHS. Otolaryngol Head Neck Surg. 2007; 136(4):626–631

[433] Sun X, Yi H, Cao Z, Yin S. Reorganization of sleep architecture after surgery for OSAHS. Acta Otolaryngol. 2008; 128(11):1242–1247

[434] Fernández-Julián E, Muñoz N, Achiques MT, García-Pérez MA, Orts M, Marco J. Randomized study comparing two tongue base surgeries for moderate to severe obstructive sleep apnea syndrome. Otolaryngol Head Neck Surg. 2009; 140(6):917–923

[435] Kezirian EJ, Malhotra A, Goldberg AN, White DP. Changes in obstructive sleep apnea severity, biomarkers, and quality of life after multilevel surgery. Laryngoscope. 2010; 120(7):1481–1488

[436] Babademez MA, Yorubulut M, Yurekli MF, et al. Comparison of minimally invasive techniques in tongue base surgery in patients with obstructive sleep apnea. Otolaryngol Head Neck Surg. 2011; 145(5):858–864

[437] Sezen OS, Aydin E, Eraslan G, Haytoglu S, Coskuner T, Unver S. Modified tongue base suspension for multilevel or single level obstructions in sleep apnea: clinical and radiologic results. Auris Nasus Larynx. 2011; 38(4):487–494

[438] van Maanen JP, Ravesloot MJ, Witte BI, Grijseels M, de Vries N. Exploration of the relationship between sleep position and isolated tongue base or multilevel surgery in obstructive sleep apnea. Eur Arch Otorhinolaryngol. 2012; 269(9):2129–2136

[439] Hou J, Yan J, Wang B, et al. Treatment of obstructive sleep apnea-hypopnea syndrome with combined uvulopalatopharyngoplasty and midline glossectomy: outcomes from a 5–year study. Respir Care. 2012; 57(12):2104–2110

[440] Tunçel U, Inançlı HM, Kürkçüoğlu SS, Enoz M. A comparison of unilevel and multilevel surgery in obstructive sleep apnea syndrome. Ear Nose Throat J. 2012; 91(8):E13–E18

[441] Friedman M, Hamilton C, Samuelson CG, et al. Transoral robotic glossectomy for the treatment of obstructive sleep apnea-hypopnea syndrome. Otolaryngol Head Neck Surg. 2012; 146(5):854–862

[442] Berg EE, Bunge F, Delgaudio JM. Multilevel treatment of moderate and severe obstructive sleep apnea with bone-anchored pharyngeal suspension sutures. Ear Nose Throat J. 2013; 92(8):E1

[443] Li S, Wu D, Shi H. Treatment of obstructive sleep apnea hypopnea syndrome caused by glossoptosis with tongue-base suspension. Eur Arch Otorhinolaryngol. 2013; 270(11):2915–2920

[444] Cillo JE Jr, Dalton PS, Dattilo DJ. Combined elliptical window genioglossus advancement, hyoid bone suspension, and uvulopalatopharyngoplasty decrease apnea hypopnea index and subjective daytime sleepiness in obstructive sleep apnea. J Oral Maxillofac Surg. 2013; 71(10):1729–1732

[445] Gunawardena I, Robinson S, MacKay S, et al. Submucosal lingualplasty for adult obstructive sleep apnea. Otolaryngol Head Neck Surg. 2013; 148(1):157–165

[446] Suh GD. Evaluation of open midline glossectomy in the multilevel surgical management of obstructive sleep apnea syndrome. Otolaryngol Head Neck Surg. 2013; 148(1):166–171

[447] Li S, Wu D, Bao J, Qin J. Nasopharyngeal tube: a simple and effective tool to screen patients indicated for glossopharyngeal surgery. J Clin Sleep Med. 2014; 10(4):385–389

[448] Hoff PT, Glazer TA, Spector ME. Body mass index predicts success in patients undergoing transoral robotic surgery for obstructive sleep

apnea. ORL J Otorhinolaryngol Relat Spec. 2014; 76(5):266–272

[449] Lin HS, Rowley JA, Folbe AJ, Yoo GH, Badr MS, Chen W. Transoral robotic surgery for treatment of obstructive sleep apnea: factors predicting surgical response. Laryngoscope. 2015; 125(4):1013–1020

[450] Turhan M, Bostanci A, Bozkurt S. Predicting the outcome of modified tongue base suspension combined with uvulopalatopharyngoplasty. Eur Arch Otorhinolaryngol. 2015; 272(11):3411–3416

[451] Chiffer RC, Schwab RJ, Keenan BT, Borek RC, Thaler ER. Volumetric MRI analysis pre- and post-Transoral robotic surgery for obstructive sleep apnea. Laryngoscope. 2015; 125(8):1988–1995

[452] Yüksel A, Ugur KS, Kizilbulut G, et al. Long-term results of one staged multilevel surgery with tongue suspension surgery or one level palatal surgery for treatment of moderate and severe obstructive sleep apnea. Eur Arch Otorhinolaryngol. 2016; 273(5):1227–1234

[453] Thaler ER, Rassekh CH, Lee JM, Weinstein GS, O'Malley BW Jr. Outcomes for multilevel surgery for sleep apnea: Obstructive sleep apnea, transoral robotic surgery, and uvulopalatopharyngoplasty. Laryngoscope. 2016; 126(1):266–269

[454] Li HY, Lee LA, Kezirian EJ. Coblation endoscopic lingual lightening (CELL) for obstructive sleep apnea. Eur Arch Otorhinolaryngol. 2016; 273(1):231–236

[455] Gillespie MB, Soose RJ, Woodson BT, et al. STAR Trial Investigators. Upper airway stimulation for obstructive sleep apnea: patient-reported outcomes after 48 months of follow-up. Otolaryngol Head Neck Surg. 2017; 156(4):765–771

[456] Campanini A, Canzi P, De Vito A, Dallan I, Montevecchi F, Vicini C. Awake versus sleep endoscopy: personal experience in 250 OSAHS patients. Acta Otorhinolaryngol Ital. 2010; 30(2):73–77

推 荐 阅 读

[1] den Herder C, Kox D, van Tinteren H, de Vries N. Bipolar radiofrequency induced thermotherapy of the tongue base: its complications, acceptance and effectiveness under local anesthesia. Eur Arch Otorhinolaryngol. 2006; 263(11):1031–1040

[2] Li KK, Powell NB, Riley RW, Troell R, Guilleminault C. Overview of phase I surgery for obstructive sleep apnea syndrome. Ear Nose Throat J. 1999; 78(11):836–837, 841–845

[3] Oksenberg A, Silverberg DS, Arons E, Radwan H. Positional vs. nonpositional obstructive sleep apnea patients: anthropomorphic, nocturnal polysomnographic, and multiple sleep latency test data.

Chest. 1997; 112(3):629–639

[4] Peppard PE, Young T, Palta M, Dempsey J, Skatrud J. Longitudinal study of moderate weight change and sleep-disordered breathing. JAMA. 2000; 284(23):3015–3021

[5] Richard W, Kox D, den Herder C, Laman M, van Tinteren H, de Vries N. The role of sleep position in obstructive sleep apnea syndrome. Eur Arch Otorhinolaryngol. 2006; 263(10):946–950

[6] Stuck BA, Köpke J, Maurer JT, et al. Lesion formation in radiofrequency surgery of the tongue base. Laryngoscope. 2003; 113(9):1572–1576

第9章 肥胖症手术
Bariatric Surgery

摘 要

众所周知，肥胖目前在全球呈流行趋势。而对病态肥胖者来讲，通过减重手术来减肥才是长期有效的减肥方式，其中，目前最主流的术式为腹腔镜 Roux-en-Y 胃旁路术和腹腔镜袖状胃切除术。不过，在该类接受减重外科手术治疗的患者中，约 10% 的患者术后可能出现各种不同程度的并发症。其中，胃肠吻合口瘘发生率约为 1%，死亡率约为 0.25%。并且在病态肥胖患者中，阻塞性睡眠呼吸暂停（obstructive sleep apnea，OSA）是一个最为常见的合并症。由于在接受减重外科手术的患者中，有高达 2/3 的个体会存在 OSA 问题，并且 1/3 的患者的 OSA 问题的严重程度为中度至重度，这就意味着在进行手术之前，有必要对所有患者进行有关 OSA 的筛查。其中，整夜多导睡眠监测（polysomnography，PSG）是诊断 OSA 的一个"金标准"。相关研究显示，接受减重外科手术平均可以使得超标体重缓解 70%［目标体重指数（body mass index，BMI）为 $25kg/m^2$］。在接受手术后，重度 OSA 组患者呼吸暂停低通气指数（apnea-hypopnea index，AHI）会由平均 66 次 / 时降至 25 次 / 时，而在中度 OSA 组中，AHI 会由 21 次 / 时降至 9 次 / 时，而在轻度 OSA 组中，这一指数会由 10 次 / 时降至 5 次 / 时。在术前诊断为重度、中度及轻度 OSA 的术后治愈率分别为 54%、25% 和 18%。并且在中度至重度 OSA 患者群体中，至少 75% 的患者在接受手术后 AHI 水平可降低到 15 次 / 时以下，因此可以脱离持续气道正压通气治疗。

关键词

病态肥胖；减重手术；代谢手术；腹腔镜 Roux-en-Y 胃旁路术；腹腔镜袖状胃切除术

一、定义

Christel de Raaff   Bart van Wagensveld
Nico de Vries **著**

肥胖的定义是 $BMI \geqslant 30kg/m^2$（表 9-1）。在 2014 年，WHO 数据显示，在年龄 ≥18 岁的成年群体中，肥胖症发病率高达 13%[1]。肥胖会导致多种合并症的发生并影响每一个机体系统。例如肥胖可以导致 OSA、2 型糖尿病、高血压、高脂血症、多种癌症、抑郁症、尿失禁和不孕症等多种并发症。除此之外，相关研究显示，BMI 与死亡率亦呈正相关关系[2]。

减重手术，又称减重手术或代谢手术，其包括多种术式，主要是治疗病态肥胖的问题。这些术式主要是通过减少胃容量（限制进食量）或改变肠道结构（绕过小肠吸收）来达到减轻体重的目的。除此之外，这种减重手术还可以有效改善甚至可以治愈与病态肥胖相关的合并症。截至目前，该等手术均可以通过微创入路方式（即腹腔镜手术）来完成。

表 9–1　BMI 和体重分类	
BMI（kg/m²）	体重分类
<18	体重过轻
18～24.9	正常体重
25～29.9	超重
30～34.9	肥胖
35～49.9	病态肥胖
≥50	超级肥胖

BMI. 体重指数

二、适应证、禁忌证和患者选择

根据美国国立卫生研究院于 1991 年召开的共识会议，如果患者存在病态肥胖问题，并且这种问题无法通过包括饮食（节食）和锻炼计划在内的保守治疗得到解决或缓解，而患者本身也希望改变他们的生活方式，并且患者也没有严重的心理疾病，那么此类患者就可以接受肥胖症手术[3]。除此之外，国际肥胖外科协会（International Federation for the Surgery of Obesity，IFSO）和国际代谢紊乱协会添加了一些关于筛选手术患者的标准，其中包括患者年龄在 18—65 岁，不存在药物依赖问题，并且术后前 2 年内没有要孩子的打算[4]。

需要指出的是，对于存在病态肥胖问题的个体而言，减重手术的禁忌证包括在没有进行保守治疗的情况下贸然进行手术治疗，这意味着在可能的情况下，患者要尝试使用相关保守治疗来进行减肥。除此之外，减重手术的相对禁忌证可能包括严重心脏病、终末期肺部疾病、恶性疾病、肝硬化门脉高压、酗酒或药物依赖以及智力严重受损。

在大多数医院，由营养师、心理学家、医生（即外科医生）组成的多学科团队（multidisciplinary team，MDT）会邀请患者进行术前筛查，如有必要，还会邀请内科专家对患者进行筛查。MDT 团队需要评估患者是否适合手术，以及手术所带来的好处是否会大于其存在的风险。

在咨询外科医生之后，患者可选择合适的减重手术术式。现在，所有的减重手术都是在腹腔镜下进行。当前人们最常接受的手术为 Roux-en-Y 胃旁路术（Roux-en-Y gastric bypass，RYGB），不过，人们也可以选择其他手术，其中包括袖状胃切除术（sleeve gastrectomy，SG）、可调式胃捆扎术（adjustable gastric banding，AGB）、胆胰管分流术（biliopancreatic diversion，BD）和单吻合胃分流术（one anastomosis gastric bypass，OAGB）（也称为微型或 Omega 环胃旁路术）。

三、诊断检查

肥胖症手术的候选人应接受诊断检查。

• 对所有患者进行有关 OSA 的筛查，其中，PSG 是诊断 OSA 的一个"金标准"。另外一种可用的筛查工具是便携式（3 级）睡眠监测仪。并且如果资金、能力或时间有限，人们也可以使用"STOP-Bang 问卷"。当发现患者存在中度或重度 OSA 时，患者应接受持续气道正压通气治疗（continuous positive airway pressure，CPAP）。

• 例如，通过粪便检测来筛查胃中幽门螺杆菌。

• 术前实验室检查，如脂质代谢情况、维生素、电解质和矿物质。

• 麻醉医生术前会诊。

• 必要时，由专科医生（内分泌科、肠胃科）进行术前会诊。

• 对于存在胃束带术手术史的患者进行食管胃十二指肠镜检查。

四、具体风险、患者信息和知情同意

在接受肥胖症手术之前，患者会收到有关预定手术程序及其结果和并发症风险的详细信息。并且还应对患者病史和用药情况信息进行采集，以评估额外手术风险。

五、麻醉与体位

在肥胖症手术实施之前，患者所接受的最常见麻醉方式为全身麻醉。在诱导插管方面，患者体位的摆放应首选取斜坡位（即"耳 – 胸骨体位"）。除此之外，为获得最佳的腹腔镜视角，患者的体位的摆放应首选反 Trendelenburg 卧位（图 9–1）。

六、设备

截至目前，所有肥胖症手术均是在腹腔镜下进行。这类手术需要吻合器设备以及缝合材料来处理吻合口。

七、手术技巧 / 步骤

本节部分将对两种最为常见的肥胖症手术进行介绍。其中，腹腔镜 RYGB 首先需要使用吻合器设备来创建一个 30ml 的胃袋。该胃袋会使用吻合器和缝合材料连接到小肠上，建立一期吻合（即胃空肠吻合）。另外，二期吻合是在绕过 150cm 的小肠后进行空肠 – 空肠吻合术（图 9–2）。

对于接受 SG 治疗的患者而言，约 85% 的胃部会被切除。该手术沿胃小弯使用吻合器，并借助胃管进行（图 9–3）。

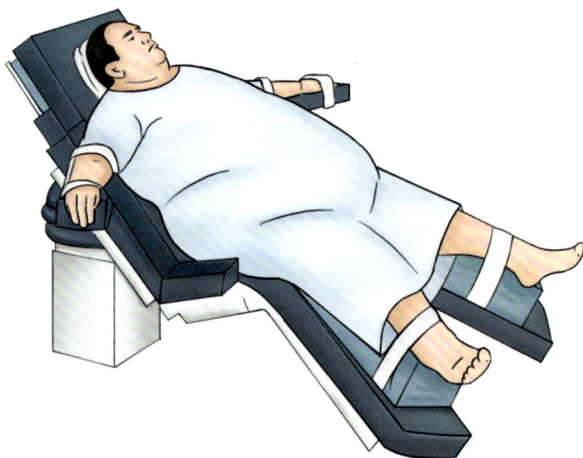

▲ 图 9–1　肥胖患者手术体位

> ### 风险、提示和技巧
>
> 需要指出的是，肥胖症手术为患者带来的获益（即减轻体重和改善合并症）必须超过手术所存在的风险（例如吻合口瘘和呼吸窘迫）。以下是考虑肥胖症手术并降低围术期风险的一些提示和技巧
> - 选择接受肥胖症手术的患者应该由营养学家，心理学家和专科医生组成的多学科团队进行术前筛查
> - 进行减重手术应为最后考虑的解决办法
> - 需要用 IFSO 的标准对需进行减重手术的患者进行筛选
> - 麻醉医生应针对 OSA 伴有合并症的病态肥胖患者提供适当的围术期方案
> - 在最初的 24～48h，监测生命体征参数（尤其是心率）非常必要
> - 根据最近发表的共识指南进行肥胖患者 OSA 围术期管理[5]

八、并发症（包括针对特定并发症的措施）

文献报道，接受 RYGB 手术的患者并发症发生率为 10%，接受 SG 手术治疗的患者并发症

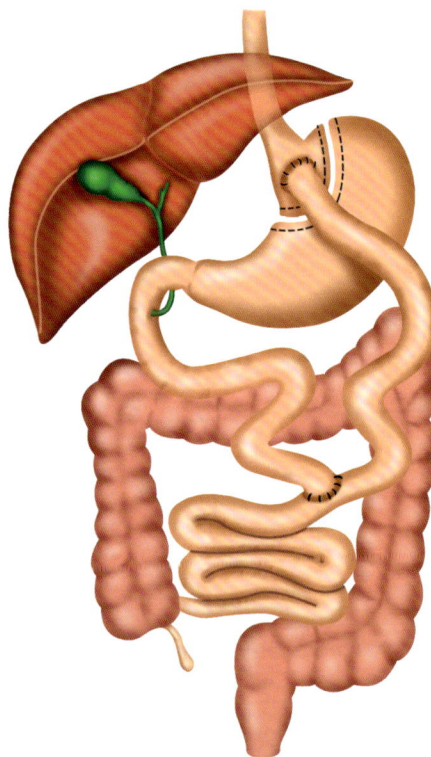

▲ 图 9–2　Roux-en-Y 胃旁路术

发生率为 6.3%，而在接受 AGB 治疗的患者中为 2.4%[6]。这些并发症的严重程度各不相同，包括手术并发症和非手术并发症。在接受腹腔镜腹部手术的患者群体中，常见并发症包括感染、出血、腹腔镜中转开腹、静脉血栓栓塞事件以及医源性损伤，总死亡率为 0.25%[7]。并且无论患者接受何种外科手术，其术后依旧可能存在减重失败或体

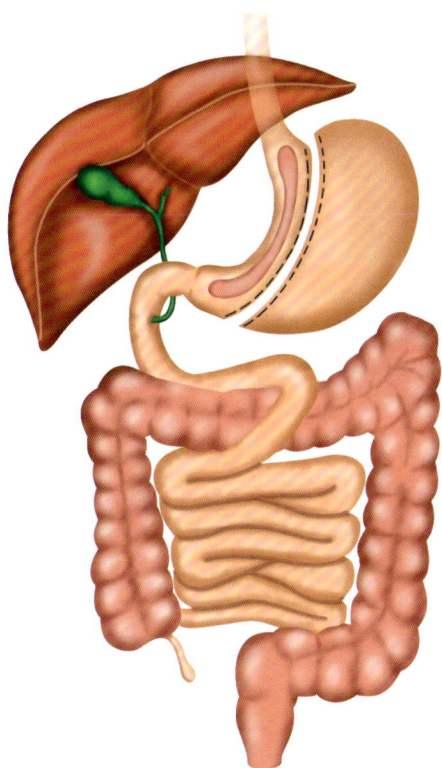

▲ 图 9-3　袖状胃切除术

重回升的问题。

对于接受 RYGB 手术的患者而言，其特有的并发症包括吻合口漏、狭窄、边缘溃疡、内疝、倾倒综合征、腹腔内脓肿以及营养不良。

而对于接受 SG 的患者而言，其特有的并发症包括吻合口渗漏、狭窄、反流增加、腹腔脓肿以及营养不良。

九、术后护理（包括药物和引流）

患者术后会根据具体情况（其中包括患者特征、术后并发症风险和医院能力）被转至外科病房、麻醉后监护病房或重症监护病房。一般而言，患者术后 24～48h 即可出院。为减少患者术后发生呼吸抑制的风险，建议麻醉医生在对患者进行麻醉时避免使用阿片类药物。对于所有存在中度到重度 OSA 问题的患者而言，术后直接接受 CPAP 治疗。

除接受 AGB 的患者外，所有接受肥胖症手术的患者都需要终身服用复合维生素以及钙补充药。

对于接受涉及胃部缝合手术的患者而言，术后 6 个月内因使用预防性服用质子泵抑制药，以降低发生边缘溃疡的风险。

术后大约 2 周，患者应接受门诊随访，并且在术后两年内应仔细监测患者体重减轻和新陈代谢变化情况，以便及时对用药进行调整。

十、效果（包括呼吸暂停低通气指数和 Epworth 嗜睡量表的数据）

减肥和改善合并症是减重手术的主要目标。在术后 1 年，RYGB 组（76.6%）和 SG 组（72.3%）的超重问题缓解程度较为相似。并且术后 5 年，这种减重效果仍然存在（RYGB 组为 69.8%，SG 组为 67.3%）[8, 9]。

相关文献报道，与非手术减肥策略相比，减重手术在改善 OSA 方面具有更好的效果[10]。Ravesloot 等[11] 于 2014 年针对肥胖症手术对 OSA 的影响进行了研究。结果显示，术后 7.7 个月后，患者平均 BMI 从 45kg/m^2 降至 36kg/m^2，平均 AHI 从 40 次 / 时降至 16 次 / 时。重度 OSA 组患者 AHI 由 66 次 / 时降至 25 次 / 时，中度 OSA 组中 AHI 由 21 次 / 时降至 9 次 / 时，在轻度 OSA 组中，AHI 由 10 次 / 时降至 5 次 / 时（图 9-4）。并且在轻度、中度和重度 OSA 患者中，术后 OSA 治愈率（AHI 水平低于 5 次 / 时）分别为 54%、25% 和 18%。

无论是对于患者而言，还是对于外科医生而言，一个重要的临床关注点是患者是否存在发生持续性中度至重度疾病的风险，从而导致患者术后对 CPAP 产生依赖。最近的一项研究表明，在接受减重外科手术的患者中，1/3 患者 OSA 问题的严重程度为中度至重度，并且大多数病例都可通过 CPAP 治疗而获益（表 9-2）[12]。并且在中度和重度 OSA 患者中，至少 75% 的患者的 AHI 水平低于 15 次 / 时，这一结果代表患者术后 OSA 得到了有效控制和缓解。

除此之外，本研究结果显示，在中度 OSA 组（AHI=15～30 次 / 时）中，90.4% 的患者术后 AHI

低于 15 次 / 时。并且在术前 AHI 为 30～60 次 / 时、60～90 次 / 时和＞90 次 / 时组中，术后 AHI 低于 15 次 / 时比例分别为 70.3%、56.8% 和 10%（图 9-5 ）[13]。

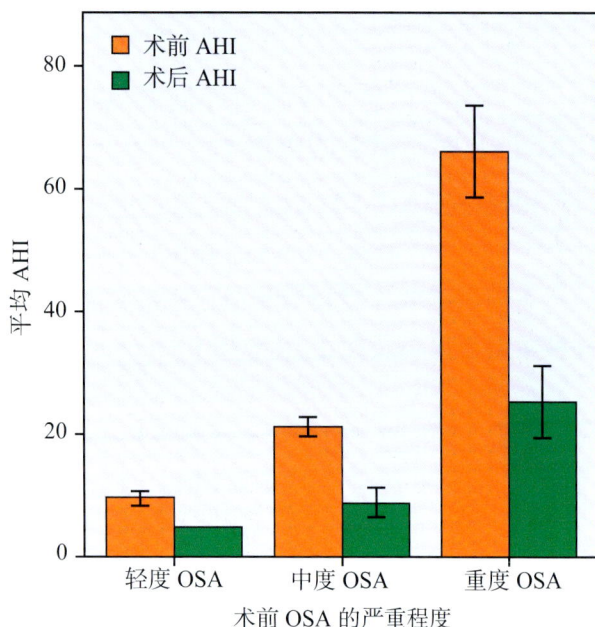

▲ 图 9-4　肥胖症手术后患者 OSA 问题的改善

AHI. 呼吸暂停低通气指数；OSA. 阻塞性睡眠呼吸暂停

表 9-2　术前 AHI 患者数量

变　量	肥胖症手术患者	需要的筛选人数 [a]
AHI≥5 次 / 时	61.6%	2
AHI≥15 次 / 时	31.6%	4
AHI≥30 次 / 时	16.7%	6
AHI≥60 次 / 时	6.2%	17
AHI≥90 次 / 时	1.3%	77

a. 应进行睡眠监测以检测 AHI≥5 次 / 时、≥15 次 / 时、≥30 次 / 时、≥60 次 / 时和≥90 次 / 时的减肥患者人数
AHI. 呼吸暂停低通气指数

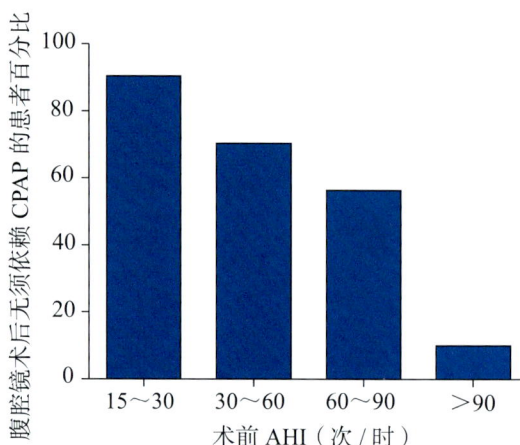

▲ 图 9-5　术前中重度阻塞性睡眠呼吸暂停（OSA）患者术后 AHI ＜ 15 次 / 时的百分比，即治愈或轻度 OSA

AHI. 呼吸暂停低通气指数；CPAP. 持续气道正压通气

在成人中，Epworth 嗜睡量表（Epworth Sleepiness Scale，ESS）是一种有用的筛查工具。但是，研究表明，ESS 与计划接受肥胖症手术的患者是否存在 OSA 并没有显著相关性，因此，在这一特定的手术人群中，ESS 并不是一个 OSA 的可靠预测因子[14]。

要　点

- 通过减重手术是长期治疗病态肥胖的有效方法
- 所有手术均为微创 / 腹腔镜手术
- 当代最主流的术式为腹腔镜 Roux-en-Y 胃旁路术（RYGB）和腹腔镜袖状胃切除术（SG）
- 有必要对所有术前患者进行有关 OSA 的筛查
- 约 10% 的个体术后会出现并发症（严重程度不同）
- 减重外科手术可以使得超重重量平均减轻约 70%
- 与非手术减肥治疗方案相比，肥胖症手术在改善 OSA 方面具有更好的效果
- 在中度和重度 OSA 患者中，至少 75% 的患者术后 AHI 水平低于 15 次 / 时

参考文献

[1] World Health Organization. Fact Sheet. Obesity and overweight. Available at: http://www.who.int/mediacentre/factsheets/fs311/ en/ Updated June 2016

[2] Whitlock G, Lewington S, Sherliker P, et al. Prospective Studies Collaboration. Body-mass index and cause-specific mortality in 900 000 adults: collaborative analyses of 57 prospective studies. Lancet. 2009; 373(9669):1083–1096

[3] Guidelines for Clinical Application of Laparoscopic Bariatric Surgery. Available at: http://www.sages.org/publications/guidelines/ guidelines-for-clinical-application-of-laparoscopic-bariatric-surgery/ Accepted: 25 March 2008 ©SAGES 2008

[4] International Federation for the Surgery of Obesity and Metabolic Disorders. Are you a candidate. Selection criteria. Available at: http:// www.ifso.com/are-you-a-candidate/ ©2014

[5] de Raaff CAL, Gorter-Stam MAW, de Vries N, et al. Perioperative management of obstructive sleep apnea in bariatric surgery: a consensus guideline. Surg Obes Relat Dis. 2017; 13(7):1095–1109

[6] Carlin AM, Zeni TM, English WJ, et al. Michigan Bariatric Surgery Collaborative. The comparative effectiveness of sleeve gastrectomy, gastric bypass, and adjustable gastric banding procedures for the treatment of morbid obesity. Ann Surg. 2013; 257(5):791–797

[7] Morino M, Toppino M, Forestieri P, Angrisani L, Allaix ME, Scopinaro N. Mortality after bariatric surgery: analysis of 13,871 morbidly obese patients from a national registry. Ann Surg. 2007; 246(6):1002–1007, discussion –1007–1009

[8] Peterli R, Borbély Y, Kern B, et al. Early results of the Swiss Multicentre Bypass or Sleeve Study (SM-BOSS): a prospective randomized trial comparing laparoscopic sleeve gastrectomy and Roux-en-Y gastric bypass. Ann Surg. 2013; 258(5):690–694, discussion 695

[9] Leyba JL, Llopis SN, Aulestia SN. Laparoscopic Roux-en-Y gastric bypass versus laparoscopic sleeve gastrectomy for the treatment of morbid obesity. a prospective study with 5 years of follow-up. Obes Surg. 2014; 24(12):2094–2098

[10] Ashrafian H, Toma T, Rowland SP, et al. Bariatric surgery or non-surgical weight loss for obstructive sleep apnoea? A systematic review and comparison of meta-analyses. Obes Surg. 2015; 25(7):1239–1250

[11] Ravesloot MJ, Hilgevoord AA, van Wagensveld BA, de Vries N. Assessment of the effect of bariatric surgery on obstructive sleep apnea at two postoperative intervals. Obes Surg. 2014; 24(1):22–31

[12] de Raaff CA, Pierik AS, Coblijn UK, de Vries N, Bonjer HJ, van Wagensveld BA. Value of routine polysomnography in bariatric surgery. Surg Endosc. 2016

[13] de Raaff CA, Coblijn UK, Ravesloot MJ, de Vries N, de Langede Klerk ES, van Wagensveld BA. Persistent moderate or severe obstructive sleep apnea after laparoscopic Roux-en-Y gastric bypass: which patients? Surg Obes Relat Dis. 2016; 12(10):1866–1872

[14] Ravesloot MJ, van Maanen JP, Hilgevoord AA, van Wagensveld BA, de Vries N. Obstructive sleep apnea is underrecognized and underdiagnosed in patients undergoing bariatric surgery. Eur Arch Otorhinolaryngol. 2012; 269(7):1865–1871

摘　要

本章从麻醉医生和外科医生角度讨论围术期的护理和随访，对 OSA 疾病的围术期并发症、术前管理、术中管理、术后管理进行详细讨论。

关键词

术前管理；围术期管理；术后管理

一、围术期管理和随访：麻醉医生的观点

Martin Roesslein　著

（一）概述

人们已经逐渐认识到阻塞性睡眠呼吸暂停（obstructive sleep apnea，OSA）及其他睡眠相关呼吸障碍患者精准治疗的意义。根据 OSA 疾病的病理生理和严重程度以及患者的解剖结构、危险因素和个人意愿，手术治疗可以作为首选治疗手段，或作为辅助治疗以提高患者对其他治疗方案的依从性，或当患者坚持保守治疗无效时作为二线治疗方案[1]。

以扩大或稳定上呼吸道为目的的外科手术有很多，这些手术可分为鼻、上咽、下咽和全上呼吸道手术[2-4]。OSA 患者的手术评估取决于患者与手术程序的选择，特别是与上呼吸道及上消化道的解剖、生理和功能有关。

由于 OSA 患者围术期并发症的风险增加，应对围术期管理予以重点关注，包括术前评估、术中麻醉和术后护理[5-13]。

（二）OSA 围术期并发症

阻塞性睡眠呼吸暂停的手术治疗可能会使患者面临手术并发症的风险，主要有两个原因。

首先，OSA 患者在需要接受使用阿片类药物、镇静或全身麻醉的手术时，增加了在围术期各种肺部、心血管和其他并发症的风险的发生（表 10-1）[6-13]。OSA 患者可能患有伴随疾病［全身性和（或）肺动脉高压、冠状动脉疾病、心房颤动、脑血管意外和 2 型糖尿病］，这些都可能会增加其围术期风险[14-17]。

其次，不同的 OSA 手术技术可能与特定的并发症和导致呼吸衰竭的呼吸道阻塞的风险有关[18]。例如，术后早期的肺水肿与悬雍垂腭咽成形术（uvulopalatopharyngoplasty，UPPP）后的喉痉挛有关[19]。

麻醉、患者体位或手术程序等因素都可能导致 OSA 患者的围术期病情加重。

- 催眠药、阿片类药物和肌肉松弛药这些药物对上呼吸道扩张肌张力、气道保护反射、呼吸中枢控制和唤醒反应产生的不良反应[20-26]。
- 手术和（或）插管相关的咽部水肿、出血、血肿或患者长期俯卧位引起的上气道狭窄[27, 28]。
- 患者术后长期仰卧位[29]和（或）围术期停用气道正压治疗（positive airway pressure，PAP）

表 10-1　阻塞性睡眠呼吸暂停患者术后并发症 [5, 6, 13, 144, 145]

器官系统	术后并发症
呼吸系统	• 缺氧 • 高碳酸血症 • 肺炎 • 肺不张 • 支气管痉挛 • ARDS • 肺水肿 • 需要无创通气和（或）再插管
心血管系统	• 心律失常 • 心肌缺血 • 肺栓塞
中枢神经系统	• 谵妄 • 脑病 • 脑卒中
其他器官系统	• 急性肾衰竭 • 消化道出血 • 伤口出血
其他并发症	• 临时转到更高护理级别 • 延长住院时间

ARDS. 急性呼吸窘迫综合征

导致气道塌陷[30]。

• 睡眠结构紊乱伴随快速眼球运动（REM）增加；术后第 3 至第 5 晚容易发生呼吸暂停[31]。

（三）OSA 患者的术前管理

对 OSA 患者进行术前评估可降低围术期并发症[32-34]，因此，对计划进行手术的 OSA 患者应进行睡眠内科、外科及手术麻醉综合评估，以达到最佳的围术期管理[35]。

外科医生和麻醉医生应在术前沟通患者 OSA 严重程度，困难气道管理，以及手术的其他已知风险。临床指南建议，对于存在有突发疾病风险（有不受控制的系统性疾病迹象）或通气、气体交换方面的其他问题（如通气不足综合征、严重肺动脉高压或静息性低氧血症）的患者，应考虑增加评估内容，以便在术前优化心肺功能[36]。

表 10-2 列出了评估 OSA 患者进行手术时需要考虑的术前麻醉因素。

表 10-2　OSA 术前评估要点

既往医疗史	• OSA 的严重程度（PSG 的结果和有关治疗和依从性的信息） • 既往的围术期难点或者与镇静或全身麻醉相关的并发症 • 存在与 OSA 相关的伴随疾病［全身和（或）肺动脉高压、冠状动脉疾病、心房颤动、脑血管意外和 2 型糖尿病］
体格检查	关于存在预期困难气道的信息
OSA 诊断	血氧仪、PG 或 PSG

OSA. 阻塞性睡眠呼吸暂停；PG. 多导图；PSG. 多导睡眠监测

1. 术前正压通气治疗

虽然 PAP 被认为是 OSA 治疗的一线治疗方法[37-45]，但住院前使用 PAP 对预防术后并发症的效果尚不清楚[5, 7, 46-49]。此外，这种治疗的长期依从性是有限的，部分可以通过进行睡眠手术来解决[3, 50]。然而，建议在术前继续应用 PAP 治疗。并且根据当前的临床指南，在严重的病例中应考虑开始使用 PAP 治疗[32, 36]。

2. 术前用药

治疗焦虑和镇静药物如苯二氮䓬类药物，只有在有明确的用药指征和充分的患者呼吸监测的前提下才能在术前服用，因为这些药物可能使 OSA 患者容易出现气道塌陷和呼吸抑制[51]。α_2-激动药不会增加呼吸系统并发症的概率，可能更合适术前服用[52]。

（四）OSA 患者的术中管理

1. 麻醉方案

静脉和吸入性麻醉药以及阿片类药物已被证明对咽部肌肉的张力[20-23, 26]、高碳酸血症的通气功能[24, 25]、气道阻塞的觉醒反应有负面影响[53]。

为了在术后期间将这些影响降至最低，最好是使用具有良好药代动力学特征即药物半衰期短的麻醉药和阿片类药物[51]。

根据 OSA 手术的过程，可以补充应用局部麻醉药[54]。

2. 肌肉松弛药的使用

手术患者因应用肌肉松弛药代谢不完全而导致术后肺部并发症的风险普遍增加，这可能在 OSA 患者表现更为明显[55]。因此，在全麻下接受 OSA 手术的患者需要在神经肌肉监测下确认肌张力完全恢复后才应拔管[32]。在这些情况下，应使用短效肌肉松弛药和不良反应较小的拮抗药物。关于这点，建议选择使用一种改良的 γ- 环糊精——Sugammadex，可以选择性地逆转氨基类固醇诱导的神经肌肉阻滞，会降低 OSA 患者术后呼吸并发症的发生率和相关医疗费用[56]。

3. 呼吸道管理

众所周知，OSA 患者出现困难气道的风险增加，包括呼吸困难和面罩通气困难、插管困难或两者都有，这似乎与体重指数（body mass index，BMI）或 Mallampati 分级无关[57-64]。在麻醉诱导前必须准备困难气道的通气管理设备，及充分的预氧合和调整好体位[65]。

在这种情况下，对于 OSA 患者而言，采用安全气道的全身麻醉优于不采用气道安全的深度镇静[32]。如果进行镇静，应该考虑使用口咽或鼻咽气道或持续气道正压通气[32]。

（五）OSA 患者的术后管理

1. 吸氧

由于 OSA 患者在术后早期发生低氧血症的风险增加，因此应持续补充氧气，直到在室内空气中达到基础氧饱和度水平[31, 66, 67]。

为了最大限度地减少通气不足的相关风险，应进行充分通气监测，例如，通过二氧化碳图，并在情况允许时减少补充氧气[68]。

2. 术后气道正压治疗

术后立即使用 PAP 已被证明可以减轻 OSA 的严重程度，并可能减少术后并发症[30, 33, 69]。因此，临床指南通常建议术后恢复期甚至术后即开始

PAP 治疗[32, 36]。值得注意的是，OSA 和鼻阻塞患者的单独鼻手术已被证明可以减少治疗性 PAP 并增加长期 PAP 依从性[70]。然而，鼻腔填塞或上呼吸道肿胀可能会在术后即刻加重 OSA，同时使用传统面罩会让进行 PAP 治疗变得不可能[71]。

3. 术后镇痛

虽然目前尚不清楚在患有或不患有 OSA 的患者中，停用或尽量减少阿片类药物的使用是否会减少术后并发症[72]，但 72h 的阿片类药物剂量已被确认为与 OSA 患者睡眠呼吸障碍恶化相关的因素之一[66]。值得注意的是，间歇性缺氧和睡眠中断——这两种情况在术后 OSA 患者中都很常见——已被证明会增加疼痛，而间歇性缺氧本身可能会加重阿片介导的镇痛作用[73, 74]。这强调了 OSA 个体化表型复杂的病理生理学[75, 76]。

非阿片类镇痛药和局部麻醉药以及辅助镇痛药，尤其是联合使用时，已被证明可减少术后对系统应用阿片类药物的需求，在这种情况下应被视为一线治疗[32, 77]。值得注意的是，非甾体类抗感染药物（nonsteroidal anti-inflammatory drugs，NSAID）与扁桃体切除术病例出血增加无关[78]。在必须使用阿片类药物以实现充分镇痛的病例中，应单独滴定其作用[32]。

4. 患者体位

在非手术治疗的 OSA 患者中，避免仰卧位已被证明能增加氧合，同时降低 AHI，因此可能有利于术后时期[29, 79]。

5. OSA 患者术后监测

尽管 OSA 患者术后并发症的发生率增加，但文献中尚不清楚，术后监测应达到何种程度和持续时间[32]。患者对术后监测的高需求和有限的医疗资源之间的差距也在不断增加[9]。在这种情况下，无论是使用远程监测系统，还是将其转移到可监测的环境中，都不能对 OSA 患者显示出明显的好处[32]。

一些回顾性研究调查了 OSA 患者术后并发症的发生率和发病情况[35]，并发症发生率为 1.1%～7.1%。除出血外，所有并发症发生在拔管

后的 4h 之内。

因此，应加强呼吸监测，特别是刚手术后。部分患者术后可能出现呼吸事件的长期复发，如呼吸暂停、呼吸过缓、低氧血症、疼痛伴清醒降低等[80]。在这些病例中，如果条件允许，应尽快恢复或开始 PAP 治疗，使用适当的口面罩，或考虑转移到重症监护病房（intensive care unit，ICU），以防止进一步的呼吸并发症的发生[80, 81]。

在有高等级证据和相应建议之前，术后监测的持续时间和范围仍需根据个体病例的临床表现来确定。

（六）OSA 患者门诊手术

越来越多的 OSA 患者考虑在门诊进行手术。现有的指南建议根据患者个体情况、手术 / 麻醉类型和门诊设施（表 10-3）等来评估进行门诊手术的可行性[32]。

应优化相关伴随疾病及 PAP 的使用的 OSA 患者，并考虑 OSA 患者术后阿片类药物的最小剂量要求，以符合非住院手术麻醉的要求[82, 83]。

表 10-3　评估 OSA 患者门诊手术需要考虑的因素[32]*

范　围	因　素
患者	年龄
	睡眠呼吸暂停状态
	解剖和生理异常
	伴随疾病状况
手术 / 麻醉	术后阿片类药物需求
	出院后观察是否充分
	设备可利用性
	• 紧急呼吸困难设备
门诊设施	• 呼吸治疗设备
	• 放射设备
	• 临床试验设备
	与住院部的转移协议

*. 根据美国麻醉医师协会 OSA 患者围术期管理工作组的研究

有较高 AHI 和 BMI 或不可控伴随疾病的患者在门诊接受 OSA 手术后需要进行鼻填塞的，发生术后并发症的风险增加[84, 85]。这些病例应转到住院部。

（七）结论

OSA 患者在围术期出现各种并发症的风险增加。

在 OSA 患者的围术期管理中，应重点关注患者个体的状态及现有的伴随疾病、手术的类型和侵入性、所需要麻醉以及术后适当的监测，包括恢复或开始 PAP 治疗。

二、围术期管理：外科医生的观点

Christel de Raaff　Bart van Wagensveld
Nico de Vries　著

（一）OSA 概述

OSA 是一种在睡眠期间以反复发作、完全或部分阻塞上气道为特征的疾病（见第 2 章）。随之而来的睡眠中断将导致一系列的临床症状，如白天过度嗜睡、认知障碍甚至抑郁症。此外，还有病理生理上的改变，如低氧血症、高碳酸血症以及长期的代谢紊乱导致的心血管、神经血管和肺部病变和代谢性疾病[86]。阻塞性睡眠呼吸暂停的治疗旨在减少以上症状和风险，以及交通、家庭或工作场所导致白天过度嗜睡而引起事故（平均发生率在 1.21%～4.89%)[36]。

此外，降低需要全身麻醉的手术患者围术期并发症的风险也很重要（表 10-4）。最近，一项包括 17 项研究共 7162 例患者的 Meta 分析显示，OSA 患者术后血氧饱和度降低、心脏事件和呼吸衰竭的风险增加[87]。这些并发症的风险增加的部分原因是并存的共病，比如肥胖、糖尿病、通气不足综合征、高血压和心脏病。未被识别的 OSA 后通气不足和呼吸阻塞导致术后即刻低氧血症。此外，在麻醉诱导过程中可能会出现特殊的麻醉问题，如通气困难和插管困难，术后 OSA 的严重程度可能会加重[31]。

因此，医生和面对手术患者的医院应了解

OSA 的危险因素及术后处理，以降低围术期并发症的风险。

表 10–4 在外科患者中诊断和治疗 OSA 的理由	
理 由	示 例
减少临床症状	白天过度嗜睡、认知障碍、抑郁症
降低长期并发症的风险	高血压、心肌梗死、心律不齐、肺动脉高压、充血性心力衰竭、代谢综合征
降低事故的风险	交通、家庭、工作场所
降低围术期的风险	血氧饱和度下降、心脏事件和呼吸衰竭

OSA. 阻塞性睡眠呼吸暂停

（二）OSA 的定义

呼吸暂停是指口或鼻气流停止至少 10s。低通气定义为气体流量下降。睡眠期间每小时呼吸暂停和低通气次数被称为 AHI。当 AHI≥5 次 / 时时，即提示出现 OSA。一般可接受 OSA 严重程度的定义如下。

- 无 OSA：AHI 0～4.9 次 / 时。
- 轻度 OSA：AHI 5～14.9 次 / 时。
- 中度 OSA：AHI 15～29.9 次 / 时。
- 重度 OSA：AHI≥30 次 / 时[36]。

（三）OSA 的发病率

OSA 的发病率取决于所使用的定义和特定人群。由于其与性别和年龄有很强的相关性，大多文献只描述亚组的患病率而不是估计总体患病率。Chung 及其同事[36]最近的一份指南报道显示，在 30—49 岁，9% 的女性和 26% 的男性患有 OSA。这一比率在 50—70 岁的人群中分别增加到 27 岁和 43%。OSA 的患病率在具有病态肥胖等危险因素的人群中更高。在肥胖人群中，约 2/3 患有 OSA，其中 1/3 患有中、重度 OSA，提示需要治疗[88, 89]。

（四）OSA 患者的临床表现

- 打鼾。
- 可见到的呼吸暂停。

- 白天过度嗜睡。
- 晨起口干。
- 智力下降表现。
- 性功能障碍。
- 抑郁或疲惫。

（五）提示存在 OSA 的危险因素

- 男性。
- （病态的）肥胖。
- 高龄。
- 高血压。

（六）提示存在 OSA 的头颈部特异性体征

- 颈围增大（男性＞42cm；女性＞37cm）。
- 颅面异常，例如下颌后缩，影响气道。
- 扁桃体肥大。
- 舌肥大。
- 软腭和悬雍垂变长。
- 鼻咽狭窄。例如腭部、悬雍垂切除术的不良反应。

有小部分因素是过度饮酒、绝经、种族和吸烟。虽然鼻塞通常被认为是导致 OSA 的原因，但这并不是 OSA 的重要危险因素。有文献表明，无论是药物还是手术减少鼻塞，都不能改善 AHI。然而，鼻腔填塞手术引起的暂时性鼻腔完全堵塞会导致短期的 AHI 增加，应予以重视（第 7 章）。OSA 的病理生理是多因素和复杂的，但当出现上述症状时，应予以重视；没有这些迹象也不能排除 OSA，尤其在非肥胖受试者和儿童中。因此，为了诊断 OSA，客观的检查仍然是必要的。

（七）外科手术

1. 头颈手术

对于接受多平面腭部、舌部的 OSA 手术患者，应获取所有有关 OSA 严重程度和上呼吸道解剖的相关信息（病史、临床表现、Mallampati 分级、睡眠研究结果）。事实上，导致插管困难（Mallampati 分级）的相同临床特征也可能导致 OSA，这使得 OSA 与头颈部手术结合有较大风险。在头颈部

OSA 手术后，可能存在上呼吸道水肿和出血。这比其他手术的风险更高，例如，联合腭扁桃体切除术［UPPP，扩张括约肌咽成形术（expansion sphincter pharyngoplasty，ESP）］比不进行扁桃体切除术的手术［Z－腭咽成形术（Z-palatoplasty，ZPP）］有更大的出血风险。舌底射频消融术后出血极其罕见，然而舌中线切除和经口机器人（transoral robotic setting，TORS）术后出血的风险增加。舌骨甲状腺固定术后，可能发生颈部出血，使再次气管插管极其困难。

"亲吻扁桃体"引起的严重阻塞性睡眠呼吸暂停是一种特殊情况。在这种情况下，尽管术前 AHI 较高，扁桃体切除术后上气道应该是开放的。

OSA 患者的鼻腔手术是另一种特殊情况，术后需要使用鼻腔填塞。为了提高 CPAP 依从性，可采用鼻腔手术。在这种情况下，应避免完全鼻腔填塞。如果不能达到，完全鼻塞可能会增加在此期间的 AHI。对于使用 CPAP 的患者，建议暂时改用全面罩。

2. 减重手术

根据一些指南，计划进行减重手术的患者发生 OSA 的风险较高，应在术前常规评估合并症[90, 91]。对于病态肥胖的 OSA 患者，麻醉诱导和插管等围术期任务对麻醉医师来说是一个挑战。

3. 常规外科手术

一个更具挑战性的群体是普通外科人群。由于这些患者没有进行常规 OSA 筛查，风险分层是管理此类患者的重要任务。许多外科医生缺乏 OSA 及其围术期管理的知识，这增加了麻醉医生进行风险分层难度。本章前面提到的症状和体征有助于术前指导。外科医生应在手术期间和术后立即描述患者的体位。对于术前仰卧位 AHI 高、手术时需要仰卧位或术后需仰卧位的患者，应采取额外的预防措施。

（八）OSA 的筛查方法

虽然本章前面讨论的症状和体征可以预示 OSA 的风险，但目前还没有临床模型能够准确预测 OSA 的存在。因此，确诊 OSA 需要进行客观检查。本节描述了诊断 OSA 的金标准，即多导睡眠监测（polysomnography，PSG），包括客观和主观测试在内的替代方案，以及未来的前景，如生物标志物。当 PSG 由于时间、成本或能力等原因不能应用于临床环境时，可以考虑这些替代方案。有四种类型的睡眠研究来诊断 OSA。

一级设备：人工值守的 PSG。

二级设备：未人工值守 PSG。

三级设备：多导图（polygraphy，PG）。

四级设备：其他客观的睡眠指标，如脉搏血氧测量和心率。

1. 多导睡眠监测

PSG 是诊断 OSA 的金标准[36, 90, 91]。这项睡眠研究可确定一个完整的睡眠记录中呼吸暂停和低通气的频率和持续时间，随后生成 AHI，来确定 OSA 严重程度。

此外，PSG 也可生成不同睡姿下的睡眠时间以及特定睡姿下的 AHI。由于仰卧位时 AHI 可能升高，这一信息对适当的治疗和预测围术期风险提供依据。在过去的几年里，除了 AHI 之外，对 PSG 生成的其他指标也有了研究。血氧饱和度下降指数（oxygen desaturation index，ODI）或累积氧饱和度低于 90% 的时间已被证明是检测 OSA 和预测围术期风险的有用参数[92, 93]。一项研究表明，术前平均夜间 $SpO_2 < 92.7\%$，ODI > 28.5 次 / 时，或累积时间百分比 $SpO_2 < 90\%$，ODI > 7.2% 的患者发生术后事件的风险更高[94]。这些研究表明，PSG 不仅能成功诊断 OSA，还能确定 OSA 的严重程度，以及提供最佳治疗和预测围术期风险所需的其他参数。

不幸的是，由于能力、成本和时间管理的原因，大多数医院和诊所在对阻塞性睡眠呼吸暂停高风险患者进行手术前，并没有强制性地将术前 PSG 作为标准。此外，接受 PSG 的患者需要连接许多电极和导线，给患者造成负担（图 10-1）。

2. 三级睡眠监测设备

三级睡眠监测设备（PG）是一项耗时较短且对患者友好的睡眠研究（图 10-2）。虽然这种测试记录的生理信号较少，缺乏睡眠信息，但它已被证明是一种可靠的 OSA 筛查工具。在最近对 19 项研究的 Meta 分析中，不同疾病严重程度的曲线下面积在 0.85～0.99[95]。在不同的 AHI 截止值上，灵敏度在 0.79～0.97，特异度在 0.60～0.93[95]。

它在减重手术人群中的应用也是可靠的。对于 AHI 截止值为 5 次 / 时的患者，PG 的敏感性为 93%，特异性为 71%。当 AHI 截止值为 15 次 / 时时，灵敏度和特异度均为 94%[96]。对于严重病例，一项研究发现，在实验室和家庭环境中的灵敏度分别为 89% 和 67%，特异度为 100%。

3. 四级睡眠监测设备

所有其他的睡眠研究都被定义为四级睡眠监测设备。这些包括客观的测量，如氧含量、血氧饱和度和心率。例如以色列伊塔玛医疗有限公司的 WatchPAT（图 10-3）[98]。

4. 主观调查

对怀疑 OSA 的患者的评估首先要有打鼾的睡眠史，白天嗜睡程度，以及是否存在肥胖或高血压[90]。如果这些测试呈阳性，应在全面的睡眠评估中评估其他症状。问卷调查通常用于对有 OSA 风险的患者进行分层，因此需要进行客观的测试。

一份有效的问卷为 STOP-Bang（表 10-5）。本问卷共 8 题，每题涉及一分。最近发表的一项 Meta 分析计算了手术人群中 STOP-Bang，并将预测参数≥3 作为截点。AHI≥5 次 / 时、≥15 次 / 时、≥30 次 / 时的患病率分别为 68.4%、39.2%、18.7%。相应的灵敏度评分分别为 90%、94% 和 96%，特异度评分分别为 43%、32% 和 29%[99]。

其他调查问卷有柏林问卷、美国麻醉医师协会（American Society of Anesthesiologists，ASA）检查表和 Epworth 嗜睡量表（Epworth Sleepiness Scale，ESS）。在外科普查中，柏林问卷的灵敏度为 68.9%，特异度为 56.4%。ASA 检查表的灵敏度较高（72.1%），特异度较低（38.2%）[36]。ESS 的

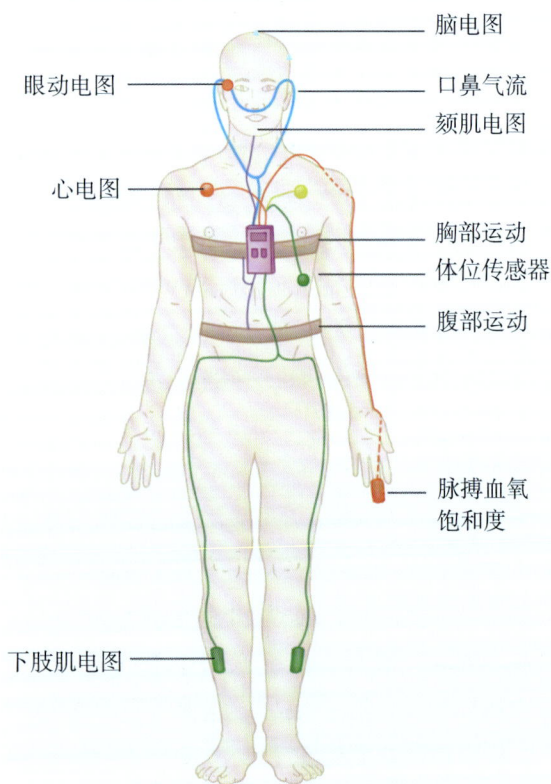

▲ 图 10-1　一级和二级睡眠监测设备：多导睡眠图

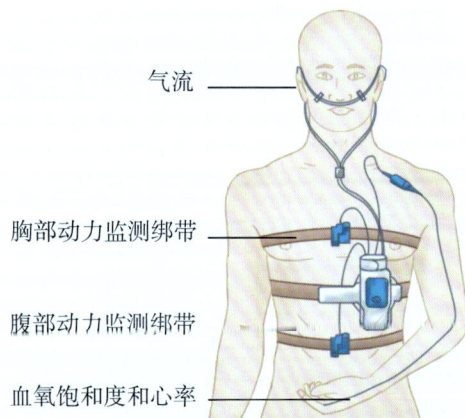

▲ 图 10-2　三级睡眠监测设备

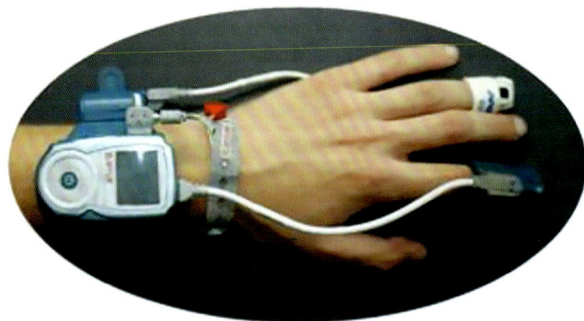

▲ 图 10-3　四级睡眠监测设备：WatchPAT

灵敏度得分最低。在 8 分、10 分和 12 分时，灵敏度分别为 76%、66% 和 53%。各自的特异度评分为 31%，48% 和 62%[100]。这些问卷都不如 STOP-Bang 问卷。

预测病态肥胖人群的 OSA 是一项更具挑战性的任务。肥胖、颈围等特征在这一特定人群中是不可靠的，因为所有的肥胖患者都患有严重的肥胖，并且颈围增加。此外，OSA 和肥胖都与 2 型糖尿病、高血压、疲劳和打鼾有关，从而降低了区分参与者 OSA 状态的能力。这导致了不同的敏感性和特异性。在病态肥胖人群中，对超过 15 次 / 时的 AHI 进行分层，得分高于或等于 5 分的敏感性为 65.2%，特异性为 64.9%[101]。尽管在 3 分以上或等于 3 分（97%）时发现高敏感性，但这伴随着低特异性（6.8%）。由于其高度的敏感性，STOP-Bang 问卷被认为在对病态肥胖人群的 OSA 进行分层时是有用的[91]。

5. 未来发展：生物标志物

生物标志物是一种可以在血液中客观测量并指示状况的特征。一些研究人员在试图寻找 OSA 的潜在生物标志物，以提供有关诊断和治疗的信息。尽管之前研究过肿瘤坏死因子 –α（tumor necrosis factor，TNF-α）、白介素 –6（interleukin，IL-6）、代谢（HbA1C）和氧化标志物（8– 异前列腺素、一氧化氮）等潜在的生物标志物，但目前还没有理想的生物标志物存在[102, 103]。如果发现了一种准确的 OSA 生物标志物，将为所有诊疗

机构在术前及随访期间进行例行 OSA 筛查提供机会。

（九）OSA 的治疗方法

OSA 有多种治疗方法，对于中重度的 OSA 患者，CPAP 治疗是金标准。它也是对于计划进行手术的 OSA 患者最常用的诊疗方法。与术前相比，围术期 CPAP 的使用降低了术后 AHI，可能减少心肺并发症，并有缩短住院时间的趋势[36]。与其他 OSA 治疗相比，CPAP 的优点是术前适应期短，并能评估依从性。此外，在肥胖人群中，由于术后体重减轻后 OSA 症状改善，患者可以归还设备，因而 CPAP 的成本较低。

除 CPAP 外，体位疗法（PT）被认为是对体位性 OSA（POSA）患者的一种有效治疗方法。在睡眠期间，当仰卧位的 AHI 是其他卧位的 2 倍，可考虑 POSA。因此，当患者不耐受 CPAP 时，POSA 患者可考虑 PT（图 10-4）。在肥胖人群中，超过 50% 的轻度 OSA 患者患有 POSA[104]。由于 POSA 不被认为是 30 天并发症的预测因素，这类患者不需要围术期治疗。关于 OSA 治疗更详细的信息已在本书的前几章中给出。

（十）术中管理

虽然 OSA 在处理不当时会是插管困难的一个重要危险因素，但文献显示，采用倾斜体位时，无论是肥胖、OSA 还是颈围都不能预测插管困难[105, 106]。Mallampati 评分 3 分或 4 分（图 3-4）、男性为显著危险因素。如果担心患者插管困难，每个手术室都应该配备其他器械，如面对困难气道的电子喉镜检查。另一个优秀的工具是 Eschmann 气管导管导入器，也被称为弹性橡胶探条（图 10-5）。当声带不可见时，这个工具允许盲穿通道。当触碰气管软骨环时，前定位的角尖会发出"咔嗒"声。

其他体位，如仰卧位，应避免用于可能因面罩贴合困难和（或）功能残气量减少而导致血氧饱和度迅速下降的患者[91]（图 10-6）。然而，头颈部手术、骨科手术等几种外科手术只能在仰卧位下进行。对于骨科手术，建议术后立即采用仰卧

表 10-5　STOP-Bang 问卷	
打鼾	是 / 否
疲惫	是 / 否
憋气	是 / 否
高血压	是 / 否
体重指数＞35kg/m²	是 / 否
年龄＞50 岁	是 / 否
颈围＞40cm	是 / 否
男性	是 / 否

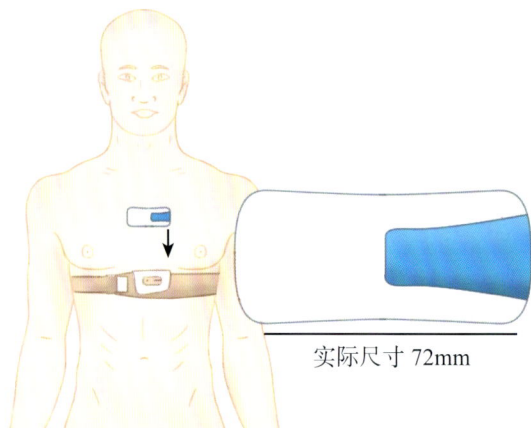

▲ 图 10-4　体位疗法

实际尺寸 72mm

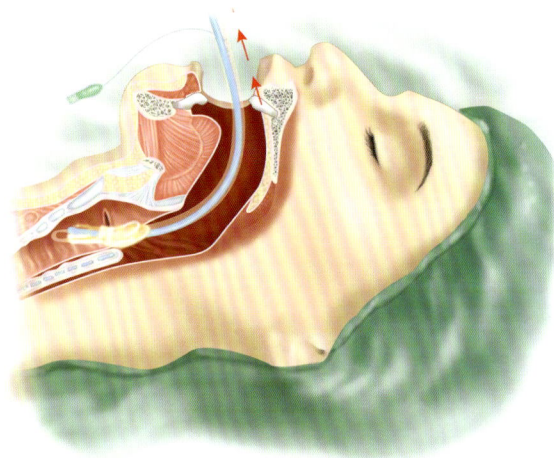

▲ 图 10-5　弹性橡胶探条

位。对于骨科术后患者，AHI 具有临床意义，必须采取额外的预防措施。

1. 镇静催眠药的管理

OSA 患者对镇静药异常敏感，可能导致通气不足、呼吸暂停和心肺不良事件的发生[107]。因此，谨慎的措施包括避免术前常规使用镇静药和镇痛药。如果使用，建议缓慢滴定和连续监测[91, 107]。除了镇静药外，由于其抑制呼吸，OSA 患者对阿片类药物也有显著的敏感性。对其镇痛作用的急性耐受可发生在第一次阿片类药物后，而对其不良反应的耐受性发展较慢。这导致术后呼吸障碍的风险增加[66]。根据手术类型的不同，部分患者在手术后 24~48h 出院。如果没有足够的监测，呼吸抑制延迟将发生在家里。由于可以静脉注射非阿片类药物作为替代策略，建议避免使用阿片类药物[91, 108]。

然而，不同手术患者群体的疼痛管理是不同的。大多数肥胖患者使用对乙酰氨基酚和非甾体类抗炎药后疼痛消失，而接受腭部手术的患者会经历更多的疼痛，因此需要服用更强效的镇痛药。

2. 多阶梯镇痛模式

使用短效阿片类药物如瑞芬太尼似乎很有前景；然而，由于中枢敏感化，它们增加了术后疼痛，导致额外的阿片类药物需求[108]。

其他方法已被确定为多模式镇痛，以减少阿片类药物管理的需求（表 10-6）。多项研究表明，对乙酰氨基酚和非甾体类抗炎药可降低术后阿片

类药物的需求量。非甾体抗炎药优于对乙酰氨基酚，在阿片类药物需求方面，非甾体类抗炎药可能还有减轻炎症的优势。当和非甾体抗炎药联合使用时，效果最好[108-110]。然而，非甾体抗炎药的使用应限制在几天内，以避免减重手术后胃穿孔的风险。其他不使用阿片类药物的成功方法有局部麻醉药用于切口浸润、硬膜外镇痛和周围神经阻滞。

更多的镇痛药包括氯胺酮和 α_2 激动药，如可乐定和右美托咪定。然而，关于它们在这种情况下的使用的高质量证据是缺失的[91, 110]。

（十）术后管理

术后最重要的是充分监测生命体征和疼痛管理。术后护理取决于手术时间和手术类型（头颈部特定 OSA 手术、普通外科手术 – 腹腔镜或开放式手术、中心的专业水平等）和麻醉类型（使用镇静药 / 阿片类药物）。

1. 复苏室

手术后，患者从手术室将被转移到复苏室或麻醉恢复室（postanesthesia care unit，PACU）。该科位于手术中心，在必要时提供持续的麻醉和生命体征监测。在 PACU 中，患者准备转移到另一个监控能力较弱或较强的科室，即外科病房或 ICU。由于 OSA 患者术后早期出现低氧血症的风

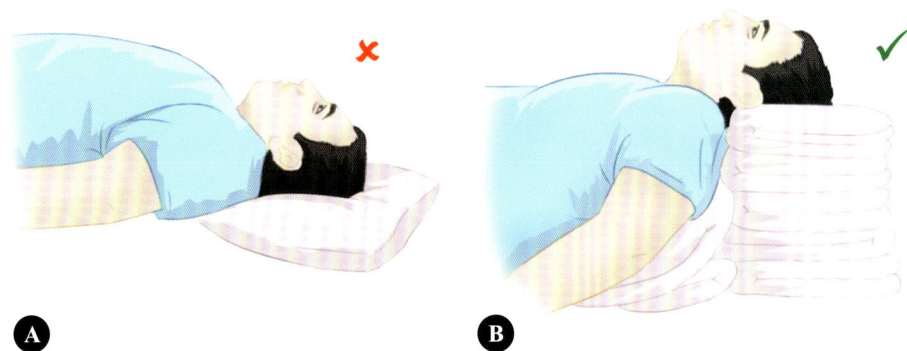

◀ 图 10-6　**A. 仰卧位（错误）；**
B. 相对倾斜的体位（正确）
强烈建议中重度阻塞性睡眠
呼吸暂停患者在麻醉诱导期
使用持续气道正压通气以维
持肺活量并缩短氧饱和度降
低时间[91]。拔管仅适用于
完全清醒、无镇静和阿片作
用、神经肌肉功能完全逆转
的患者[91]

表 10-6　非阿片类药物镇痛方法	
有效的镇痛方法	**有前景的镇痛方法**
对乙酰氨基酚	氯胺酮
非甾体抗炎药	α_2 受体激动药（可乐定）
切口浸润镇痛	镁离子
硬膜外镇痛	静脉注射利多卡因
外周神经阻滞	—

险增加，应持续补充氧，直到室内空气中氧饱和
度达到基本水平[31, 66, 67]。为尽量减少通气不足的
风险，应充分监测通气，例如通过二氧化碳描记
术[68]，并在情况允许时减少给氧，延长 PACU 的
住院时间可能对识别高危患者和确定后续的治疗
有一定作用[91]。

2. 普通病房和重症监护病房

术后患者进入普通病房、中等护理单元
（medium care unit，MCU）或 ICU 取决于手术类型
和之后的危险分层。2013 年 ASA 发布了 OSA 围
术期风险评分系统（表 10-7）。该系统表明 OSA
是否增加了围术期风险（4 分或以上），以及是否
收入 ICU。评分包括 OSA 的严重程度、手术和麻
醉的侵袭性、术后阿片类药物的需用情况。这个
系统被认为是一个有用的和适用的工具，为麻醉
医生在临床设置。然而，这个系统仍然需要一些
改进。一个更常见的定义，中度和重度 OSA 的
AHI≥15 次 / 时（而不是 20 次 / 时）和≥30 次 /
时（而不是 40 次 / 时）[32]。此外，不同手术组（如

头颈部手术组、肥胖手术组和普通手术组）的监
测建议是不同的[32]。应进一步明确 OSA 体位依赖
性也未被提及，但在术后患者被迫仰卧时，患者
的 AHI 仰卧位可能比整体 AHI 更有相关性。

3. OSA 的头颈部手术

这些外科手术并不一定都需要术后进入 ICU。
根据手术类型的不同，中、重度 OSA 患者通常会
被送入 ICU。腭部手术大多也不会住进 ICU，而
侵入性舌根手术（中线舌切除术）是必要的。无
创舌术（舌底射频）不是被收入 ICU 的指征，但
舌骨悬吊伴或不伴舌基射频消融术被认为是 ICU
收治的指征，特别是因为这些手术通常用于更严
重的疾病。鼻腔手术只有在鼻腔填塞物导致完全
鼻塞时才需入住 ICU（图 10-7）。因此，在鼻整形
术和鼻中隔整形术中，尽可能避免使用全鼻腔填
塞。如果不得不放置，则应考虑应用 CPAP 全脸
面罩以避免入住 ICU。在功能性鼻内镜鼻窦手术
中，特殊的鼻腔填塞物被放置在中鼻道，使患者
可以通过鼻子呼吸。对于鼻甲手术，最好使用不
需鼻腔填塞物的技术（射频代替传统手术器械手
术；第 7 章）。多平面头颈部手术患者术后第一晚
应住 ICU；不过也可以有例外。

4. 减重手术

与头颈部手术组相似，对于患有 OSA 的肥胖
手术患者，不需要常规的 ICU 住院[91, 111]。但由于
这些患者的肥胖和 OSA 都会增加围术期并发症的
风险，这些患者术后护理的一个重要方面是持续
监测，最低的监测要求是脉搏血氧仪（图 10-8）。
对中重度 OSA 患者在减重手术后及早发现减氧可

表 10-7 美国麻醉医师协会工作组阻塞性睡眠呼吸暂停的围术期风险评分系统 [36]

A. 基于睡眠研究的睡眠呼吸暂停严重程度	
OSA 的严重程度 a	得分
从不	0
轻度	1
中度	2
重度	3

B. 手术和麻醉的侵入性	
手术和麻醉类型	得分
无镇静的局部或周围神经阻滞麻醉下的浅表手术	0
中度镇静或全身麻醉的浅表手术	1
脊髓或硬膜外麻醉的外周手术	1
全身麻醉的外周手术	2
气道手术，中度镇静	2
大手术，全身麻醉	3
气道手术，全身麻醉	3

C. 术后阿片类药物的需求	
阿片类药物需求	得分
从不	0
低剂量口服阿片类药物	1
大剂量口服阿片类药物，镇静或神经轴内阿片类药物	3

D. 围术期风险评估

总得分：A 的分数加上 B 或 C b 的较高分数

a. 如果患者术前接受过治疗，术后依从性较好，可减 1 分；如果轻度或中度阻塞性睡眠呼吸暂停（OSA）患者的静息 $PaCO_2 > 50mmHg$，则应增加 1 分

b. 得分为 4 分的 OSA 患者的围术期风险可能升高；得分为 5 分或 6 分的 OSA 患者的围术期风险可能显著升高

以预防心肺并发症的发生。在最近的一项研究中，所有重度 OSA 患者在减重手术后都被送入 ICU 进行持续氧饱和度监测。17.4% 发生血氧饱和度下降，

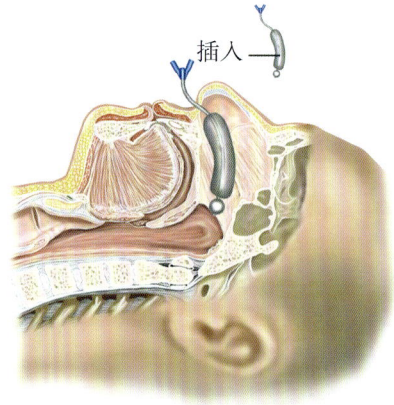

▲ 图 10-7 鼻填塞造成完全鼻塞

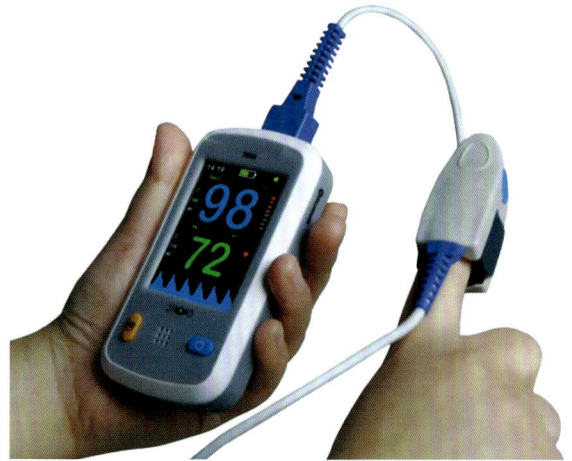

▲ 图 10-8 脉搏血氧仪显示心率和血氧饱和度

而无心肺并发症、再插管或死亡 [112]，其他重要参数如血压的附加值需要进一步评估。为了避免对 ICU 的需求，在庞大的减肥中心，指定的外科病房越来越受欢迎。这些病房配备了包括脉搏血氧仪、监测仪和报警系统，为减重手术后的 OSA 患者提供持续监测。

5. 其他外科手术

对于其他非指定的外科手术，下列这些因素可能会导致术后并发症的风险增加，麻醉医师在评估住院 ICU 患者时应考虑以下几点。

- 困难插管。
- 巨舌、上呼吸道水肿。
- 使用镇静药或阿片类药物。
- 男性。
- 50 岁以上。

● BMI＞60kg/m²。

6. OSA 的治疗方法

Chung 等[69] 发表了一篇关于围术期 CPAP 有效性的综述。此外，最近的一项 Meta 分析（包括 6 项研究，涉及 904 例患者）[30] 显示，CPAP 患者的风险比为 0.88（95%CI 0.73～1.06），当相应的治疗数量为 45 时，术后并发症的风险降低 12%。作者认为，CPAP 未显示出显著益处的原因可能是由于 CPAP 的依从性不足、Meta 分析中样本量相对较小以及并发症发生率较低。随着越来越多的研究支持CPAP的益处，术前计划的CPAP治疗（或其他治疗，如 PT 或下颌推进装置）应该在术后恢复期继续进行。

重要的是要认识到，因为不能保证 CPAP 治疗的依从性，前文所述监测建议独立于 CPAP 使用。所有类型的外科患者都适用。CPAP 的使用与头颈部术后并发症风险的增加无关。鼻手术患者应接受全面罩而不是鼻罩（图 10-9）。

在减重手术中，CPAP 给予的压力常被误认为增加了上腹部胃肠吻合口或吻合器线渗漏的风险。然而，多项研究表明 CPAP 没有增加风险，因此在术后使用 CPAP 是安全的[113, 114, 115]。

7. 出入院时间

大多数因 OSA 而进行头颈部手术，即腭部手术的患者在第一个晚上就出院了。接受多平面手术并包括存在引流管的患者可能在引流管被移除后两晚出院。在 OSA 的头颈手术中，当天出院少见。一个例外可能是低 AHI（例如 7 次 / 时）患者的舌根射频。术后最可怕的并发症是扁桃体切除术后出血、舌骨悬吊术后颈部出血或舌部出血（中线舌切除术、TORS、舌扁桃体切除术），水肿是一种较少见的并发症[116]（图 10-10）（第 8 章舌骨手术）

根据减肥术后强化恢复原则（enhanced recovery after bariatric surgery，ERABS），减重患者入院时间为 1（当日手术）至 2 天[117]。当日手术没有 AHI 截止值。术后第 1 周最可怕的并发症为吻合口漏、狭窄、腹腔内脓肿和肺栓塞（第 9 章）（图

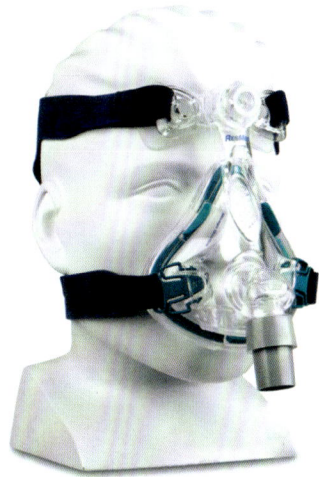

▲ 图 10-9 持续气道正压通气的全面罩

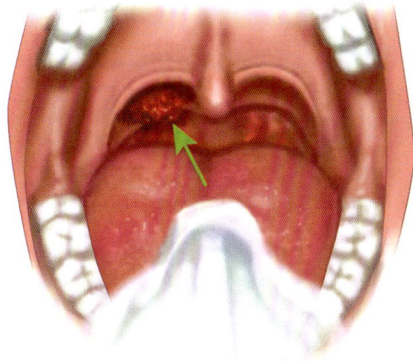

▲ 图 10-10 扁桃体切除术后出血

10-11）。由于减重手术大多在认证的中心进行，建议患者在发生不良事件时返回其减肥中心。

由于大部分手术患者在 12～48h 后出院，如果不进行监护，在家中可能会出现呼吸暂停或者长期麻醉的后遗症。几种麻醉药和阿片类药物的使用可能会在手术后前几天出现呼吸抑制。因此，在这些患者中，充分的 CPAP 治疗和优化麻醉，不使用镇静药和阿片类药物是更好的选择。

ASA Task Force 描述了在门诊中确定 OSA 患者外科手术是否适当的因素[32]（表 10-3）。

（十二）术后随访

手术患者出院后，通过门诊安排随访。该部门可以评估临床状态，安排诊断和治疗，而不需

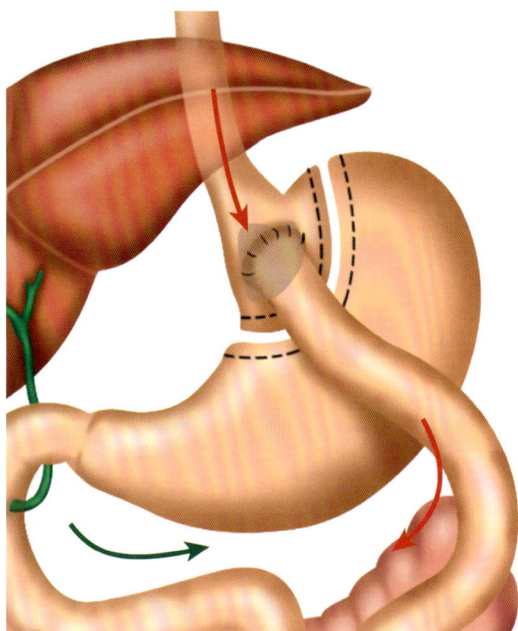

▲ 图 10-11 胃旁路手术中胃空肠造口漏

要住院。手术后的第一次随访视手术类型而定，大多在 1～2 周后。在此期间，评估手术效果和并发症，必要时处理切口，拆除缝合线。下文介绍了接受手术的 OSA 患者的门诊治疗。

1. 如何随访及随访时间

接受手术的患者到门诊评估手术效果和不良事件。然而，我们不能忘记，对于那些患有 OSA 的患者，他们也应该接受足够的术后随访。OSA 的随访时间取决于手术类型和预期结果。由于目前还没有可靠的筛查工具来评估术后残存病变，因此推荐在术后进行 PSG 检测（表 10-8）。在荷兰，根据荷兰"成人阻塞性睡眠呼吸暂停的诊断和治疗指南"，对于治疗前 AHI＞15 的患者或轻度（AHI＜15）患者，每当对临床改善有疑问时，通常会重复进行睡眠研究。

由于 PSG 存在成本效益方面的不足，未来的发展方向是开发一种更省时、更便宜、更方便患者的检测方法，适用于所有诊所，如大容量减肥中心。

OSA 最常用的治疗方法是 CPAP[69]。该设备主要用于诊断 AHI 超过 15 次 / 时的患者，即中度 OSA。精挑细选的患者接受特定部位的手术干预后，AHI 水平低于 15 次 / 时。手术成功的标准在

第 5 章如何对手术治疗与非手术治疗的效果进行评估和比较和第 5 章如何评估临床治疗的疗效中讨论。在重新进行 PSG 评估之前，必须考虑是否存在 CPAP 脱机效应。这种效应在前面已经描述过（第 5 章患者选择）。

中度和重度 OSA 患者通常是非体位性的，他们的 AHI 在所有体位都很高。但术后 AHI 降低后，残留轻度病变（AHI 5～15 次 / 时）的患者可发生 POSA，其中仰卧位 AHI 至少为其他位置的 2 倍；与仰卧位相比，侧卧位 AHI 下降更明显。当 OSA 患者在特定头颈部或减重手术后处于被迫体位（即平均 AHI=15 次 / 时，但仰卧位 AHI=60 次 / 时），且其总睡眠时间有相当大比例处于仰卧位时，可能出现临床症状，存在心血管并发症的风险。对于这个亚组，可能需要额外的 PT（第 4 章）。

表 10-8　不同手术组 OSA 随访情况	
手术类型	随访要求
OSA 相关头颈手术	• PSG • CPAP 的依从性报告
减重手术	• PSG • CPAP 的依从性报告
非 OSA 相关手术	• 每年复诊 • CPAP 的依从性报告

CPAP. 持续气道正压通气；OSA. 阻塞性睡眠呼吸暂停；PSG. 多导睡眠监测

2. OSA 的头颈部手术

对于术前重度 OSA 的患者，建议在术后 3～6 个月和术后 12 个月（参照指征）随访 PSG（表 10-9）[118]。患者术后咽部肿胀减少、适应新状态至少需要 3 个月，术后 6 个月才会有初步效果。若术后恢复效果较差，应该采取额外的措施，尽快复诊。当预期取得进一步的成功，应该做更多的后续计划。减重手术后，应在 6～12 个月评估体重减轻的情况。当部分有效的手术后，严重的非

体位性 OSA 逆转为较轻的 POSA 时，需要进行额外的 PT 治疗评估这种联合治疗方式（手术和 PT）的效果。中枢性和混合性睡眠呼吸暂停事件的比例暂时上升是头颈部手术后长期重复睡眠研究的另一个原因。这是一种逆转现象，无论是否有（医疗）干预。再过 6 个月，重复 PSG 可显示中枢性和混合性呼吸事件减少减少。术前 AHI 5～15 次 / 时（轻度 OSA）且主观临床改善的患者被认为在手术后得到治愈，并且只有在怀疑手术成功时才需要进行术后 PSG。

表 10-9　中重度 OSA 患者术后多导睡眠监测的随访时间

手术类型	术后随访时间
OSA 患者的头颈手术	3～6 个月，12 个月，认为有需要时
减重手术	6～12 个月，认为有需要时
其他手术	仅在预期呼吸暂停低通气指数改变时（例如，由于体重减轻）

OSA. 阻塞性睡眠呼吸暂停

3. 减重手术

由于肥胖患者在手术后经历了体重减轻、身心状况改善等重大变化，因此要将 OSA 的改善（如疲劳减少、BMI 降低）与这些变化区分出来仍然是一项艰巨的任务。因此，在减肥后的评估中，PSG 优于问卷。术行 PSG 的时机一直存在争议，已经有报道在减重手术前后进行 PSG 的研究。格林伯格和他的同事[119]发表了一篇系统综述，对 12 项研究的 342 例患者进行了分析，虽然纳入的研究有不同的随访标准，但作者没有分析时间的影响。最近的一项研究总结了超过 12 个月的随访数据，另一项研究包括 7 个月和 12 个月的数据，还有一组报道了 6 个月和 9 个月的数据[120, 121, 122, 123]。一项研究[121]评估了两个术后间隔时间的 AHI 改善情况，共有 50 例患者分别在减重手术后 7.1 个月和 16.9 个月接受了 PSG 检查，平均 AHI 从 49.1

下降到 22.7 次 / 时再下降到 17.4 次 / 时。最大的一项研究包括 205 例患者，在平均随访（8.6 ± 4.8）个月后显示近 3/4 的中重度 OSA 患者治愈（AHI ＜ 5 次 / 时）或转为轻度。虽然这项研究和之前的研究都没有发现体重减轻和 AHI 降低之间的相关性，但最近的研究发现，体重减轻少于 60% 是减重术后持续重度 OSA 的重要原因[122]。因此，尽管不是绝对的准确，但是术后行 PSG 的时间应该根据体重减轻和患者的症状决定。术后 6～12 个月仍是进行 PSG 随访的合理时间。

4. 普通外科手术

普通外科有许多患者因为 OSA 以外的原因接受手术，最常见的是骨科手术。尽管手术后没有改善 OSA，但 OSA 患者应该接受全面的随访，包括在门诊的临床预约和每年一份 CPAP 的依从性报道[118]。

5. CPAP 及其依从性

最具挑战性的部分主要是 CPAP 依从性，而它存在多个定义。常用的依从性定义是每周至少使用 5 天并每晚坚持使用 4h 以上[118]。CPAP 依从性的另一个定义是每周每个晚上都使用了 CPAP 超过 4h。对于所有 OSA 患者，术后保持 CPAP 依从性非常重要。接受手术以减轻 OSA 严重程度的患者，例如头颈部 OSA 手术或减重手术，通常认为术后 CPAP 依从性无关紧要。然而，之前部分调查显示，可能需要几个月的时间才能显著降低 AHI，而临床改善首先需要通过睡眠研究来证实。在这几个月里，必须进行充分的随访以减少 OSA 相关临床症状和风险[123]。由于术后可能会改变 CPAP 的压力，必须进行频繁的压力评估，避免面罩带来的不适，提高有效性和依从性。对于持续存在 OSA 的患者，应像其他 OSA 患者一样进行管理。一项小型研究[124]表明，减重手术后持续 OSA 的患者在长期随访中没有使用 CPAP 时，BMI 比使用 CPAP 的患者高（6.8% vs. 1.8%，P=0.05）。

手术对 OSA 严重程度没有影响的患者需要长期的 OSA 治疗。对于这个群体来说，保持长期的依从性是至关重要的。

6. 预测长期（5 年）依从性的因素

- AHI 高于 15 次 / 时。
- ESS 评分＞10 分。
- 随访 3 个月时，CPAP 使用＞4 时 / 晚[86]。

7. 提高依从性的重要组成部分

- CPAP 使用的教育。
- 动力。
- 洞察未治疗的 OSA 的后果。
- 面罩接口及贴合度。
- CPAP 的压力。
- 加湿器。
- 通过 PSG 和依从性报告进行定期随访。

8. 风险和技巧

对于正在接受手术的患者来说，识别和预测 OSA 是非常重要的。外科医生和麻醉医生需要了解不同的患者群体，如因 OSA 而接受头颈部手术的患者、肥胖患者、接受普通手术的患者。围术期处理应根据患者特点、手术类型和医院安排。OSA 可以通过正式的睡眠研究（Ⅰ～Ⅳ级）来诊断；当无法进行睡眠研究时，可以谨慎地使用筛查问卷对患者进行 OSA 筛查。有几种术中工具可以降低围术期并发症的风险：例如 CPAP 的使用，氧疗，以及避免使用镇静药和阿片类药物。术后早期监测生命体征和主诉是预防并发症发生的重要环节。

三、随访

Armin Steffen　著

（一）定义

本节重点介绍关于长期随访预后的观察和不良事件识别，在前几章中已经详细介绍了具体的手术技术及术后 24～48h 的关注重点。

关于随访的方案在很大程度上受潜在 OSA 的严重程度、干预的侵入性和技术方法以及患者共病的影响。时间范围多被认为是伤口的最终愈合，这与 OSA 治疗和是否使用植入物，特别是有效的方法有很大关系。因此，下面的这些可以提供一些一般性的思考和经验，但不能完全满足个别情况。

（二）随访结果的评定

重新评估的时间需要考虑：伤口已经彻底愈合；上呼吸道手术的结果可能影响健康状态，特别是白天嗜睡。在大多数情况下，这两个时间点之间存在时间差。

对于大多数的软腭切除和舌根微创技术的干预，伤口在 8～10 周内愈合。这个时候，可以监测到白天嗜睡和打鼾减少的早期变化。由于手术后气道效果明显，大多数日间嗜睡的短期评估在 3 个月后进行[125]。对于创伤愈合时间较长的侵入性手术，如舌根复位和改变气道骨连续性的手术（如双颌前徙术）[126, 127]，需要 6 个月或更长时间。根据早期结果和特定患者的共病情况，应在 12 个月内安排重复评估。特别是在出现不良后果时，这种复诊加强了患者和外科医生之间的联系，避免了治疗中心不必要的改变。对于长期随访，重要的是了解并指导患者如何减轻白天瞌睡和打鼾的影响[125]。在临床研究之外的经典外科方法中，定期的长期随访要视个体情况而定。

随访的重点应该是促使 OSA 患者进行手术的主诉。从患者的角度来看，手术是否成功应该有一个明确的答案。最低标准是记录白天的状况，以及患者主观认为睡眠是否具有恢复性，以便在 ESS 评估时更好的可比性。从患者和陪护的角度来看，打鼾的影响是不容低估的。减少 OSA 严重程度的一个有力指标是，同寝者愿意与患有 OSA 的患者同床共眠。应记录手术治疗的不良事件，重点是吞咽、发音障碍和异物感[128]。

特别是在外科中心，OSA 的诊断是在中心外进行的，注意鉴别使用的是筛查或是 PG 还是 PSG，特别注意对测试结果进行主观验证。在对 OSA 测试的分析中，存在典型的陷阱，例如 CPAP 使用[129] 或 POSA[130, 131] 评估后的脱机效应。因此，不仅要比较夜间总记录的 AHI 值和仰卧位的 AHI 值，而且也要考虑仰卧位的时间，因为这影响了具有强烈卧位依赖病例的夜间 AHI 值。此外，应特别注意夜间阻塞性呼吸事件减少但白天仍嗜睡持续的患者[132]。如果患者使用调整好的 PAP 治疗后出现了非恢复性睡眠，术前应进行更广泛的评估，尤其是应该解决潜在的抑郁症[133]。

如果 OSA 在随访中症状没有减少，建议对睡眠诊断进行全面检查，并检查上气道持续梗阻的位置。在这里，一种新开发的睡眠内镜会有很大的帮助[134]，特别是考虑到手术阶梯的升级可能会引起人们对睡眠内镜的其他方面的关注，而不是最初的手术[135]。然而，重要的是要了解上气道不是一根硬的管道，它是可以评估干预后持续或新出现阻塞的情况[136]。一般而言，术后的颈部 CT 扫描或 MRI 应保留用于临床研究或考虑双颌前徙术的情况。在开始手术之前，患者应该了解 PAP 没有手术和失败的风险，特别是有报道称多平面手术失败后同时 PAP 依从性好，它是一种有效的治疗方式[137]。在一些患者中，新获得的日间症状改善可用于（重新）激励减肥计划，以进一步改善 OSA 或稳定手术结果。

（三）主动和被动植入物治疗睡眠呼吸暂停的随访

当在睡眠期间使用植入物来稳定上气道时，需要考虑一些特殊的方面。由于植入物在一段时间内可引起 10% 的异物反应和挤压，因此建议进行更长期的随访[138, 139]。

在主动植入物如舌下神经刺激，下面的长期随访是必要的[140, 141]。前 12 个月需要严格监测，因为系统激活延迟了几周，植入后 2 个月需要进行 PSG 评估，也可能需要额外的睡眠实验室访问进行高级滴定，建议进行 6 个月和 12 个月的随访。在 6 个月的随访中，一些患者需要额外的腭部手术以获得更好的结果和依从性[142]。反复调整安装的脉冲，作为延长细微神经恢复的潜在迹象，或在刺激的睡眠内镜检查中新发现的阻塞部位[143]。即使在使用可充电电池的刺激系统中，脉冲发生器也需要在接下来的几年中更换，因此终身支持是必要的[144, 145]。

> **要 点**
>
> - 随访的范围很大程度上受到 OSA 的严重程度和个体病例预期成功率的影响，特别是在非微创手术、严重 OSA 伴日间嗜睡、心血管合并症增加等情况。随访应包括主观和客观的结果测量。在这种情况下，对于介入前和介入后的评估，应该优先使用相同的 OSA 检测工具。对于更复杂的病例，患者应安排 12 个月以上的随访时间。此外术后内镜检查可以帮助发现持续梗阻的部位，分析可能导致的原因或采取其他方法。对于白天嗜睡改善但效果不佳的肥胖患者，应推荐减肥方案。在植入物中，特别是主动植入物，如舌下神经刺激，需检查电池，终身随访

参 考 文 献

[1] Spicuzza L, Caruso D, Di Maria G. Obstructive sleep apnoea syndrome and its management. Ther Adv Chronic Dis. 2015; 6(5):273–285

[2] Barrera JE. Skeletal surgery for obstructive sleep apnea. Otolaryngol Clin North Am. 2016; 49(6):1433–1447

[3] Mickelson SA. Nasal surgery for obstructive sleep apnea syndrome. Otolaryngol Clin North Am. 2016; 49(6):1373–1381

[4] Yaremchuk K. Palatal procedures for obstructive sleep apnea. Otolaryngol Clin North Am. 2016; 49(6):1383–1397

[5] Gupta RM, Parvizi J, Hanssen AD, Gay PC. Postoperative complications in patients with obstructive sleep apnea syndrome undergoing hip or knee replacement: a case-control study. Mayo Clin Proc. 2001; 76(9):897–905

[6] Kaw R, Chung F, Pasupuleti V, Mehta J, Gay PC, Hernandez AV. Meta-analysis of the association between obstructive sleep apnoea and postoperative outcome. Br J Anaesth. 2012; 109(6):897–906

[7] Kaw R, Golish J, Ghamande S, Burgess R, Foldvary N, Walker E. Incremental risk of obstructive sleep apnea on cardiac surgical outcomes. J Cardiovasc Surg (Torino). 2006; 47(6):683–689

[8] Memtsoudis S, Liu SS, Ma Y, et al. Perioperative pulmonary outcomes in patients with sleep apnea after noncardiac surgery. Anesth Analg. 2011; 112(1):113–121

[9] Memtsoudis SG, Stundner O, Rasul R, et al. The impact of sleep apnea on postoperative utilization of resources and adverse outcomes. Anesth Analg. 2014; 118(2):407–418

[10] Mokhlesi B, Hovda MD, Vekhter B, Arora VM, Chung F, Meltzer DO. Sleep-disordered breathing and postoperative outcomes after elective surgery: analysis of the nationwide inpatient sample. Chest. 2013; 144(3):903–914

[11] Mokhlesi B, Hovda MD, Vekhter B, Arora VM, Chung F, Meltzer DO. Sleep-disordered breathing and postoperative outcomes after bariatric surgery: analysis of the nationwide inpatient sample. Obes Surg. 2013; 23(11):1842–1851

[12] Opperer M, Cozowicz C, Bugada D, et al. Does obstructive sleep apnea influence perioperative outcome? a qualitative systematic review for the Society of Anesthesia and Sleep Medicine Task Force on preoperative preparation of patients with sleepdisordered breathing. Anesth Analg. 2016; 122(5):1321–1334

[13] Vasu TS, Grewal R, Doghramji K. Obstructive sleep apnea syndrome and perioperative complications: a systematic review of the literature. J Clin Sleep Med. 2012; 8(2):199–207

[14] Abrishami A, Khajehdehi A, Chung F. A systematic review of screening questionnaires for obstructive sleep apnea. Can J Anaesth. 2010; 57(5):423–438

[15] Drager LF, Togeiro SM, Polotsky VY, Lorenzi-Filho G. Obstructive sleep apnea: a cardiometabolic risk in obesity and the metabolic syndrome. J Am Coll Cardiol. 2013; 62(7):569–576

[16] Bahammam A, Delaive K, Ronald J, Manfreda J, Roos L, Kryger MH. Health care utilization in males with obstructive sleep apnea syndrome two years after diagnosis and treatment. Sleep. 1999; 22(6):740–747

[17] McNicholas WT, Ryan S. Obstructive sleep apnoea syndrome: translating science to clinical practice. Respirology. 2006; 11(2): 136–144

[18] Franklin KA, Haglund B, Axelsson S, Holmlund T, Rehnqvist N, Rosén M. Frequency of serious complications after surgery for snoring and sleep apnea. Acta Otolaryngol. 2011; 131(3):298–302

[19] Spiegel JH, Raval TH. Overnight hospital stay is not always necessary after uvulopalatopharyngoplasty. Laryngoscope. 2005; 115(1): 167–171

[20] Bachar G, Feinmesser R, Shpitzer T, Yaniv E, Nageris B, Eidelman L. Laryngeal and hypopharyngeal obstruction in sleep disordered breathing patients, evaluated by sleep endoscopy. Eur Arch Otorhinolaryngol. 2008; 265(11):1397–1402

[21] Isono S, Remmers JE, Tanaka A, Sho Y, Sato J, Nishino T. Anatomy of pharynx in patients with obstructive sleep apnea and in normal subjects. J Appl Physiol (1985). 1997; 82(4):1319–1326

[22] Patil SP, Schneider H, Schwartz AR, Smith PL. Adult obstructive sleep apnea: pathophysiology and diagnosis. Chest. 2007; 132(1):325–337

[23] Sforza E, Petiau C, Weiss T, Thibault A, Krieger J. Pharyngeal critical pressure in patients with obstructive sleep apnea syndrome. Clinical implications. Am J Respir Crit Care Med. 1999; 159(1):149–157

[24] Strauss SG, Lynn AM, Bratton SL, Nespeca MK. Ventilatory response to CO2 in children with obstructive sleep apnea from adenotonsillar hypertrophy. Anesth Analg. 1999; 89(2): 328–332

[25] Waters KA, McBrien F, Stewart P, Hinder M, Wharton S. Effects of OSA, inhalational anesthesia, and fentanyl on the airway and ventilation of children. J Appl Physiol (1985). 2002; 92(5):1987–1994

[26] Younes M. Contributions of upper airway mechanics and control mechanisms to severity of obstructive apnea. Am J Respir Crit Care Med. 2003; 168(6):645–658

[27] Esclamado RM, Glenn MG, McCulloch TM, Cummings CW. Perioperative complications and risk factors in the surgical treatment of obstructive sleep apnea syndrome. Laryngoscope. 1989; 99(11):1125–1129

[28] Gabrielczyk MR. Acute airway obstruction after uvulopalatopharyngoplasty for obstructive sleep apnea syndrome. Anesthesiology. 1988; 69(6):941–943

[29] Neill AM, Angus SM, Sajkov D, McEvoy RD. Effects of sleep posture on upper airway stability in patients with obstructive sleep apnea. Am J Respir Crit Care Med. 1997; 155(1):199–204

[30] Nagappa M, Mokhlesi B, Wong J, Wong DT, Kaw R, Chung F. The effects of continuous positive airway pressure on postoperative outcomes in obstructive sleep apnea patients undergoing surgery: a systematic review and meta-analysis. Anesth Analg. 2015; 120(5):1013–1023

[31] Chung F, Liao P, Yegneswaran B, Shapiro CM, Kang W. Postoperative changes in sleep-disordered breathing and sleep architecture in patients with obstructive sleep apnea. Anesthesiology. 2014; 120(2):287–298

[32] American Society of Anesthesiologists Task Force on Perioperative Management of Patients with Obstructive Sleep Apnea. Practice guidelines for the perioperative management of patients with obstructive sleep apnea: an updated report by the American Society of Anesthesiologists Task Force on Perioperative Management of patients with obstructive sleep apnea. Anesthesiology. 2014; 120(2):268–286

[33] Abdelsattar ZM, Hendren S, Wong SL, Campbell DA, Jr, Ramachandran SK. The impact of untreated obstructive sleep apnea on cardiopulmonary complications in general and vascular surgery: a cohort study. Sleep. 2015; 38(8):1205–1210

[34] Mutter TC, Chateau D, Moffatt M, Ramsey C, Roos LL, Kryger M. A matched cohort study of postoperative outcomes in obstructive sleep apnea: could preoperative diagnosis and treatment prevent complications? Anesthesiology. 2014; 121(4):707–718

[35] Cordovani L, Chung F, Germain G, et al. Canadian Perioperative Anesthesia Clinical Trials Group. Perioperative management of patients with obstructive sleep apnea: a survey of Canadian anesthesiologists. Can J Anaesth. 2016; 63(1):16–23

[36] Chung F, Memtsoudis SG, Ramachandran SK, et al. Society of Anesthesia and Sleep Medicine Guidelines on preoperative screening and assessment of adult patients with obstructive sleep apnea. Anesth Analg. 2016; 123(2):452–473

[37] Sullivan CE, Issa FG, Berthon-Jones M, Eves L. Reversal of obstructive sleep apnoea by continuous positive airway pressure applied through the nares. Lancet. 1981; 1(8225):862–865

[38] Gottlieb DJ, Punjabi NM, Mehra R, et al. CPAP versus oxygen in obstructive sleep apnea. N Engl J Med. 2014; 370(24):2276–2285

[39] Gay P, Weaver T, Loube D, Iber C; Positive Airway Pressure Task Force. Standards of Practice Committee. American Academy of Sleep Medicine. Evaluation of positive airway pressure treatment for sleep related breathing disorders in adults. Sleep. 2006; 29(3):381–401

[40] Giles TL, Lasserson TJ, Smith BJ, White J, Wright J, Cates CJ. Continuous positive airways pressure for obstructive sleep apnoea in adults. Cochrane Database Syst Rev. 2006; 25(1):Cd001106

[41] Jing J, Huang T, Cui W, Shen H. Effect on quality of life of continuous positive airway pressure in patients with obstructive sleep apnea syndrome: a meta-analysis. Lung. 2008; 186(3):131–144

[42] Qureshi WT, Nasir UB, Alqalyoobi S, et al. Meta-analysis of continuous positive airway pressure as a therapy of atrial fibrillation in obstructive sleep apnea. Am J Cardiol. 2015; 116(11):1767–1773

[43] Somers VK, White DP, Amin R, et al. Sleep apnea and cardiovascular disease: an American Heart Association/American College of Cardiology Foundation Scientific Statement from the American Heart Association Council for High Blood Pressure Research Professional Education Committee, Council on Clinical Cardiology, Stroke Council, and Council on Cardiovascular Nursing. J Am Coll Cardiol. 2008; 52(8):686–717

[44] Tregear S, Reston J, Schoelles K, Phillips B. Continuous positive airway pressure reduces risk of motor vehicle crash among drivers with obstructive sleep apnea: systematic review and meta-analysis. Sleep. 2010; 33(10):1373–1380

[45] McEvoy RD, Antic NA, Heeley E, et al. SAVE Investigators and Coordinators. CPAP for prevention of cardiovascular events in obstructive sleep apnea. N Engl J Med. 2016; 375(10):919–931

[46] Kindgen-Milles D, Müller E, Buhl R, et al. Nasal-continuous positive airway pressure reduces pulmonary morbidity and length of hospital stay following thoracoabdominal aortic surgery. Chest. 2005; 128(2):821–828

[47] Liao P, Yegneswaran B, Vairavanathan S, Zilberman P, Chung F.

Postoperative complications in patients with obstructive sleep apnea: a retrospective matched cohort study. Can J Anaesth. 2009; 56(11):819–828

[48] Zarbock A, Mueller E, Netzer S, Gabriel A, Feindt P, Kindgen- Milles D. Prophylactic nasal continuous positive airway pressure following cardiac surgery protects from postoperative pulmonary complications: a prospective, randomized, controlled trial in 500 patients. Chest. 2009; 135(5):1252–1259

[49] Mador MJ, Goplani S, Gottumukkala VA, et al. Postoperative complications in obstructive sleep apnea. Sleep Breath. 2013; 17(2):727–734

[50] Kempfle JS, BuSaba NY, Dobrowski JM, Westover MB, Bianchi MT. A cost-effectiveness analysis of nasal surgery to increase continuous positive airway pressure adherence in sleep apnea patients with nasal obstruction. Laryngoscope. 2017; 127(4):977–983

[51] Auckley D, Bolden N. Preoperative screening and perioperative care of the patient with sleep-disordered breathing. Curr Opin Pulm Med. 2012; 18(6):588–595

[52] Ankichetty S, Wong J, Chung F. A systematic review of the effects of sedatives and anesthetics in patients with obstructive sleep apnea. J Anaesthesiol Clin Pharmacol. 2011; 27(4):447–458

[53] Adesanya AO, Lee W, Greilich NB, Joshi GP. Perioperative management of obstructive sleep apnea. Chest. 2010; 138(6):1489–1498

[54] Haytoğlu S, Arikan OK, Muluk NB, Kuran G. Relief of pain at rest and during swallowing after modified cautery-assisted uvulopalatopharyngoplasty: bupivacaine versus lidocaine. J Craniofac Surg. 2015; 26(3):e216–e223

[55] Murphy GS, Brull SJ. Residual neuromuscular block: lessons unlearned. Part I: definitions, incidence, and adverse physiologic effects of residual neuromuscular block. Anesth Analg. 2010; 111(1):120–128

[56] Ünal DY, Baran İ Mutlu M, Ural G, Akkaya T, ÖlüO. Comparison of Sugammadex versus Neostigmine costs and respiratory complications in patients with obstructive sleep apnoea. Turk J Anaesthesiol Reanim. 2015; 43(6):387–395

[57] Brousseau CA, Dobson GR, Milne AD. A retrospective analysis of airway management in patients with obstructive sleep apnea and its effects on postanesthesia care unit length of stay. Can J Respir Ther. 2014; 50(1):23–26

[58] Chung F, Yegneswaran B, Herrera F, Shenderey A, Shapiro CM. Patients with difficult intubation may need referral to sleep clinics. Anesth Analg. 2008; 107(3):915–920

[59] Corso RM, Piraccini E, Calli M, et al. Obstructive sleep apnea is a risk factor for difficult endotracheal intubation. Minerva Anestesiol. 2011; 77(1):99–100

[60] Iyer US, Koh KF, Chia NC, Macachor J, Cheng A. Perioperative risk factors in obese patients for bariatric surgery: a Singapore experience. Singapore Med J. 2011; 52(2):94–99

[61] Kheterpal S, Healy D, Aziz MF, et al. Multicenter Perioperative Outcomes Group (MPOG) Perioperative Clinical Research Committee. Incidence, predictors, and outcome of difficult mask ventilation combined with difficult laryngoscopy: a report from the multicenter perioperative outcomes group. Anesthesiology. 2013; 119(6):1360–1369

[62] Kheterpal S, Martin L, Shanks AM, Tremper KK. Prediction and outcomes of impossible mask ventilation: a review of 50,000 anesthetics. Anesthesiology. 2009; 110(4):891–897

[63] Kim JA, Lee JJ. Preoperative predictors of difficult intubation in patients with obstructive sleep apnea syndrome. Can J Anaesth. 2006; 53(4):393–397

[64] Siyam MA, Benhamou D. Difficult endotracheal intubation in patients

with sleep apnea syndrome. Anesth Analg. 2002; 95(4):1098–1102

[65] Apfelbaum JL, Hagberg CA, Caplan RA, et al. American Society of Anesthesiologists Task Force on Management of the Difficult Airway. Practice guidelines for management of the difficult airway: an updated report by the American Society of Anesthesiologists Task Force on Management of the Difficult Airway. Anesthesiology. 2013; 118(2):251–270

[66] Chung F, Liao P, Elsaid H, Shapiro CM, Kang W. Factors associated with postoperative exacerbation of sleep-disordered breathing. Anesthesiology. 2014; 120(2):299–311

[67] Kaw R, Pasupuleti V, Walker E, Ramaswamy A, Foldvary-Schafer N. Postoperative complications in patients with obstructive sleep apnea. Chest. 2012; 141(2):436–441

[68] Gaucher A, Frasca D, Mimoz O, Debaene B. Accuracy of respiratory rate monitoring by capnometry using the Capnomask(R) in extubated patients receiving supplemental oxygen after surgery. Br J Anaesth. 2012; 108(2):316–320

[69] Chung F, Nagappa M, Singh M, Mokhlesi B. CPAP in the perioperative setting: evidence of support. Chest. 2016; 149(2):586–597

[70] Camacho M, Riaz M, Capasso R, et al. The effect of nasal surgery on continuous positive airway pressure device use and therapeutic treatment pressures: a systematic review and meta-analysis. Sleep. 2015; 38(2):279–286

[71] Friedman M, Maley A, Kelley K, et al. Impact of nasal obstruction on obstructive sleep apnea. Otolaryngol Head Neck Surg. 2011; 144(6):1000–1004

[72] Liu SS, Wu CL. Effect of postoperative analgesia on major postoperative complications: a systematic update of the evidence. Anesth Analg. 2007; 104(3):689–702

[73] Lam KK, Kunder S, Wong J, Doufas AG, Chung F. Obstructive sleep apnea, pain, and opioids: is the riddle solved? Curr Opin Anaesthesiol. 2016; 29(1):134–140

[74] Doufas AG, Tian L, Padrez KA, et al. Experimental pain and opioid analgesia in volunteers at high risk for obstructive sleep apnea. PLoS One. 2013; 8(1):e54807

[75] Wang D, Marshall NS, Duffin J, et al. Phenotyping interindividual variability in obstructive sleep apnoea response to temazepam using ventilatory chemoreflexes during wakefulness. J Sleep Res. 2011; 20(4):526–532

[76] Younes M. Role of respiratory control mechanisms in the pathogenesis of obstructive sleep disorders. J Appl Physiol (1985). 2008; 105(5):1389–1405

[77] Maund E, McDaid C, Rice S, Wright K, Jenkins B, Woolacott N. Paracetamol and selective and non-selective non-steroidal antiinflammatory drugs for the reduction in morphine-related side-effects after major surgery: a systematic review. Br J Anaesth. 2011; 106(3):292–297

[78] Riggin L, Ramakrishna J, Sommer DD, Koren G. A 2013 updated systematic review & meta-analysis of 36 randomized controlled trials; no apparent effects of non steroidal anti-inflammatory agents on the risk of bleeding after tonsillectomy. Clin Otolaryngol. 2013; 38(2):115–129

[79] Jokic R, Klimaszewski A, Crossley M, Sridhar G, Fitzpatrick MF. Positional treatment vs continuous positive airway pressure in patients with positional obstructive sleep apnea syndrome. Chest. 1999; 115(3):771–781

[80] Gali B, Whalen FX, Schroeder DR, Gay PC, Plevak DJ. Identification of patients at risk for postoperative respiratory complications using a preoperative obstructive sleep apnea screening tool and postanesthesia care assessment. Anesthesiology. 2009; 110(4):869–877

[81] Dorn M, Pirsig W, Verse T. [Postoperative management following

rhinosurgery interventions in severe obstructive sleep apnea. A pilot study] HNO. 2001; 49(8):642–645

[82] Joshi GP, Ankichetty SP, Gan TJ, Chung F. Society for Ambulatory Anesthesia consensus statement on preoperative selection of adult patients with obstructive sleep apnea scheduled for ambulatory surgery. Anesth Analg. 2012; 115(5):1060–1068

[83] Stierer TL, Wright C, George A, Thompson RE, Wu CL, Collop N. Risk assessment of obstructive sleep apnea in a population of patients undergoing ambulatory surgery. J Clin Sleep Med. 2010; 6(5):467–472

[84] Kezirian EJ, Weaver EM, Yueh B, Khuri SF, Daley J, Henderson WG. Risk factors for serious complication after uvulopalatopharyngoplasty. Arch Otolaryngol Head Neck Surg. 2006; 132(10): 1091–1098

[85] Regli A, von Ungern-Sternberg BS, Strobel WM, Pargger H, Welge-Luessen A, Reber A. The impact of postoperative nasal packing on sleep-disordered breathing and nocturnal oxygen saturation in patients with obstructive sleep apnea syndrome. Anesth Analg. 2006; 102(2):615–620

[86] Malhotra A, White DP. Obstructive sleep apnoea. Lancet. 2002; 360(9328):237–245

[87] Hai F, Porhomayon J, Vermont L, Frydrych L, Jaoude P, El-Solh AA. Postoperative complications in patients with obstructive sleep apnea: a meta-analysis. J Clin Anesth. 2014; 26(8):591–600

[88] Ravesloot MJ, van Maanen JP, Hilgevoord AA, van Wagensveld BA, de Vries N. Obstructive sleep apnea is underrecognized and underdiagnosed in patients undergoing bariatric surgery. Eur Arch Otorhinolaryngol. 2012; 269(7):1865–1871

[89] de Raaff CA, Pierik AS, Coblijn UK, de Vries N, Bonjer HJ, van Wagensveld BA. Value of routine polysomnography in bariatric surgery. Surg Endosc. 2017; 31(1):245–248

[90] Epstein LJ, Kristo D, Strollo PJ, Jr, et al. Adult Obstructive Sleep Apnea Task Force of the American Academy of Sleep Medicine. Clinical guideline for the evaluation, management and longterm care of obstructive sleep apnea in adults. J Clin Sleep Med. 2009; 5(3):263–276

[91] de Raaff CAL, Gorter-Stam MAW, de Vries N, et al. Perioperative management of obstructive sleep apnea in bariatric surgery: a consensus guideline. Surg Obes Relat Dis. 2017; 13(7):1095–1109

[92] Dumitrache-Rujinski S, Calcaianu G, Zaharia D, Toma CL, Bogdan M. The role of overnight pulse-oximetry in recognition of obstructive sleep apnea syndrome in morbidly obese and non obese patients. Maedica (Buchar). 2013; 8(3):237–242

[93] Malbois M, Giusti V, Suter M, Pellaton C, Vodoz JF, Heinzer R. Oximetry alone versus portable polygraphy for sleep apnea screening before bariatric surgery. Obes Surg. 2010; 20(3): 326–331

[94] Chung F, Zhou L, Liao P. Parameters from preoperative overnight oximetry predict postoperative adverse events. Minerva Anestesiol. 2014; 80(10):1084–1095

[95] El Shayeb M, Topfer LA, Stafinski T, Pawluk L, Menon D. Diagnostic accuracy of level 3 portable sleep tests versus level 1 polysomnography for sleep-disordered breathing: a systematic review and meta-analysis. CMAJ. 2014; 186(1):E25–E51

[96] Fredheim JM, Røislien J, Hjelmesæth J. Validation of a portable monitor for the diagnosis of obstructive sleep apnea in morbidly obese patients. J Clin Sleep Med. 2014; 10(7):751–757, 757A

[97] Oliveira MG, Treptow EC, Fukuda C, et al. Diagnostic accuracy of home-based monitoring system in morbidly obese patients with high risk for sleep apnea. Obes Surg. 2015; 25(5):845–851

[98] Gan YJ, Lim L, Chong YK. Validation study of WatchPat 200 for diagnosis of OSA in an Asian cohort. Eur Arch Otorhinolaryngol. 2017; 274(3):1741–1745

[99] Nagappa M, Liao P, Wong J, et al. Validation of the STOP-Bang Questionnaire as a screening tool for obstructive sleep apnea among different populations: a systematic review and metaanalysis. PLoS One. 2015; 10(12):e0143697

[100] Rosenthal LD, Dolan DC. The Epworth sleepiness scale in the identification of obstructive sleep apnea. J Nerv Ment Dis. 2008; 196(5):429–431

[101] Chung F, Yang Y, Liao P. Predictive performance of the STOP-Bang score for identifying obstructive sleep apnea in obese patients. Obes Surg. 2013; 23(12):2050–2057

[102] Montesi SB, Bajwa EK, Malhotra A. Biomarkers of sleep apnea. Chest. 2012; 142(1):239–245

[103] Archontogeorgis K, Nena E, Papanas N, Steiropoulos P. Biomarkers to improve diagnosis and monitoring of obstructive sleep apnea syndrome: current status and future perspectives. Pulm Med. 2014; 2014:930535

[104] de Raaff CA, Bindt DM, de Vries N, van Wagensveld BA. Positional obstructive sleep apnea in bariatric surgery patients: risk factor for postoperative cardiopulmonary complications? Sleep Breath. 2016; 20(1):113–119

[105] Neligan PJ, Porter S, Max B, Malhotra G, Greenblatt EP, Ochroch EA. Obstructive sleep apnea is not a risk factor for difficult intubation in morbidly obese patients. Anesth Analg. 2009; 109(4):1182–1186

[106] Neligan PJ. Metabolic syndrome: anesthesia for morbid obesity. Curr Opin Anaesthesiol. 2010; 23(3):375–383

[107] Strauss PZ. Perianesthesia implications of obstructive sleep apnea. Crit Care Nurs Q. 2015; 38(1):97–108

[108] Mulier JP. Perioperative opioids aggravate obstructive breathing in sleep apnea syndrome: mechanisms and alternative anesthesia strategies. Curr Opin Anaesthesiol. 2016; 29(1):129–133

[109] Schug SA, Raymann A. Postoperative pain management of the obese patient. Best Pract Res Clin Anaesthesiol. 2011; 25(1):73–81

[110] Schumann R. Anaesthesia for bariatric surgery. Best Pract Res Clin Anaesthesiol. 2011; 25(1):83–93

[111] de Raaff CA, Coblijn UK, de Vries N, van Wagensveld BA. Is fear for postoperative cardiopulmonary complications after bariatric surgery in patients with obstructive sleep apnea justified? A systematic review. Am J Surg. 2016; 211(4):793–801

[112] Goucham AB, Coblijn UK, Hart-Sweet HB, de Vries N, Lagarde SM, van Wagensveld BA. Routine postoperative monitoring after bariatric surgery in morbidly obese patients with severe obstructive sleep apnea: ICU admission is not necessary. Obes Surg. 2016; 26(4): 737–742

[113] Ramirez A, Lalor PF, Szomstein S, Rosenthal RJ. Continuous positive airway pressure in immediate postoperative period after laparoscopic Roux-en-Y gastric bypass: is it safe? Surg Obes Relat Dis. 2009; 5(5):544–546

[114] Huerta S, DeShields S, Shpiner R, et al. Safety and efficacy of postoperative continuous positive airway pressure to prevent pulmonary complications after Roux-en-Y gastric bypass. J Gastrointest Surg. 2002; 6(3):354–358

[115] Jensen C, Tejirian T, Lewis C, Yadegar J, Dutson E, Mehran A. Postoperative CPAP and BiPAP use can be safely omitted after laparoscopic Roux-en-Y gastric bypass. Surg Obes Relat Dis. 2008; 4(4):512–514

[116] Scheenstra RJ, Hilgevoord AA, Van Rijn PM. [Serious haemorrhage after conventional (adeno)tonsillectomy: rare and most often on the day of the procedure] Ned Tijdschr Geneeskd. 2007; 151(10):598–601

[117] Mannaerts GH, van Mil SR, Stepaniak PS, et al. Results of implementing an enhanced recovery after bariatric surgery (ERABS) protocol. Obes Surg. 2016; 26(2):303–312

[118] Dutch society of doctors for Pulmonology and Tuberculosis. Diagnosis and treatment of obstructive sleep apnea in adults: a Dutch

guideline. 2009:129;172. Available at: http://www. nvalt.nl

[119] Greenburg DL, Lettieri CJ, Eliasson AH. Effects of surgical weight loss on measures of obstructive sleep apnea: a meta-analysis. Am J Med. 2009; 122(6):535–542

[120] Bae EK, Lee YJ, Yun CH, Heo Y. Effects of surgical weight loss for treating obstructive sleep apnea. Sleep Breath. 2014; 18(4):901–905

[121] Ravesloot MJ, Hilgevoord AA, van Wagensveld BA, de Vries N. Assessment of the effect of bariatric surgery on obstructive sleep apnea at two postoperative intervals. Obes Surg. 2014; 24(1):22–31

[122] de Raaff CA, Coblijn UK, Ravesloot MJ, de Vries N, de Langede Klerk ES, van Wagensveld BA. Persistent moderate or severe obstructive sleep apnea after laparoscopic Roux-en-Y gastric bypass: which patients? Surg Obes Relat Dis. 2016; 12(10):1866–1872

[123] Lankford DA, Proctor CD, Richard R. Continuous positive airway pressure (CPAP) changes in bariatric surgery patients undergoing rapid weight loss. Obes Surg. 2005; 15(3):336–341

[124] Collen J, Lettieri CJ, Eliasson A. Postoperative CPAP use impacts long-term weight loss following bariatric surgery. J Clin Sleep Med. 2015; 11(3):213–217@

[125] Verse T, Dreher A, Heiser C, et al. ENT-specific therapy of obstructive sleep apnoea in adults: A revised version of the previously published German S2e guideline. Sleep Breath. 2016; 20(4):1301–1311

[126] Faria AC, Garcia LV, Santos AC, Eckeli AL, Garcia DM, Mello-Filho FV. Dynamic comparison of pharyngeal stability during sleep in patients with obstructive sleep apnea syndrome treated with maxillomandibular advancement. Sleep Breath. 2016

[127] Boyd SB, Walters AS, Waite P, Harding SM, Song Y. Long-term effectiveness and safety of maxillomandibular advancement for treatment of obstructive sleep apnea. J Clin Sleep Med. 2015; 11(7):699–708

[128] Franklin KA, Anttila H, Axelsson S, et al. Effects and side-effects of surgery for snoring and obstructive sleep apnea—a systematic review. Sleep. 2009; 32(1):27–36

[129] Vroegop AV, Smithuis JW, Benoist LB, Vanderveken OM, de Vries N. CPAP washout prior to reevaluation polysomnography: a sleep surgeon's perspective. Sleep Breath. 2015; 19(2): 433–439

[130] Benoist LB, Verhagen M, Torensma B, van Maanen JP, de Vries N. Positional therapy in patients with residual positional obstructive sleep apnea after upper airway surgery. Sleep Breath. 2016

[131] Steffen A, Maibücher L, König IR. Supine position and REM dependence in obstructive sleep apnea. HNO. 2017; 65(1):52–58

[132] Dongol EM, Williams AJ. Residual excessive sleepiness in patients with obstructive sleep apnea on treatment with continuous positive airway pressure. Curr Opin Pulm Med. 2016; 22(6):589–594

[133] Gagnadoux F, Le Vaillant M, Goupil F, et al. IRSR Sleep Cohort Group*. Depressive symptoms before and after longterm CPAP therapy in patients with sleep apnea. Chest. 2014; 145(5):1025–1031

[134] Li S, Wu D, Shi H. Reoperation on patients with obstructive sleep apnea-hypopnea syndrome after failed uvulopalatopharyngoplasty. Eur Arch Otorhinolaryngol. 2015; 272(2): 407–412

[135] Steffen A, Frenzel H, Wollenberg B, König IR. Patient selection for upper airway stimulation: is concentric collapse in sleep endoscopy predictable? Sleep Breath. 2015; 19(4):1373–1376

[136] Blumen MB, Latournerie V, Bequignon E, Guillere L, Chabolle F. Are the obstruction sites visualized on drug-induced sleep endoscopy reliable? Sleep Breath. 2015; 19(3):1021–1026

[137] Azbay S, Bostanci A, Aysun Y, Turhan M. The influence of multilevel upper airway surgery on CPAP tolerance in non-responders to obstructive sleep apnea surgery. Eur Arch Otorhinolaryngol. 2016; 273(9):2813–2818

[138] Choi JH, Kim SN, Cho JH. Efficacy of the Pillar implant in the treatment of snoring and mild-to-moderate obstructive sleep apnea: a meta-analysis. Laryngoscope. 2013; 123(1):269–276

[139] Neruntarat C. Long-term results of palatal implants for obstructive sleep apnea. Eur Arch Otorhinolaryngol. 2011; 268(7):1077–1080

[140] Soose RJ, Gillespie MB. Upper airway stimulation therapy: a novel approach to managing obstructive sleep apnea. Laryngoscope. 2016; 126(Suppl 7):S5–S8

[141] Friedman M, Jacobowitz O, Hwang MS, et al. Targeted hypoglossal nerve stimulation for the treatment of obstructive sleep apnea: six-month results. Laryngoscope. 2016; 126(11):2618–2623

[142] Heiser C. Advanced titration to treat a floppy epiglottis in selective upper airway stimulation. Laryngoscope. 2016; 126(Suppl 7): S22–S24

[143] Heiser C, Maurer JT, Hofauer B, Sommer JU, Seitz A, Steffen A. Outcomes of upper airway stimulation for obstructive sleep apnea in a multicenter German postmarket study. Otolaryngol Head Neck Surg. 2017; 156(2):378–384

[144] D'Apuzzo MR, Browne JA. Obstructive sleep apnea as a risk factor for postoperative complications after revision joint arthroplasty. J Arthroplasty. 2012; 27(8 Suppl):95–98

[145] Flink BJ, Rivelli SK, Cox EA, et al. Obstructive sleep apnea and incidence of postoperative delirium after elective knee replacement in the nondemented elderly. Anesthesiology. 2012; 116(4):788–796

索 引
Index

M

N

O

P

Q

R

S

相 关 图 书 推 荐

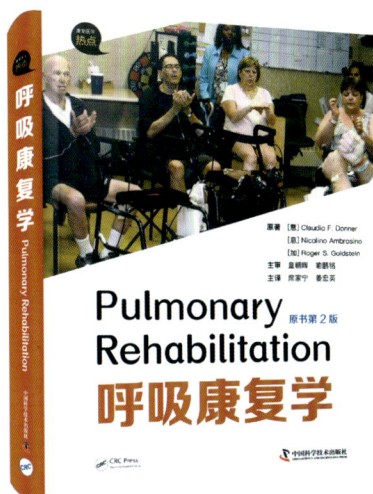

原著 ［意］Claudio F. Donner 等
主译 席家宁 姜宏英
定价 298.00 元

本书引进自世界知名的 CRC 出版社，是一部有关呼吸康复学的经典著作。本书为全新第 2 版，共六篇 51 章，从呼吸康复的基本理论、评估管理工具和方法、康复方案的制订、呼吸康复的主要疗法和新疗法研究等多个方面对呼吸康复相关内容进行了全面细致的讲解，针对呼吸系统不同功能障碍和疾病，从理论和实践两方面对临床工作进行系统性总结和精确指导，还对未来呼吸康复发展方向和研究热点进行了详细介绍和展望，同时增加了有关 COVID–19 幸存者呼吸康复的最新知识。本书内容全面、图文并茂、贴近临床，是一部不可多得的实用教科书，对呼吸康复领域相关从业人员及慢性呼吸系统疾病患者均有参考价值。

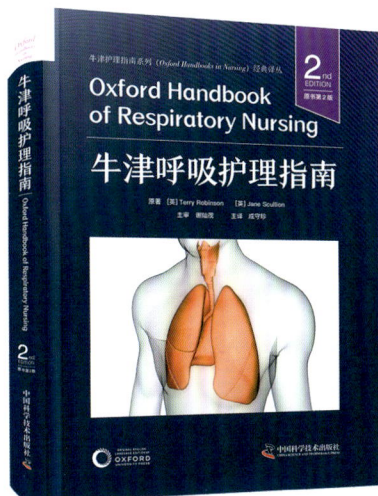

原著 ［英］Terry Robinson
主译 成守珍
定价 188.00 元

本书引进自牛津大学出版社，为读者提供了在成年人中发现并可能遇到的所有类型呼吸系统疾病的系统描述，包括呼吸系统疾病负担的程度、影响呼吸护理近期发展的政策驱动因素、危险和健康促进因素、患者评估及检查、干预措施、药物管理等，全面涵盖了影响呼吸疾病的多面性和护理选择的多样性，并包含了这些疾病的评估、诊断和护理管理，以及大量更新版指南。同时，本书还涵盖了药物及非药物治疗，特别关注多学科团队在满足呼吸系统患者多种护理需求方面的作用，强调了呼吸系统患者的多重护理需求，以及专科护士在呼吸护理工作中的角色问题，并阐述了患者身体和社会心理方面的问题。本书力求通过提供前沿技术、有效药物及临床照护路径，促进患者获得更好的健康结局及就医体验，可作为初级保健、普通病房及专科医院呼吸科护士的实用参考书。

相 关 图 书 推 荐

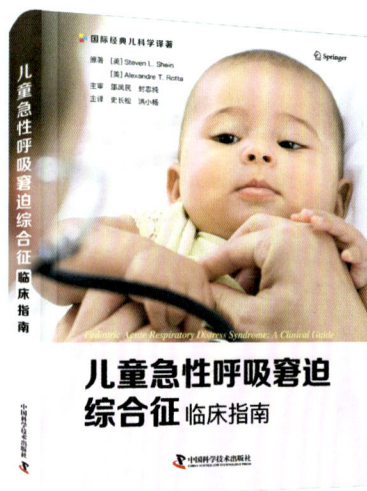

原著 [美] Steven L. Shein 等

主译 史长松 洪小杨

定价 148.00 元

本书引进自 Springer 出版社，是一部全面介绍儿童呼吸窘迫综合征的经典著作。书中所述均基于真实病例及术者经验，分别介绍了儿童呼吸窘迫综合征的病因、多种治疗方法及临床转归，同时阐明了重要概念及操作技巧。书中配有大量图表，辅助解释内容，著者在大量实践与创新基础上进行了理论总结，为儿科医生，尤其是儿童重症专业的医生，系统全面地提供了儿童急性呼吸窘迫综合征相关知识。本书内容实用、阐释简明，既可作为儿科住院医师的指导用书，又可作为儿科重症医师了解新技术的参考书。

出版社
官方微信二维码